血管内介入治疗学

主编　［美］何塞 M. 威利（Jose M. Wiley）

　　　　［美］克里斯蒂娜·萨尼娜（Cristina Sanina）

　　　　［美］彼得·法里斯（Peter Faries）

　　　　［美］伊恩·德尔·康德（Ian Del Conde）

　　　　［美］乔治 D. 丹格斯（George D. Dangas）

　　　　［美］普拉卡什·克里希南（Prakash Krishnan）

主译　陆骊工

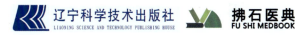 辽宁科学技术出版社　LIAONING SCIENCE AND TECHNOLOGY PUBLISHING HOUSE　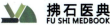 拂石医典　FU SHI MEDBOOK

图书在版编目（CIP）数据

血管内介入治疗学 / (美) 何塞M.威利(Jose M. Wiley) 等主编；陆骊工主译. — 沈阳：辽宁科学技术出版社，2023.4
ISBN 978-7-5591-2825-6

Ⅰ.①血…　Ⅱ.①何…②陆…　Ⅲ.①血管疾病—介入性治疗　Ⅳ.①R543.05

中国版本图书馆CIP数据核字(2022)第236104号

Title: Endovascular interventions / edited by Jose M. Wiley, Cristina Sanina, Peter Faries, Ian Del Conde, George D. Dangas, Prakash Krishnan. ISBN 9781119283492
Copyright © 2019 by John Wiley & Sons Ltd

著作权号：06-2019-174　　　　　　　　　　　　　　　　　版权所有　侵权必究

出版发行：辽宁科学技术出版社
　　　　　北京拂石医典图书有限公司
　　　　　地址：北京海淀区车公庄西路华通大厦 B 座 15 层
联系电话：010-57262361/024-23284376
E-mail：fushimedbook@163.com
印刷者：汇昌印刷（天津）有限公司
经销者：各地新华书店

幅面尺寸：185mm×260mm
字　　数：471 千字　　　　　　　　　　　印　张：25.25
出版时间：2023 年 4 月第 1 版　　　　　　印刷时间：2023 年 4 月第 1 次印刷

责任编辑：李俊卿　陈　颖　　　　　　　　责任校对：梁晓洁
封面设计：潇　潇　　　　　　　　　　　　封面制作：潇　潇
版式设计：天地鹏博　　　　　　　　　　　责任印制：丁　艾

如有质量问题，请速与印务部联系　　　　　联系电话：010-57262361

定　　价：158.00 元

译者名单

主　译　陆骊工

副主译　彭永军　何　旭　赵　炜　刘　羽

　　　　黄国敏

译　者　（按姓氏笔画排序）

于向荣　马　瑛　王春岩　王　勇

王智鸿　毛　俊　邓飞燕　占美晓

冯星辉　刘永康　刘　尧　刘　冰

刘　羽　许卫国　许洪达　杨　旸

杨　泽　杨晨子　李记华　李忠亮

李　勇　邱力戈　何　旭　张志人

张　恒　张　洁　陆骊工　郑思茜

郑　翔　郑游冰　赵　炜　黄国敏

黄建文　彭永军　彭绍军　韩晓玲

程光森　傅思睿　褚　靖　廖少琴

注：单位均为珠海市人民医院（暨南大学附属珠海医院）

原著编委会

Amjad AlMahameed, MD, MPH
Cardiovascular Institute of the South, Houma, LA, USA

Miguel Alvarez Villela, MD
Division of Cardiology, Montefiore Medical Center, Albert Einstein College of Medicine, Bronx, NY, USA

Jason M. Andrus, MD
St. Clair Hospital, Division of Interventional Radiology, Upper St. Clair, PA, USA

Hallie E. Baer-Bositis, MD
Division of Vascular and Endovascular Surgery, Department of Surgery, Long School of Medicine, University of Texas Health Science Center at San Antonio, San Antonio, TX, USA; South Texas Center for Vascular Care, San Antonio, TX, USA

Subhash Banerjee, MD
Division of Cardiology, UT Southwestern Medical Center, Dallas, TX, USA

William E. Beckerman, MD
Division of Vascular Surgery, Icahn School of Medicine at Mount Sinai, New York, NY, USA

James F. Benenati, MD
Miami Cardiac & Vascular Institute, Miami, FL, USA

Olga L. Bockeria, MD, PhD
Department of Cardiovascular Surgery, Bakoulev Center for Cardiovascular Surgery, Moscow, Russia

Alfio Carroccio, MD
Division of Vascular Surgery, Lenox Hill Hospital, Donald and Barbara Zucker School of Medicine at Hofstra/Northwell Health, New York, NY, USA

Brett J. Carroll, MD
Cardiovascular Division, Beth Israel Deaconess Medical Center, Harvard Medical School, Boston, MA, USA

Tyrone J. Collins, MD
Department of Cardiovascular Diseases, John Ochsner Heart and Vascular Institute, The Ochsner Clinic School, University of Queensland School of Medicine, New Orleans, LA, USA

Allan M. Conway, MD
Division of Vascular Surgery, Lenox Hill Hospital, Donald and Barbara Zucker School of Medicine at Hofstra/Northwell Health, New York, NY, USA

Pedro R. Cox-Alomar, MD, MPH
Division of Cardiology,Louisiana State University School of Medicine, New Orleans, LA, USA

Mark G. Davies, MD, PhD, MBA
Division of Vascular and Endovascular Surgery, Department of Surgery, Long School of Medicine, University of Texas Health Science Center at San Antonio, San Antonio, TX, USA; South Texas Center for Vascular Care, San

Antonio, TX, USA

Ian Del Conde, MD
Morsani College of Medicine University of South Florida; Miami Cardiac & Vascular Institute, Miami, FL, USA

Douglas E. Drachman, MD
Cardiology Division, Massachusetts General Hospital, Harvard Medical School, Boston,MA, USA

Peter Faries, MD
Division of Vascular Surgery, Department of Surgery, Icahn School ofMedicine atMount Sinai, New York, NY, USA

Jonathan E. Feig, MD, PhD
Johns Hopkins Heart and Vascular Institute, The Johns Hopkins Hospital, Baltimore, MD, USA

Vincent Gallo, MD
Advanced Interventional and Vascular Services LLP, Interventional Institute, Holy Name Medical Center, Teaneck, NJ, USA

George D. Dangas,MD, PhD
Icahn School ofMedicine at Mount Sinai; Zena and Michael A. Weiner Cardiovascular Institute, Mount Sinai Medical Center, New York, NY, USA

Georges M. Haidar, MD
Division of Vascular and Endovascular Surgery, Department of Surgery, Long School of Medicine, University of Texas Health Science Center at San Antonio, San Antonio, TX, USA; South Texas Center for Vascular Care, San Antonio, TX, USA

Kevin "Chaim" Herman, MD
Advanced Interventional and Vascular Services LLP, Interventional Institute, Holy Name Medical Center, Teaneck, NJ, USA

Taylor D. Hicks,MD
Division of Vascular and Endovascular Surgery, Department of Surgery, Long School of Medicine, University of Texas Health Science Center at San Antonio, San Antonio, TX, USA; South Texas Center for Vascular Care, San Antonio, TX, USA

Haley Hughston, MD
Division of Cardiology, Department of Medicine, University of Texas Health Science Center at San Antonio, San Antonio, TX, USA

James S. Jenkins, MD
Department of Cardiovascular Diseases, John Ochsner Heart and Vascular Institute, The Ochsner Clinical School, University of Queensland School of Medicine, New Orleans, LA, USA

Barry T. Katzen, MD
Miami Cardiac & Vascular Institute, Miami, FL, USA

Houman Khalili, MD
Division of Cardiology, UT Southwestern Medical Center, Dallas, TX, USA

Prakash Krishnan, MD
Division of Cardiology, The Zena and Michael A. Weiner Cardiovascular Institute, Icahn School of Medicine at

Mount Sinai, New York, NY, USA

Shivani Kumar, MD
Division of Vascular Surgery, Department of Surgery, Icahn School of Medicine at Mount Sinai, New York, NY, USA

Italo Linfante, MD
Miami Cardiac and Vascular Institute and Neuroscience Center, Baptist Hospital, Miami, FL, USA

Evan C. Lipsitz,MD
Division of Vascular and Endovascular Surgery,MontefioreMedical Center,Albert Einstein College of Medicine, Bronx, NY, USA

Rajesh Malik, MD
Division of Vascular Surgery, Med-Star Health, Georgetown University Hospital, Washington, DC, USA

Michael L. Marin, MD
Division of Vascular Surgery, Icahn School of Medicine at Mount Sinai, New York, NY, USA

James F. McKinsey, MD
Division of Vascular Surgery, Icahn School of Medicine at Mount Sinai, New York, NY, USA

Ratna C. Singh, MD
Division of Vascular and Endovascular Surgery,MontefioreMedical Center,Albert Einstein College of Medicir Bronx, NY, USA

Parham Parto, MD, MPH
Department of Cardiovascular Diseases, John Ochsner Heart and Vascular Institute, The Ochsner Clinical School, University of Queensland School of Medicine, New Orleans, LA, USA

FernandoD. Pastor, MD
Instituto Cardiovascular Cuyo, Clínica Aconcagua, Villa Mercedes, San Luis, Argentina

Duane S. Pinto, MD
Cardiovascular Division, Beth Israel Deaconess Medical Center, Harvard Medical School, Boston, MA, USA

Anand Prasad,MD
Division of Cardiology, Department ofMedicine, University of Texas Health Science Center at San Antonio, San Antonio, TX, USA

Robert T. Pyo, MD
Division of Cardiology, Montefiore Medical Center, Albert Einstein College of Medicine, Bronx, NY, UₒA

Reid Ravin, MD
Division of Vascular Surgery, Department of Surgery, Icahn School ofMedicine atMount Sinai, New York, NY, USA

Robert J. Rosen, MD
Division of Radiology, Lenox Hill Heart & Vascular Institute, Lenox Hill Hospital, Donald and Barbara Zucker School of Medicine at Hofstra/Northwell Health, New York, NY, USA

John H. Rundback, MD
Advanced Interventional and Vascular Services LLP, Interventional Institute, Holy Name Medical Center,

Teaneck, NJ, USA

Cristina Sanina, MD
Department of Internal Medicine, Montefiore Medical Center, Albert Einstein College of Medicine, Bronx, NY, USA

Mehdi Shishehbor, DO, PhD
Division of Cardiology, UT Southwestern Medical Center, Dallas, TX, USA

Michael Siah, MD
Division of Vascular Surgery, Med-Star Health, Georgetown University Hospital, Washington, DC, USA

Merrill H. Stewart, MD
Department of Cardiovascular Diseases, John Ochsner Heart and Vascular Institute, The Ochsner Clinical School, University of Queensland School of Medicine, New Orleans, LA, USA

Jose D. Tafur, MD
Department of Cardiovascular Diseases, John Ochsner Heart and Vascular Institute, The Ochsner Clinical School, University of Queensland School of Medicine, New Orleans, LA, USA

Pedro A. Villablanca,MD, MSc
Division of Cardiology, Montefiore Medical Center, Albert Einstein College of Medicine, Bronx, NY, USA

Craig Walker, MD
Louisiana School of Medicine, New Orleans, LA, USA; Tulane University School of Medicine, New Orleans, LA, USA

Kurt R.Wengerter, MD
Englewood Hospital andMedical Center, Englewood, NJ, USA

Sean P. Wengerter, MD
Division of Vascular Surgery, Icahn School of Medicine at Mount Sinai, New York, NY, USA

Christopher J.White, MD
Department of Cardiovascular Diseases, John Ochsner Heart and Vascular Institute, The Ochsner Clinical School, University of Queensland School of Medicine, New Orleans, LA, USA

Mark H. Wholey, MD
Pittsburgh Vascular Institute, Pittsburgh, PA, USA; UPMC Shadyside Hospital, Department of Radiology, Pittsburgh, PA, USA; Carnegie Mellon University, Center of Vascular and Neurovascular Interventions, Pittsburgh, PA, USA

Jose M. Wiley, MD, MPH
Division of Cardiology, Montefiore Medical Center, Albert Einstein College of Medicine, Bronx, NY, USA

Karlo A. Wiley
Cornell University, College of Agriculture and Life Sciences, Ithaca, NY, USA

Edward Y.Woo,MD
Division of Vascular Surgery,Med-Star Health, Georgetown University Hospital, Washington, DC, USA

Michael N. Young, MD
Section of Cardiovascular Medicine, Dartmouth-Hitchcock Medical Center, Geisel School of Medicine at Dartmouth, Lebanon, NH, USA

译者序

　　随着现代医学知识的不断更新及医学技术的快速发展，用于血管疾病诊断和治疗的血管内介入技术因其便捷、高效的特点而得到了医学界前所未有的关注。

　　血管内介入治疗是在数字减影血管造影机（DSA）等影像设备的引导下，术者利用导管技术对血管疾病进行的诊断和治疗。它是介于内科治疗与外科治疗之间的一种有创诊治方法，相比于外科治疗具有创伤小、恢复快、无需开刀的优点；与传统内科治疗相比，介入治疗的定位更加准确，可以达到药物治疗不能达到的临床治疗效果。

　　本书对血管内介入治疗进行了七个方面的深入报告，分别为：血管疾病概述；高危患者的主动脉上段血管疾病的干预：包括无名动脉、锁骨下动脉、颈动脉、椎动脉和颅内动脉疾病等；主动脉血管疾病的干预；肾动脉疾病和肠系膜缺血的干预；下肢血管的干预；静脉疾病的干预；血管创伤的治疗。每个章节都涵盖了介入操作技术方面的具体流程，以及基本的临床评估等，因为在考虑选择干预措施之前进行患者的评估是非常必要的。

　　本书有两点很打动我，一是除了详细的文字外，还配有大量的精美图片，在各章节内容中穿插了案例研究、学习要点、设备清单，以及复习题和参考答案等，便于读者学习和理解；二是本书的每个章节按照疾病分类，便于读者查询和集中阅读，这非常符合当下快速高效阅读的需求。

　　本书可为医学专业人员（血管外科医生，介入心脏病医生，介入放射科医生，血管神经科医生，血管内科医生）提供关于最常见的周围血管疾病的血管内介入治疗的参考指南共识。如果读者能从中得到收获或启发，这会使我感到十分欣慰。

　　最后，谨向所有为本书的出版付出心血的工作人员致以诚挚的谢意。

　　本书翻译不妥之处，敬请批评指正！

陆骊工

2023年1月16日

目　录

第 1 章

血管生物学

Cristina Sanina[1], Olga L. Bockeria[2], Karlo A. Wiley[3a]nd Jonathan E. Feig[4]

[1]Department of Internal Medicine, Montefiore Medical Center, Albert Einstein College of Medicine, Bronx, NY, USA

[2]Department of Cardiovascular Surgery, Bakoulev Center for Cardiovascular Surgery, Moscow, Russia

[3]Cornell University, College of Agriculture and Life Sciences, Ithaca, NY, USA

[4]Johns Hopkins Heart and Vascular Institute,The Johns Hopkins Hospital, Baltimore, MD, USA

1.1 引言

与许多当代学科相似,血管生物学也是在多学科交叉的基础上逐步发展起来的。已经汲取了有关血管生长生物学、生理学、遗传学等学科的新知识,以及内皮功能障碍和动脉粥样硬化形成的生理学和病理生理学机制等。根据始于20世纪20年代的研究,人类动脉粥样硬化的消退与稳定的目标,已从梦想变成了现实。文献回顾表明,应用强有力的措施来改善血浆脂蛋白谱,可实现动脉粥样硬化的消退。例如,通过降低血浆载脂蛋白B的浓度,增强胆固醇从动脉粥样硬化斑块到肝脏的反向转运,可使动脉粥样硬化病灶缩小,其可能的机制包括动脉壁内载脂蛋白B的滞留减少,斑块中胆固醇和其他有害脂质的流出,病变泡沫细胞的向外迁移,以及健康吞噬细胞的流入,清除坏死碎片和斑块的其他成分。直到最近,PCSK9抑制剂的上市,改善了由于已有的临床药物对于改善血浆脂蛋白水平有限而出现的心血管事件。虽然血管成形术和支架植入术的治疗对于血管疾病是有益的,但其并未解决或根治病因。

1.2 血管的解剖结构

血管由三层组成:内膜(单层内皮细胞层)、中膜(单层或多层血管平滑肌细胞层)、外膜(含Ⅰ型胶原蛋白、弹性纤维、肌成纤维细胞、间充质干细胞、血管和神经)。这三层膜均被内、外部富有弹性的薄层结缔组织分开。大动脉含有较多的平滑肌细胞和较多的弹性蛋白,中型动脉含有较多的胶原蛋白。最小的血管(毛细血管)是由单层内皮细胞，以及围绕单层内皮细胞的基底层和周细胞组成。许多周细胞及周细胞的功能因其所在的器官不同而有所不同。血管平滑肌细胞和周细胞调节外周血管阻力、血管直径和血流方向[1]。

1.3 血管内皮——身体最大的器官

血管内皮是一个大而复杂的器官，具有内分泌、自分泌和旁分泌功能，分泌一氧化氮（NO）、内皮素-1、前列环素-2、白细胞介素-6、血管内皮生长因子（VEGF）、血管性血友病因子、纤溶酶原激活剂、纤溶酶原激活剂抑制物-1、血管生成素-2、黏附分子如P-选择素、E-选择素、整合素和其他生物活性分子。

内皮控制炎症细胞和血小板的聚集，调节凝血过程、外渗和血管张力，并通过血管生成参与伤口愈合。在脊椎动物中，内皮细胞覆盖了整个脉管系统，其表面积最大可达 $3000\sim6000m^2$。成人血管内皮的总重量约为720g，其中600g为毛细血管内皮[2]。有趣的是，除了来自动脉和静脉的内皮细胞表达不同的特异性蛋白之外，来自不同组织的内皮细胞也具有不同的组织特异性蛋白表达[3]。一氧化氮（NO）是一种主要的血管舒张分子，由Furchott博士在1980年发现，并将其命名为内皮源性舒张因子。在1992年NO被明确，三位美国科学家，Robert F. Furchott、Louis J. Ignarro和Ferid Murad因发现NO而在1998年被授予诺贝尔奖[4]。NO在血管平滑肌细胞松弛、血小板聚集、内皮细胞更新和免疫/抗炎过程中起着重要作用。内源性NO是由L-精氨酸通过三种钙调蛋白依赖性NO合酶（NOS）产生的，其主要由三种细胞表达：内皮细胞（eNOS）、神经元（nNOS）和免疫细胞（iNOS）[5]。此外，NO也可以从S-亚硝基硫醇或硝酸盐/硝酸盐中释放。NO的产生或生物利用度的降低和内皮素-1（一种内皮源性的强血管收缩剂）的表达增加提示内皮功能障碍，并与高血压、炎症、血栓形成、动脉粥样硬化和心血管事件有关[1]。炎症或促炎症循环分子如白细胞介素1和白细胞介素6、肿瘤坏死因子-α、C反应蛋白、中性粒细胞和巨噬细胞的增加促进肝脏产生C反应蛋白，导致eNOS下调和内皮素-1生物利用度增加，使血管舒张功能下降、剪切力增加和血管动脉粥样硬化形成。特别是，炎症上调内皮细胞黏附分子的表达，这些黏附分子通过单核细胞趋化蛋白1促进低密度脂质（LDLs）和巨噬细胞在血管内皮中的迁移[6]。炎症性细胞因子还可诱导内皮细胞合成组织因子和血管性血友病因子，启动凝血级联反应和血小板聚集。内皮细胞、肝星状细胞、血小板和肾足细胞可产生内皮蛋白酶ADAMTS-13，裂解血管性血友病因子的大分子，但炎症条件下会降低ADAMTS-13的活性，促进血栓前状态的形成。

内皮细胞通过持续产生组织纤溶酶原激活剂逆转血栓的形成，若无纤维蛋白与其结合，则该激活剂被肝脏清除。此外，炎症细胞因子促进内皮细胞产生另一种尿激酶型组织纤溶酶原激活物，以裂解大量的纤维蛋白沉积。凝血酶是一种促凝蛋白酶，可将可溶性纤维蛋白原转化为不溶性纤维蛋白，进而激活内皮型一氧化氮合酶（eNOS），导致NO和前列环素-2的产生，使血管扩张和抑制血小板凝集。内皮细胞通过这种方式抑制血栓形成和溶栓[2]。

1.4　血管发生、血管新生和动脉生成

内皮细胞起源于中胚层（血管祖细胞），产生造血干细胞和内皮祖细胞（成血管细胞）。血管网络的形成有三个主要过程：血管发生、血管新生和动脉生成。Risau在1997年将"血管发生"定义为内皮祖细胞即血管祖细胞从头生成血管[7]。在血管生成的过程中，血管生成干细胞形成原始的初级血管丛，即毛细血管。最初，人们认为血管发生只发生在胚胎发生的早期阶段；然而，进一步的研究表明，"血管发生"发生在各种疾病、肿瘤发生和再生过程中。孕期血管生成始于原胚形成后，卵黄囊形成血岛，头部间充质和后外侧板中胚层形成成血管细胞前体。血岛主要由血管祖细胞组成，它是内皮细胞和造血细胞的前体。成血管细胞、未来内皮细胞和血岛外周细胞连接在一起，构成初级血管丛。多种分子和生长因子，包括FGF-2、VEGF、Tie-1、Tie-2、血管生成素、TGF-β、neuropilins、hedgehog、纤连蛋白、β1整合素等，在不同时期参与胎儿血管生成[7-9]。2010年，Ricci-Vitiani等人的研究表明胶质母细胞瘤存在肿瘤血管发生，血管内皮细胞的数量（约20%～90%，平均60.7%）与肿瘤细胞发生了相同的遗传改变，表明肿瘤干细胞样细胞部分形成了肿瘤血管系统[10]。

血管新生是指从血管（已存在的血管）中生长出新的血管，促进了血管丛的大量增殖。在孕期和成人中都可发生血管新生。血管新生是血管生物学研究最广泛的领域。

"血管新生"一词是由Arthur George Tansley于1935年提出的，他研究了胎盘中新血管的形成。血管新生的现代历史始于Judah Folkman，他在1971年将肿瘤生长描述为血管新生依赖性[11]。血管新生有两种类型：芽生性血管新生和血管套叠或分裂性血管生成。芽生性血管新生或低氧诱导的血管新生主要是在缺氧环境中由分泌VEGF的实质

细胞因缺氧而启动的。当内皮顶端细胞引导发育中的毛细血管萌芽通过细胞外基质时，血管新生开始萌发。进一步发生内皮细胞迁移和增殖、小管形成、血管融合、血管修剪和周细胞稳定。Delta-Notch信号通路是新生血管生成的重要组成部分[12,13]。当现有的血管壁突出到管腔内，导致单个血管分裂成两部分时，就会发生血管套叠或分裂性血管生成。这种类型的血管生成快速且更有效，但它主要存在于生长快速的孕期内。对分裂性血管生成的研究较少，只已知它是VEGF依赖的[14]。

动脉生成是动脉发育成熟的一个过程。与血管新生不同，动脉生成是一个血流介导的过程，其定义为现有血管的扩张和侧支血管的形成。动脉形成的一个关键机制是血管的机械应力，常发生在动脉阻塞/闭塞（即闭塞性周围血管疾病、阻塞性冠状动脉疾病、缺血性脑卒中）中。因此，形成了一个复杂的血管拯救系统，并在组织氧合、免疫、血栓形成、溶栓、分解产物的清除、温度调节和血压维持等过程发挥作用。在动脉发生、内皮细胞迁移和增殖过程中，生成平滑肌细胞和周细胞。血管的机械应力上调多个基因/蛋白，包括MCP-1、VEGF、FGF-2、Abra、一氧化氮、胸腺素β4、共丝蛋白、Erg-1、MMP2和MMP9，使血管获得舒缩特性和弹性，并进行必要的重塑，以适应组织血液供应的需要[15]。

1.5　动脉粥样硬化形成

动脉粥样硬化是一种发生在动脉壁内的慢性炎症性疾病，也是引起心肌梗死、卒中和周围血管疾病等血管相关性疾病的潜在原因之一。动脉粥样硬化形成是一个持续多年的过程，起始阶段是含载脂蛋白B的脂蛋白（ApoB）在内皮下的积聚，并经过修饰（包括氧化和水解），导致内皮细胞的激活。内皮细胞通过分泌趋化因子，与单核细胞上表达的特定受体相互作用，将单核细胞"募集"到病变处。单核细胞随后通过特异性选择素［即P-选择素糖蛋白配体-1（PSGL-1）］的相互作用向内皮细胞移动，并由单核细胞整合素［如极迟抗原-4（VLA-4）和淋巴细胞功能相关抗原-1（LFA-1）］与相应的血管内皮细胞配体［如细胞黏附分子-1（VCAM-1）和细胞间黏附分子-1（ICAM-1）］的结合而黏附于内皮细胞。一旦附着，单核细胞则会进入到内皮下间隙，该过程被称为血细胞渗出。在进入到内皮下间隙后，与细胞外基质（ECM）和细胞因子的相互作用（包括巨噬细胞集落刺激因子和肿瘤坏死因子家族成员）而驱动被募集的单核细胞分化为巨噬细胞。巨噬细胞通过清道夫受体［特别是A型清除受体（SRA）和B型家族成员

CD36］摄取氧化低密度脂蛋白。在晚期的核内体中，被摄取的载脂蛋白B中的胆固醇酯被水解成游离胆固醇。游离胆固醇随后被输送至内质网（ER），并被酰基辅酶A［胆固醇酯转移酶（ACAT）］重新酯化。此过程导致巨噬细胞具有"泡沫"状外观。众所周知，巨噬细胞有助于坏死核心的形成和纤维帽变薄，形成易损斑块的特征。这些巨噬细胞最终是如何形成易损斑块的呢？巨噬细胞来源的基质金属蛋白酶（MMPs）是一类能够降解各种类型ECM，并促使其破裂的蛋白质家族。此外，某些基质金属蛋白酶的激活可以激活其他基质金属蛋白酶。研究表明，斑块破裂易发区肩部与巨噬细胞的存在、这些区域的纤维帽变薄以及活化的基质金属蛋白酶的局部积累之间具有时空相关性。易损斑块出现平滑肌细胞（SMC）死亡和数量减少，提示另一个可能的机制是巨噬细胞通过促进SMC凋亡，进而促进斑块变薄和增加脆性。即使在斑块破裂后，巨噬细胞仍可通过分泌血栓前组织因子，加速血栓形成[16-18]。

几十年来，人类动脉粥样硬化可以消退的观点也遭到了相当多的质疑[16-18]。这是由于人类和动物模型中的晚期动脉粥样硬化会给人一种持久的印象，如坏死、钙化和纤维化。此外，许多理论被提出来解释动脉粥样硬化的发生，包括损伤[19,20]、氧化[21]和类似于癌变的细胞转化[22]被认为是很难甚至不可能逆转的过程。在下面的综述中，有确凿数据表明，通过改变斑块的环境确实可以稳定和消退斑块，即便是晚期的病变。

1.6　斑块消退：来自动物研究的证据

在20世纪20年代，Anichkov和他的同事报道，将胆固醇喂养的兔子换成低脂食物喂养2～3年，兔子会出现动脉病变纤维化，脂质含量降低[23]，从现代的角度来看，这表明斑块稳定[20,24]。在1957年文献报道的第一个前瞻性的干预性研究，通过干预胆固醇喂养的兔子使其动脉粥样硬化病灶显著缩小[25]。该胆固醇喂养方案使兔子血浆总胆固醇升高到26mmol/L（约1000mg/dl）左右，并诱导了约90%的主动脉出现广泛病变。为了动员组织中储存的胆固醇，兔子接受磷脂酰胆碱（PC）的静脉注射。在不到一周的半个疗程治疗后，血管内的斑块消退，且远没有起初严重，而储存于动脉的3/4的胆固醇已被清除。

在接下来的20年里，许多研究者使用包括灵长类动物在内的各种动脉粥样硬化动物模型报告了注射磷脂治疗可有类似的获益[26]。然而，由于动脉粥样硬化研究严重依赖动物模型，这些令人印象深刻的、可重复的研究结果被严重忽视了，在许多报道逆转动粥样硬化的文献综述中没有得到体现 [16,18,23,27,28]。

逆转动脉粥样硬化的概念在Maruffo和Portman对松鼠猴的短期研究中得到了支持[29]，Armstrong和他的同事对此进行了更广泛的研究。据后者的报道，喂食胆固醇诱导恒河猴出现晚期动脉病变，随后给予低脂或富含亚油酸的饮食，在长期随访中其病变显著缩小并重塑[27,30]。

胆固醇喂养诱导期持续17个月，动物出现了广泛的冠脉病变、纤维化、细胞破裂、细胞内和细胞外脂质积聚，以及60%的管腔狭窄。随后的消退期持续了40个月，血浆总胆固醇值降至约3.6mmol/L（约140mg/dl），并使得大约2/3的冠状动脉胆固醇降低，坏死显著减少，细胞外脂质水平和纤维化有所改善，病灶显著缩小，管腔狭窄减少到20%[27,30]。Wissler和Vesselinovich以及Malinow的进一步工作证实并扩展了这些发现[23,28]。30年前，在对这项工作的回顾中，Armstrong得出结论："在灵长类动物中答案很清楚：迄今为止研究的所有级别的诱导病变都有所改善……灵长类动物病变表现出惊人的代谢反应：一些细胞外和细胞内脂质耗尽，坏死病变得到解决，结晶脂质趋于缓慢减少，纤维增生最终被控制"[27]。

用胆固醇喂养的猪在恢复到饲料饮食后晚期病变也得到逆转。在高胆固醇诱导期后立即对这些动物的动脉粥样硬化进行组织学检查，显示了包括坏死钙化在内的复杂斑块的特征。逆转方案是将血浆总胆固醇降低至约1.8mmol/L（70mg/dl），这意味着低密度胆固醇水平更低。逆转的早期阶段显示，病变中的泡沫细胞消失和坏死区域周围的非泡沫细胞-巨噬细胞增加。晚/后期显示坏死区域几乎消失，这表明大量的功能健康的吞噬细胞清除了坏死物质[31]。

注射磷脂的治疗方案可以快速消退动脉粥样硬化，但这一方案长期以来被忽视，Williams和同事试图确定其潜在作用机制来恢复其治疗价值[26,32]。磷脂酰胆碱（PC）在水中分散时会形成囊泡结构，称为脂质体。起初，无胆固醇的PC脂质体在循环中作为一个整体[33]，并通过充当内源性高密度脂蛋白胆固醇穿梭脂质[26,35,37]，从体内组织中动员胆固醇[33-36]。大剂量注射PC脂质体可快速恢复高脂血症动物大血管和微血管的正常内皮功能[36]，在兔体内可去除晚期斑块中的脂质[38]，在人体内可快速动员组织胆固醇[39]。重要的是，在动物模型中已经获得了最佳的脂质体大小（大约120nm）的数据，通过这些大小合适的脂质体可以逐渐将胆固醇输送到肝脏，而不抑制肝脏低密度脂蛋白受体的表达或提高血浆低密度脂蛋白胆固醇的浓度[35,37]。

　　1976年的一项研究，在正常饮食的基础上，联合降血脂和其他药物治疗，使家兔的动脉粥样硬化得到了逆转[23]。几十年后，一系列的研究发现，通过注射高密度脂蛋白或高密度脂蛋白样载脂蛋白A-I（apoA-I）和磷脂酰胆碱，实现了家兔动脉粥样硬化斑块的缩小[40,41]。有趣的是，在兔体内发现降脂治疗可以减少动脉壁局部蛋白水解和血栓前因子，重塑动脉粥样硬化表型，使其更加稳定[42]。

　　与人类不同，小鼠高密度脂蛋白/低密度脂蛋白比值较高，对动脉粥样硬化提供了很强的内在抗性。因此，需要对血浆脂蛋白进行一定的处理，通过诱导动脉脂蛋白的积累来构建小鼠动脉粥样硬化模型。20世纪80年代，Breslow及其同事开始应用转基因技术创建人类脂蛋白代谢小鼠模型，被称为小鼠动脉粥样硬化研究的革命性研究工作[43]。随着通过同源重组（"敲除"）技术实现的基因的失活，能够在小鼠中重现人类脂质代谢。大多数动脉粥样硬化的小鼠模型来源于两种：载脂蛋白E（ApoE）缺失（apoE-/-）小鼠[44,45]和低密度脂蛋白受体缺失（LDLR-/-）小鼠[46]。在这些模型中，通常较低的血浆ApoB水平通过消除配体（apoE-/-）或清除脂蛋白的受体（LDLR-/-），导致动脉粥样硬化水平增加。用富含胆固醇和脂肪的饮食（西式饮食（WD）喂养这些改良小鼠，使血浆ApoB水平增加，加速了大动脉中斑块的形成。转基因是实现小鼠斑块消退的首选策略。例如，在5周的WD饮食后，LDLR-/-小鼠出现了脂肪条纹病变，用含有编码人类ApoA-I的cDNA的腺病毒载体给小鼠注射，引起HDL-胆固醇水平显著增加，在4周后的采样点脂肪条纹病变消退[47]。通过输注载脂蛋白A-I$_{Milano}$/PC复合物（载脂蛋白A-I的一种变体，在高密度脂蛋白胆固醇水平非常低的个体中发现），显示了HDL类似颗粒快速重塑小鼠斑块的能力。在48小时内输注该复合物降低了apoE-/-小鼠动脉病变中泡沫细胞的含量[48]。后文将描述的一个2001年的报道，为特定移植模型，证实了该研究结果[49]。另一种HDL载脂蛋白M在小鼠体内过度表达能够延缓斑块的进展[50]，但其在斑块消退中的作用尚未见报道。

　　使用转基因技术在小鼠肝脏中过表达apoE，通过肝脏中的LDL受体，增加血浆动脉粥样硬化性脂蛋白[46]和餐后残余脂蛋白的清除[32,51-53]。用短效腺病毒介导的apoE表达成功后，能够短暂减少apoE-/-小鼠动脉粥样硬化进展[54]。已有许多实验室利用"第二代"病毒载体延长apoE的表达时间[55]，例如，在LDLR-/-小鼠中，用WD喂养14周，形成的斑块中富含泡沫细胞（巨噬细胞含量约50%），apoE表达的增加尽管对空腹血浆脂蛋白水平没有明显的影响，但导致了斑块的显著减少[56]。这种现象部分归因于表达的

apoE进入血管壁，这在其他研究中也得到了证实[36,57]；然而，另一个可能的机制是表达的apoE可能也加速了餐后状态下动脉粥样硬化脂蛋白的清除。

1.7　动脉粥样硬化消退的移植模型

为了进一步探索小鼠模型中动脉粥样硬化消退的细胞和分子机制，我们研发了新的方法来快速诱导斑块环境的稳健改善，并引发病变重塑和消退。我们研究小组开发了一种技术，将（WD喂养）高脂血症apoE−/−小鼠（即由高血浆载脂蛋白水平和低高密度脂蛋白胆固醇水平组成的极端促动脉粥样硬化环境）的一段含斑块的主动脉，移植到野生型受体小鼠体内（即快速正常化的无限持续的脂蛋白环境）。这种方法有利于分析任何复杂程度的斑块。我们发现，将早期病变[58,59]或晚期复杂的斑块移植到野生型受体小鼠后，斑块内特别是在纤维帽中，泡沫细胞含量显著降低，平滑肌细胞的数量显著增加，这与斑块稳定和消退的现象一致[60,61]。早期病变中泡沫细胞的消失速度惊人，在移植后3天就有大幅下降（图1.1）[58,59]。

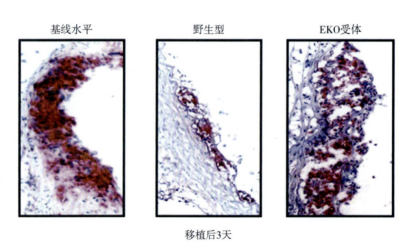

图1.1　斑块消退。apoE−/−小鼠被喂以西方饮食16周，以发展为晚期动脉粥样硬化。截取这些小鼠的一部分主动脉弓并通过组织化学方法进行分析，另一部分被移植到apoE−/−（"进展"）或野生型（"消退"）受体小鼠中。3～7天后，进行同样的分析。图示为泡沫细胞标记CD68（红色）的组化结果，表现为典型主动脉病变的横断面免疫染色。在"消退"组中可以看到泡沫细胞基本上消失了。与"消退"组结果相反，"进展"组显示泡沫细胞持久存在。

对于晚期病变，9周后，包括坏死、胆固醇裂解和纤维化等所有特征都消退了[60,61]。

通过使用移植模型，我们描述了消退斑块的细胞和分子特征。我们试图回答一个基本的问题——关于消失的泡沫细胞的命运——它们的消失是由于凋亡和新募集的巨噬细胞的吞噬或迁移导致的吗？我们发现泡沫细胞的快速消失在很大程度上是由于它们迁移到区域和系统淋巴结所致。此外，野生型环境激发泡沫细胞，使得巨噬细胞显示树突状细胞的特征标记，这使迁移成为可能[58,59,62]。

使用激光显微切割技术将泡沫细胞从消退和非消退斑块[63,64]中分离，分析显示树突状细胞迁移所必需的CCR7［趋化因子（C-C基序）受体7］的mRNA在消退斑块中表达增高[59]。给野生型动物注射CCR7配体CCL19和CCL21的抗体，可抑制大多数泡沫细胞从主动脉移植病变中迁移，证实CCR7在斑块消退中发挥了重要的作用[59]。

此外，众所周知，与动脉粥样硬化血栓形成有关的几种蛋白［如血管细胞黏附蛋白-1（VCAM-1）、单核细胞趋化蛋白-1（MCP-1）和组织因子］的mRNA水平在泡沫细胞消退过程中会出现降低。

核氧甾醇肝X受体-α（LXRα）（已知在体外由氧化甾醇诱导[66,67]）的mRNA水平在体内显著增加，其抗动脉粥样硬化靶点ATP结合盒-1的mRNA水平也显著增加[59]。有趣的是，尽管伴随而来的进展性脂肪肝限制了该方法的应用[69]，但研究仍证全身应用LXR激动剂可导致LDLR-/-小鼠的病变消退[68]。我们发现巨噬细胞中LXR激活并促进体内动脉粥样硬化的消退依赖于CCR7的表达[70]。动脉粥样硬化的消退可能涉及多种机制。最近的一项报道表明，人和小鼠动脉粥样硬化瘤中的巨噬细胞分泌神经免疫诱导信号Netrin-1，使巨噬细胞向趋化因子（如CCL19，CCR7的配体）的迁移失活而不能从斑块中排出[70]。这些发现提示抑制Netrin-1可能是诱导动脉粥样硬化消退的一种方法。总而言之，这些发现表明，斑块的消退并不能简单地概括为导致病变的事件以相反顺序进展；它是涉及特定的细胞和分子途径，并动员斑块的所有病理成分逐步消退的过程。

1.8　高密度脂蛋白和斑块消退

当观察到斑块消退时，移植模型中至少有三个血浆参数发生了变化：①非HDL水平下降；②HDL水平从正常水平的33%恢复到野生型水平；③apoE发挥了作用。在本文中，我们将重点关注HDL的变化。为了研究HDL的影响，构建人apoAI转基因apoE-/-小鼠（HAI/EKO）或apoAI-/-小鼠，并通过移植的方法评估HDL的影响[70]。简单地说，将apoE-/-小鼠（低HDL-C、高非HDL-C）的携带斑块的主动脉弓移植到不同水平HDL-C和非HDL-C的小鼠中：C57BL/6小鼠（正常HDL-C、低非HDL-C）、apoAI-/-小鼠（低HDL-C、低非HDL-C）或hAI/EKO小鼠（正常HDL-C、高非HDL-C）。值得一提的是，尽管hAI/EKO受体的非HDL-C持续升高，但移植1周后，斑块内CD68+细胞含量下降超过50%，而在apoAI-/-受体小鼠中几乎没有变化。斑块中CD68+细胞含量的减少及迁移与趋化因子受体CCR7的诱导有关[70]。

最近的一项关于临床研究的荟萃分析与这些数据一致，该分析显示，当HDL水平显著升高，LDL显著降低时[71]，通过血管内超声（IVUS）可以观察到动脉粥样硬化的消退。

由于CCR7的启动子有一个假定的固醇调节元件（SRE），因此它也可能与泡沫细胞在斑块消退过程中固醇含量的变化有关。这一观点在一篇报道中得到证实，即将THP-1人单核细胞装载氧化的LDL可抑制CCR7基因的表达[72]。值得注意的是，他汀类药物作为SRE依赖转录的有效调节因子，可以诱导CCR7在体内表达，并通过CCR7依赖的方式促进CD68+细胞的迁移而促进消退[73]。最近有报道称，通过IVUS评估显示，阿托伐他汀和瑞舒伐他汀均能促进动脉粥样硬化的消退[74]。因此，我们的数据表明，CCR7通路的激活可能是一种促成动脉粥样硬化斑块消退机制。

HDL对斑块内CD68+细胞的炎症状态有明显的影响。由此可以预见HDL有许多有利之处，如可以减少单核细胞趋化因子的产生，并刺激M2型巨噬细胞成为组织重塑者，增强斑块愈合。HDL对斑块具有抗炎作用的原因有很多，包括酶和非酶成分的抗氧化特性，从细胞中去除正常和有毒脂类物质的能力，以及通过调节质膜胆固醇含量来抑制TLR信号转导[75]。在从斑块中用激光捕获的CD68+细胞中，HDL-C的正常化导致炎症因子的表达降低，以及M2巨噬细胞标记物的富集[76,77]。有关人类动脉粥样硬化斑块中的巨噬细胞异质性已被广泛认识，M1（激活）和M2标记物均可在病变中检测到[78]，但对于体内调节斑块中M2标记物表达的因素却知之甚少。

最近也有人通过microRNA（miRNA）研究胆固醇稳态，miRNA是一种小的内源性非蛋白编码RNA，是参与生理过程的基因的转录后调控因子。MiR-33是位于基因编码甾醇调节元件结合蛋白-2的内含子miRNA，可抑制肝脏中ABCA-1和ABCG-1的表达，降低HDL-C浓度，以及巨噬细胞中ABCA-1的表达，从而导致胆固醇外排减少。

在用miR-33拮抗剂处理的LDLR-/-小鼠中，观察到斑块内CD68+细胞中的M2标记物的富集[79]。接受miR-33拮抗剂治疗后的小鼠也表现出斑块消退（巨噬细胞减少）。在接受治疗的非人类灵长类动物中，血浆高密度脂蛋白（HDL）水平升高，提示miR-33拮抗剂在人类中有类似的治疗潜力[80]。因此，拮抗miR-33可能是增强巨噬细胞胆固醇外排和提高HDL-C水平的新途径。

最近，Voight及其同事[81]报道，使用孟德尔随机化方法一些提高血浆HDL胆固醇的遗传机制（即内皮脂肪酶多态性）似乎并不能降低心肌梗死的风险。这些数据潜在地挑战了只要提高血浆HDL胆固醇就能降低心肌梗死风险的观念。然而，需要注意的是，这些结果不应该导致人们放弃HDL是有益的这种观念，而是可能表明是时候更新HDL假设了——关键的不是HDL的数量，而是其质量或功能。我们需要将HDL功能作为研究终点开展临床试验，而不仅仅是HDL的水平。

1.9 斑块消退：来自临床研究的证据

1.9.1 他汀类药物、烟酸、高密度脂蛋白和CETP抑制剂

第一个证明人类斑块消退的前瞻性干预研究是在20世纪60年代中期，其中约10%的患者接受烟酸治疗（n=31）后股血管造影显示病情得到改善[82]。更大规模的降脂试验证实血管造影可显示斑块消退；然而，尽管具有统计学意义，但其影响非常小，特别是临床上出现明显的斑块消退的情况较少[16-18,83]。这种"血管造影悖论"随着人们认识到富含脂质的易损斑块在急性冠脉综合征中起着核心作用而得到解决。易损斑块的特征是体积小，导致不到50%的闭塞，充满细胞内和细胞外脂质，富含巨噬细胞和组织因子，平滑肌细胞浓度低，在完整的内皮层下只有一个薄薄的纤维帽[20,24,83,84]。易损斑块的破裂会引起局部凝块的形成，从而导致血管闭塞和急性梗死[85]。通过血管造影发现，降脂可以促进斑块稳定且可测量动脉粥样病变的缩小，重塑并稳定易于破裂的小病灶，降低血管闭塞和急性梗死的风险[83,84]。

在动物模型中，通过改变斑块脂蛋白可改善巨噬细胞的含量，进而导致斑块消退，提供了降脂可缩小动脉粥样硬化斑块这一现象的有力支持证据。

通过动脉壁成像，可以实现追踪斑块组成中潜在的更重要的变化，避免病变重塑对管腔大小的混杂影响。最近的临床试验已经从只成像血管腔的定量血管造影转向成像斑块钙（如电子束CT）和斑块体积（如IVUS）的技术。一项回顾性分析发现，他汀类药

物降低LDL胆固醇与电子束CT冠状动脉钙体积评分降低显著相关，表明冠状动脉钙化可缩小[86]。在积极降脂逆转动脉粥样硬化（REVERSAL）研究[87]和评价瑞舒伐他汀对血管内超声源性冠状动脉粥样硬化影响（ASTEROID）的研究中[88]，急性冠脉综合征患者接受了1年以上的大剂量他汀类药物治疗，并通过IVUS进行评估。REVERSAL试验将大剂量他汀类药物治疗与常规的、效力较低的他汀类药物方案进行了比较。在18个月的治疗期间，尽管接受常规方案治疗的患者的LDL-胆固醇水平已达到了2.8mmol/L（110mg/dl），符合当时的成人治疗标准要求（110mg/dl），但仍出现了有统计学意义的动脉粥样硬化体积进展（+2.7%）[89]。相比之下，高剂量他汀类药物组的动脉粥样硬化体积没有显著进展［平均LDL-胆固醇水平2mmol/L（79mg/dl）］。重要的是，跨治疗组的分析发现，超过约50%的低密度脂蛋白的减少与动脉粥样硬化体积的减少相关。在ASTEROID研究中，所有患者都接受了相同的高剂量他汀类药物治疗24个月，并比较了预处理和治疗后的IVUS的检查结果。在治疗期间，低密度脂蛋白胆固醇下降到1.6mmol/L（60.8mg/dl），而动脉粥样硬化体积中位数减少了6.8%。在这两项研究中发现，长期广泛降低LDL-胆固醇可使已形成的动脉粥样硬化斑块缩小。在ASTEROID研究中看到的更大的治疗获益，可以解释为纳入人群的中位LDL-胆固醇水平较低，也可以解释为较长的治疗期和较高的高密度脂蛋白胆固醇水平。与先前血管造影的研究一样，我们认为斑块体积的减少伴随着斑块生物学的有利改变，这一理论进一步得到了证据的支持，即用高剂量降脂药将血浆LDL降至1.0～1.6mmol/L或以下（≤40～60mg/dl）与心血管事件的进一步减少有关[90]。

除了上述的临床前研究外，还有少数的临床研究通过静脉输注高剂量或低剂量的高密度脂蛋白，评估其对斑块的影响。在第一项临床试验中[90]，心血管疾病高危患者每周注射一次人工高密度脂蛋白（apoAI乳蛋白/磷脂复合物）或生理盐水（安慰剂），连续5周。通过IVUS评价，尽管与低剂量组相比，高剂量组没有显示出剂量依赖的获益优势，但联合（高剂量和低剂量）治疗组整体的动脉粥样硬化体积显著减少（-4.2%）。与安慰剂组相比，动脉粥样硬化瘤的体积没有显著差异，但该研究没有进行直接比较。在第二项研究中，高危患者每周4次输注重组HDL（rHDL；含野生型apoAI）或生理盐水（安慰剂）进行治疗[90]。与之前的研究相似，经IVUS评估与基线相比，rHDL治疗后动脉粥样硬化体积显著下降（-3.4%），但因该研究未设定安慰剂对照，故无安慰剂相比数据。然而，与安慰剂组相比，定量冠状动脉造影评估rHDL组在斑块特征指数和冠状动脉狭窄评分方面有统计学意义的改善。在第三个试验中[90]，在股动脉切除术患者手术前5～7天，给予单剂量重组人高密度脂蛋白治疗，然后进行手术。与对照组（接受生理盐水）相比，重组人HDL输注组切除的斑块样本中，激活状态的巨噬细胞数量（即VCAM-1表达减少）和细胞大小（由于脂质含量减少）均减少。

除了上述他汀类药物试验的荟萃分析（其中分析了LDL、HDL和斑块消退之间的关系）之外，还有许多其他药物研究将斑块的缩小归因于HDL水平的升高。这包括VA-HIT研究，在该研究中，HDL-C每增加5mg/dl，就使得冠脉事件减少11%。在另一系列研究（ARBITER [91-94]）中，高危患者给予他汀类药物或他汀类药物加烟酸治疗。在18～24个月的观察期内，将颈动脉内膜-中层厚度（CIMT）测量值作为冠状动脉斑块负荷的替代指标。当烟酸作为治疗的一部分时，HDL-C水平增加（18.4%），CIMT得到改善。值得注意的是，烟酸不仅能提高HDL-C的水平，它还能降低血浆甘油三酯水平，使LDL大小增加，并具有抗炎特性，所有这些作用都有可能限制斑块的进展 [95-97]。在HATS研究[98]的解释中认为，这种多效性效应混淆了ARBITER和另一项他汀-烟酸临床试验。在该他汀-烟酸临床试验中，他汀类药物治疗添加烟酸不仅可以减少冠状动脉狭窄，而且还可以减少心血管不良事件。然而，烟酸的令人鼓舞的结果最近因AIM-HIGH研究的提前终止而受到质疑，该研究未能显示治疗获益[99]。该研究被评判为缺乏说服力，因为研究中的治疗组和对照组都接受了他汀类药物治疗，且对照组患者接受的安慰剂是低剂量的烟酸，这使得额外的获益较难检测 [100]。

最近，胆固醇酯转移蛋白（CETP）抑制剂作为提高HDL水平的药物已被广泛研究。令人惊讶的是，第一个在临床试验中测试的CETP抑制剂torcetrapib增加了全因死亡率和心血管事件，导致了ILLUSTRATE试验提前结束[101]。随后的研究表明，观察到的托塞昔布的脱靶作用（通过刺激醛固酮而导致的血压升高和血清钾降低）是分子特异性的，与CETP抑制无关，因此可能掩盖了HDL-C水平升高的有益作用。重要的是，ILLUMINATE的事后分析显示，在torcetrapib组中，HDL-C或apoAI水平增加较多的受试者的主要心血管事件发生率较低[102]。尽管torcetrapib治疗普遍未获得较好结局，但ILLUSTRATE的事后分析发现，CETP抑制剂升高了HDL水平，降低了动脉粥样硬化的脂质水平，并在使用torcetrapib治疗达到最高HDL-C水平的患者中使用冠状动脉超声观察到冠状动脉粥样硬化的消退。体外研究显示，加入CETP抑制剂，HDL-C颗粒的功能得到改善，从接受torcetrapib和anacetrapib治疗的患者中分离出的HDL-C能够促进巨噬细胞胆固醇外排。CETP抑制剂anacetrapib、dalcetrapib和evacetrapib使HDL-C水平升高30%～138%，在最近的临床Ⅱ期试验中没有显示出torcetrapib的脱靶效应，证实了torcetrapib的非特殊相关毒性的预测[103-106]。因此，通过CETP抑制或调节HDL-C，提高HDL-C水平仍然是动脉粥样硬化性心血管疾病的一种潜在治疗方法。dalcetrapib（dal-OUTCOMES）和anacetrapib（REVEAL）的大型临床结果试验总共纳入约45 000名患者。令人惊讶的是，2012年5月，由于缺乏具有临床意义的疗效，在中期分析结果后，罗氏公司停止了dalcetrapib的Dal-HEART项目。dal-OUTCOMES的失败可能是由于dalcetrapib诱导的HDL-C水平增加缓慢（30%）和对LDL-C水平的影响轻微，但这种研究结局不一定适用于anacetrapib，因为已经证明anacetrapib可使HDL-C水平增加138%，同时使LDL-C水平更显著地降低[107]。dal-OUTCOMES的失败是否抵消了全面提高HDL-C带来的益处，或者更确切地说提高HDL-C的潜在机制是什么，未来几年进行的anacetrapib的Ⅲ期研究来将给我们答案。

1.10　新型成像模式

虽然IVUS提供了重要的冠状动脉解剖信息，但仍需要提供更多、更细致的成像方式。光学相干断层扫描（OCT）使冠脉内成像发生了革命性的变化。这项技术前所未有的空间分辨率（15μm）提供了对冠脉壁微观结构的独特视野。目前，OCT越来越多地应用于临床实践，而且是一种新兴的、高度稳健的研究工具。OCT可以详细显示动脉粥样硬化斑块，并提供关于斑块组成（脂质、纤维化、钙化）的可靠信息。重要的是，OCT是唯一能够准确测量纤维帽厚度的技术，纤维帽是脆性斑块的经典标志，而OCT能很容易检测到薄纤维帽动脉粥样硬化。在急性冠状动脉综合征患者中，斑块破裂，并伴有红色或白色血栓，可以很好地识别[108]。脂质核心是斑块的重要组成部分，其与巨噬细胞和易损斑块的关系已在动物模型中建立。近红外光谱学（NIRS）是一种可以识别冠状动脉脂质核心负荷的技术。它的工作原理是激光的离散波长光通过玻璃纤维定向到组织样本上。然后将从样本中散射的光收集到纤维中，并发射到光谱仪中。随后，信号强度随波长变化的曲线图用于开发化学计量学模型，以区分脂质核心与非动脉粥样硬化组织[109]。

理想情况下，需要实现的是对易发生突然破裂和血栓形成的动脉粥样硬化病变进行早期检测和定性。磁共振成像（MRI）在快速进展的动脉粥样硬化动物模型中的应用得到了广泛的研究。MRI可准确评估动脉粥样硬化斑块负荷，区分斑块的脂质和纤维含量，从而为连续检测斑块的演变提供了一种无创的方法。此外，^{18}F-FDG正电子发射断层扫描（PET）是一种相对较新的无创炎症功能成像工具，并通过与CT或MRI共配准来补偿低空间分辨率。此外，设计具有靶向特定斑块成分或斑块内的一组不同分子的新型造影剂，将有助于阐明斑块进展和消退期间细胞和分子水平的变化。我们在一项研究中使用纳米颗粒造影剂检测巨噬细胞，证明了这一概念的可行性。上述结论具有重要意义，因为制药公司正在寻找早期替代标记物，这些标记物可以在少量患者中进行评估，以预测新药对动脉粥样硬化斑块的有益效果，然后在大量患者中开展临床试验[110-112]。

1.11 小结

动脉粥样硬化开始的关键事件是脂质在动脉壁内滞留，或含有apoB的脂蛋白的积聚。这个过程会导致血管产生对这种滞留物质的局部反应，包括巨噬细胞的浸润，这些巨噬细胞吞噬滞留的脂蛋白，但无法迁移。在动物模型上已经清楚地记录了晚期复杂动脉粥样硬化斑块可以消退（即收缩和愈合），而且有可信的证据支持斑块消退在人类身上也一样会出现。研究数据表明，斑块消退需要改善斑块环境，特别是大幅降低血浆ApoB-脂蛋白浓度和大幅增加脂质从斑块中反向转运以进行清除。此外，需要注意的是，消退不仅仅是不进展，而是涉及一系列协调过程的事件，如巨噬细胞浸润的迁移，随后是一系列健康、功能正常的吞噬细胞的启动，这些吞噬细胞动员清除坏死碎片和晚期斑块的所有其他成分（图1.2）。

为了使动脉粥样硬化的消退成为一个现实的治疗目标，必须向临床医生提供能够避免不良反应同时又能广泛改变血浆脂蛋白浓度和斑块生物学的工具。到目前为止，实现斑块消退的动物模型和人类研究都表明，需要大幅降低血浆apoB水平，有时还需要伴有胆固醇反向转运的快速增强。不幸的是，现实中大多数服用他汀类药物的患者不能达到和维持饮食喂养的非人类灵长类动物所用的极低的LDL-胆固醇水平。虽然PCSK9抑制剂可显著降低胆固醇，但要证明它们是否也能显著降低斑块负荷，稳定剩余的斑块，并减少心脏不良事件发生，还需要经过时间的检验。设计用于加速胆固醇从斑块向肝脏反向转运的实验药物包括PC脂质体、apoA-I/PC复合物和apoA-I模拟肽。临床前研究也发现了其他可增强HDL-胆固醇水平和有逆转脂质转运潜力的小分子药物，如LXR激动剂和过氧化物酶体增殖物激活受体。在上述实验数据的基础上，我们期望血浆LDL-胆固醇浓度降低，HDL-胆固醇在反向脂质转运中的功能增强，并使斑块消退。事实上，多年的研究工作已经证明，斑块及其组成部分是动态的。最近，通过微阵列技术我们发现，动脉粥样硬化消退的特征是斑块巨噬细胞转录组发生广泛变化，并优先表达减少细胞黏附、增强细胞运动性和整体抑制炎症的基因[113]。其他的策略，如通过药物特异性诱导前迁移分子来刺激泡沫细胞离开动脉壁（例如通过CCR7）。此外，还需要进行使用上述成像模式的临床试验，来确定新药物对斑块成分的具体影响，而不仅仅是对动脉粥样硬化斑块的大小的影响。总之，我们提供的证据表明，斑块是动态的，根据在动脉粥样硬化发生中起关键作用的巨噬细胞可以退出病变，证明消退确实是可能的。然而仍有许多工作要做，最终将产生新的对抗心血管疾病的治疗靶点。

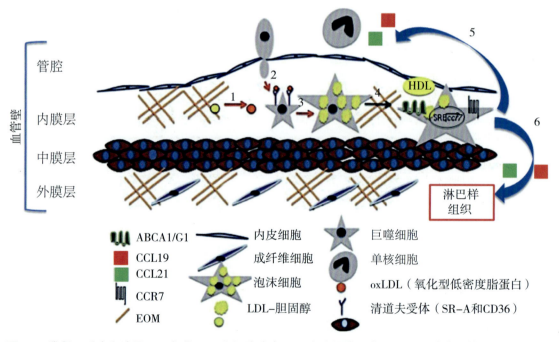

图1.2 滞留、反应和消退：1. 氧化；2. 血细胞渗出；3. 泡沫细胞形成；4. 胆固醇逆向转运（RCT）；5，6. 巨噬细胞分别从病变部位向管腔和外膜迁移。HDL可以抑制过程1～3，促进过程4～6。巨噬细胞的迁移可以通过激活甾醇调节元件结合蛋白（SREBP）通路上调CCR7而发生。

参考文献

（关键引用文献，以粗体显示）

1 Zhao, Y., Vanhoutte, P.M., and Leung, S.W. (2015). Vascular nitric oxide: beyond enos. *J. Pharmacol. Sci.* 129: 83–94.

2 van Hinsbergh, V.W. (2012). Endothelium–role in regulation of coagulation and inflammation. *Semin. Immunopathol.* 34: 93–106.

3 Chi, J.T., Chang, H.Y., Haraldsen, G. et al. (2003). Endothelial cell diversity revealed by global expression profiling. *Proc. Natl. Acad. Sci. U.S.A.* 100: 10623–10628.

4 SoRelle, R. (1998). Nobel prize awarded to scientists for nitric oxide discoveries. *Circulation* 98: 2365–2366.

5 Bredt, D.S. (1999). Endogenous nitric oxide synthesis: biological functions and pathophysiology. *Free Radical Res.* 31: 577–596.

6 Teixeira, B., Lopes, A., Macedo, R. et al. (2014). Inflammatory markers, endothelial function and cardiovascular risk. *J. Vasc. Bras.* 13: 108–115.

7 Risau, W. (1997). Mechanisms of angiogenesis. *Nature* 386: 671–674.

8 Schmidt, A., Brixius, K., and Bloch, W. (2007). Endothelial precursor cell migration during vasculogenesis. *Circ. Res.* 101: 125–136.

9 Risau, W. (1995). Differentiation of endothelium. *FASEB J. Off. Publ. Fed. Am. Soc. Exp. Biol.* 9: 926–933.

10 Ricci-Vitiani, L., Pallini, R., Biffoni, M. et al. (2010). Tumour vascularization via endothelial differentiation of glioblastoma stem-like cells. *Nature* 468: 824–828.

11 Folkman, J. (1971). Tumor angiogenesis: therapeutic implications. *N. Engl. J. Med.* 285: 1182–1186.

12 van Hinsbergh, V.W. and Koolwijk, P. (2008). Endothelial sprouting and angiogenesis: matrix metalloproteinases in the lead. *Cardiovasc. Res.* 78: 203–212.

13 Carmeliet, P., De Smet, F., Loges, S., and Mazzone, M. (2009). Branching morphogenesis and antiangiogenesis candidates: tip cells lead the way. *Nat. Rev. Clin. Oncol.* 6: 315–326.

14 Kurz, H., Burri, P.H., and Djonov, V.G. (2003). Angiogenesis and vascular remodeling by intussusception: from form to function. *News Physiol. Sci.* 18: 65–70.

15 Heil, M., Eitenmuller, I., Schmitz-Rixen, T., and Schaper, W. (2006). Arteriogenesis versus angiogenesis: similarities and differences. *J. Cell. Mol. Med.* 10: 45–55.

16 Blankenhorn, D.H. and Hodis, H.N. (1994). George Lyman Duff Memorial Lecture. Arterial imaging and atherosclerosis reversal. *Arterioscler. Thromb.* 14: 177–192.

17 Schell, W.D. and Myers, J.N. (1997). Regression of atherosclerosis: a review. *Prog. Cardiovasc. Dis.* 39: 483–496.

18 Bottiger, B.W., Bode, C., Kern, S. et al. (2001). Efficacy and safety of thrombolytic therapy after initially unsuccessful cardiopulmonary resuscitation: a prospective clinical trial. *Lancet* 357: 1583–1585.

19 Ross, R., Glomset, J., and Harker, L. (1977). Response to injury and atherogenesis. *Am. J. Pathol.* 86: 675–684.

20 Davies, M.J., Richardson, P.D., Woolf, N. et al. (1993). Risk of thrombosis in human atherosclerotic plaques: role of extracellular lipid, macrophage, and smooth muscle cell content. *Br. Heart J.* 69: 377–381.

21 Stocker, R. and Keaney, J.F. Jr. (2004). Role of oxidative modifications in atherosclerosis. *Physiol. Rev.* 84: 1381–1478.

22 Benditt, E.P. and Benditt, J.M. (1973). Evidence for a monoclonal origin of human atherosclerotic plaques. *Proc. Natl. Acad. Sci. U.S.A.* 70: 1753–1756.

23 Wissler, R.W. and Vesselinovitch, D. (1976). Studies of regression of advanced atherosclerosis in experimental animals and man. *Ann. N.Y. Acad. Sci.* 275: 363–378.

24 Constantinides, P. (1964). Coronary thrombosis linked to fissure in atherosclerotic vessel wall. *JAMA.* 188 (SUPPL): 35–37.

25 Bernstine, R.L. and Friedman, M.H. (1957). Salivation in pregnant and nonpregnant women. *Obstet. Gynecol.* 10: 184–189.

26 Williams, K.J., Werth, V.P., and Wolff, J.A. (1984). Intravenously administered lecithin liposomes: a synthetic antiatherogenic lipid particle. *Perspect. Biol. Med.* 27: 417–431.

27 Armstrong, M.L. (1976). Evidence of regression of atherosclerosis in primates and man. *Postgrad. Med. J.* 52: 456–461.

28 Malinow, M.R. (1983). Experimental models of atherosclerosis regression. *Atherosclerosis* 48: 105–118.

29 Maruffo, C.A. and Portman, O.W. (1968). Nutritional control of coronary artery atherosclerosis in the squirrel monkey. *J. Atheroscler. Res.* 8: 237–247.

30 Armstrong, M.L., Warner, E.D., and Connor, W.E. (1970). Regression of coronary atheromatosis in rhesus monkeys. *Circ. Res.* 27: 59–67.

31 Daoud, A.S., Jarmolych, J., Augustyn, J.M., and Fritz, K.E. (1981). Sequential morphologic studies of regression of advanced atherosclerosis. *Arch. Pathol. Lab. Med.* 105: 233–239.

32 Jiang, X.C., Li, Z., Liu, R. et al. (2005). Phospholipid transfer protein deficiency impairs apolipoprotein-B secretion from hepatocytes by stimulating a proteolytic pathway through a relative deficiency of vitamin e and an increase in intracellular oxidants. *J. Biol. Chem.* 280: 18336–18340.

33 Gudbjartsson, D.F., Bjornsdottir, U.S., Halapi, E. et al. (2009). Sequence variants affecting eosinophil numbers associate with asthma and myocardial infarction. *Nat. Genet.* 41: 342–347.

34 Williams, K.J., Vallabhajosula, S., Rahman, I.U. et al. (1988). Low density lipoprotein receptor-independent hepatic uptake of a synthetic, cholesterol-scavenging lipoprotein: implications for the treatment of receptor-deficient atherosclerosis. *Proc. Natl. Acad. Sci. U.S.A.* 85: 242–246.

35 Rodrigueza, W.V., Mazany, K.D., Essenburg, A.D. et al. (1997). Large versus small unilamellar vesicles mediate reverse cholesterol transport in vivo into two distinct hepatic metabolic pools. Implications for the treatment of atherosclerosis. *Arterioscler. Thromb. Vasc. Biol.* 17: 2132–2139.

36 Thorngate, F.E., Rudel, L.L., Walzem, R.L., and Williams,

D.L. (2000). Low levels of extrahepatic nonmacrophage ApoE inhibit atherosclerosis without correcting hypercholesterolemia in ApoE-deficient mice. *Arterioscler. Thromb. Vasc. Biol.* 20: 1939–1945.

37 Williams, K.J., Phillips, M.C., and Rodrigueza, W.V. (1998). Structural and metabolic consequences of liposome-lipoprotein interactions. *Adv. Drug Delivery Rev.* 32: 31–43.

38 Rodrigueza, W.V., Klimuk, S.K., Pritchard, P.H., and Hope, M.J. (1998). Cholesterol mobilization and regression of atheroma in cholesterol-fed rabbits induced by large unilamellar vesicles. *Biochim. Biophys. Acta* 1368: 306–320.

39 Jin, W., Marchadier, D., and Rader, D.J. (2002). Lipases and HDL metabolism. *Trends Endocrinol. Metab.* 13: 174–178.

40 Badimon, J.J., Badimon, L., and Fuster, V. (1990). Regression of atherosclerotic lesions by high density lipoprotein plasma fraction in the cholesterol-fed rabbit. *J. Clin. Invest.* 85: 1234–1241.

41 Miyazaki, A., Sakuma, S., Morikawa, W. et al. (1995). Intravenous injection of rabbit apolipoprotein A-I inhibits the progression of atherosclerosis in cholesterol-fed rabbits. *Arterioscler. Thromb. Vasc. Biol.* 15: 1882–1888.

42 Aikawa, M. and Libby, P. (2000). Lipid lowering reduces proteolytic and prothrombotic potential in rabbit atheroma. *Ann. N.Y. Acad. Sci.* 902: 140–152.

43 Walsh, A., Ito, Y., and Breslow, J.L. (1989). High levels of human apolipoprotein A-I in transgenic mice result in increased plasma levels of small high density lipoprotein (HDL) particles comparable to human hdl3. *J. Biol. Chem.* 264: 6488–6494.

44 Plump, A.S., Smith, J.D., Hayek, T. et al. (1992). Severe hypercholesterolemia and atherosclerosis in apolipoprotein E-deficient mice created by homologous recombination in ES cells. *Cell* 71: 343–353.

45 **Zhang, S.H., Reddick, R.L., Piedrahita, J.A., and Maeda, N. (1992). Spontaneous hypercholesterolemia and arterial lesions in mice lacking apolipoprotein E. *Science* 258: 468–471.**

46 Ishibashi, S., Brown, M.S., Goldstein, J.L. et al. (1993). Hypercholesterolemia in low density lipoprotein receptor knockout mice and its reversal by adenovirus-mediated gene delivery. *J. Clin. Invest.* 92: 883–893.

47 Tangirala, R.K., Tsukamoto, K., Chun, S.H. et al. (1999). Regression of atherosclerosis induced by liver-directed gene transfer of apolipoprotein A-I in mice. *Circulation* 100: 1816–1822.

48 Shah, P.K., Yano, J., Reyes, O. et al. (2001). High-dose recombinant apolipoprotein A-I (Milano) mobilizes tissue cholesterol and rapidly reduces plaque lipid and macrophage content in apolipoprotein E-deficient mice. Potential implications for acute plaque stabilization. *Circulation* 103: 3047–3050.

49 Chatterjee, S., Smith, E.R., Hanada, K. et al. (2001). GPI anchoring leads to sphingolipid-dependent retention of endocytosed proteins in the recycling endosomal compartment. *EMBO J.* 20: 1583–1592.

50 **Wolfrum, C., Poy, M.N., and Stoffel, M. (2005). Apolipoprotein M is required for prebeta-HDL formation and cholesterol**

51 Williams, K.J., Fless, G.M., Petrie, K.A. et al. (1992). Mechanisms by which lipoprotein lipase alters cellular metabolism of lipoprotein(A), low density lipoprotein, and nascent lipoproteins. Roles for low density lipoprotein receptors and heparan sulfate proteoglycans. *J. Biol. Chem.* 267: 13284–13292.

52 Ji, Z.S., Brecht, W.J., Miranda, R.D. et al. (1993). Role of heparan sulfate proteoglycans in the binding and uptake of apolipoprotein E-enriched remnant lipoproteins by cultured cells. *J. Biol. Chem.* 268: 10160–10167.

53 Fuki, I.V., Kuhn, K.M., Lomazov, I.R. et al. (1997). The syndecan family of proteoglycans. Novel receptors mediating internalization of atherogenic lipoproteins in vitro. *J. Clin. Invest.* 100: 1611–1622.

54 Kashyap, V.S., Santamarina-Fojo, S., Brown, D.R. et al. (1995). Apolipoprotein E deficiency in mice: gene replacement and prevention of atherosclerosis using adenovirus vectors. *J. Clin. Invest.* 96: 1612–1620.

55 Tsukamoto, K., Smith, P., Glick, J.M., and Rader, D.J. (1997). Liver-directed gene transfer and prolonged expression of three major human ApoE isoforms in ApoE-deficient mice. *J. Clin. Invest.* 100: 107–114.

56 Tangirala, R.K., Pratico, D., FitzGerald, G.A. et al. (2001). Reduction of isoprostanes and regression of advanced atherosclerosis by apolipoprotein E. *J. Biol. Chem.* 276: 261–266.

57 Wientgen, H., Thorngate, F.E., Omerhodzic, S. et al. (2004). Subphysiologic apolipoprotein E (ApoE) plasma levels inhibit neointimal formation after arterial injury in ApoE-deficient mice. *Arterioscler Thromb. Vasc. Biol.* 24: 1460–1465.

58 Angeli, V., Llodra, J., Rong, J.X. et al. (2004). Dyslipidemia associated with atherosclerotic disease systemically alters dendritic cell mobilization. *Immunity* 21: 561–574.

59 **Trogan, E., Feig, J.E., Dogan, S. et al. (2006). Gene expression changes in foam cells and the role of chemokine receptor CCR7 during atherosclerosis regression in ApoE-deficient mice. *Proc. Natl. Acad. Sci. U.S.A.* 103: 3781–3786.**

60 Reis, E.D., Li, J., Fayad, Z.A. et al. (2001). Dramatic remodeling of advanced atherosclerotic plaques of the apolipoprotein E-deficient mouse in a novel transplantation model. *J. Vasc. Surg.* 34: 541–547.

61 Choudhury, R.P., Rong, J.X., Trogan, E. et al. (2004). High-density lipoproteins retard the progression of atherosclerosis and favorably remodel lesions without suppressing indices of inflammation or oxidation. *Arterioscler. Thromb. Vasc. Biol.* 24: 1904–1909.

62 Wallet, M.A., Sen, P., and Tisch, R. (2005). Immunoregulation of dendritic cells. *Clin. Med. Res.* 3: 166–175.

63 Trogan, E., Choudhury, R.P., Dansky, H.M. et al. (2002). Laser capture microdissection analysis of gene expression in macrophages from atherosclerotic lesions of apolipoprotein E-deficient mice. *Proc. Natl. Acad. Sci. U.S.A.* 99: 2234–2239.

64 Trogan, E. and Fisher, E.A. (2005). Laser capture microdissection for analysis of macrophage gene expression from atherosclerotic lesions. *Methods Mol. Biol.* 293: 221–231.

65 Forster, R., Schubel, A., Breitfeld, D. et al. (1999). CCR7 coordinates the primary immune response by establishing functional microenvironments in secondary lymphoid organs. *Cell* 99: 23–33.

66 Lehmann, J.M., Kliewer, S.A., Moore, L.B. et al. (1997). Activation of the nuclear receptor LXR by oxysterols defines a new hormone response pathway. *J. Biol. Chem.* 272: 3137–3140.

67 Chawla, A., Repa, J.J., Evans, R.M., and Mangelsdorf, D.J. (2001). Nulear receptors and lipid physiology: Opening the X-files. *Science* 294: 1866–1870.

68 Levin, N., Bischoff, E.D., Daige, C.L. et al. (2005). Macrophage liver X receptor is required for antiatherogenic activity of LXR agonists. *Arterioscler. Thromb. Vasc. Biol.* 25: 135–142.

69 Beaven, S.W. and Tontonoz, P. (2006). Nuclear receptors in lipid metabolism: targeting the heart of dyslipidemia. *Annu. Rev. Med.* 57: 313–329.

70 Feig, J.E., Ma, Y., Randolph, G.J. et al. (2006). CCR7 is functionally required for atherosclerosis regression and is activated by LXR. *Arterioscler.Thromb.Vasc. Biol.* 26: e-50.

71 Nicholls, S.J., Tuzcu, E.M., Sipahi, I. et al. (2007). Statins, high-density lipoprotein cholesterol, and regression of coronary atherosclerosis. *JAMA* 297: 499–508.

72 Damas, J.K., Smith, C., Oie, E. et al. (2007). Enhanced expression of the homeostatic chemokines CCL19 and CCL21 in clinical and experimental atherosclerosis: possible pathogenic role in plaque destabilization. *Arterioscler. Thromb. Vasc. Biol.* 27: 614–620.

73 Feig, J.E., Shang, Y., Rotllan, N. et al. (2011). Statins promote the regression of atherosclerosis via activation of the CCR7-dependent emigration pathway in macrophages. *PLoS One* 6: e28534.

74 Nicholls, S.J., Ballantyne, C.M., Barter, P.J. et al. (2011). Effect of two intensive statin regimens on progression of coronary disease. *N. Engl. J. Med.* 365: 2078–2087.

75 Zhu, X., Lee, J.Y., Timmins, J.M. et al. (2008). Increased cellular free cholesterol in macrophage-specific Abca1 knock-out mice enhances pro-inflammatory response of macrophages. *J. Biol. Chem.* 283: 22930–22941.

76 Feig, J.E., Rong, J.X., Shamir, R. et al. (2011). HDL promotes rapid atherosclerosis regression in mice and alters inflammatory properties of plaque monocyte-derived cells. *Proc. Natl. Acad. Sci. U.S.A.* 108: 7166–7171.

77 Feig, J.E., Parathath, S., Rong, J.X. et al. (2011). Reversal of hyperlipidemia with a genetic switch favorably affects the content and inflammatory state of macrophages in atherosclerotic plaques. *Circulation* 123: 989–998.

78 Bouhlel, M.A., Derudas, B., Rigamonti, E. et al. (2007). PPARgamma activation primes human monocytes into alternative M2 macrophages with anti-inflammatory properties. *Cell Metab.* 6: 137–143.

79 Rayner, K.J., Sheedy, F.J., Esau, C.C. et al. (2011). Antagonism of miR-33 in mice promotes reverse cholesterol transport and regression of atherosclerosis. *J. Clin. Invest.* 121: 2921–2931.

80 Rayner, K.J., Esau, C.C., Hussain, F.N. et al. (2011). Inhibition of miR-33a/b in non-human primates raises plasma HDL and lowers VLDL triglycerides. *Nature* 478: 404–407.

81 Voight, B.F., Peloso, G.M., Orho-Melander, M. et al. (2012). Plasma HDL cholesterol and risk of myocardial infarction: a mendelian randomisation study. *Lancet* 380: 572–580.

82 Ost, C.R. and Stenson, S. (1967). Regression of peripheral atherosclerosis during therapy with high doses of nicotinic acid. *Scand. J. Clin. Lab. Invest. Suppl* 99: 241–245.

83 Brown, B.G., Zhao, X.Q., Sacco, D.E., and Albers, J.J. (1993). Lipid lowering and plaque regression. New insights into prevention of plaque disruption and clinical events in coronary disease. *Circulation* 87: 1781–1791.

84 Farmer, J.A. and Gotto, A.M. Jr. (2002). Dyslipidemia and the vulnerable plaque. *Prog. Cardiovasc. Dis.* 44: 415–428.

85 **Stary, H.C., Chandler, A.B., Dinsmore, R.E. et al. (1995). A definition of advanced types of atherosclerotic lesions and a histological classification of atherosclerosis. A report from the Committee on Vascular Lesions of the Council on Arteriosclerosis, American Heart Association. *Circulation* 92: 1355–1374.**

86 Callister, T.Q., Raggi, P., Cooil, B. et al. (1998). Effect of HMG-COA reductase inhibitors on coronary artery disease as assessed by electron-beam computed tomography. *N. Engl. J. Med.* 339: 1972–1978.

87 Nissen, S.E., Tuzcu, E.M., Schoenhagen, P. et al. (2004). Effect of intensive compared with moderate lipid-lowering therapy on progression of coronary atherosclerosis: a randomized controlled trial. *JAMA* 291: 1071–1080.

88 Nicholls, S.J., Tuzcu, E.M., Sipahi, I. et al. (2006). Relationship between atheroma regression and change in lumen size after infusion of apolipoprotein A-I Milano. *J. Am. Coll. Cardiol.* 47: 992–997.

89 Ahmed, Z., Ravandi, A., Maguire, G.F. et al. (2001). Apolipoprotein A-I promotes the formation of phosphatidylcholine core aldehydes that are hydrolyzed by paraoxonase (pon-1) during high density lipoprotein oxidation with a peroxynitrite donor. *J. Biol. Chem.* 276: 24473–24481.

90 Wiviott, S.D., Cannon, C.P., Morrow, D.A. et al. (2005). Can low-density lipoprotein be too low? The safety and efficacy of achieving very low low-density lipoprotein with intensive statin therapy: a PROVE IT-TIMI 22 substudy. *J. Am. Coll. Cardiol.* 46: 1411–1416.

91 Taylor, A.J., Kent, S.M., Flaherty, P.J. et al. (2002). Arterial biology for the investigation of the treatment effects of reducing cholesterol: a randomized trial comparing the effects of atorvastatin and pravastatin on carotid intima medial thickness. *Circulation* 106: 2055–2060.

92 Taylor, A.J., Lee, H.J., and Sullenberger, L.E. (2006). The effect of 24 months of combination statin and extended-release niacin on carotid intima-media thickness: arbiter 3. *Curr. Med. Res. Opin.* 22: 2243–2250.

93 **Taylor, A.J., Sullenberger, L.E., Lee, H.J. et al. (2004). Arterial biology for the investigation of the treatment effects of reducing cholesterol (arbiter 2): a double-blind, placebo-controlled study of extended-release niacin on atherosclerosis progression in secondary prevention patients treated with statins. *Circulation* 110: 3512–3517.**

94 Taylor, A.J., Villines, T.C., Stanek, E.J. et al. (2009). Extended-release niacin or ezetimibe and carotid intima-media thickness. *N. Engl. J. Med.* 361: 2113–2122.

95 Yu, B.L. and Zhao, S.P. (2007). Anti-inflammatory effect is an important property of niacin on atherosclerosis beyond its lipid-altering effects. *Med. Hypotheses* 69: 90–94.

96 McKenney, J.M., McCormick, L.S., Schaefer, E.J. et al. (2001). Effect of niacin and atorvastatin on lipoprotein subclasses in patients with atherogenic dyslipidemia. *Am. J. Cardiol.* 88: 270–274.

97 Superko, H.R. and Krauss, R.M. (1992). Differential effects of nicotinic acid in subjects with different LDL subclass patterns. *Atherosclerosis* 95: 69–76.

98 Brown, B.G., Zhao, X.Q., Chait, A. et al. (2001). Simvastatin and

niacin, antioxidant vitamins, or the combination for the prevention of coronary disease. *N. Engl. J. Med.* 345: 1583–1592.

99 Boden, W.E., Probstfield, J.L., Anderson, T. et al. (2011). Niacin in patients with low HDL cholesterol levels receiving intensive statin therapy. *N. Engl. J. Med.* 365: 2255–2267.

100 Nicholls, S.J. (2012). Is niacin ineffective? Or did AIM-HIGH miss its target? *Cleve. Clin. J. Med.* 79: 38–43.

101 Barter, P.J., Caulfield, M., Eriksson, M. et al. (2007). Effects of torcetrapib in patients at high risk for coronary events. *N. Engl. J. Med.* 357: 2109–2122.

102 Barter, P. (2009). Lessons learned from the Investigation of Lipid Level Management to Understand its Impact in Atherosclerotic Events (ILLUMINATE) trial. *Am. J. Cardiol.* 104: 10E–15E.

103 Luscher, T.F., Taddei, S., Kaski, J.C. et al. (2012). Vascular effects and safety of dalcetrapib in patients with or at risk of coronary heart disease: the dal-vessel randomized clinical trial. *Eur. Heart J.* 33: 857–865.

104 Cannon, C.P., Dansky, H.M., Davidson, M. et al. (2009). Design of the define trial: determining the efficacy and tolerability of CETP inhibition with anacetrapib. *Am. Heart. J.* 158: 513–519. e513.

105 Cannon, C.P., Shah, S., Dansky, H.M. et al. (2010). Safety of anacetrapib in patients with or at high risk for coronary heart disease. *N. Engl. J. Med.* 363: 2406–2415.

106 Nicholls, S.J., Brewer, H.B., Kastelein, J.J. et al. (2011). Effects of the CETP inhibitor evacetrapib administered as monotherapy or in combination with statins on HDL and LDL cholesterol: a randomized controlled trial. *JAMA.* 306: 2099–2109.

107 Hewing, B. and Fisher, E.A. (2012). Rationale for cholesteryl ester transfer protein inhibition. *Curr. Opin. Lipidol.* 23 (4): 372–376.

108 Miyamoto, Y., Okura, H., Kume, T. et al. (2011). Plaque characteristics of thin-cap fibroatheroma evaluated by OCT and IVUS. *JACC Cardiovasc. Imaging* 4: 638–646.

109 Dixon, S.R., Grines, C.L., Munir, A. et al. (2012). Analysis of target lesion length before coronary artery stenting using angiography and near-infrared spectroscopy versus angiography alone. *Am. J. Cardiol.* 109: 60–66.

110 Weinreb, D.B., Aguinaldo, J.G., Feig, J.E. et al. (2007). Non-invasive MRI of mouse models of atherosclerosis. *NMR Biomed.* 20: 256–264.

111 Hyafil, F., Cornily, J.C., Feig, J.E. et al. (2007). Noninvasive detection of macrophages using a nanoparticulate contrast agent for computed tomography. *Nat. Med.* 13: 636–641.

112 Rosenbaum, D., Millon, A., and Fayad, Z.A. (2012). Molecular imaging in atherosclerosis: FDG PET. *Curr. Atheroscler. Rep.* 14: 429–437.

113 **Feig, J.E., Vengrenyuk, Y., Reiser, V. et al. (2012). Regression of atherosclerosis is characterized by broad changes in the plaque macrophage transcriptome. *PLoS One* 7: e39790.**

第2章
外周动脉疾病的无创检查

Ian Del Conde[1,2] and James F. Benenati[2]
[1]Morsani College of Medicine, University of South Florida
[2]Miami Cardiac & Vascular Institute, Miami, FL, USA

摘要

血管检查、CTA和MRA技术可以准确无创地诊断PAD和评估其严重程度。通常可通过功能测试，如ABI和PVR，提供关于肢体缺血的最重要信息。双功超声、CTA和MRA可提供与疾病相关的解剖信息，这对制定手术计划十分重要。对以上方法的原理、适应证和局限性的深入理解对于正确解释和临床使用这些检查至关重要。

2.1 踝肱指数

踝肱指数（ankle-brachial index，ABI）是指在踝部［胫后动脉（posterior tibial，PT）和足背动脉（dorsalis pedis，DP）］处测量的收缩压与在肱动脉处测量的收缩压的比值。每项ABI可以作为单侧腿的指标。ABI可体现从肱动脉到胫腓动脉是否存在血流动力学方面的明显病变，但无法提供阻塞程度的具体信息。ABI通常是对外周动脉疾病（peripheral arterial disease，PAD）患者进行评估时的首选检查。该检查无创、快速、施行相对简便，并且具有良好的重复性（表2.1）。通过评估充气袖带远端的血流来测量血压（袖带的宽度应至少为肢体周长的40%）。虽然最有效和最常用的血压测量方法是使用手持式多普勒超声来评估袖带远端的动脉血流，但通过示波法（大多数自动化系统中使用的系统）测量的血压也已被验证可用于确定ABI。

正常情况下，双侧肱动脉收缩压相近（相差<15mmHg），若肱动脉压差>

20mmHg应考虑无名动脉、锁骨下动脉或腋动脉狭窄。每条腿的ABI的计算方法为PT或DP压中的较高者除以两个肱动脉收缩压中的较高者（图2.1）。ABI诊断PAD的敏感性和特异性分别约为72%和96%[1, 2]。若使用较低的DP或PT压计算ABI会导致检测PAD的灵敏度降低，但特异度升高。当踝关节和肱动脉收缩压之比等于1.0时，则ABI正常。尽管PAD的诊断标准的共识为ABI≤0.9，但ABI在0.91～0.99之间应被视为临界范围。ABI在0.7～0.9之间提示轻度病变，ABI在0.4～0.69之间提示中度病变，ABI低于0.4则提示重度PAD。需要注意的是，ABI绝对值并不一定与患者的临床状态相关，而是仅能提供PAD严重程度的粗略指标。

ABI的定义不仅取决于两个血压的比值，还应参考以mmHg为单位的绝对踝压，因其考虑了缺血性病因，这对于出现肢体溃疡的患者尤其重要。踝关节压力<50mmHg表明重度PAD（通常为多级疾病），提示缺血性伤口可能因缺乏血流灌注而难以愈合。

表2.1 评估外周动脉疾病患者的功能和解剖学非侵入性检查

功能方面的检查	解剖学检查
踝肱指数（ABI）	双功超声
趾肱指数（TBI）	CT血管造影（CTA）
节段式肢体压力	磁共振血管造影（MRA）
脉搏容积记录（PVRs）	基于导管的传统血管造影
经皮血氧饱和度（TcO_2）	
光电容积描记术（PPG）	
双功超声	

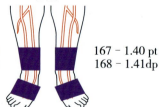

119肱骨115

159 - 1.34 pt
162 - 1.36 dp

167 - 1.40 pt
168 - 1.41 dp

1.36–踝肱指数–1.41

图2.1 踝肱指数（ABI）。计算每侧下肢的ABI，数值为同侧足背动脉（DP）或胫后动脉（PT）收缩压中的较高者。双侧ABI的分母是两侧肱动脉压中的较高者。在本例中，右侧ABI为162/119=1.36；左侧ABI为168/119=1.41。

2.1.1 ABI异常升高

当DP/PT动脉严重钙化时，可能在血压袖带充气期间无法被正常压缩，从而导致ABI异常升高（或假性升高）。ABIs>1.40与心血管风险升高相关。有时，尽管袖带压力>250mmHg，但因钙化动脉的不可压缩性，ABI仍无法计算。这种钙化常见于肾功能不全（尤其是透析患者）、动脉中层钙化或长期糖尿病患者。如果是这种情况，可以使用光电容积描记法（photoplethysmography，PPG）在𝑑趾处测量远端肢体血压，因为脚趾血管很少钙化。𝑑趾和肱动脉收缩压之间的比值称为趾-肱指数（toe-brachial index，TBI）。通常认为TBI的正常值为≥0.75。

2.1.2 运动后ABI

当患者出现劳力性腿部不适，而静息状态下ABI正常或仅轻度降低，且不能完全解释该患者的症状时，可对患者进行运动后ABI测量。这种方法有助于区分跛行和继发于其他疾病（如椎管狭窄）的"假性跛行"。理想情况下，患者应该通过运动来诱发劳力性腿部症状。通常，大多数非侵入性血管检查采用Gardner方案，这是一种用于PAD研究的标准化、恒定速度、恒定等级的运动方案。患者在跑步机上以12°的坡度、2英里/小时的速度行走至少5分钟或直到出现症状[3]。运动后，立即在双腿重复测量ABI。踝部压力降低≥20mmHg表明患者存在明显的PAD，运动后ABI正常或踝部压力稳定可排除PAD。

2.2 节段性肢体血压

节段性血压的测量有助于定位PAD中闭塞性病变的位置。使用尺寸合适的袖带在下肢的不同水平测量血压，袖带放置在大腿（分别在大腿上部、下部，或仅放置一个袖带在大腿低位与小腿连接处）、小腿、脚踝和脚的跖骨区域（图2.2和2.3）。使用手持式多普勒超声在袖带远端的动脉处测量血压。大腿压力应大于上臂参考压力30mmHg以上。下肢任意两个相邻水平之间的正常压力梯度应<20mmHg；梯度≥30mmHg提示压力下降附近的节段存在明显的血流动力学病变（表2.2）。左、右肢同一平面的"水平"压力差≥30mmHg，可能表明压力降低的肢体节段或上方存在疾病。

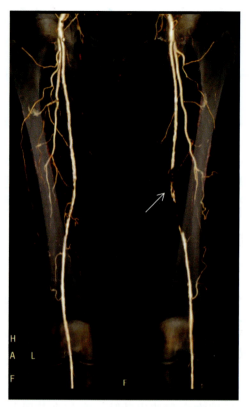

图2.6　CTA三维重建。可见左中浅股动脉闭塞（箭头），远端通过侧支重建

　　但CTA也有明显的局限性，如果血管壁严重钙化，或者血管内植入了支架，都会限制动脉管腔的可视化，因此影响了对狭窄程度的评估，在胫腓动脉中尤其如此。CTA的常见禁忌证有肾功能不全、造影剂过敏，另外CTA存在电离辐射。典型的具有双侧径流的主动脉CTA需要静脉注射100～140ml造影剂，以实现血管显影和可视化。

2.7　磁共振血管造影

　　磁共振血管造影（magnetic resonance angiography，MRA）是一种优越的非侵入性血管成像方式。MRA用于检测明显狭窄病变的敏感性和特异性分别约为95% 和96% [14]。与CTA类似，PAD患者进行MRA的主要适应证是介入术前评估。与CTA相比，目前的MRA技术空间分辨率较有限，因而检测细微病变的灵敏度较低。MRA的另一个局限性与运动伪影有关。与CTA相比，MRA采集时间较长，通常会导致图像模糊和退化，这可能会影响对狭窄严重程度的准确评估。MRA相较CTA的主要优势是可避免电离辐射以及MRA的造影剂为非肾毒性，但接受钆造影剂的严重肾功能不全〔eGFR

＜30ml/（min・1.73m^2）〕患者也可能发生肾源性全身纤维化。MRA的一个重要缺陷是它不能在体内有金属植入物的患者中进行，例如起搏器〔磁共振成像（MRI）安全的永久性起搏器现已应用并已获得食品和药物管理局（FDA）的批准〕、心外膜起搏器导丝、动脉瘤夹和其他金属植入物；目前大多数下腔静脉（IVC）滤器都可用于MRA检查。

参考文献

（关键引用文献，以粗体显示）

1 **Aboyans, V., Criqui, M.H., Abraham, P. et al. (2012). Measurement and interpretation of the ankle-brachial index: a scientific statement from the American Heart Association. *Circulation* 126: 2890–2909.**

2 Wikstrom, J., Hansen, T., Johansson, L. et al. (2008). Ankle brachial index <0.9 underestimates the prevalence of peripheral artery occlusive disease assessed with whole-body magnetic resonance angiography in the elderly. *Acta Radiologica* 49: 143–149.

3 **Kalani, M., Jorneskog, G., Naderi, N. et al. (2002). Hyperbaric oxygen (HBO) therapy in treatment of diabetic foot ulcers. Long-term follow-up. *J. Diabetes Compl.* 16: 153–158.**

4 **Dormandy, J.A. and Rutherford, R.B. (2000). Management of peripheral arterial disease (PAD). TASC Working Group. Trans Atlantic Inter-Society Consensus (TASC). *J. Vasc. Surg.* 31: S1–S296.**

5 **Sottiurai, V. and White, J.V. (2007). Extensive revascularization or primary amputation: which patients with critical limb ischemia should not be revascularized? *Sem. Vasc. Surg.* 20: 68–72.**

6 Bennett, K.P.M.-S.J.M., Schnabel, A., and Debus, S.E. (2012). Hyperbaric oxygen therapy for chronic wounds (Review). *The Cochrane Collaboration*.

7 **Idu, M.M., Blankenstein, J.D., de Gier, P. et al. (1993). Impact of a color-flow duplex surveillance program on infrainguinal vein graft patency: a five-year experience. *J. Vasc. Surg.* 17: 42–52; discussion-3.**

8 **Lundell, A., Lindblad, B., Bergqvist, D., and Hansen, F. (1995). Femoropopliteal-crural graft patency is improved by an intensive surveillance program: a prospective randomized study. *J. Vasc. Surg.* 21: 26–33; discussion-4.**

9 **Bandyk, D.F. (2007). Vascular laboratory surveillance after intervention. Guest editorial. *Persp. Vasc. Surg. Endovasc.**

Ther. 19: 353.**

10 Bandyk, D.F. and Chauvapun, J.P. (2007). Duplex ultrasound surveillance can be worthwhile after arterial intervention. *Persp. Vasc. Surg. Endovasc. Ther.* 19: 354–359; discussion 60-1.

11 **American College of Cardiology Foundation, American College of Radiology, American Institute of Ultrasound in Medicine et al. (2012). ACCF/ACR/AIUM/ASE/ASN/ICAVL/SCAI/SCCT/SIR/SVM/SVS/SVU [corrected] 2012 appropriate use criteria for peripheral vascular ultrasound and physiological testing part I: arterial ultrasound and physiological testing: a report of the American College of Cardiology Foundation appropriate use criteria task force, American College of Radiology, American Institute of Ultrasound in Medicine, American Society of Echocardiography, American Society of Nephrology, Intersocietal Commission for the Accreditation of vascular laboratories, Society for Cardiovascular Angiography and Interventions, Society of Cardiovascular Computed Tomography, Society for Interventional Radiology, Society for Vascular Medicine, Society for Vascular Surgery [corrected] and Society for Vascular Ultrasound [corrected]. *J. Am. Coll. Cardiol.* 60: 242–276.**

12 Ligon, B.L. (2003). Biography: history of developments in imaging techniques: Egas Moniz and angiography. *Sem. Ped. Infec. Diseases* 14: 173–181.

13 **Met, R., Bipat, S., Legemate, D.A. et al. (2009). Diagnostic performance of computed tomography angiography in peripheral arterial disease: a systematic review and meta-analysis. *JAMA* 301: 415–424.**

14 **Menke, J. and Larsen, J. (2010). Meta-analysis: accuracy of contrast-enhanced magnetic resonance angiography for assessing steno-occlusions in peripheral arterial disease. *Ann. Internal Med.* 153: 325–334.**

第 3 章
高危患者颈动脉和无名动脉支架置入术

Reid Ravin, Shivani Kumar and Peter Faries

Division of Vascular Surgery, Department of Surgery, Icahn School of Medicine at Mount Sinai, New York, NY, USA

摘要

• 对于既往有颈部放疗史或再狭窄的患者，颈动脉支架置入术（CAS）是颈动脉内膜切除术（CEA）的合理替代方法。

• 在"颈部结构不佳"患者中，CAS引起的颅神经损伤和伤口并发症可能更少。

• 有症状性病变的患者需要无名动脉介入治疗。

• 血管内介入治疗是无名动脉病变的一线治疗方法。

3.1 引言

带有栓塞保护的颈动脉支架植入术（CAS）是颈动脉内膜切除术（CEA）安全有效的替代方法，可用于治疗症状性颈动脉狭窄和有严重狭窄病变的无症状患者[1-3]。然而，考虑到围手术期卒中的风险较低[4]，多项随机前瞻性试验已将CEA确定为需要颈动脉介入治疗的患者的一线治疗。但仍有证据支持应对CEA并发症风险较高的患者选择性使用CAS。

有颈动脉内膜切除术并发症风险患者的一个亚组中包括既往接受过恶性肿瘤外放射治疗（XRT）的患者。多项研究表明，既往接受过XRT伴或不伴颈部夹层动脉瘤的患者发生颅神经损伤的风险更高，其中一些会导致显著的并发症[5,6]。既往XRT史也导致伤口并发症的风险增加、解剖平面被破坏以及CEA期间介入支架的使用增加。与颈部放疗类似，既往接受过动脉内膜切除术的患者也面临着手术挑战。考虑到由于放疗或既往手术在"颈部结构不佳"手术的风险，CAS是CEA可以接受的替代方案[6-8]。

尽管CAS在再狭窄或XRT相关病变的患者中普遍使用，但重要的是，很少有随机多中心试验包括无原发性动脉粥样硬化病变的患者，而再狭窄和放射诱发的血管结构不良的患者可能有不同的结果。少数包括再狭窄和XRT病变的试验经常将这些患者归为原发性动脉粥样硬化患者，没有足够的数量来进行亚组分析。XRT和再狭窄患者的CAS证据将在下一节中更详细地回顾。

与CEA相比，可能从CAS中最终受益的是那些患有严重心脏病的患者。一些随机试验表明，这些患者在接受动脉内膜切除术时，围手术期并发症的发生率可能更高。目前尚未明确心脏病严重的患者更适合行CAS这一观点，正在积极研究中。

3.2　选择高危人群进行CAS

3.2.1　放射性动脉炎

放射性动脉炎最近被定义为一种不同于动脉粥样硬化的独特的病理生理过程。已经发现继发于XRT的颈动脉病变比原发性动脉粥样硬化病变具有更多的纤维化成分。一些研究曾经假设放射性动脉炎的病理生理机制是继发于XRT后的氧化应激增强，导致慢性炎症状态。由于更多的医源性使用外放射进行肿瘤治疗，这些病变的发生率一直在增加。

XRT会导致组织中出现明显的纤维化反应，这会增加开放手术的难度，原因是解剖平面被破坏。这些患者通常因既往开放性颈部清扫术治疗恶性肿瘤而有额外的瘢痕组织。对于放射性动脉炎患者来说，开放CEA的风险高，且发生颅神经损伤、伤口并发症和吻合口破裂的风险增加。放射性动脉炎患者已被纳入少数多中心试验。暴露于XRT的患者被纳入颈动脉内膜切除术（CEA）高危患者的支架成形术和血管保护试验（SAPPHIRE）及北美症状性颈动脉内膜切除术（NASCET）试验，但亚组不够大，不足以单独分析[1,3]。已经有许多机构的病例系列研究了XRT后CEA的结果，这些病例报道了高达23%的植入移植物失败率和相对较高的颅神经损伤发生率（21%）[9-11]。

尽管CAS在避免颈部结构不佳患者手术剥离方面具有优势，但仍有一些回顾性研究对CAS在XRT患者中的持久性提出了质疑。Protack等人的初步研究比较了23例XRT后接受CAS患者与动脉粥样硬化疾病接受CSA患者[12]。随访后，XRT组的再狭窄率为43%，而动脉粥样硬化闭塞性疾病组为13%。作者使用双功超声诊断再狭窄，并将再狭窄定义为任何狭窄处＞50%的病变。其中3名XRT患者需要对危重病变进行再干预，但所有患者均无症状。Favre等人报告了一份135名患者接受140例次XRT诱导狭窄的CAS手术的机构综述。早期结果是良好的，显示1个月的卒中/死亡率为1.5%，技术成功率为98%[13]。然而，在30个月的随访中，他们报告了高达18%的支架再狭窄。Favre和Protack报道的这些高再狭窄率并没有被所有作者描述，也没有定义再狭窄的解剖位置，这可能导致新发病变被视为治疗失败[11-14]。此外，作者用来定义再狭窄的双功超声标准可能是不准确的。为判断自体动脉狭窄而确定的峰值收缩速度界值可能不适用于失去顺应性的支架处的动脉，峰值收缩速度可能设定的过高[15]。表3.1总结了这些综述和其他一些综述的结果。

表3.1　放射性动脉炎患者CAS后再狭窄

作者（年份）	患者例数	再狭窄＞50%	全部再干预率（%）	靶病变血运重建（%）
Protack等人（2007）[12]	23	43.0	13.0	未报告
Harrod-Kim（2005）[16]	16	26.0	20.0	未报告
Sadek等人（2009）[14]	19	4.5	4.5	0
Favre等人（2008）[13]	135	18.0	4.6	未报告
Ravin等人（2015）[15]	43	9.4	7.0	0

在我们机构进行的回顾性综述中，Sadek等人认为XRT后的CAS可以获得持久的效果，并且一些再狭窄可能发生在新的部位。Sadek等人回顾了28例放射性动脉炎患者。与之前的研究相比，Sadek等人根据再干预程序的诊断性血管造影，报告了再狭窄病变的位置[14]。他们报告了XRT组的二次再狭窄率为4.5%，而动脉粥样硬化组为9.7%。值得注意的是，没有一例XRT患者在靶病变中发生再狭窄。发生再狭窄病变的患者，都是在远离最初干预的部位发生。这些发现在我们小组的一份更新的研究中得到了重现，其中包括43名XRT患者，XRT患者的再狭窄率为9.4%，非XRT患者的再狭窄率为8.6%，无显著差异[15]。7%的XRT患者需要再次干预。在这些再干预患者中，没有一例显示原靶病变处的再狭窄。这些发现表明，XRT患者在整个以前接受过的放疗的区域都容易出现狭窄。

支架内再狭窄，通常是由于治疗动脉粥样硬化性疾病的患者的新内膜增生，也可能是XRT患者CAS后的再狭窄。这些再狭窄性病变的病理生理机制尚未得到充分的研究，并且可能存在显著的病理生理差异[17]。XRT患者CAS后的实际再狭窄率只能从小型回顾性研究中估算，但有足够的数据表明，CAS足够持久，可以被视为XRT患者CEA的合理替代术式。

3.2.2　CAS再狭窄

血运重建术后的颈动脉再狭窄率从1%～31%不等[18]。根据再狭窄发生的时间，颈动脉再狭窄被认为存在两种主要的病理机制。CEA后超过24个月的再狭窄通常被认为是由于新发动脉粥样硬化病变[19]。这些病变往往有类似于新发病变的不规则斑块，并被认为具有类似的栓塞风险。早期颈动脉再狭窄，表现在初始干预后的24个月内，通常是由于新生内膜增生[20]。先前的研究已经清楚地证明了他汀类药物治疗的益处及晚期颈动脉再狭窄的减少，但这种关系似乎不适用于CEA后的早期再狭窄，提示有不同的机制[21]。新生内膜增生是CEA和CAS术后发生血管损伤的结果。这种对中膜和内膜的损伤通过启动血小板黏附、纤维蛋白沉积和间质细胞迁移而导致增生，从而导致平滑肌和内膜增生。这种增生缩小了血管腔。现已确认颈动脉再狭窄通常靠近原始病变的近端和既往手术钳夹部位。

颈动脉再狭窄的诊断通常是基于随访超声检查的流速增加，但流速标准的共识尚未建立。关于何时以及如何重新干预的指征仍不确定。虽然很少有人会反对再干预有症状的病变，但何时解决无症状的颈动脉再狭窄尚不太清楚。此外，关于最安全、最持久的再干预方法也存在争论。

已经进行了一些meta分析，试图确定CEA后再狭窄的最佳干预方法[22-24]。Tu等人研究了4399例因既往CEA后颈动脉再狭窄行CAS或颈CEA的患者[22]。两组之间在30天围手术期死亡率、卒中或短暂性脑缺血发作（TIA）方面没有发现统计学上的显著差异。值得注意的是，该研究发现重复CEA患者的颅神经损伤发生率高于CAS患者（5.9% *vs* 0.1%）。这一发现在许多其他研究中得到了证实，这些研究报道了颈动脉再狭窄患者颅神经损伤的高发生率[23]。作者还注意到，与CAS组相比，CEA组的围手术期心肌梗死（MI）发生率更高（1.3% *vs* 0.3%）。CAS组在30天后再狭窄率较高，但如前所述，彩色多普勒超声可能导致部分患者狭窄的过度诊断；再狭窄的速度定义尚未得到很好的验证。

Fokkema等人最近的另一项meta分析包括13项研究，涵盖1132例颈动脉再狭窄的CAS或CEA患者。在再狭窄行CEA的患者中，40%的患者有症状，在行CAS患者中，30%的患者有症状[23]。很少有其他研究报道大量有症状的患者的结果。像Tu等人一样，作者发现CEA和CAS在围手术期死亡率和卒中率方面没有差异；这一发现在有症状和无症状的组中都是一致的[22,23]。然而，作者也注意到，同侧再狭窄患者的颅神经损伤率较高（5.5%）。该研究还报道了CAS相关并发症，1.9%的患者出现路径部位并发症，1.4%的患者在术中出现心动过缓或心律失常。

再次CEA手术发生颅神经损伤的风险明显增加，但文献也一致认为，再次CEA手术和CAS在围手术期卒中风险和死亡率方面差异不大。与CEA相比，接受CAS治疗的患者颈动脉支架内再狭窄的发生率可能更高，但这一发现与彩色多普勒超声诊断再狭窄的一般局限性（指过度诊断）相悖。随着介入技术的进步，人们尝试了几种策略来解决CAS后支架内再狭窄。一些作者试图通过实验利用药物覆膜的球囊来帮助降低CAS后支架内再狭窄的发生率和严重程度。一项研究报告了9名患者在CAS期间因再狭窄而接受了紫杉醇洗脱球囊血管成形术[25]。在36个月的随访中，作者发现只有3例患者出现再狭窄。虽然本研究样本量小，需要随机试验来评估药物洗脱球囊在颈动脉成形术中的疗效，但这些结果为研究提供了未来的方向。鉴于目前公布的再次颈动脉手术的颅神经损伤率较高，以及继发性病变颈动脉支架置入术后的可接受结果，笔者倾向于支持CAS用于再狭窄病变。

3.3　高危心脏病患者的CAS数据

许多与CEA相关的发病率和死亡率是继发于围手术期发生心脏事件的风险。鉴于CAS可以在轻度麻醉下进行，且失血量很少，因此已将其作为严重心脏病患者的替代方法进行了研究。

首批研究高危心脏病患者的试验之一是SAPPHIRE试验[1]。该试验包括患有严重心脏病的患者，并将患者随机分配至CAS或CEA组。临床上严重的心脏病被定义为充血性心力衰竭（CHF）患者、压力测试异常的患者和需要直接开胸外科手术的患者。该试验的主要终点是包括死亡和心肌梗死在内的综合结果指标。结果显示，CAS组在最初30天内的心脏并发症明显少于CEA组（2.3% vs 7.3%）。在1年的随访中，CAS组的心肌梗死（MI）发生率也明显低于CEA组（2.5% vs 8.1%）。总体而言，在围手术期（前30天）和随访的1年内，CEA组高危患者的不良事件（死亡、卒中和心肌梗死）均高于CAS组[1]。SAPPHIRE试验受到争议的原因有很多，包括CEA组的高围手术期并发症发生率，以及在综合结果中仅使用心肌酶评估的心肌梗死。也就是说，CEA患者发生围手术期心肌梗死风险较高的现象在支架置入术与动脉内膜切除术治疗颈动脉狭窄（CREST）

试验中得到了证实，该试验还显示，随机分配到CEA的组患者心肌梗死发生率较高[4]。

最近，新英格兰血管组（VSGNE）使用了一个大型区域数据库来回顾性识别CEA并发症的高危患者[26]。作者旨在验证SAPPHIRE试验中使用的高危因素的相关性。临床上严重的心脏病定义为异常应激试验、冠状动脉疾病、稳定型心绞痛、CHF、不稳定型心绞痛、术后6个月内心肌梗死和冠状动脉搭桥术史（CABG）。在进行单因素分析后，发现只有很少危险因素与CEA后的不良心脏结局相关。在VSGNE研究中，心肌梗死的累积发生率为2.6%，而在SAPPHIRE试验中为8.1%。当独立分析危险因素时，VSGNE试验仅发现CHF或慢性阻塞性肺疾病（COPD）病史与CEA术后并发症之间存在显著相关性。作者还注意到糖尿病和CEA后的不良心脏事件之间的关系，在此之前没有被列为SAPPHIRE的主要危险因素。

确定哪些属于动脉内膜切除术后不良心脏事件的高危患者仍有待研究。研究已经确定了导致围手术期心脏事件的众多危险因素，包括CHF、冠状动脉疾病（CAD）、慢性阻塞性肺病和终末期肾脏疾病（ESRD）。在心脏并发症方面，CAS变得比CEA更有利的临界点尚不清楚，这一点仍取决于术者的主观决定[27]。CREST-2试验包含平行随机化组，无症状患者将被随机分为强化药物治疗或CEA，或药物治疗或CAS，可能会减少过程选择的一些不确定性[28]。

3.4 颅外颈动脉支架置入术

在尝试任何颈动脉干预之前，一个证据充分的神经系统检查对于确定患者的基线神经系统状态很重要[29]。应全面采集所有脑血管症状的病史，以记录所有既往短暂性功能缺损。患者应在CAS前5天开始服用阿司匹林和氯吡格雷。在手术当天和支架植入后至少3个月继续使用氯吡格雷。在没有禁忌证的情况下，患者应开始他汀类药物治疗。虽然不是绝对必要的，但从患者主动脉弓到脑循环的术前轴向成像有助于确定任何异常解剖结构的存在，以及评估困难的弓角或主动脉弓钙化病变。

3.5 诊断性血管造影和通路

选择性诊断性血管造影，以及建立安全的颈总动脉通路，是CAS必要的第一步。因为考虑到在手术过程中需要对患者进行准确的神经系统评估，并让患者在手术期间配合指示，CAS通常在局部麻醉下进行，很少或无须手术镇静。通常在穿刺前放置导管，以便在手术期间和术后准确进行血流动力学监测，这在颈动脉成形术中尤为重要，因为一些患者可能会出现症状性心动过缓和低血压。

手术通常由逆行穿刺股总动脉开始。我们的做法是常规使用超声引导进行穿刺，设置21号微穿刺通路，然后使用5Fr Teromo血管鞘。患者在接受肝素治疗过程中，保持活化凝血时间为250~350秒。然后将一个5Fr单弯造影导管连接0.035英寸泥鳅导丝。用泥鳅硬导丝便于将导丝放置在主动脉瓣附近的近端主动脉。然后将glide导丝更换为90cm猪尾导管，并使用大约45°的左前斜投影进行诊断性主动脉造影，以确定弓形血管的起源。

颈总动脉置管通常首先尝试使用泥鳅导丝和90cm长鞘导管。对于颈总动脉（CCA）起源陡峭的患者，可能需要使用反曲导管，如Vtek或Simmons-1（库克医疗公司，布卢明顿，印第安纳州）。这些导管在置管前在主动脉弓近端成袢。反曲导管的操作被认为是手术性栓塞的一个潜在来源。置管后，必须仔细观察导丝的位置，以防止意外穿过或影响颈内动脉病变。

在完成CCA置管后，除了ICA病变的范围外，还应在多个投影中进行选择性血管造影，以便最好地明确颈外动脉（ECA）和颈内动脉（ICA）的位置。脑循环的其他视图应选择汤氏位和侧位，以记录术前脑血管系统。

一旦做出治疗决定，将一个硬glide wire导丝深入ECA，以达到足够的稳定性，以便将鞘管伸入到近端CCA。然后将一个90cm 6Fr Cook（库克医疗公司，布卢明顿，印第安纳州）Shuttle鞘管推进到近端CCA。可以尝试深吸气和呼气以及颈部弯曲的操作，以便更容易跟踪鞘管。在高度弯曲的颈总动脉中，有时用带有短软尖端且坚硬的Amplatz导丝代替泥鳅导丝是有利的。

3.5.1 经颈通路

在鞘管进入颈总动脉困难或无法进入的情况下，可以进行经颈通路。该方法曾在CCA主动脉弓角度高度不利的患者以及既往有主动脉弓重建致使传统的方法无法施行的患者中被描述过。在经颈入路中，在胸锁乳突肌（SCM）的内侧边界上做一个2~4cm的横切口。通过颈阔肌加深入路和SCM横向收缩。在颈静脉游离后，被颈动脉鞘包绕的即是颈总动脉，小心不要碰到迷走神经。然后用19号针经皮进入颈总动脉，并将通常带有不透射线尖端的6Fr导引鞘推进颈动脉。在此之后，其余的步骤常规进行，包括栓塞保护装置（EPD）放置、预扩张、支架释放和后扩张。必须特别注意管理用于装置输送的导管和导丝的冗余长度。在手术结束时，动脉切除术使用不可吸收的6-0聚丙烯缝线进行缝合。

3.5.2　栓塞保护

为了安全地进行CAS，需要使用EPD。两种最常用的方法是远端微孔过滤器（抗血栓保护装置）和近端血流封堵（图3.1和3.2）。使用远端微孔过滤器通常包括使用一个限制型过滤器穿过病变，并将滤器置于病变远端ICA的适当区域。ICA的这一部位需要与病变有足够的距离，以便于治疗装置的定位，而不干扰支架和球囊的释放。在支架释放后，然后回收滤器。理想的ICA应相对没有弯曲，以促进滤器回收和贴壁。

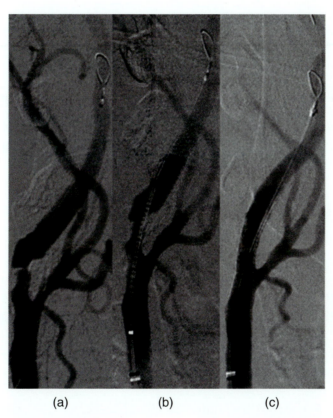

（a）　　　　　　（b）　　　　　　（c）

图3.1　采用远端微孔滤器进行颈动脉支架植入术。（a）血管造影显示重度颈内动脉狭窄。在颈内动脉的远端节段上放置了一个微孔过滤器。（b）在病变部位放置了一个锥形的自膨胀支架。（c）完成血管造影检查。

或者，使用近端血流逆转装置作为EPD。血流逆转装置的工作原理是通过放置在CCA和颈外动脉（ECA）中的阻塞球囊来阻止顺行ICA血流。这些气囊在穿过和治疗ICA病变之前释放，并在放气前吸入颗粒物。使用近端闭塞装置的优点是，术者可不再考虑远端ICA解剖结构，以及滤器难以抵达病变的难题。近端EPD的缺点是所需的鞘管尺寸加大。MoMA设备（美敦力公司，明尼阿波利斯，明尼苏达州）需要一个8Fr的通路管鞘。

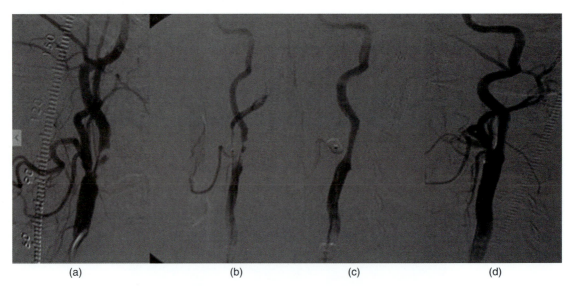

(a)	(b)	(c)	(d)

图3.2 颈动脉支架置入术伴血流逆流。（a）血管造影显示颈内动脉严重狭窄。（b）位于颈总动脉和颈外动脉的闭塞球囊。（c）当球囊放气后，颈内动脉血流完全停滞。完成支架释放。（d）后扩张后完成血管造影。

3.5.3 病变的治疗

CAS的病变治疗通常包括预扩张、支架选择和释放、后扩张和EPD取出。在开始EPD放置和病变治疗之前，计划好手术的步骤并准备好所有必要的耗材是至关重要的。我们的惯例是在穿过病变之前准备好并打开除支架外的所有设备。放置不透射线的标尺有助于在治疗前选择适当长度的设备。

预扩张可使支架输送系统在不受致密病变的约束或限制的情况下推进，并使支架充分扩张。我们使用一个足够长度的4mm快速交换球囊来治疗病变。在球囊膨胀之前，系统会警示麻醉医生正在进行颈动脉血管成形术，这有助于早期识别和治疗任何可能发生的心动过缓。建议给予患者0.4mg格隆溴铵进行预治疗，以减少血管成形术中颈动脉窦牵拉引起的迷走神经反射相关的心脏发病率。

由于大多数颈动脉病变发生在颈动脉分叉，我们通常使用锥形自扩张镍钛支架，该支架可以更好地与颈总和颈内动脉进行尺寸匹配。我们最常用的是直径7～10mm或

8～10mm、长度为30mm的锥形支架。使用短直径（5或6mm）的球囊进行扩张。颈动脉病变的过度的后扩张可能会产生额外的血栓脱落或引起夹层的风险。病变的轻度残留狭窄＜20%通常是可接受的，不需进一步扩张。

在完成血管造影后进行EPD取出。如果微孔过滤器中有太多血栓，导致远端血流停止或严重减慢，则应小心。在这种情况下，通常应在去除过滤器之前抽吸出血栓。通常，当过滤器完全装满时，可能只能部分回收。在允许恢复顺行血流之前，应一直对逆流装置进行抽吸。去除EPD后很少发生血管痉挛，如果出现，通常可以用100μg的硝化甘油治疗。

3.5.4　手术完成

在整个手术过程中，特别是在病变操作和支架放置后，应进行简短的神经系统检查。去除EPD后，应对颈动脉进行多维血管成像，并重复进行脑血管造影。这可以早期识别任何栓塞事件，并在出现罕见的临床重大事件发生情况下，可以启动导管直接进行神经补救。

3.6　有适应证的无名动脉介入

孤立性无名动脉疾病是一种罕见的血管病变。具有血流动力学意义的病变仅占所有血管病变的0.5%～2% [30, 31]。动脉粥样硬化是主动脉病变的最常见原因，其他病因包括动脉炎、纤维肌发育不良或放射性动脉炎。与其他动脉粥样硬化病理不同，男性和女性有临床上意义的无名动脉狭窄的发病率相同，大多数患者出现在五六十岁。

无名动脉狭窄患者有多种临床表现，许多患者完全无症状，其病变是偶然诊断的。无名动脉病变的常见症状是上肢跛行、手或手指疼痛和感觉异常。在18%～47%的病例中，无名病变可表现为椎动脉-锁骨下动脉盗血综合征[30]；患者经常主诉眩晕、晕厥、共济失调、复视和运动障碍。这些症状是由于近端血流受限导致椎动脉血流逆转所致。当患者剧烈活动受影响的肢体时，同侧椎动脉中的血流被逆转，导致后循环出现窃血症状。无名动脉病变也可能是颈动脉或椎动脉栓子的来源。也有报道称完全无名动脉闭塞导致颈动脉血流逆转，这可能表现为短暂性脑缺血发作（TIA）。在接受右内乳动脉（RIMA）移植的CABG的患者中，有罕见的冠状动脉-锁骨下动脉窃血综合征的报道；严重的后果包括冠状动脉窃血引起的冠状动脉心绞痛或心肌梗死。无名动脉狭窄最常见的症状是TIA、上肢跛行和椎基底动脉供血不足[31, 32]。

当患者出现症状性病变时，需要进行无名动脉干预。与锁骨下动脉狭窄相比，无名动脉狭窄更常见，可能是由于存在额外的分支血管。治疗无症状无名动脉疾病的唯一绝对指征是患者因先前的RIMA移植而存在冠状动脉-锁骨下动脉窃血和随后的心肌梗死风险[32]。在引入血管内手术之前，开放式旁路是无名动脉狭窄的首选治疗方法。Debakey博士于1957年进行了首例无名动脉-主动脉搭桥手术，据报道5年和10年的通畅率＞80%，表明开放手术是一种持久且可行的治疗选择。开放性手术血运重建需要行正中胸骨切开术，治疗无名动脉狭窄的并发症发生率和死亡率很高。据报道，开放式手术修复的死亡率高达10%，并发症发生率高达25%[31, 33]。

血管内介入治疗现已成为无名动脉狭窄患者的一线治疗方法。对无名动脉病变进行血管内介入治疗患者的并发症发生率和死亡率较低，住院时间较短[34]。无名动脉病变通常是局灶性的，非常适合血管内治疗。血管内治疗的术前检查类似于开放式手术，且包括节段性压力和多普勒波形的无创血管检查。轴向成像有助于血管内规划，因为它提供了有关患者主动脉弓、病变位置的解剖细节，并有助于规划进入路径。

很少有大型研究专门研究无名动脉病变，因为大多数综述都包括所有弓上病变。据报道，血管内介入治疗的技术成功率为83%～96%[29, 34, 35]。两年内一期通畅率高达95%，二期通畅率＞98%。据报道，超过2年的长期结果一期通畅率为70%，二期通畅率为80%[33, 34]。据报道，血管内修复的长期通畅率仍低于开放手术修复。Poukovits等人关于无名动脉血管内干预的分析报告称，包括神经血管并发症在内的轻微并发症发生率为6%，严重并发症发生率为1%～2%[29]。这些结果表明血管内技术的应用前景广阔，包括治疗狭窄的球囊血管成形术和无名动脉支架置入术。

与开放手术修复相比，血管内介入的长期通畅率较低，但考虑到手术的安全性和可接受的二期通畅率，血管内介入仍然是无名动脉狭窄的一线治疗选择。

3.6.1 无名动脉介入

据报道，无名动脉介入是从肱动脉、股动脉或颈总动脉切开开始的。CAS期间的许多问题对于接受无名支架置入术的患者是相同的，尽管患者有栓塞到颈动脉和椎动脉的风险。

3.6.1.1 逆行入路

手术开始于逆行穿刺股总动脉，然后放置5Fr血管鞘。患者在接受肝素治疗过程中，保持活化凝血时间为250~350秒。

然后将5Fr单弯导管连接0.035英寸的硬泥鳅导丝，以便将导丝放置在主动脉瓣附近的近端主动脉中。然后将单弯导管交换成一个90cm的猪尾导管，并在几个角度中进行诊断性主动脉造影。通常，左前斜角度非常适合显示无名动脉的起源，但椎动脉和锁骨下动脉的显示可能需要相反的斜面。

根据病变的位置，可能很难在无名动脉病变的起始处放置血管鞘，尤其是开口处病变。这种情况下，通常首选肱动脉或逆行动脉入路。如果无名动脉病变的开口足够稳定，可以用90cm 6Fr的长鞘，或弯头8Fr引导导管替换短的诊断管鞘，以引导进入无名动脉近端。

通常使用亲水性导丝或带有微栓塞保护过滤器的导丝穿过病灶。考虑到无名动脉病变严重栓塞的隐患，我们的做法是在进行球囊血管成形术前常规在ICA中放置栓塞保护过滤器。鉴于试图放置保护装置可能造成意外损伤的风险，椎动脉通常不使用保护装置。

预扩张通常在放置支架前使用2mm血管成形术球囊。考虑到仅用血管成形术治疗的结果不理想，我们的做法是用裸金属自膨胀支架作为无名动脉病变的主要支架。典型的支架直径为8~12mm，长度可变。释放后，建议使用直径至少8mm的球囊后扩张，以使支架充分展开。最后，完成血管造影后，回收过滤器闭合血管通路。应进行脑血管造影以识别任何潜在的栓塞事件。

3.6.1.2　肱动脉入路

肱动脉入路通常切开血管，以避免因肱动脉鞘血肿引发的任何并发症。在肘前窝近端二头肌沟做一个4~6cm的切口，小心游离肱动脉避免损伤正中神经。然后将一个6Fr 45cm的血管鞘推进锁骨下动脉，为后续介入提供支持和通路。如果从肱动脉入路不能很好地看到无名动脉起源，通过腹股沟通路可能会有帮助，并在近端主动脉放置一个冲洗导管，以显示血管的起源。

考虑到无名动脉病变的栓塞隐患，我们仍然建议在从肱动脉入路治疗无名动脉病变时使用EPD。使用有弯头引导导管和泥鳅导丝，可以进入颈总动脉。然后，在介入无名动脉之前，通过"伴行导丝"将微粒过滤器导入颈动脉（图3.3）。然后将第二根导丝指向近端，穿过并治疗无名动脉病变。随后的手术步骤按照上述逆行入路所述的方式进行。肱动脉切开通常使用聚丙烯缝线间断缝合。

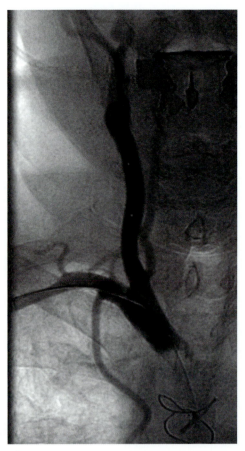

图3.3 肱动脉入路无名动脉支架期间的大脑保护。在近端无名动脉病变球囊充气之前，在颈总动脉中放置一个远端栓塞保护过滤器。

3.6.1.3 颈动脉入路

在用于颈总动脉或无名动脉介入的跨颈入路中，在SCM肌内侧边界做一个2～4cm的横切口（图3.4和3.5）。通过颈阔肌加深入路和SCM横向收缩。在颈静脉游离后，被颈动脉鞘包绕的就是颈总动脉，小心不要碰到迷走神经。然后经皮进入颈总动脉，将6Fr带有不透射线尖端的导引鞘逆行推进颈动脉。然后进行诊断血管造影；如果无名动脉的起点很难可视化，从腹股沟进入可能会有帮助。在介入之前，夹闭远端颈总动脉，以防止任何栓塞物质通过进入点。然后以上述标准的方式处理无名动脉。介入完成后，在松开钳夹之前，抽吸颈动脉并冲洗以去除任何栓塞物质。

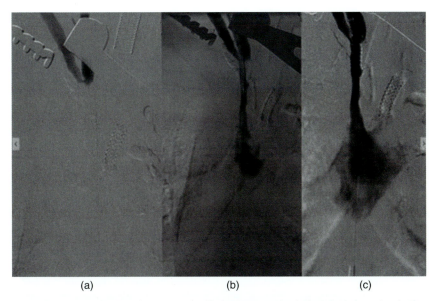

(a)　　　　　　　　　　(b)　　　　　　　　　　(c)

图3.4　逆行无名动脉病变支架植入术。（a）血管造影显示无名动脉重度狭窄。（b）颈总动脉逆行入路植入支架的位置。（c）完成血管造影。

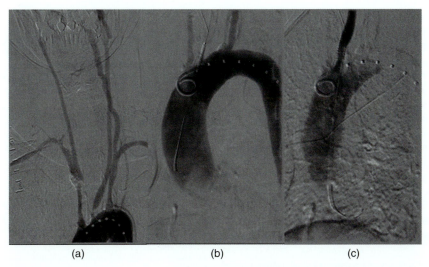

(a)　　　　　　　　　　(b)　　　　　　　　　　(c)

图3.5　逆行颈总动脉支架植入术。（a）血管造影显示左侧颈总动脉严重病变和右侧无名动脉病变。（b）位于颈动脉总动脉病变处的球囊可扩张支架。（c）逆行颈动脉支架植入术后完成血管造影。

复习题（答案请参见第3章末尾）

1. 患者存在哪些风险因素时应选择CAS而不是CEA？

2. 在什么情况下应治疗无症状的无名动脉病变？

3. 请描述CAS的血管内技术。

4. 请描述治疗无名动脉病变的不同方法。

参考文献

（关键引用文献，以粗体显示）

1 Liakishev, A.A. (2004). Protected carotid-artery stenting versus endarterectomy in high-risk patients. Results of SAPPHIRE trial. *Kardiologiia* 44: 76.

2 **SPACE Collaborative Group, Ringleb, P.A., Allenberg, J. et al. (2006). 30 day results from the SPACE trial of stent-protected angioplasty versus carotid endarterectomy in symptomatic patients: a randomised non-inferiority trial. *Lancet* 368: 1239–1247.**

3 **Mas, J.L., Chatellier, G., Beyssen, B. et al. (2006). Endarterectomy versus stenting in patients with symptomatic severe carotid stenosis. *New Engl. J. Med.* 355: 1660–1671.**

4 Sakai, N. and Sakai, C. (2006). CREST (Carotid Revascularization Endarterectomy versus Stent Trial). *Nihon Rinsho. Jap. J. Clin. Med.* 64 (Suppl 7): 533–536.

5 **Kashyap, V.S., Moore, W.S., and Quinones-Baldrich, W.J. (1999). Carotid artery repair for radiation-associated atherosclerosis is a safe and durable procedure. *J. Vasc. Surg.* 29: 90–96; discussion 7–9.**

6 Rockman, C.B., Riles, T.S., Fisher, F.S. et al. (1996). The surgical management of carotid artery stenosis in patients with previous neck irradiation. *Am. J. Surg.* 172: 191–195.

7 **Derubertis, B.G., Hynecek, R.L., Kent, K.C., and Faries, P.L. (2011). Carotid tortuosity in patients with prior cervical radiation: increased technical challenge during carotid stenting. *Vasc. Endovasc. Surg.* 45: 619–626.**

8 **Mas, J.L., Chatellier, G., Beyssen, B., and EVA-3S Investigators (2004). Carotid angioplasty and stenting with and without cerebral protection: clinical alert from the Endarterectomy versus angioplasty in patients with symptomatic severe carotid stenosis (EVA-3S) trial. *Stroke: J. Cerebr. Circulation* 35: e18–e20.**

9 Tallarita, T., Oderich, G.S., Lanzino, G. et al. (2011). Outcomes of carotid artery stenting versus historical surgical controls for radiation-induced carotid stenosis. *J. Vasc. Surg.* 53: 629–636. e1–5.

10 **Leseche, G., Castier, Y., Chataigner, O. et al. (2003). Carotid artery revascularization through a radiated field. *J. Vasc. Surg* 38 (2): 244–250.**

11 **Fokkema, M., den Hartog, A.G., Bots, M.L. et al. (2012). Stenting versus surgery in patients with carotid stenosis after previous cervical radiation therapy: systematic review and meta-analysis. *Stroke: J. Cerebr. Circulation* 43: 793–801.**

12 Protack, C.D., Bakken, A.M., Saad, W.E. et al. (2007). Radiation arteritis: a contraindication to carotid stenting? *J. Vasc. Surg.* 45: 110–117.

13 Favre, J.P., Nourissat, A., Duprey, A. et al. (2008). Endovascular treatment for carotid artery stenosis after neck irradiation. *J. Vasc. Surg.* 48 (4): 852–858.

14 Sadek, M., Cayne, N.S., Shin, H.J. et al. (2009). Safety and efficacy of carotid angioplasty and stenting for radiation-associated carotid artery stenosis. *J. Vasc. Surg.* 50: 1308–1313.

15 Ravin, R.A., Gottlieb, A., Pasternac, K. et al. (2015). Carotid artery stenting may be performed safely in patients with radiation therapy-associated carotid stenosis without increased restenosis or target lesion revascularization: results of a multicenter review. *J. Vasc. Surg.* 59 (2): 562.

16 Harrod-Kim, P., Kadkhodayan, Y., Derdeyn, C.P. et al. (2005). Outcomes of carotid angioplasty and stenting for radiation-associated stenosis. *Am. J. Neuroradiol.* 26: 1781–1788.

17 Katayama, I., Hotokezaka, Y., Matsuyama, T. et al. (2008). Ionizing radiation induces macrophage foam cell formation and aggregation through JNK-dependent activation of CD36 scavenger receptors. *Int. J. Radiation Oncol. Biol. Phys.* 70: 835–846.

18 Gagne, P.J., Riles, T.S., Jacobowitz, G.R. et al. (1993). Long-term follow-up of patients undergoing reoperation for recurrent carotid artery disease. *J. Vasc. Surg.* 18 (6): 991–998; discussion 999–1001.

19 AbuRahma, A.F., Jennings, T.G., Wulu, J.T. et al. (2001). Redo carotid endarterectomy versus primary carotid endarterectomy. *Stroke* 32: 2787–2792.

20 Goodney, P.P., Nolan, B.W., Eldrup-Jorgensen, J. et al. (2010). Restenosis after carotid endarterectomy in a multicenter regional registry. *J. Vasc. Surg.* 52: 897–904.

21 **Lal, B.K., Beach, K.W., Roubin, G.S. et al., CREST Investigators (2012). Restenosis after carotid artery stenting and endarterectomy: a secondary analysis of CREST, a randomised controlled trial. *Lancet Neurology* 11 (9): 755–763.**

22 Tu, J., Wang, S., Huo, Z. et al. (2015). Repeated carotid endarterectomy versus carotid artery stenting for patients with carotid restenosis after carotid endarterectomy: systematic review and meta-analysis. *Surgery* 157 (6): 1166–1173.

23 Fokkema, M., Vrijenhoek, J., Den, R. et al., the TREAT CARE Study Group (2015). Stenting versus endarterectomy for restenosis following prior ipsilateral carotid endarterectomy: an individual patient-data meta-analysis. *Ann. Surg.* 261 (3): 598–604.

24 AbuRahma, A.F. and Choueiri, M. (2000). Cranial and cervical nerve injuries after repeat carotid endarterectomy. *J. Vasc. Surg.* 32 (4): 649–654.

25 Gandini, R., Del Giudice, C., Ros, V. et al. (2014). Long-term results of drug-eluting balloon angioplasty for treatment of refractory recurrent carotid in-stent restenosis. *J. Endovasc. Ther.* 21 (5): 671–677.

26 Gates, M., Botta, R., Schlosser, F. et al. (2015). Characteristics that define high risk in carotid endarterectomy from the Vascular Study Group of New England. *J. Vasc. Surg.* 62: 929–936.

27 Dua, A., Romanelli, M., Upchurch, G. et al. (2016). Predictors of poor outcome after carotid intervention. *J. Vasc. Surg.* 64 (3): 663–670.

28 **Chaturvedi, S. and Sacco, R. (2015). Are the current risks of asymptomatic carotid stenosis exaggerated? Further evidence supporting the CREST 2 trial. *JAMA Neurol.* 72 (11): 1233–1234.**

29 **Malik, R.K., Vouyouka, A., Salloum, A. et al. (2009). Tips and techniques in carotid stenting. *J. Vasc. Surg.* 50 (1): 216–220.**

30 Paukovits, T.M., Lukacs, L., Berczi, V. et al. (2010). Percutaneous endovascular treatment of innominate artery lesions: a single-centre experience on 77 lesions. *Eur. J. Vasc. Endovasc. Surg.* 40: 35–43.

31 Aiello, F. and Morrissey, N. (2011). Open and endovascular management of subclavian and innominate pathology. *J. Seminal Vasc. Surg.* 24 (1): 31–35.

32 Insall, R.L., Lambert, D., Chamberlain, J. et al. (1990). Percutaneous transluminal angioplasty of the innominate, subclavian and axillary arteries. *Eur. J. Vasc. Endovasc. Surg.* 4: 591–595.

33 Modarai, B., Ali, T., Dourado, R. et al. (2004). Comparison of extra-anatomic bypass grafting with angioplasty for atherosclerotic disease of the supra-aortic trunks. *Br. J. Surg.* 91: 1453–1457.

34 Huttl, K., Nemes, B., Simonffy, A. et al. (2002). Angioplasty of the innominate artery in 89 patients: experience over 19 years. *Cardiovasc. Interven. Radiol.* 25: 109–114.

35 Van Hattum, E.S., de Vries, J.-P., Lalezari, F. et al. (2007). Angioplasty with or without stent placement in the brachiocephalic artery: feasible and durable? A retrospective cohort study. *J. Vasc. Interven. Radiol.* 18: 1088–1093.

复习题答案

1. 因辐射暴露或既往行手术而致颈部结构不佳的患者。具有心脏高危因素的患者，尤其是CHF。

2. 没有既定的标准用来确定无症状无名动脉病变是否需要治疗，但如果患者预期要进行CABG手术，患者可免于治疗。

3. 请参阅CAS技术部分。

4. 股动脉逆行入路，肱动脉或颈动脉切开顺行入路。

第 4 章

锁骨下动脉狭窄：何时及如何干预？

Parham Parto and Tyrone J. Collins

Department of Cardiovascular Diseases, John Ochsner Heart and Vascular Institute, The Ochsner Clinical School, University of Queensland School of Medicine, New Orleans, LA, USA

摘要

　　锁骨下动脉狭窄（SS）是一种经常被漏诊和忽视的疾病，如果不加以治疗，可能会出现严重的神经系统、脑血管、心脏和上肢并发症。诊断从全面的病史采集和体格检查开始，包括双侧手臂血压。一旦怀疑病变，即进行非侵入性成像。基于导管的血管造影，进行血管内介入干预，可提供高效且安全的微创诊疗。

4.1 引言

　　SS的病因有多种，通常是由于动脉粥样硬化性病变或斑块形成引起，从检查期间如果存在 ≥15mmHg的臂间肱动脉收缩压（SBP）差异应开始疑诊[1]。在右侧，锁骨下动脉通常起源于无名动脉，而在左侧，则直接起源于作为第三大血管的主动脉弓[2]。尽管临床症状显著的SS在一般人群中的患病率约为2%，但某些合并其他疾病的特定人群，如高血压（HTN）（4.3%）、吸烟（4.3%）、糖尿病（6.8%）、脑血管疾病（7.6%）和外周动脉疾病（PAD）（11.5%）已被报道有较高的发生率[1,3]。此外，那些出现锁骨下闭塞（50%）、下肢动脉受累（29%）和颈动脉疾病（29%）的患者发生冠状动脉疾病的风险更大[4-6]。

　　SS的存在与总死亡率和心血管疾病死亡率的增加显著相关（图4.1和4.2）[7]。还需要提及的是，由于锁骨下动脉从右侧的无名动脉分支出来，多达1/3的闭塞实际上可能位于无名动脉内的锁骨下动脉近端[1,8]。一般来说，左锁骨下动脉受到影响的可能性大约是右侧的4倍，但由于左侧有更大的侧支代偿能力，症状可能消失或减轻。引起SS的其他原因包括动脉炎、放疗诱导的炎症、压迫综合征、纤维肌发育不良和神经纤维瘤病[4]。

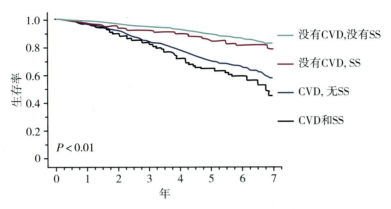

图4.1 任何有心血管疾病（CVD）和锁骨下动脉狭窄（SS）症状患者的生存率。任何CVD包括临床CVD和/或踝肱指数（ABI）＜0.9

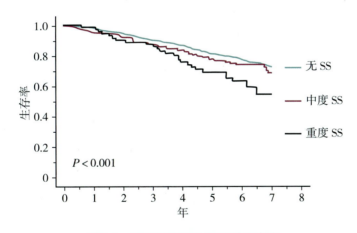

图4.2 不同严重程度的SS的生存率
资料来源：经Aboyans等人许可引用。[7]

4.2 诊断和筛选

SS的一般筛查通常从涉及双侧手臂血压的全身检查开始。一些文献支持适合的手术的冠状动脉疾病患者≥10mmHg的臂间压差具有高特异性，然而≥15mmHg者用于检测SS的特异性高达90%，敏感性约50%，这可能是由于狭窄程度不足以导致收缩压（SBP）出现差异或由于存在双侧狭窄[1,3]。锁骨上窝听诊出现杂音提示存在SS，但持续的杂音往往与动静脉（AV）瘘管有关[9]。患者的症状表现为因血管栓塞、脑血管缺血导致上肢跛行、静息痛、手指坏死、视力改变、晕厥、眩晕、吞咽困难、构音障碍、面部感觉缺失、共济失调，以及存在颈椎/锁骨上血管杂音（表4.1）[4,10]。那些既往有冠状动脉搭桥术（CABG）并累及乳内动脉（IMA）的患者可能出现锁骨下窃血或心绞痛[4]的症状。Dieter测试也可以通过给受影响的肢体充气血压袖带，然后迅速放气以诱导充血，增加椎动脉血流逆转，并引起后循环症状（引起锁骨下动脉窃血综合征）[11]。

表4.1　锁骨下动脉狭窄的体征和症状

脑血管表现[4,14,15,31]	锁骨下动脉窃血综合征
	视力改变
	眩晕、头晕、晕厥、眼球震颤
	耳鸣，听力丧失
	吞咽困难
	构音障碍
	面部感觉缺失
	共济失调
	颈部/锁骨上血管杂音
心脏表现[4,14]	心绞痛
	冠状动脉锁骨下动脉窃血综合征（胸痛、呼吸困难、出汗）
	乏力
上肢表现[4,23]	肌肉疲劳
	麻木、刺痛、疼痛
	肌肉萎缩
	臂间血压差
	脉弱或无脉
	坏疽
	手指栓塞坏死
	难愈合的溃疡
	甲床裂口出血

影像检查通常是确诊疾病的检查步骤，可以进一步提供有用的信息。在大多数情况下，最初的影像检查从多普勒超声检查开始，通过存在波形抑制、单相变化、湍流（颜色混叠）和流速升高来诊断显著的阻塞[4,12]。如果多普勒的结果不确定，可以使用计算机断层血管造影（CTA）和磁共振血管造影（MRA），它们可以提供更清晰的解剖分辨率和更大的血管和周围结构的图像。导管血管造影是金标准，可提供侵入性血流动力学

数据并明确诊断 [4]。那些即将接受CABG的患者应进行血管造影，特别是存在显著的臂间压差、胸部放疗史、血管炎、PAD以及冠状动脉造影中发现主动脉或髂股动脉疾病证据者[3,4,13]。

4.3　治疗

4.3.1　适应证

出现手臂缺血和SS相关的症状（表4.1）者适合进行血运重建。锁骨下窃血在锁骨下动脉［乳内动脉（IMA）、椎动脉或腋动脉］发生显著低逆转的血流动力学（图4.3）[14,15]。＞50%的狭窄将导致90%以上的患者椎动脉发生间歇性或连续的血流逆转[14,16]。一旦椎–基底动脉循环不能适应增加的流量需求，如运动时或房室瘘，患者可能会出现症状。一旦SS发展到冠状动脉移植物近端，通过另一个动脉床"窃血"，将导致心绞痛或梗死 [14,17]，CABG患者就会发生冠状动脉锁骨下窃血综合征。无症状的SS通常不必做血运重建，但如果部分透析患者需要介入创建IMA导管或动静脉透析瘘，则可以进行血运重建（图4.4）[4,14]。

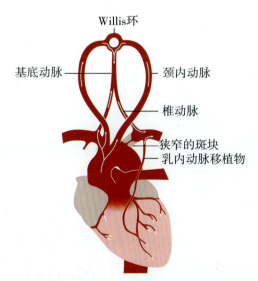

图4.3　涉及锁骨下盗血现象的血液循环和锁骨下动脉狭窄的血运重建。资料来源：经Potter和Pinto[14]许可复制。

4.3.2　外科手术

SS的手术干预属于主动脉上干狭窄手术，包括无名、锁骨下和颈总动脉[4]。腋窝–

腋窝旁路、颈锁骨下旁路和锁骨下动脉转位都是潜在的可采用的纠正方法，并显示出良好的长期通畅率（三种方法的通畅率分别为：10年88%，10年83%和60个月98%）[4, 18-21]。本文不再进一步讨论这些手术的技术方面。

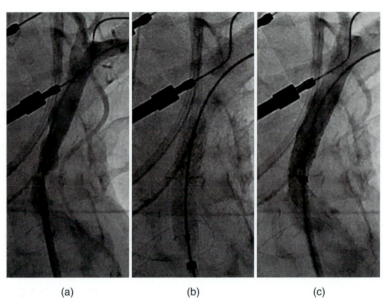

(a)   (b)   (c)

图4.4 一名59岁女性，旁路手术后发生心源性休克。锁骨下狭窄支架固定在左侧乳内动脉（LIMA）移植物近端。（a）锁骨下动脉血管造影术。（b）锁骨下动脉近端的球囊血管成形术。（c）血管成形术后锁骨下动脉血管造影。

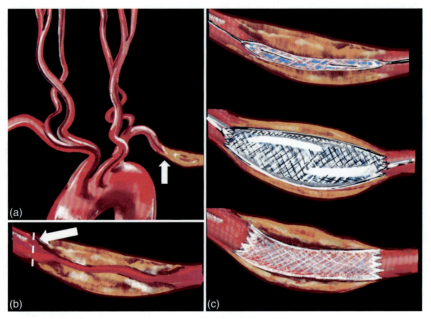

图4.5 左侧锁骨下动脉狭窄。（a）和（b）箭头表示狭窄区域的开始部位。（c）将导丝穿过狭窄处，然后进行经皮血管腔内成形术（PTAS）并成功释放/放置支架（图片效果处理：Nadia Parto）。

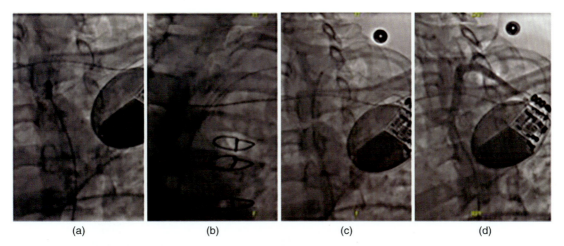

(a) (b) (c) (d)

图4.6　（a）左锁骨下动脉口处的导管和既往进行造影剂注射的支架完全闭塞。（b）试图将导丝顺行穿过闭塞处并没有成功，这张图显示了导丝成功地逆行进入并穿过闭塞处。（c）位于闭塞位置的新支架。（d）支架放置后，锁骨下和LIMA的血流完全恢复。

4.3.3　血管内入路

经股动脉入路通常是首选，采用Seldinger技术，但手臂入路和联合股臂入路也可使用[22,23]。一旦进入，放置短或长的引入鞘，并使用软多孔导管在左前斜（LAO）位置进行非选择性主动脉弓血管造影[14]。使用柔软的多孔导管进行定位（猪尾导管等），这可以将造影剂注射时发生主动脉夹层的风险降至最低。造影剂（30~40ml）可以使用自动注射输送，15~20ml/s的速率，时间2~3s（0.3~0.5s的速率和900psi）[2, 9, 24, 25]。手臂入路注射（5~10ml）可用Judkins Right 4（JR4）、多用途（MPA）或Berenstein导管[25]。导管选择主要由主动脉弓解剖结构决定。例如，对于I型主动脉弓，使用JR4导管比较合适[25]。对于Ⅱ型主动脉弓，建议使用Vitek（VTK）或猎头1（H-1）导管，而Simmons1或2（SIMS）通常用于Ⅲ型主动脉弓[2,9,25]。在大多数情况下，使用两个正交的斜视图就足以实现适当的显示。数字减影血管造影（DSA）可提供血管系统的详细解剖结构。头臂分叉、右锁骨下动脉起源、左锁骨下动脉近端和左IMA起源处最好采用右前斜（RAO）视图[25]。右侧椎动脉和右侧IMA最好采用左前斜（LAO）视图[2,25]。

导管置入病变近端后，就需要仔细用导丝穿过病灶，并进行经皮腔内血管成形术（PTAS）。单纯PTAS的主要问题是再狭窄后需要再干预，据报道在3年时再干预率高达21%[4,26]。此外，使用超大尺寸的球囊（约为管腔直径的70%）将会有助于降低预扩张期间的夹层风险[25]。支架植入术的手术成功率非常高（达98%）（图4.5）[22]。迄今为止最大的案例系列报告，在170名患者中放置了177个支架（94%为锁骨下动脉，6%为无名动脉），没有任何手术性死亡，主要并发症发生率非常低（0.6%）[22]。5年时的一次和二次通畅率分别为83%和98%。一项对1726例非对比性患者的大型meta分析比较了PTAS和支架放置的疗效，研究证实支架组的技术成功率显著高于PTAS组（92.8% *vs* 86.8%，*P*=0.007）[27]。有趣的是，两组患者的长期初级通畅率和症状缓解率均无显著差异。支架内血栓形成和再狭窄并不常见，但在技术上具有挑战性，再扩张时相对易于控制。顺行（经桡动脉或肱动脉入路）和逆行（经股动脉入路）都可能有助于引导导丝穿过闭塞。一旦完成了这一工作，就可以按照通常的方式进行球囊血管成形术或再次植入支架，以恢复血流（图4.6）。对于椎动脉近端狭窄和IMA的狭窄，使用球囊可膨胀支架地放置更准确[25]。对于椎动脉远端狭窄和IMA的狭窄，可使用自扩张支架，这些支架提供了更大的灵活性和变形能力，但放置精度较低。锁骨下动脉的平均直径为6~8mm[25]。血管内干预的并发症包括但不限于进入部位血肿、夹层、穿孔、破裂、远端栓塞、卒中、TIA和动脉血栓形成[4,5,22,28]。

4.4 随访

虽然尚未建立大规模锁骨下动脉支架植入后治疗的随机对照数据或指南，但理论上使用双抗血小板治疗（终生阿司匹林81mg/d；氯吡格雷75mg/d，持续4周）[4,22,25]。应在术后1个月、6个月、12个月进行全面的双侧手臂血压测量（如果双臂血压测量差异>10mmHg，需给予重点关注）和彩色多普勒超声的血流速度评估，1年后每年检查一次[4,29]。

4.5 小结

SS的诊断和管理始于对患者的准确评估。但双侧手臂血压的常规测量经常被许多医生忽视，导致漏诊，直到出现更晚期的症状。所有SS患者均应进行最大限度的药物治疗，并评估冠心病的危险因素。一旦临床诊断并通过非诊断影像学证实，应进行导管血管造影。血管内锁骨下支架植入术是手术干预的首选治疗方式，成功率高，通畅时间长，愈合时间短，并发症最少[22,30]。

参考文献

（关键引用文献，以粗体显示）

1 Shadman, R., Criqui, M.H., Bundens, W.P. et al. (2004). Subclavian artery stenosis: prevalence, risk factors, and association with cardiovascular diseases. *J. Am. Coll. Cardiol.* 44 (3): 618–623.

2 **Cho, L., Casserly, I., and Wholey, M. (2011). Subclavian, brachiocephalic, and upper extremity intervention. In: *Practical Peripheral Vascular Intervention* (ed. I. Casserly, R. Sachar and J. Yadav), 358–373. Philadelphia: Lippincott Williams & Wilkins.**

3 English, J.A., Carell, E.S., Guidera, S.A., and Tripp, H.F. (2001). Angiographic prevalence and clinical predictors of left subclavian stenosis in patients undergoing diagnostic cardiac catheterization. *Catheter. Cardiovasc. Interv.* 54 (1): 8–11.

4 **Ochoa, V.M. and Yeghiazarians, Y. (2011). Subclavian artery stenosis: a review for the vascular medicine practitioner. *Vasc. Med.* 16 (1): 29–34.**

5 Rodriguez-Lopez, J. and Werner, A. (1999). Stenting for atherosclerotic occlusive disease of the subclavian artery. *Ann. Vasc. Surg.* 13 (3): 254–260.

6 Brountzos, E.N., Petersen, B., Binkert, C. et al. (2004). Primary stenting of subclavian and innominate artery occlusive disease: a single center's experience. *Cardiovasc. Intervent. Radiol.* 27 (6): 616–623.

7 **Aboyans, V., Criqui, M.H., McDermott, M.M. et al. (2007). The vital prognosis of subclavian stenosis. *J. Am. Coll. Cardiol.* 49 (14): 1540–1545.**

8 Wylie, E.J. and Effeney, D.J. (1979). Surgery of the aortic arch branches and vertebral arteries. *Surg. Clin. North Am.* 59 (4): 669–680.

9 **Rajagopalan, S., Mukerjee, D., and Mohler, E. (eds.) (2005). *Manual of Vascular Diseases*. Philadelphia: Lippincott Williams & Wilkins.**

10 Osborn, L.A., Vernon, S.M., Reynolds, B. et al. (2002). Screening for subclavian artery stenosis in patients who are candidates for coronary bypass surgery. *Catheter. Cardiovasc. Interv.* 56 (2): 162–165.

11 Dieter, R. (2009). The Dieter Test. *Expert Rev. Cardiovasc. Ther.* 7 (3): 221.

12 Krebs, C., Giyanani, V., and Eisenberg, R. (1999). *Ultrasound Atlas of Vascular Diseases*. Stanford, Conn: Appleton & Lange.

13 Costa, S., Fitzsimmons, P., Terry, E., and Scott, R. (2007). Coronary-subclavian steal: case series and review of diagnostic and therapeutic strategies three case reports. *Angiology* 58 (2): 242–248.

14 **Potter, B.J. and Pinto, D.S. (2014). Subclavian steal syndrome. *Circulation* 129 (22): 2320–2323.**

15 Reivich, M., Holling, H., Roberts, B., and Toole, J. (1961). Reversal of blood flow through the vertebral artery and its effect on cerebral circulation. *N. Engl. J. Med.* 265 (18): 878–885.

16 Harper, C., Cardullo, P.A., Weyman, A.K., and Patterson, R.B. (2008). Transcranial Doppler ultrasonography of the basilar artery in patients with retrograde vertebral artery flow. *J. Vasc.*

Surg. 48 (4): 859–864.

17 Schatzl, S., Karnik, R., and Gattermeier, M. (2013). Coronary subclavian steal syndrome: an extracoronary cause of acute coronary syndrome. *Wien. Klin. Wochenschr.* 125 (15–16): 437–438.

18 Chang, J., Stein, T., Liu, J., and Dunn, M. (1997). Long-term results with axillo-axillary bypass grafts for symptomatic subclavian artery insufficiency. *J. Vasc. Surg.* 25 (1): 173–178.

19 Vitti, M.J., Thompson, B.W., Read, R.C. et al. (1994). Carotid-subclavian bypass: a twenty-two–year experience. *J. Vasc. Surg.* 20 (3): 411–418.

20 Perler, B.A. and Williams, G.M. (1990). Carotid-subclavian bypass – a decade of experience. *J. Vasc. Surg.* 12 (6): 716–722; discussion 722–723.

21 Cinà, C.S., Safar, H.A., Laganà, A. et al. (2002). Subclavian carotid transposition and bypass grafting: consecutive cohort study and systematic review. *J. Vasc. Surg.* 35 (3): 422–429.

22 **Patel, S.N., White, C.J., Collins, T.J. et al. (2008). Catheter-based treatment of the subclavian and innominate arteries. *Catheter. Cardiovasc. Interv.* 71 (7): 963–968.**

23 De Vries, J.-P.P.M., Jager, L.C., Van den Berg, J.C. et al. (2005). Durability of percutaneous transluminal angioplasty for obstructive lesions of proximal subclavian artery: long-term results. *J. Vasc. Surg.* 41 (1): 19–23.

24 Edris, A., Siddiqi, N., and Kern, M. (2011). Special techniques. In: *Cardiac Catheterization Handbook*, vol. 208. Philadelphia: Saunders Elsevier.

25 **Topol, E.J. and Teirstein, P.S. (2015). *Textbook of Interventional Cardiology*, 628–637. Philadelphia: Elsevier Health Sciences.**

26 **Angle, J.F., Matsumoto, A.H., McGraw, J.K. et al. (2003). Percutaneous angioplasty and stenting of left subclavian artery stenosis in patients with left internal mammary-coronary bypass grafts: clinical experience and long-term follow-up. *Vasc. Endovasc. Surg.* 37 (2): 89–97.**

27 **Ahmed, A.T., Mohammed, K., Chehab, M. et al. (2016). Comparing percutaneous transluminal angioplasty and stent placement for treatment of subclavian arterial occlusive disease: a systematic review and meta-analysis. *Cardiovasc. Intervent. Radiol.* 39 (5): 652–667.**

28 Henry, M., Amor, M., Henry, I. et al. (1999). Percutaneous transluminal angioplasty of the subclavian arteries. *J. Endovasc. Surg.* 6 (1): 33–41.

29 Peeters, P., Verbist, J., Deloose, K., and Bosiers, M. (2005). Endovascular treatment strategies for supra-aortic arterial occlusive disease. *J. Cardiovasc. Surg. (Torino)* 46 (3): 193.

30 Takach, T.J., Duncan, J.M., Livesay, J.J. et al. (2005). Brachiocephalic reconstruction II: operative and endovascular management of single-vessel disease. *J. Vasc. Surg.* 42 (1): 55–61.

31 Gorman, J. (1964). Subclavian steal syndrome. *Arch. Surg.* 88 (3): 350.

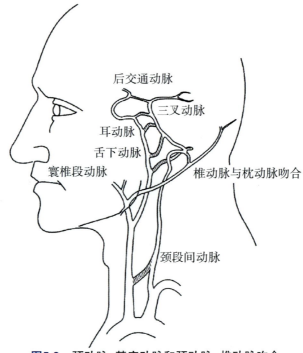

图5.3 颈动脉–基底动脉和颈动脉–椎动脉吻合

图中标注：后交通动脉、三叉动脉、耳动脉、舌下动脉、寰椎段动脉、椎动脉与枕动脉吻合、颈段间动脉

5.4 椎–基底动脉供血不足

大约25%的缺血性卒中发生在后循环或椎基底动脉循环中。有许多病理过程可导致后循环缺血，其中最重要的病因包括血栓、动脉粥样硬化性疾病和夹层。栓塞是椎–基底动脉供血不足最常见的病因，约占病例的40%[6]。栓塞可起源于心脏、主动脉或椎动脉近端。椎动脉近端血栓通常由潜在的动脉粥样硬化性疾病引起。椎动脉狭窄是椎–基底动脉缺血的第二大常见病因（约占20%）[7]。虽然椎动脉狭窄可发生在颅外或椎动脉内，但最常见的病因是血管起始处的动脉粥样硬化性疾病（图5.4）。椎动脉近端狭窄较为常见。在4748例缺血性卒中患者中，18%的患者可见右侧不同程度的椎动脉狭窄，22.5%的患者可见左侧不同程度的椎动脉狭窄[3]。尽管如此，许多病变都是无症状的继发性病变，因为血流可以通过对侧椎动脉，同时椎动脉许多颈部分支具有丰富的侧支循环，这些侧支可以重建近端的狭窄或闭塞。以往诊断椎动脉狭窄通常使用计算机断层血管成像（CTA）或磁共振血管成像（MRA），这两种成像比超声成像更敏感。然而，即使用今天的高分辨率成像，近端狭窄也很难定义。常规血管造影术仍然是金标准，并且经常需要确认和进一步描绘结果。

与颈动脉狭窄不同，人们对椎动脉狭窄的处理知之甚少，受到的关注也有限。治疗选择包括内科处理、血管内介入或外科手术。传统上，对有症状的椎动脉疾病治疗多采用保守治疗，常使用药物，也包括抗血小板治疗和危险因素的管理。外科治疗的作用也是有限的，如今很少进行外科动脉内膜切除术和血管重建。外科手术的并发症也不少见，早期并发症发生率从2.5%～20%不等[2]。

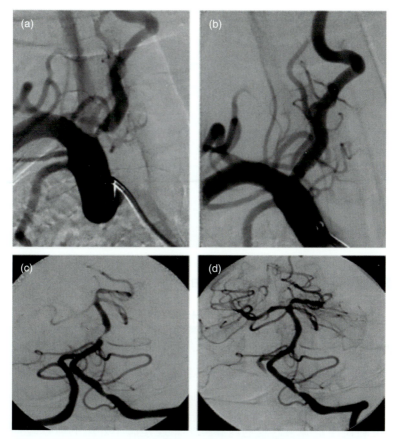

图5.4　后循环多灶性动脉粥样硬化性疾病
在放置4mm球囊支架前（a）和后（b）椎动脉吻合口狭窄。在基底动脉内放置3.5mm球囊支架之前（c）和之后（d），同一患者还出现了颅内椎动脉轻度狭窄和基底动脉严重狭窄

目前使用微创血管内治疗的方法已显著增加，但其受益程度仍不确定，几乎没有随机的长期数据可用。结果好坏参半，也没有定论。据报道：颈动脉和椎动脉腔内血管成形术研究（CAVATAS）显示血管内介入（支架和/或血管成形术）与药物治疗相比没有长期益处[8]。但这项研究样本严重不足，只有16名患者纳入研究，可信性较差。椎动脉缺血支架试验（VIST）的第二阶段于2015年完成[9]。这项大型多中心试验显示，主要的围术期血管并发症发生率为5%，而单纯药物治疗的并发症发生率为2%。两组再发卒中的发生率无统计学差异。VIST试验的初步结果仍待正式公布。关键结果显示，颅外

椎动脉夹层最常见的原因与自发性夹层或外部创伤有关。长时间的疼痛发作是椎动脉夹层最常见的症状。在没有颅内出血或动脉瘤形成的情况下，椎动脉夹层的恢复率很高，接近75%。对于无症状的椎动脉夹层患者，药物治疗是最适合的方案；而对于症状性夹层，可能需要进行血管内介入治疗，可选择溶栓、取栓或抽吸。

5.6　手术方法

目前，大多数椎动脉介入手术都是通过完全的血管内途径进行的。通常情况下，进入椎动脉并不困难，首选的术式为血管成形术和支架植入术。手术可根据病情选择在中度镇静下局部麻醉或全身麻醉下进行。我们强烈建议将术前血管造影术作为非急诊病例的计划检查方案[13]。可选择股动脉、肱动脉，及最近使用的桡动脉作为介入入口血管。使用6Fr鞘管或导管即可以容纳大多数用于椎动脉病变的球囊和支架。由于椎动脉起源于锁骨下动脉，会形成一定的角度，如果存在严重的开口狭窄，进入可能会很困难，需要大量的操作。最佳的术式是通过在锁骨下动脉放置6Fr导管，然后继续插入0.14英寸导丝穿过病变，再用2.5mm或3mm单轨球囊扩张导管或在冠状动脉球囊上方进行预扩张。我们通常使用3或4mm×1.5或2cm的药物涂层球囊扩张支架。在有近端病变，特别是有严重的动脉粥样硬化性开口狭窄时，应使支架完全覆盖病变，一般需要将支架延伸至锁骨下动脉1～2mm。

手术过程中的主要问题之一是在狭窄部位操作时，特别是在支架放置过程中出现的微栓子（图5.7）。最近，我们对在扩张和支架释放过程中使用远端血栓过滤器比较感兴趣，但它们的使用往往受到管径大小和血管迂曲程度的限制。手术的抗凝准备程序非常重要，可以通过术前使用比伐卢定及术后使用氯吡格雷实现。术后第二日病人可出院，应定期随访。

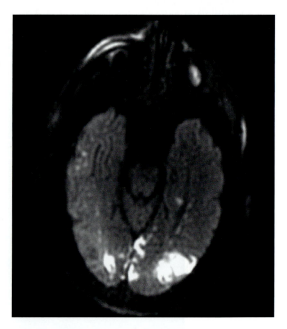

图5.7　弥散加权磁共振显示椎动脉支架术后有多簇栓子形成，导致双侧皮质性失明

参考文献

（关键引用文献，以粗体显示）

1 Cloud, G.C. and Markus, H.S. (2003). Diagnosis and management of vertebral artery stenosis. *QJM* 96 (1): 27–54.

2 **Hass, W.K., Fields, W.S., North, R.R. et al. (1968). Joint study of extracranial arterial occlusion. II. Arteriography, techniques, sites, and complications. *JAMA* 203 (11): 961–968.**

3 **Lemke, A.J., Benndorf, G., Liebig, T., and Felix, R. (1999). Anomalous origin of the right vertebral artery: review of the literature and case report of right vertebral artery origin distal to the left subclavian artery. *Am. J. Neuroradiol.* 20 (7): 1318–1321.**

4 Hahnel, S., Hartmann, M., Jansen, O., and Sartor, K. (2001). Persistent hypoglossal artery: MRI, MRA and digital subtraction angiography. *Neuroradiology* 43 (9): 767–769.

5 **Fantini, G.A., Reilly, L.M., and Stoney, R.J. (1994). Persistent hypoglossal artery: diagnostic and therapeutic considerations concerning carotid thromboendarterectomy. *J. Vasc. Surg.* 20: 995–999.**

6 **Bamford, J., Sandercock, P., Dennis, M. et al. (1991). Classification and natural history of clinically identifiable subtypes of cerebral infarction. *Lancet* 337 (8756): 1521–1526.**

7 Geschwind, J.-F.H. and Dake, M.D. (eds.) (2014). *Abrams' Angiograph: Interventional Radiology*, 3e. Philadelphia: Lippincott Williams & Wilkins.

8 **Brown, M.M. et al. (2001). Endovascular versus surgical treatment in patients with carotid stenosis in the Carotid and Vertebral Artery Transluminal Angioplasty Study (CAVATAS): a randomised trial. *Lancet* 357 (9270): 1729–1737.**

9 **Compter, A., van der Worp, H.B., Schonewille, W.J. et al. (2015). Stenting versus medical treatment in patients with symptomatic vertebral artery stenosis: a randomised open-label phase 2 trial. *Lancet* 14 (6): 606–614.**

10 Markus, H.S. (2016). VIST: Vertebral Artery Stenting May Reduce Recurrent Stroke. European Stroke Organization Conference 2016. Presented May 10, 2016.

11 **Antoniou, G.A. and Murray, D. (2012). Percutaneous transluminal angioplasty and stenting in patients with proximal vertebral artery stenosis. *J. Vasc. Surg.* 55 (4): 1167–1177. doi: 10.1016/j.jvs.2011.09.084. Epub 2011 Dec 28.**

12 Mukherjee, D. and Pineda, G. (2007). Extracranial vertebral artery intervention. *J. Interv. Cardiol.* 20: 409–416.

13 Kochan, J. (2015). Imaging in carotid and vertebral artery dissection. *Medscape*. Available from: https://emedicine.medscape.com/article/417341-overview

14 Kim, Y.K. and Schulman, S. (2009). Cervical artery dissection: pathology, epidemiology and management. *Thrombosis Res.* 123 (6): 810–821. doi: 10.1016/j.thromres.2009.01.013. PMID 19269682.

15 Debette, S. and Leys, D. (2009). Cervical-artery dissections: predisposing factors, diagnosis, and outcome. *Lancet Neurol.* 8 (7): 668–678. doi: 10.1016/S1474-4422(09)70084-5. PMID 19539238.

16 Campos-Herrera, C.R., Scaff, M., Yamamoto, F.I., and Conforto, A.B. (2008). Spontaneous cervical artery dissection: an update on clinical and diagnostic aspects. *Arquivos de Neuropsiquiatria* 66 (4): 922–927. doi: 10.1590/S0004-282X2008000600036. PMID 19099146.

17 Shin, J.H. and Suh, D.C. (2000). Vertebral artery dissection. *J. Radiograph.* 20: 1687–1696.

18 Callewaert, B., Malfait, F., Loeys, B., and De Paepe, A. (2008). Ehlers-Danlos syndromes and Marfan syndrome. *Best Practice & Research, Clinical Rheumatology* 22 (1): 165–189. doi: 10.1016/j.berh.2007.12.005. PMID 18328988.

19 **Debette, S. and Markus, H.S. (2009). The genetics of cervical artery dissection: a systematic review. *Stroke* 40 (6): e459–e466. doi: 10.1161/STROKEAHA.108.534669. PMID 19390073.**

20 Debette, S. (2014). Pathophysiology and risk factors of cervical artery dissection: what have we learnt from large hospital-based cohorts? *Curr. Opin. Neurol.* 27 (1): 20–28. doi: 10.1097/wco 0000000000000056. PMID 24300790.

21 **Rubinstein, S.M., Peerdeman, S.M., van Tulder, M.W. et al. (2005). A systematic review of the risk factors for cervical artery dissection. *Stroke* 36 (7): 1575–1580. doi: 10.1161/01.STR.0000169919.73219.30. PMID 15933263.**

第 6 章

卒中干预

Italo Linfante

Miami Cardiac and Vascular Institute and Neuroscience Center, Baptist Hospital, Miami, FL, USA

6.1 引言

卒中是造成西方世界成人残疾的主要原因，也是全球第二大死亡原因。急性缺血性卒中（AIS）是脑血管血栓栓塞的结果。据估计，AIS在全球所有卒中相关病例中高达87%。仅在美国，AIS的年发病率约为75万例。急性缺血性卒中的发病率预计在未来20年将增加25%。

急性缺血性卒中相关的发病率和死亡率对经济的影响也很大。2008年的数据显示，美国治疗急性缺血性卒中的总成本（直接和间接）约为343亿美元，而27个欧盟国家的年总成本约为270亿[1]。

发生急性缺血性卒中时，脑细胞血流的急性阻滞（缺血）会导致神经元的快速损伤和死亡。据估计，大动脉闭塞后平均每分钟丢失190万个神经元。治疗继发于大血管闭塞（LVO）的急性缺血性卒中的主要目标是通过重新疏通闭塞的血管来快速恢复大脑内的血流。

急性大血管闭塞的血管内治疗（ET）现在被证明是一种可使大量急性缺血性卒中患者无残疾生存的治疗方法。我们目前拥有由多中心、对照、随机临床试验产生的关于ET治疗急性大血管闭塞患者的安全性和有效性的1A级证据。

本章的目的是通过随机临床试验中提供的证据来回顾血管内卒中治疗的发展。

我们认为成功治疗急性缺血性卒中的第一步是大血管闭塞（LVO）的早期再灌注，可以显著改善患者的症状[2]。20年前，美国国家神经疾病和卒中研究所（NINDS）的研究显示，静脉注射（IV）用重组组织纤溶酶原激活剂（r-tPA）与安慰剂相比具有优势。这些数据来自于三个表现良好但为阴性结果的试验[1,3,4]。毫无疑问，美国国家神经疾病和卒中研究所（NINDS）的静脉注射重组组织纤溶酶原激活剂（tPA）试验确立了脑缺血中急性、时间依赖性再灌注治疗的概念。当时，这是向前迈出的历史性一步。事实上，在此之前，治疗急性缺血性卒中患者的方法只包括支持性护理、康复和二级卒中预防。

当时在世界范围内静脉注射tPA的使用非常普遍，但据报道，tPA治疗缺血性卒中的完全再通率很低，尤其是对于近端闭塞的血管[5]。血管内再通治疗是当时成功治疗大血管闭塞的方法上最合乎逻辑的选择。

急性缺血性卒中的血管内治疗的最初尝试是基于动脉内溶栓，然后是第一代机械血栓取栓装置（如Concentric取栓装置和Penumbra装置）[6,7]。该方法的临床应用在三项随机临床试验中进行了测试：①SYNTHESIS-Expansion；② 卒中干预管理（IMSIII）；③使用栓塞切除术对卒中凝块机械取栓和再通研究（MR RESCUE）。这些试验发表于2013年的《新英格兰医学杂志》上[8-10]。

6.2 SYNTHESIS-Expansion

Cicone等人设计和实施了一项血管内治疗的多中心随机临床试验，反映了当时的医疗管理标准[8]。研究人员随机选择362例急性缺血性卒中患者，在症状出现后4.5小时内接受急性缺血性卒中治疗。患者被随机分为tPA动脉溶栓、机械取栓术（即导丝介导或用Concentric血栓回收器）或两者的组合。该试验没有要求诊断为大血管闭塞或治疗的时间限制。根据试验设计，患者"在随机分组后尽快"接受治疗。

SYNTHESIS-Expansion使用无残疾生存率作为主要终点，通过改良的Rankin评分（mRS）在3个月时为0或1来评估无残疾生存率。

在该试验中，181例患者随机接受血管内治疗，181例患者接受静脉tPA 0.9mg/kg的治疗。血管内治疗组从卒中发作到接受治疗的时间（3.75小时），与静脉注射tPA组（2.75小时）相比有显著的延迟（$P<0.001$）。该试验没有达到血管内治疗的主要终点。事实上，在血管内治疗组只有55例患者（30.4%）mRS≤1，静脉tPA组为63例（34.8%），两者之间差异无统计学意义。

两种治疗方法之间的安全性比较也没有差异。事实上，每组有6%的患者存在症状性颅内出血。研究者得出结论，在试验中进行的血管内治疗的疗效并不优于静脉tPA 0.9mg/kg的标准医疗管理。

6.3 卒中的介入治疗（IMSIII）

卒中介入治疗试验是一项NIH赞助的多中心随机临床试验，旨在评估卒中血管内治疗是否优于符合静脉tPA条件的患者使用静脉tPA治疗[9]。符合条件的受试者的定义为在症状出现后3小时内接受静脉tPA的患者，并以2:1的比例随机接受血管内治疗或单独静脉tPA治疗。研究者选择了第90天的mRS≤2作为主要终点。该试验随机选取了656例患者（血管内治疗434例；静脉tPA治疗222例）。该试验因656名患者无获益而停止。事实上，与SYNTHSIS-Expansion试验类似，两组患者90天的mRS≤2的比例没有统计学差异（血管内治疗组为40.8%，静脉tPA组为38.7%）。这些试验还根据美国国立卫生研究院卒中量表（NIHSS）评分：8~19为中度卒中，或≥20为重度卒中进行分层。两组NIHSS评分≥20（第6.8百分位数；95% CI −4.4~18.1）和≤19分的患者的比例也没有统计学差异（−1.0百分位数；95%CI −10.8~8.8）。

在死亡率方面，血管内治疗组90天mRS=6（死亡）与静脉tPA组的比例无差异（分别为19.1%和21.6%；$P=0.52$），有症状性脑出血（ICH）也无统计学差异（分别为6.2%和5.9%，$P=0.83$）。

6.4 血栓切除术治疗卒中的机械取栓和再通研究（MR RESCUE）

MR RESUE是一项2b期、随机、对照、开放标签（终点设盲）的多中心试验，在北美的22个研究地点进行[10]。研究人员想要验证缺血性半暗带成像可以识别哪些患者最有可能从血运重建治疗中获益的假设。此外，该试验旨在评估机械血栓取栓术（通过Concetric血栓取回器或Penumbra系统）是否可以改善患者的预后。该试验由美国NIH/NINDS资助。

研究人员随机抽取卒中发作后8小时内影像学证实为大血管闭塞的急性卒中患者进行机械栓塞切除术（即Merci取栓系统或Penumbra系统）或标准治疗。该试验仅限于前循环的大血管闭塞。

在随机分组前必须进行半暗带成像，包括计算机断层扫描（CT）或磁共振成像（MRI）。在随机分组前，使用"有利的"半暗带模式对患者进行分层。患者被分为两组：①CT或磁共振血管造影（MRA）出现的半暗带模式，证据显示小缺血核心区或大面积的灌注不足；②无利非半暗带模式（大缺血核心区或少甚至无半暗带）。

研究人员通过90d mRS评分（0表示无症状，6表示死亡）对临床结果进行了shift分析。MR RESCUE试验招募了118名患者，其中58%有良好的半暗带模式。与SYNTHESIS-Expansion和IMSⅢ试验相似，本试验中机械栓塞切除术组与标准治疗组患者的平均mRS评分没有差异（3.9 *vs* 3.9，*P*=0.99）。关于半暗带模式，两组间的差异均无统计学意义。在有利的半暗带模式（平均评分3.9分 *vs* 3.4分；*P*=0.23）或无利半暗带模式（平均分4.0分 *vs* 4.4分；*P*=0.32）的患者中，机械血栓清除术并不优于标准的药物治疗。此外，90d mRS评分的初期分析显示，90d mRS评分与治疗前的成像和治疗方式之间没有相关性（*P*=0.14）。

在安全性、90天死亡率和脑出血方面，两组间也没有差异。然而，成功的血管重建被定义为脑梗塞溶栓评分（TICI）为2或3，作者报告其中67%的患者获得了成功的血管重建。此外，他们报告了再灌注良好的患者和7天TICI＞2的患者的90d mRS＞2和梗死减轻的比例更高。这三个阴性试验的结论是，大血管闭塞继发的急性卒中的血管内治疗并不优于标准药物治疗。

然而，SYNTHESIS-Expansion，IMSⅢ和MR RESCUE在试验设计和执行方面都有明显的缺陷。仅MR RESCUE试验在大血管闭塞治疗前进行了药物登记和血管内治疗的记录。更重要的是，第一代取栓装置的成功血管重建术率在30%～40%之间。尽管一些试验使用了自适应设计，允许使用新的血栓取栓装置，但很少有患者接受了最新一代技术的治疗。

在急性缺血性卒中的血管内治疗技术正在迅速发展的阶段，进行随机临床试验确实具有挑战性[11-15]。事实上，在这些试验招募患者的同时，一些研究人员报告说，即使第一代取栓装置失败时，初代支架植入术仍然是有效的[11-15]。但是，初代支架本身有明显的缺点，包括植入后需要双重抗血小板治疗。

因此，制造商应与临床研究人员密切合作，来决定测试一种"可回收支架"。有希望的血管内治疗来自两个可回收支架的试验，即意向血栓切除术的Solitaire FR（SWIFT）和TREVOⅠ～Ⅱ期试验[16,17]。

6.5　意向血栓切开术（SWIFT）试验

SWIFT试验是一项在欧洲和美国进行的前瞻性、对照、多中心试验，比较采用可回收支架Solitaire FR与同心血栓取回器（Merci）的疗效[16]。主要终点结果是研究人员通过脑梗死（TICI）溶栓重建评分或心肌梗死溶栓（TIMI）评分选择"血运重建"。次要终点结果是mRS评分为0~2和90天死亡率。为了比较可回收支架技术与以前的血栓取出装置相比的安全性，研究人员选择了与装置相关的严重不良事件，如术后24小时内（−6/+12小时）的症状性脑出血发生率。Solitaire FR组的再通率为68.5%（TIMI≥2）或75.9%（TICI≥2b），统计学上优于Merci同心血栓取回器（$P < 0.0001$）。Solitaire FR组再通率较高，无残疾的患者的比例优于Merci组（36.4% *vs* 28%）。Solitaire组90天的死亡率非常低，优于Merci组（分别为18%和44%）。

6.6　急性缺血性脑卒中大血管闭塞的血栓重建(TREVO)

Trevo的研究包括两项临床试验，测试另一种支架取回器（Trevo）和Merci装置[17]。Trevo是一项前瞻性、对照、多中心试验，有60名患者参加，其中大部分来自欧洲医疗中心。主要终点结果是闭塞血管的血运重建。次要终点结果：90天的临床结果定义为90天的mRS评分为 0~2、90天的死亡率、设备相关的严重不良事件和术后24小时（−6/+12小时）症状性ICH率。TREVO2是美国最常用的可回收支架，与Merci同心血栓取回器相比，也显示出更高的再通率和更好的结果。

随着新一代取栓装置再通率的显著提高，我们进行了一些临床试验。第二轮多中心随机临床试验的目的是再次检验血管内入路与包括重组静脉注射组织纤溶酶原激活剂的最佳治疗方式相比具有优越性的假设。

6.7　荷兰血管内治疗急性缺血性卒中多中心随机临床试验（MR CLEAN）

MR CIEAN是一项随机对照试验，将符合条件的急性卒中患者分为血管内干预＋标准药物治疗组和仅行药物治疗组[18]。纳入标准为症状出现后6小时内出现近端前循环大血管闭塞的患者。

主要终点为90天的mRS。治疗效果在整个MRS评分范围内用Logistic回归进行评估（Shift分析）。研究人员在16个医疗中心随机抽取500名患者，其中233 例患者接受血管内血栓切除术＋标准药物治疗，267例患者接受包括静脉注射重组组织纤溶酶原激活剂在内的标准药物治疗。在血管内血栓切除术＋标准药物治疗组的233例患者中，有190例（81.5%）使用了可回收支架。

在血管内血栓切除术＋标准药物治疗组中，32.6%的患者在90天出现mRS≤2，而标准药物治疗组为19.1%。在该试验中，两组之间mRS＜2患者（0～2分）的比率的绝对差异为13.5%（95%CI，5.9～21.2，32.6% *vs* 19.1%），表明血栓内切除＋标准药物治疗组的疗效优于标准药物治疗组。

在安全性方面，两组的症状性脑出血的发生率和死亡率无显著性差异。

2014年在土耳其伊斯坦布尔举行的第九届世界卒中大会上公布的MR CLEAN数据立即引发了学者们对正在进行的试验EASH和EXTEND IA的中期分析的关注。

6.8 对梗死核心区较小的前循环近端闭塞患者进行血管内治疗并最大限度短缩CT扫描到血管再通的时间的临床试验（ESCAPE试验）

ESCAPE试验是一项多中心、前瞻性、随机、开放标签、对照试验，采用盲法结果评估（PROBE设计）[19]。符合条件的卒中患者以1∶1的比例随机接受血管内治疗或＋最佳药物治疗或单独接受基于指南的药物治疗（对照组）。纳入标准为症状出现后12小时内出现近端、颅内、前循环大血管闭塞的患者。

除了临床纳入标准，ESCAPE还有一个影像学评估标准。事实上，通过Alberta卒中项目早期CT评分（ASPECTS）评估排除了核心区大面积梗死或CT血管造影中侧支循环不良的患者。更重要的是，该试验鼓励ESCAPE的研究人员快速完成从CT到腹股沟穿刺，从CT至首次再灌注的目标时间。

作为主要终点结果，研究人员选择了90d mRS评分（0～6分）。通过shift分析评估，血管内治疗组疗效优于标准药物治疗组，另外，他们创建了一个比例优势模型来计算共同优势比，作为干预导致mRS分数降低的可能性的衡量标准。

由于中期分析显示，血管内治疗方法比药物治疗方法具有压倒性的优势，该试验提前终止。在全球22个中心，研究人员共招募了316名患者；238名接受重组静脉注射组织纤溶酶原激活剂，120名纳入血管内治疗组，118名纳入对照组。在血管内治疗组中，从CT到第一次再灌注的中位时间为84分钟。机械取栓术增加了"功能独立性"比率（mRS≤2）（53.0%，对照组为29.3%；*P*＜0.001）（图6.1～6.3）。90天时，血管内治疗组mRS评分为2，对照组为4（*P*＜0.001）。与MR CLEAN类似，接受机械性血栓取出术的患者的死亡率较低（10.4% *vs* 19.0%；*P*=0.04）。两组间症状性脑出血的发生率无显著性差异。

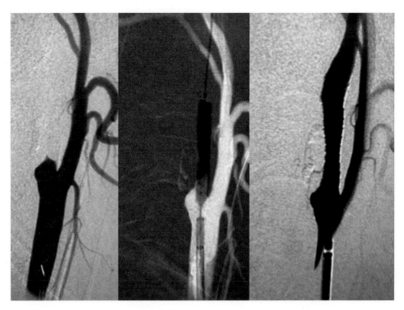

图6.1　临床病史：65岁，左侧偏瘫，无意识（NIHSS=18），症状出现后2：30分钟，他的意识水平进一步下降，需要插管以维持呼吸。患者接受0.9mg/kg tPA静脉注射治疗。头颈部CTA显示右侧颈内动脉（ICA）和大脑中动脉（MCA）"串联"闭塞。症状出现4小时后开始进行脑血管造影。颈动脉造影侧位图显示颅外ICA闭塞。行血管成形术和支架植入术后动脉完全再通。

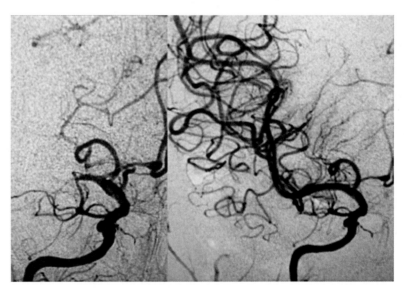

图6.2　在右侧ICA再通后，我们继续进行右侧MCA闭塞的机械血栓切除术。血栓切除术后的血管造影显示动脉完全再通。

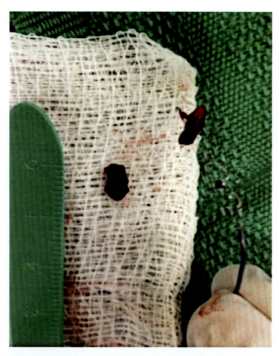

图6.3　由Solitaire FR装置取出的血栓。患者神经功能缺损完全恢复，NIHSS=0，mRA=0。

在次要终点分析方面，临床和影像终点也支持血管内治疗。血管内治疗组90天Barthel指数为95～100的患者比例为57.7%，药物治疗组为33.6%。血管内治疗组90天NIHSS评分为0～2的患者比例为51.6%，而对照组仅为23.1%。

6.9　在延长时间进行溶栓治疗急性神经功能缺损—血管内治疗的临床试验（EXTEND-IA）

EXTEND-IA试验是一项多中心、前瞻性、随机、开放标签，但终点盲法评估的随机标准的试验[20]。

研究人员选择了起病4.5小时之内，并接受静脉内tPA 0.9mg/kg治疗的AIS患者。这些患者随后被随机分配到支架取栓术组或静脉注射tPA组。作为纳入标准，EXTEND-IA试验包括大血管闭塞或前循环闭塞。此外，该试验以CT灌注成像中缺血核心区<70mm³作为纳入标准。研究者选择了24小时再灌注和早期神经功能改善作为主要指标（3天的NIHSS评分降低≥8分或为0或1分）。次要指标包括90天的mRS功能评分。

与ESCAPE类似，EXTEND-IA根据MR CLEAN的结果进行了中期分析。在分析数据后，数据监控安全委员会(DSMB)决定停止这项试验，因为血管内治疗具有压倒性的疗效优势。

与IMS Ⅲ非常不同的是，在656名患者被随机分组后，IMS III因无效而被终止，而EXTEND-IA在仅70名患者被随机分组后因优势明显而被终止。

在血管内支架组中，功能独立的患者（即90天时MRS≤2）的百分比为71%。这功能独立性率是所有试验中最高的。此外，与静脉注射tPA组相比，接受机械血栓切除术治疗的患者在3天内的早期神经功能改善率非常高（80% *vs* 37%，*P*=0.002）。灌注成像显示，由于成功地进行了血运重建，24小时内缺血灶变小，血管内治疗组的这一比例高于静脉注射tPA组（中位数分别为100%和37%，*P*<0.001）。

另外，与MR CLEAN和ESCAPE试验一样，血管内血栓切除术患者与静脉注射tPA患者的死亡率和症状性脑出血率没有显著差异。

6.10 血管内机械取栓治疗急性缺血性卒中试验（SWIFT PRIME）

血管内机械取栓治疗急性缺血性卒中试验（SWIFT PRIME）在MR CLEAN和EASTER数据公布后，因血管内治疗相对于静脉注射tPA的压倒性疗效优势而被终止（图6.4）。

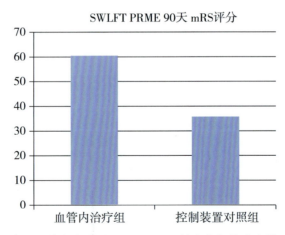

图6.4 SWIFT PRIME：血管内治疗组90天mRS≤2的患者与静脉注射tPA患者的百分比。

SWIFT PRIME是一项国际性、多中心、前瞻性、随机、开放性临床试验，比较了缺血性卒中患者静脉注射tPA+血管内治疗和仅静脉注射tPA的疗效。由于静脉注射tPA+血管内治疗组有压倒性疗效优势，试验被提前终止。在39个中心，196例患者接受了随机分组。血栓切除术组90d mRS评分优于静脉注射tPA组。此外，血管内治疗（ET）组的功能独立性（mRS≤2）患者比例高于对照组（60% *vs* 35%，*P* <0.001）。在安全性方面，两组90天死亡率（9% *vs* 12%，*P*=0.50）和症状性颅内出血（0% *vs* 3%，*P*=0.12）无显著差异[21]。

6.11　西班牙8小时内支架取栓与内科治疗随机对照研究试验（REVASCAT）

REVASCAT是一项多中心、前瞻性、随机、序贯、开放标签、盲法评估的Ⅲ期研究。在试验中，研究人员在AIS患者症状出现后的8小时内对其进行了治疗。取栓组患者接受药物治疗（如果符合条件，包括静脉注射tPA）加血管内治疗，对照组单纯接受药物治疗。与SWIFT PRIME试验类似，血管内治疗降低了残疾的严重程度（根据mRS）。在试验中，取栓组在90天内有更高的功能独立性（mRS≤2）（43.7% *vs* 28.2%）。在安全性方面，两组的症状性颅内出血和死亡发生率无显著性差异[22]。

6.12　小结

目前有来自5项多中心随机临床试验的1A级证据表明，对于大血管闭塞患者来说，血管内治疗明显优于内科治疗。在这些试验中，为了获得良好的功能结果所需的治疗数量（NNT）极低（在3～4个之间），这在卒中治疗史上也是前所未有的。这些结果表明，血管内治疗是大血管闭塞继发性缺血性卒中患者的标准治疗方法。

参考文献

（关键引用文献，以粗体显示）

1 Hacke, W., Kaste, M., Fieschi, C. et al. (1995). **Intravenous thrombolysis with recombinant tissue plasminogen activator for acute hemispheric stroke: the European Cooperative Acute Stroke Study (ECASS).** *JAMA* 274: 1017–1025.

2 **National Institute of Neurological Disorders and Stroke rt-PA Stroke Study Group (1995). Tissue plasminogen activator for acute ischemic stroke.** *N. Engl. J. Med.* 16 (333): 1581–1587.

3 Donnan, G.A., Hommel, M., Davis, S.M. et al. (1995). Streptokinase in acute ischaemic stroke. *Lancet* 346: 56.

4 Hommel, M., Boissel, J.P., Cornu, C. et al. (1995). Termination of trial of streptokinase in severe acute ischaemic stroke. *Lancet* 345: 57.

5 Linfante, I., Llinas, R.H., Selim, M. et al. (2002). Clinical and vascular outcome in ICA versus MCA occlusions after IV tPA. *Stroke* 33: 2066–2071.

6 Flint, A.C., Duckwiler, G.R., Budzik, R.F. et al. (2007). Mechanical thrombectomy of intracranial internal carotid occlusion: pooled results of the MERCI and multi MERCI part i trials. *Stroke* 38: 1274–1280.

7 Penumbra Pivotal Stroke Trial Investigators (2009). **The penumbra pivotal stroke trial: safety and effectiveness of a new generation of mechanical devices for clot removal in intracranial large vessel occlusive disease.** *Stroke* 40: 2761–2768.

8 Ciccone, A., Valvassori, L., Nichelatti, M. et al. (2013). **Endovascular treatment for acute ischemic stroke.** *New Engl. J. Med.* 368: 904–913.

9 Broderick, J.P., Palesch, Y.Y., Demchuk, A.M. et al. (2013). **Endovascular therapy after intravenous t-PA versus t-PA alone for stroke.** *New. Engl. J. Med.* 368: 893–903.

10 Kidwell, C.S., Jahan, R., Gornbein, J. et al. (2013). A trial of imaging selection and endovascular treatment for ischemic

stroke. *N. Engl. J. Med.* 368: 914–923.

11 Levy, E.I., Siddiqui, A.H., Crumlish, A. et al. (2009). First Food and Drug Administration-approved prospective trial of primary intracranial stenting for acute stroke: SARIS (stent-assisted re-canalization in acute ischemic stroke). *Stroke* 40: 3552–3556.

12 Levy, E.I., Mehta, R., Gupta, R. et al. (2007). Self-expanding stents for recanalization of acute cerebrovascular occlusions. *Am. J. Neuroradiol.* 28: 816–822.

13 **Zaidat, O.O., Wolfe, T., Hussain, S.I. et al. (2008). Interventional acute ischemic stroke therapy with intracranial self-expanding stent. *Stroke* 39: 2392–2395.**

14 Mocco, J., Hanel, R.A., Sharma, J. et al. (2010). Use of a vascular reconstruction device to salvage acute ischemic occlusions refractory to traditional endovascular recanalization methods. *J. Neurosurg.* 112: 557–556.

15 Linfante, I., Samaniego, E., Geisbüsch, P., and Dabus, G. (2011). Self-expandable stents in the treatment of acute ischemic stroke refractory to current Thrombectomy devices. *Stroke* 42: 2636–2638.

16 Saver, J.L., Jahan, R., Levy, E.I. et al. (2012). SWIFT Trialists. Solitaire flow restoration device versus the Merci retriever in patients with acute ischaemic stroke (SWIFT): a randomised, parallel-group, non-inferiority trial. *Lancet* 380: 1241–1249.

17 Nogueira, R.G., Lutsep, H.L., Gupta, R. et al. (2012). TREVO 2 Trialists. Trevo versus Merci retrievers for thrombectomy revascularisation of large vessel occlusions in acute ischaemic stroke (TREVO 2): a randomised trial. *Lancet* 380: 1231–1240.

18 Berkhemer, O.A., Fransen, P.S., Beumer, D. et al. (2015). A randomized trial of intraarterial treatment for acute ischemic stroke. *N. Engl. J. Med.* 372: 11–20.

19 Goyal, M., Demchuk, A.M., Menon, B.K. et al. (2015). Randomized assessment of rapid endovascular treatment of ischemic stroke. *N. Engl. J. Med.* 372: 1019–1030.

20 Campbell, B.C.V., Mitchell, P.J., Kleinig, T.J. et al. (2015) Endovascular therapy for ischemic stroke with perfusion-imaging selection. *N. Engl. J. Med.* 372: 1009–1018.

21 Saver, J.L., Goyal, M., Bonafe, A. et al. (2015). Stent-retriever thrombectomy after intravenous t-PA vs. t-PA alone in stroke. *N. Engl. J. Med.* 372: 2285–2295.

22 Jovin, T.G., Chamorro, A., Cobo, E. et al. (2015). Thrombectomy within 8 hours after symptom onset in ischemic stroke. *N. Engl. J. Med.* 372: 2296–2306.

第 7 章

胸腹动脉瘤的血管内治疗

William E. Beckerman and James F. McKinsey

Division of Vascular Surgery, Icahn School of Medicine at Mount Sinai, New York, NY, USA

摘要

胸主动脉瘤（TAAs）和胸腹主动脉瘤（TAAAs）在临床上属于疑难性病症，其围手术期死亡率和择期开放修复的并发症发病率都很高，但是这些与主动脉瘤破裂时的高死亡率相比，仍然不值一提。以前，胸主动脉瘤和胸腹主动脉瘤的治疗需要进行开放手术，但是现在可以在局麻下，通过血管内技术从股动脉和肱动脉进入，对胸主动脉瘤和胸腹主动脉瘤进行微创治疗。本章节将概述胸腹主动脉瘤的围手术期管理和血管内治疗技术。血管内治疗技术包括胸主动脉腔内直接修复术（TEVAR）和去分支血管的技术。去分支血管技术包括平行（"潜望镜"或"烟囱"）支架移植术（SnEVAR或ChEVAR），开窗血管内修复术（fEVAR），血管分支移植术和血管内动脉瘤闭合术（EVAS）。

7.1 引言

在美国，主动脉瘤是老年高血压患者死亡的一个主要原因，尤其是在55岁以上的男性中，主动脉瘤是第十大死因 [1]。在所有主动脉急性综合征当中，虽然腹主动脉瘤更常见（约占该疾病的2/3），但是胸腹主动脉瘤的发病率在逐渐增加，而且诊断率也在增加[2]。胸腹主动脉瘤是一种临床疑难病症，其围手术期死亡率为7%～20%，开放修复术的截瘫发生率为7%～20%，而且其死亡率和并发症发生率与住院直接相关。大多数胸腹主动脉瘤无症状，但是一旦破裂，死亡率很高[3, 4]。胸腹主动脉瘤的开放治疗需要胸腹联合切开，同时还要进行多条重要内脏分支血管的血运重建。

现急性剧烈疼痛，因此不应忽视。扩张的大动脉会对周围的组织器官造成局部压迫，从而引起症状。对于TAA或TAAA，这些症状可表现为声音嘶哑（继发于左侧喉返神经受压）、气管偏曲或持续性咳嗽（继发于气管受压）或吞咽困难（继发于食管受压）。从胸主动脉到其分支（包括主动脉弓、内脏的动脉、肾动脉和下肢血管）的动脉栓塞术后继发的神经或血管缺血，可能是TAA或TAAA术后的首发症状。毫无疑问，有症状的动脉瘤通常比无症状的动脉瘤大，有症状的动脉瘤通常直径>5cm。

7.3.3　动脉瘤破裂

动脉瘤破裂是未经治疗的TAA或TAAA最严重和最致命的并发症。胸主动脉瘤通常会破入左胸或心包，而腹主动脉瘤通常会破入腹膜后，表现为急性腹痛等急腹症表现。有时，位于胸腔段的降主动脉瘤可破入食管或支气管，表现为呕血或因瘘管形成的咯血。

病情稳定的患者可以通过影像学检查来确诊动脉瘤破裂，甚至连胸部X线片都可提供诊断。与未破裂的TAA或TAAA患者相比，实验室检查可能提示贫血或乳酸升高，这些异常可能表明存在失血性休克。

7.4　影像学检查

如前所述，TAA或TAAA的诊断通常是通过偶然的影像学检查发现的。2010年国际通用指南建议对已有主动脉疾病的患者一级亲属进行预防性主动脉成像，因为这些亲属易发生主动脉基因突变（TGFBR1，TGFBR2，FBN1，ACTA2或MYH11）[2]。超声是筛查腹主动脉瘤最经济有效的检查手段，但是它有一个明显的缺点，即无法显示胸主动脉瘤。CT或MR血管成像是评估胸主动脉瘤、主动脉直径、分支血管的解剖、夹层或主动脉瘤破裂的首选检查方法[16, 17]。这两种技术的优缺点将在另外的章节讨论，而MR可提供很好的主动脉窦成像。由于所有的横断面成像都受到主动脉窦周围固有的运动伪影的影响，因此经胸超声心动图（TTE）或经食管超声心动图（TEE）通常是横断面成像之外的辅助检查手段。TTE是超声心动图初始评估的首选检查，但受到技术上的限制，TEE常作为进一步的检查。

值得注意的是，在将影像学检查与以前所做的检查进行比较时，应考虑到不同类型的影像学检查进行比较时可能会出现的鉴别困难和差别[18]。

7.5　流行病学、自然病程和病因学

据报道，TAAA的发病率为每10万人每年5.6～10.4人[19]。TAAA患者的平均年龄为65岁，TAAA男性患者大约是女性患者的2倍（相比之下，AAA患者的性别差异明显更偏向男性）。不同的研究都提示，无症状和破裂的TAA和TAAA的患病率和发病率似乎都在增加[20, 21]。

虽然TAA和TAAA的自然生长是不可预测的，并且往往随着时间的推移动脉瘤的大小在逐渐增加，但据报道，自然病程患者平均增长率为0.4cm/年，破裂患者的平均增长率为0.7cm/年[22]。

早期关于未经治疗的TAA和TAAA的发病率和死亡率的研究因夹层因素存在而变得比较复杂。

尽管早期对未经治疗的TAA患者的自然病程的研究并不乐观，所有确诊的TAA患者的5年存活率为20%，但最近的研究显示，5年总体存活率为56%，TAA < 4cm的患者破裂风险低至0%，TAA > 6cm的患者破裂风险高达31%[19]。未经治疗的TAA破裂几乎都是致命的。只有一半的TAA破裂患者能活着到达医院，而在那些到达医院的患者中，很大一部分人仍然无法存活[2]。

TAA或TAAA的病因学可以大致分为偶发和遗传介导性原因。偶发性动脉瘤与影响动脉中膜完整性的动脉硬化危险因素有关：如吸烟、高血压、高脂血症、年龄[23]。80%的TAAA是由内膜退行性变引起的，其余大部分是由于主动脉夹层造成的。从专业上讲，这些夹层动脉瘤并不是真正的动脉瘤，因为退行性变不是透壁的，但如果破裂了，同样也是致命的。最近有研究说明某些因素能使易使患B型夹层的患者增加发生动脉瘤样变性的可能，这些变性包括假腔直径 > 22mm，夹层入口尺寸 > 15mm，以及部分假腔血栓形成[24, 25]。与那些无夹层的患者相比，夹层动脉瘤的范围更广，更常发生在年轻患者中[26]。有些病因不太常见，比如感染、炎症、术后和创伤（均≤2%）。

约5%的TAA或TAAA是由基因介导的易感因素引起的，如前面讨论的马凡综合征。少数没有结缔组织遗传病的患者仍然存在通过家族遗传患上TAA或TAAA的风险。与非遗传患者相比，这些患者年轻了近十岁，并且动脉瘤增长速度更快[27]。

7.6　修复的适应证

在讨论修复适应证之前，应该注意的是，TAA和TAAA的循证医学数据不如肾平面

以下的AAA充足，数据水平也不如肾下AAA。此外，随着TAA和TAAA的血管内修复越来越广泛地被采用，如果并发症减少，适应证可能会被放宽。

几乎没有争论的一点是，所有破裂或明显有症状的TAA或TAAA都应该得到修复[2]。除这一人群外，对于应择期修复多大直径的动脉瘤也因患者性别、动脉瘤大小和动脉瘤病因而异。大多数研究认为，当动脉瘤的瘤腔达到主动脉原始直径的2倍或约6cm时，就应进行干预[28, 29]。这一估计依赖于研究结果显示6cm是一个拐点，因为在该拐点处，破裂和夹层风险导致的死亡率相对于修复风险显著增加。Clouse等人研究表明，>6cm的TAA的5年破裂风险为31%，而4~5.9cm之间的TAA破裂的风险仅为16%[19]。这一指南适用于普通患者，但对于身高>1.82m或<1.52m的患者，建议调整为6 ± 0.6cm，因为他们的正常的主动脉内径会有所偏差[6]。有夹层或破裂家族史的患者，或已有结缔组织疾病患者的修复直径通常应设定的更低，因为这些患者的动脉瘤倾向于在较小的直径破裂[2]。

动脉瘤腔迅速扩张（通常定义为在1年内增大1cm以上）也被认为是介入治疗的相对指征，因为这一发现经常预示着由于主动脉壁日益变薄而即将破裂[30]。

由于缺乏对这两种方法进行比较的前瞻性、随机性试验，因此决定用开放方式修复还是血管内修复TAA或TAAA变得非常困难。由商业赞助的各种设备的前瞻性试验显示，血管内修复早期死亡率有所改善，严重并发症较少（尽管没有长期随访），这些将在本章后面更详细地讨论。根据疾病的性质、患者的合并症和危险因素，患有结缔组织疾病的患者的治疗可能最好采用开放修复。由于本文讲述的是血管内介入，开放修补术将被作为一个比较点而简要提及。

7.7 手术修复

直到胸腔内支架植入术引入前，开放式手术修补TAA和TAAA一直是动脉瘤的主要修补方式。最新的血管内支架在设计中加入了分支，以保证内脏动脉和肾动脉的灌流。与血管内修复相比，开放修复TAA和TAAA具有更高的并发症和围手术期死亡率。这主要是由于主动脉阻断带来了额外生理压力，以及会导致对内脏和肾血管以及Adamkiewicz脊髓动脉的灌流异常。一项对86篇文献的荟萃分析显示，择期开放修补术的手术死亡率为0~5.7%（分别在60岁以下和80岁以上的患者中），而在相同年龄下的围手术期死亡率为1.6%~42.9%[31]。长期存活率没有得到很好的研究，但开放手术修复后第1年的存活率（69%～78%）预示着年龄匹配的患者存活率将继续上升。

开放修补术最严重的并发症是脊髓缺血和肾脏损伤。脊髓缺血引起的瘫痪取决于患者的多种因素，基于Crawford分型、急性程度和夹层存在的预期缺血的预测模型已经得到验证[3]。一般来说，目前所有TAA或TAAA开放修复后脊髓缺血继发瘫痪的比例从1.4%～5.7%不等，这取决于年龄，年轻患者（<60岁）比老年患者（>80岁）风险更小。肾脏损伤发生率会受保护肾脏的目标措施的影响，约3%的患者需要术后透析，1%的患者需要永久透析（表7.1）[3]。

表7.1　开放性胸腹主动脉瘤修补术的预后

参考文献	患者例数	住院治疗或30天内死亡率（%）	脊髓缺血/永久性发生率（%）	肾损伤/需要HD发生率（%）
Svensson等[32]	1233	7%	总计10.6%	-/5.5%
Svensson等[32]	1509	8.2%	总计15.5%	17.8%/9.0%
Coselli等[34]	1220	4.8%	-/4.6%	11.1%/5.9%
Cambria等[35]	337	8.3%	11.4%/6.6%	13.5%/-
Estera等[36]	790	15.1%	6.9%	11%/-
Cowan等[37]	1542	22.3%	NR	14.2%/-

NR：未报道

7.8　血管内修复

肾下主动脉瘤的腔内修复术（EVAR）最早是在1991年报道的，1993年首个商用装置开始了临床试验，而胸主动脉腔内修复术（TEVAR）直到1994年才被报道，且过了10多年后才出现了第一个临床用胸主动脉植入支架[38, 39]。虽然技术进步很快，现在用开窗和分支改良的标准管状移植物用于修复复杂的血管，但长期疗效往往受到技术进步速度的限制。本节将讨论TEVAR的一般注意事项，然后概述目前可用的不同设备。

7.8.1　一般注意事项

对于任何外科或血管内手术，合理的规划是手术成功的关键。这对于TEVAR来说尤其如此，在TEVAR中，即使是一个小的问题也可能导致灾难性的后果。首要的规划之一是确定覆膜支架覆盖的近端和远端的锚定区。覆盖范围的大小会影响干预的可行性、复杂性以及对附加干预的潜在需求。2010年，血管外科学会推荐了主动脉介入治疗覆盖区域的推荐标准（图7.2）[9]：

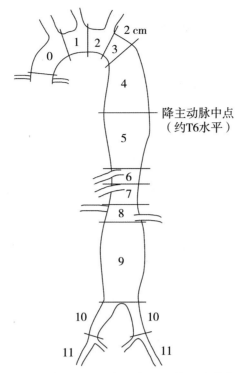

图7.2 SVS血管内锚定区（资料来源:血管外科学会,2010年）

- 0区-无名动脉近端

- 1区-无名动脉远端、左颈总动脉近端（CCA）

- 2区-左CCA远端、锁骨下动脉（SCA）近端

- 3区-在胸主动脉近端距左SCA≤2cm处

- 4区-距离左侧SCA远端＞2cm，但在胸降主动脉的前半段（T6）

- 5区-从降主动脉的下半部到腹主动脉的近端

- 6区-从乳糜池到肠系膜上动脉（SMA）的顶端

- 7区-从SMA到肾上大动脉

- 8区-累及至少一条肾动脉

- 9区-肾下主动脉

- 10区-髂总动脉

- 11区-延伸至髂外动脉

如前所述，锚定区可以通过影像学检查来确定，通常是选择薄层CTA（最好是1mm）显像，以精准显示胸部、腹部和骨盆血管的水平。可进行中心线测量的三维重建有助于简单的TEVAR和复杂的TEVAR。

一般来说，合适的覆膜支架位置至少需要2cm的正常主动脉锚定区。应评估整个大动脉和引流血管是否有夹层、钙化，是否存在影响覆膜支架安全输送的因素。调整这些设备的大小时，应注意使用说明，每种设备的使用说明各不相同。覆膜支架锚定区的正常主动脉的直径测量应与血管的方向垂直，支架的oversize应相应地在6%～36%之间（通常为15%～20%）。另一种测量技术是使用计算出的中心线流量的三维重建。这种测量方法允许与主动脉中心管腔成直角，有助于更准确地测量锚定区，并通过改变中心线流动路径来适应血管的曲折，以匹配支架穿过主动脉时所穿过的路径。支架尺寸不合适可能会导致不理想的结果：尺寸过小会导致支架移位和缺乏密闭性，而尺寸过大则会由于支架的内折甚至逆行穿入主动脉夹层而导致内漏[40]。

此外，应该对覆膜支架系统输送的安全性进行血管评估——这些支架是直径最大的血管内支架之一，一条直径7～8mm、钙化程度最低的髂外（和髂总）动脉对于大多数支架的使用安全来说是必要的。

4区近端的锚定区需要覆盖主动脉弓，而5区远端的锚定区可能需要覆盖内脏或肾血管。保留分支可以通过许多不同的方法来完成，但大致可以分为血管内和目标血管重建术。杂交方法中使用的开放式手术通常涉及解剖外旁路，而血管内技术使用平行支架、有孔支架和/或分支支架。

当需要覆盖无名动脉和左颈总动脉时，无名动脉和左颈总动脉的血运重建是必要的，而左侧SCA是否需要血运重建则暂无定论。左SCA血运重建的绝对指征包括利用左内乳动脉的冠状动脉搭桥术、优势左椎动脉、左头臂静脉血液透析通路、异常右SCA或闭塞或腹下动脉的栓塞[41]。考虑到脊髓缺血风险的增加和左侧锁骨下动脉在脊髓灌注中的作用，原来有扩张性支架或先前已行主动脉支架置入，或开放移植术者是相对的适应证。随着人们认识到支架覆盖与后循环卒中的发病风险相关，越来越多的证据支持左SCA血运重建的作用[42, 43]。

7.8.2　无分支血管的胸主动脉血管内修复术

累及4区和5区的TAA和TAAA应采用不处理任何分支血管的传统TEVAR治疗。美国批准了五种设备：戈尔的整合TAG（cTAG），库克的TX2和阿尔法，美敦力的Valiant，以及博尔顿的Relay。FDA批准的胸腔内支架都是覆膜自膨式支架，这种支架对动脉壁施加径向力，用于近端和远端的固定。不同的支架在设计和柱状支撑方面有一些不同（图7.3）。通过适当的处理，支架的直径范围为21～46mm，适用于直径18～42mm的主动脉。入口需要能够适应小至16Fr和大至26Fr的鞘尺寸。

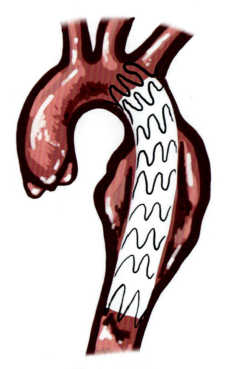

图7.3　TEVAR

手术从进入两条股总动脉开始。虽然股动脉切开或髂动脉导管的建立有时是必要的，但使用双Proglide或Prostar闭合装置进行完全经皮入路已变得越来越常见，而且效果良好[44, 45]。狭窄和弯曲程度较小的一侧通常作为覆膜支架主体的入路，对侧通常只需要容纳一个小的标记导管即可。进入后，在同侧放置一根超硬导丝，并适当操作图像增强器进行血管造影，以确保与主动脉保持垂直方向，并显示相邻的分支血管。

支架释放因设备而异，但一般原则相似。最大限度地扩大近端和远端锚定区是很重要的，通常这些装置的最小锚定区为2cm。根据所治疗胸主动脉的长度和主动脉直径的变化，可能需要不止一个胸主动脉覆膜支架；在这些情况下，最大化支架之间的重叠有助于防止密网支架断裂和Ⅲ型内漏。为了能准确放置和减少远端移位的可能性，在释放过程中可以降低平均动脉压（MAP）。重叠的支架以及近端和远端密封区可以用顺应性球囊进行球囊扩张。但是应避免过度或激进的球囊扩张，尤其是在近端锚定区，以降低逆行撕裂至主动脉夹层的风险。如果存在胸主动脉瘤夹层，不应用球囊扩张真腔，因为这样很可能会导致晚期破裂。进行完整的血管造影术以确认血管支架的放置、分支灌流情况，以及是否存在I型或Ⅲ型内漏。移除鞘管时应小心谨慎，以避免髂股动脉损伤，并保持导丝安全，直到确保髂动脉不会被胸腔内支架大的鞘管损伤或刺破。动脉切开术可采用经皮血管闭合装置。

TAA和TAAA的标准TEVAR的预后没有EVAR那么好。TAG、TX2和Talent等严格遵守IFU获得批准的关键性试验，以及选择患者进行择期修复的关键性试验都报告了98%的技术成功率。虽然没有随机对照试验，但三个主要的IEVAR试验（TAG、STARZ和VALOR）都将TEVAR与开放修复进行了对比。这些关键试验都证明，与传统开放手术相比，TEVAR的非劣效性。Gore的TAG试验显示，30天死亡率为1.5%，1年死亡率为17%，动脉瘤相关死亡率（ARM）为1.5%。Cook的Zenith TX2的STARZ试验显示，30天死亡率为1.9%，1年死亡率为8.4%，而开放修复组30天死亡率为5.7%，1年死亡率为14.5%，没有发生晚于1年的ARM。Medtronic的Talent的VALOR试验显示，30天死亡率为2.1%，1年死亡率为16.1%，晚于1年的ARM死亡率为3.1%，而开放修复组30天死亡率为8.9%，1年死亡率为20.6%，晚于1年的ARM死亡率为11.6%[46-49]。长达5年的TAG研究分析显示，TAG血管内治疗患者的存活率与开放手术患者分别为68%比67%，而TX2组和开放组的5年存活率均为63%[50, 51]。最新研究显示，较新的美敦力Aliant支架的关键VALOR II试验显示，与Talent相比，技术成功率为96.3%，围手术期死亡率为3.1%，1年死亡率为12.6%（表7.2）。

表7.2 关键性TEVAR试验和结果

参考文献	患者例数	设备	死亡率（%）30天/1年/5年	30天卒中发生率（%）	脊髓缺血/永久性损伤发生率（%）	1年内漏（%）
Matsumara 等[51]	160	Cook Zenith TX2	1.9/8.4/37	2.5	1.25/NR	3.8
Makaroun等[50]	140	Gore TAG	1.5/17/32	NR	NR	3.9
Fairman等[48]	195	Medtronic Talent	2.1/16.1/NR	3.6	7.2/1.5	12.2
Fairman等[52]	160	Medtronic Valiant	3.1/12.6/NR	2.5	1.9/0.6	13

7.8.3 复杂腔内修复——平行支架

当患者的动脉瘤样变性开始累及近端的主动脉弓或远端的内脏血管时，腔内修复的复杂性就会增加。平行支架，也称为"通气管"、"烟囱"、"潜望镜"和"三明治"，是首次尝试使用单纯血管内修复处理血管分支的技术。这种技术背后的原理是使用与主动脉支架平行放置的较小的覆膜支架，较小的覆膜支架的近端延伸到胸主动脉支架的上方，而覆膜支架的远端连接到主动脉的分支血管。这种技术可以维持分支血管的灌注，同时仍能覆盖分支血管，从而可以将胸腔内支架固定在正常的主动脉部分[53, 54]。这项技术已有许多迭代，但任何精通血管内领域的从业者都比较熟悉其基本技能。通常情况下，这种方法不仅可以使用股动脉入路，还可以使用选择更高的入路（为了进入开口向下的分支或进入主动脉弓），通常选择左肱动脉或腋动脉。

虽然平行支架治疗的疾病范围差异很大，因此本文不再详细描述这种技术，但有一些基本的细节应该强调。在胸主动脉支架和平行支架的近端需要足够的锚定区，以避免小的覆膜平行支架和胸腔支架间的Gutter内漏。锚定区通常至少要有3～5cm长。较长的小直径平行支架或血管角度增加可导致支架扭曲、狭窄或血栓形成的发生率较高。为了最大限度地减少这种影响，应使用更灵活的覆膜支架（目前建议用Bard的Fluency支架和戈尔的Viabahn支架，而不是球囊自膨式的Atrium iCast和Gore VBX支架）通过沿支架长轴放置裸金属支架来支撑，从而减少受压或闭塞的可能性。此外，K型双球囊扩张和胸主动脉移植物有助于保护支架的血流通道，并防止平行支架和主动脉支架之间的Gutter内漏。除了这些分支血管的灌流问题外，在平行支架中，由于支架数量增加而导致的Ⅰ型和Ⅲ型内漏仍然是一个问题。研究表明，在一个位置放置两个以上的平行支架会导致支架内血栓形成以及会造成对主动脉支架管腔的潜在撞击[55]。尽管存在Gutter内漏和支架血栓的潜在并发症，但平行支架的效果已经通过荟萃分析得到验证，结果显示，30天的死亡率低（4%），平行支架通畅率高（95%～97%），晚期Ⅰ型内漏的发生率低（3%）[56]。这也同样适用于主动脉弓，对124名患者136个支架的荟萃分析显示，技术成功率99.2%，围手术期死亡率4.8%，卒中发生率4%。中位随访11个月，所有累及的主动脉弓分支血管均保持通畅[57]。

7.8.4 复杂腔内修复——开窗支架

另一种处理累及肾和内脏分支血管的动脉瘤的方法是开窗支架，它是由Browne等人在20年前首次提出的[58]。主动脉支架上的小孔或扇形窗口可以让支架或覆膜支架进入分支血管以维持血流，同时将主动脉支架的锚定区延伸到更稳定的主动脉部分（图7.4）。除了美国以外，胸腔支架和开窗支架可用于治疗主动脉弓、胸降主动脉的近端、胸腹联合和肾旁的主动脉瘤。目前唯一获准在美国使用的开窗支架是库克的Zenith开窗支架

（ZFen）。目前使用的ZFen是为每位患者定制尺寸，许多是通过三维软件的中心线来进行辅助测量的。开窗支架是一种圆柱形的内支架，能够容纳最多三条血管，通常是小窗口、大窗口和扇形窗口（通常用于肾动脉和SMA）的组合。理想的情况是在复合式手术室中进行操作，支架主体在输送和部分释放时要注意确保肾和内脏血管的开窗方向正确。然后，利用对侧股总动脉先前的通路，用柔软的亲水性导丝插入开窗口，接着替换支撑导丝，然后将鞘向前推进，穿过开窗口进入所需的分支血管。然后，将球扩覆膜支架穿过鞘放置到分支血管中。一旦完成上述步骤，开窗的主动脉支架就完全展开了。在开窗支架的主体展开之后，每个开窗覆膜支架随后被依次展开，大约会有3mm的重叠进入主动脉。然后使用一个更大的球囊来展开覆膜支架的近端，以帮助进一步密封窗口，以便日后需要时更容易进入。

关键性试验以及真实世界研究的结果对这项技术也是充满希望的[59, 60]。在美国的关键性试验中，技术成功率为100%，30天死亡率不到2%，5年存活率为91%。在这5年中，靶肾动脉有81%的一期通畅率和97%的二期通畅率，91%的肾功能没有恶化，63%的人不需要进行二期干预。英国使用ZFen的真实世界结果发现，在318名患者中，有99%的技术成功率，4%的围手术期死亡率和99.4%的靶血管保存率。1年存活率为94%，靶血管保留率为93%，3年存活率为89%，靶血管保存率为85%[61]。

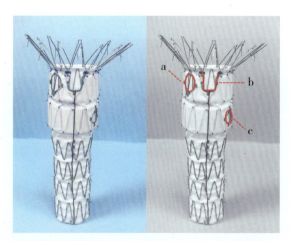

图7.4　开窗主动脉支架（照片）。（a）大窗口；（b）扇形窗口；（c）小窗口。

现存关于Cook和Bolton开窗支架的文献资料有限。在一项29名患者的研究中，比较了定制的Cook带孔支架和分支支架，有窗口的支架显示出20%的30天死亡率（n=3）（主要是卒中、支架近端移位和髂动脉破裂以及MI导致的），而分支支架的30天死亡率为0。平均随访期开窗支架组为8个月，分支支架组为10个月。存活的患者中没有发生分支闭塞[62]。值得注意的是，有一种有窗的主动脉支架，是日本的Najuta支架，在393名患者中报告了99.2%的技术成功率，围手术期死亡率为1.5%，围手术期卒中发生率为1.8%。然而，这些结果在日本以外的地域的使用疗效还没有得到证实。众所周知，医生还可通过血管内开窗来改变现有的胸腔支架，通常是从被保留的血管逆行进入（"原位开窗"），其细节在本文之外很容易找到[64, 65]。由于选择主动脉弓内合适的锚定区以及防止支架的移动都比较困难，这可能会导致开窗支架的使用受到限制。

7.8.5　复杂腔内修复——分支支架

开窗主动脉支架的演变是将分支合并到支架本身中，用于主动脉弓、内脏和肾血管的灌流。在累及主动脉弓的动脉瘤中，可能要消除解剖外旁路或侵入性胸内重建的需要。对于胸腹主动脉瘤，可以在胸腹主动脉瘤中放置支架，然后从胸腔内支架的分支依次进入并放置桥接支架到所需的内脏或肾血管（图7.5）。这创造了一个更安全的附着部位，并降低了Ⅲ型内漏的可能性[66]。在美国，用于胸腹主动脉和肾上主动脉的分支支架仍处于研究阶段，还没有批准用于一般用途，在这篇文章发表的时候，通过医生选择提供的研究设备豁免（IDE）已经存在。美国批准了髂动脉分支装置［戈尔的髂动脉分支内假体（IBE）］，可以通过分支支架保留腹下动脉，以治疗常见的髂动脉瘤和主动脉瘤。

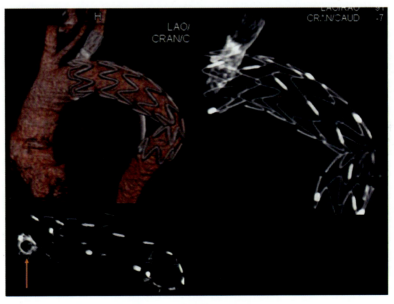

图7.5　分支支架–3D CTA

开窗技术治疗主动脉弓动脉瘤的同样挑战在分支装置上也是存在的：灵活性有限、无病变的升主动脉（一些支架需要＞5cm的无病变锚定区）、接近主动脉瓣，以及在无名动脉和左侧CCA周围操作会有卒中风险。第一个用于治疗主动脉弓病变的分支支架是日本的Najuta和Inoue，但卒中的发生率很高[67, 68]。2003年，Chuter等人首次详细报道了一种主动脉弓的分支支架的使用，该支架旨在维持无名动脉的血流，当与颈动脉-颈动脉和颈动脉-锁骨下动脉搭桥术相结合时，可以修复整个主动脉弓，同时保留在胸主动脉之外[69]。在如今，Cook的弓部分支支架是一种第三代设备，这可能是这项尖端技术中使用的最好的装置。它建立在Zenith平台上，在支架的外弯处有两个内侧分支，以支撑无名动脉和左侧CCA。在第一组拒绝开放手术的38名患者中，尽管最初围手术期死亡率（13.2%）和脑血管并发症（18.2%）的曲线陡峭，但第二组27名患者随后的结果是围手术期死亡率为0，3例（11.1%）卒中[70, 71]。另一个在临床上使用的第三代设备是博尔顿的Relay NBS Plus，它包括两个带有内部通道用于插管的侧面分支。其中一项对26名患者的初步研究报告了2例继发于卒中的围手术期死亡和四种主要并发症，包括左颈总动脉夹层和左心室穿孔[72]。尽管前景看好，但在大多数干预方式可用之前，这些用于人体内的设备可能需要进一步的测试和更长时间的随访。

目前处于不同开发和使用阶段的腹部血管支架设备有Cook的Zenith分支（p分支）和胸腔分支（t分支）支架、戈尔的Excluer胸腹分支支架（TAMBE）和美敦力的Valiant胸腹支架。这些都是为大多数人所设计的。虽然现在关于这些分支支架的长期结果的数据很少，但这些支架的可行性数据差异很大。

49%的患者符合IFU解剖学标准，可以使用Cook的p分支（带有两个预放置的肾动脉分支、SMA开窗和腹壁扇形开窗支架用于治疗肾旁腹主动脉瘤）。主要因素包括所有内脏动脉均可重建，在临床上61%的患者在解剖学上是可行的[73, 74]。来自美国的Zenith p分支支架的初步结果令人欣喜。这项克利夫兰临床研究取得了技术上的成功，16名患者在平均4个月的随访期内达到了支架使用说明（IFU）的标准，两个p分支中的任何一支都达到了IFU，没有死亡，1例肾动脉闭塞（后成功再通）[75]。

同样，加州大学旧金山分校最初使用Zenith T分支治疗胸腹主动脉瘤的临床经验也让大家看到了希望。在22名符合入选标准的患者中取得了技术上的成功，其中2例（9.1%）围手术期死亡，1例因导丝损伤肾动脉，1例因用药错误。没有一例存活患者发生肾损伤、脊髓缺血、心肌梗死或卒中。术后1个月分支通畅率为98.75%。在38名患者中，对T-分支支架技术中的分支解剖进行的更深入的观察，证实了这种设计的灵活性。虽然支架的平均定向不良程度为18.4°，但纳入的136条分支血管中没有一条发生移位、断开或扭曲[77]。克利夫兰诊所进行了一项更大规模的研究，对650名患者结合使用开窗和分支技术进行了平均3年的随访，结果显示，在3年的时间里，89%的患者不需要进行二次干预，需要对0.6%的腹腔动脉、4%的SMA、6%的右肾动脉和5%的左肾动脉支架进行干预。有3人死于分支支架并发症，均与SMA有关。一项对100例多分支肾动脉修补术患者的回顾分析表明，应将平均肾动脉长度增加作为与分支闭塞相关的形态因素[78]。

7.8.6　腔内修复——EVAS

在美国以外，Endologix的Nellix腔内动脉瘤封闭（EVAS）设备正被用于TAA和TAAA的腔内治疗。Nellix是一种特殊的支架（尚未在美国批准广泛使用），内囊使用两个球囊可膨胀支架，每个支架由一个填充的聚合物内囊包绕，可以塑形至血管腔，密封整个动脉瘤囊（图7.6）。Nellix的IFU使用标准为瘤颈＞10mm的动脉瘤。然而，Yousseff在一项对7名患者的早期报告中称，在治疗腹主动脉瘤的早期研究中，使用了独特的封堵系统和平行支架，希望减少Gutter内漏，技术成功率为100%，这种技术在文献中被称为烟囱式腹动脉瘤腔内封堵术（ChEVAS）[79]。与肾下主动脉瘤一样，EVAS的长期结果可能决定了这项新技术是否适用于短瘤颈的动脉瘤疾病。

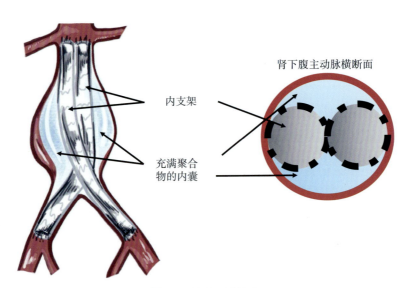

图7.6　Nellix EVAS.

7.9 并发症

虽然腔内修复比开放手术的创伤性更小，但腔内主动脉修复术仍然是一项可能导致严重并发症的大手术。死亡通常继发于心肌梗死和卒中，这是所有大型血管手术后最严重的两种并发症。如本章前面所述，最新一代支架在择期的TAA和TEVAR中的围手术期死亡率和致残性卒中率为2%[3]。通过术前患者筛选和全面的病例规划来选择患者是获得良好结果的关键。然而，仍有一部分并发症值得进一步讨论，因为它们在腔内介入领域是相当独特的。

脊髓缺血是TEVAR的一种暂时性或永久性并发症，与支架覆盖脊髓动脉的范围有关。克利夫兰诊所对接受TEVAR或开放TAA修补术的724例患者的回顾显示，TEVAR组脊髓缺血率略低（4.3% *vs* 7.5%），接近有统计学意义（*P*=0.08），疾病严重程度是最大的预后相关因素[80]。

血管并发症最常见的是与髂股动脉大血管鞘有关的并发症，在最近的研究中现已减少到5%~10%，显著低于早期结果，这归因于技术和使用技能的提高。与保留的分支血管的缺血相关的血管并发症在设备这一章节中单独讨论，因为灌注缺陷非常依赖于所使用的特定技术（表7.3）。

表7.3 开窗和分支支架靶血管的研究结果

参考文献	患者/累及的血管	支架	死亡率（%）/30天/1年/5年	血管闭塞率（%）/30天/1年/5年	分支血管相关的再闭塞率（%），（平均频率）	1'/2'血管通畅率（平均）
Oderich等[60]	67/178	Cook z-Fen	1.5/3/91	3/2/3	22（37个月）	81/97（60个月）
Kitagawa等[75]	16/64	Cook p-Branch	0/NR/NR	0/1/NR	3（4个月）	97/100（4个月）
Mastracci等[81]	650/1679	所有	NR	1.7（3年）	2（30天），6（1年），16（5年）	NR
Premprabha等[78]	100/382	Cook t-Branch	NR	5.2（25个月）	NR	NR
Oderich等[82]	127/496	所有	0/4/NR	4（9个月）	7（1年），18（9个月）	94/97（1年）

内漏被定义为动脉瘤囊中持续流动的血流，在本文的其他地方有详细的描述。简而

言之，Ⅰ型内漏是指在附着点近端（ⅠA型）或远端（ⅠB型）支架周围持续的血流。Ⅱ型内漏是从腰动脉或SMA等侧支血管逆流入囊内的血流。Ⅲ型内漏是由支架本身的撕裂或（更常见的）支架组件分离引起的[83]。对于简单的TEVAR，内漏发生率通常被报道为低于EVAR，比例为4%～15%[3]。随着治疗TAAA的频率增加，使用支架数量的增加，Ⅰ型和Ⅲ型内漏的风险也会增加。2013年，Mastracci等人提出了修订分支支架内漏分类标准[81]。在这里，主体支架与分支组件的分离或分支的支架断裂被定为Ⅲ型内漏。相反，没有变形或支架分离的分支支架脱位被认为是Ⅰ型内漏，因为脱位表明分支支架对位不良或动脉瘤囊持续生长，导致移位。

其他可能发生的晚期并发症包括1年内1%～2.8%的患者支架移位（定义为支架移位＞10mm，通常为尾部移位）和再次干预（发生率从1年的2.1%到5年的15%）[3]。

7.10 围手术期管理与监护

接受TAA和TAAA腔内修复的患者应该像接受所有大血管手术的患者一样小心地进行围手术期管理，这受到每个医院整体医疗水平的影响。对于治疗TAA和TAAA的血管专家来说，一项特有的辅助技能是脊髓引流的放置和管理，可减少截瘫的风险范围。TAA和TAAA腔内修复术后，主动脉的覆盖增加，尤其是起始于T8至L1的Adamkiewicz动脉周围，增加了脊髓灌注不足的风险。这在既往有EVAR或侧支循环受损的患者中变得尤其令人担忧，例如做过腹下动脉栓塞或左侧SCA放置支架的患者。其他导致脊髓缺血风险增加的非解剖学因素包括肾功能不全、术中低血压和手术时间延长。术前置入脊髓引流管可以通过降低脑脊液（CSF）压力来降低截瘫的可能性，从而增加脊髓灌注，如公式所示：

$$脊髓灌注 = （MAP-脑脊液压力）^{[84]}$$

通常，这需要将脑脊液压力保持在10mmH$_2$O以下，并允许每小时最多20ml的脑脊液引流。有人认为，脑脊液容量的大幅减少会导致脑疝的风险增加，从而造成毁灭性的后果。其他人则假设认为，只要患者有脑脊液，就不应让大量的脑脊液排出而导致脑疝，这在一些方案中得到了积极的结果，只要保持目标压力，就没有容量去除的限制[85]。如公式所示，如有必要，可通过提高平均动脉压、持续静脉输注血管升压剂来增加脊髓的血流灌注。此外，还有一种理论认为，在不降低压力的情况下，清除脑脊液会增加与缺血相关的脊髓肿胀，然而，必须承认，特定的炎症级联反应和由此导致的水肿并未得到很好的研究[86, 87]。在术前，应在放置脊髓引流管之前评估患者的凝血情况，以防止与出血相关的穿刺点并发症。手术后，基线血压正常的患者可以在清醒和能够接受频繁的神经评估后夹闭脊髓引流管，如果患者功能正常，12小时后可以将其移除[88]。

在支架植入后，患者通常在1个月、6个月后进行影像学检查，通常是CTA，然后每年进行随访，以确保支架的完整性、分支血管的通畅，以及防止内漏和动脉瘤囊扩张。

7.11　小结

总之，TEVAR和分支开窗TEVAR/EVAR已被证实是可以完全替代TAA和TAAA的开放手术，与开放手术相比，它们具有更高的围手术期存活率和相似的长期存活率。随着技术的发展，血管内装置无疑将更频繁地用于累及主动脉弓、胸腹主动脉的动脉瘤和夹层以及内脏血管的主动脉疾病。

参考文献

（关键引用文献，以粗体显示）

1 Heron, M. (2007). Deaths: leading causes for 2004. *National Vital Statistics Reports* 56 (5): 1–96.

2 **Hiratzka, L.F., Bakris, G.L., Beckman, J.A. et al. (2010). 2010 ACCF/AHA/AATS/ACR/ASA/SCA/SCAI/SIR/STS/SVM guidelines for the diagnosis and management of patients with Thoracic Aortic Disease: a report of the American College of Cardiology Foundation/American Heart Association Task Force on Practice Guidelines, American Association for Thoracic Surgery, American College of Radiology, American Stroke Association, Society of Cardiovascular Anesthesiologists, Society for Cardiovascular Angiography and Interventions, Society of Interventional Radiology, Society of Thoracic Surgeons, and Society for Vascular Medicine. *Circulation* 121 (13): e266.**

3 Acher, C. and Wynn, M. (2010). Outcomes in open repair of the thoracic and thoracoabdominal aorta. *J. Vasc. Surg.* 52 (4): 3S–9S.

4 Rigberg, D.A., McGory, M.L., Zingmond, D.S. et al. (2006). Thirty-day mortality statistics underestimate the risk of repair of thoracoabdominal aortic aneurysms: a statewide experience. *J. Vasc. Surg.* 43 (2): 217–222.

5 Johnston, K.W., Rutherford, R.B., Tilson, M.D. et al. (1991). Suggested standards for reporting on arterial aneurysms. Subcommittee on Reporting Standards for Arterial Aneurysms, Ad Hoc Committee on Reporting Standards, Society for Vascular Surgery and North American Chapter, International Society for Cardiovascular Surgery. *J. Vasc. Surg.* 13 (3): 452.

6 **Crawford, E.S., Crawford, J.L., Safi, H.J. et al. (1986). Thoracoabdominal aortic aneurysms: preoperative and intraoperative factors determining immediate and long-term results of operations in 605 patients. *J. Vasc. Surg.* 3 (3): 389–404.**

7 **Svensson, L.G., Crawford, E.S., Hess, K.R. et al. (1993). Experience with 1509 patients undergoing thoracoabdominal aortic operations. *J. Vasc. Surg.* 17 (2): 357.**

8 Safi, H.J., Winnerkvist, A., Miller, C.C. 3rd et al. (1998). Effect of extended cross-clamp time during thoracoabdominal aortic aneurysm repair. *Ann. Thorac. Surg.* 66 (4): 1204–1209.

9 **Fillinger, M.F., Greenberg, R.K., McKinsey, J.F. et al. (2010). Reporting standards for thoracic endovascular aortic repair (TEVAR). *J. Vasc. Surg.* 52 (4): 1022–1033, 1033.e15.**

10 Pressler, V. and McNamara, J.J. (1985). Aneurysm of the thoracic aorta. Review of 260 cases. *J. Thorac. Cardiovasc. Surg.* 89 (1): 50.

11 Panneton, J.M. and Hollier, L.H. (1995). Nondissecting thoracoabdominal aortic aneurysms: part I. *Ann. Vasc. Surg.* 9 (5): 503–514.

12 Groth, K.A., Stochholm, K., Hove, H. et al. (2016). Aortic events in a nationwide Marfan syndrome cohort. *Clin. Res. Cardiol.* 106 (2): 105–112.

13 Kuzmik, G.A., Feldman, M., Tranquilli, M. et al. (2010). Concurrent intracranial and thoracic aortic aneurysms. *Am. J. Cardiol.* 105 (3): 417–420.

14 Bickerstaff, L.K., Pairolero, P.C., Hollier, L.H. et al. (1982). Thoracic aortic aneurysms: a population-based study. *Surgery* 92 (6): 1103.

15 Juvonen, T., Ergin, M.A., Galla, J.D. et al. (1997). Prospective study of the natural history of thoracic aortic aneurysms. *Ann. Thorac. Surg.* 63 (6): 1533–1545.

16 Rubin, G.D. (1997). Helical CT angiography of the thoracic aorta. *J. Thorac. Imaging.* 12 (2): 128.

17 Roberts, D.A. (2001). Magnetic resonance imaging of thoracic aortic aneurysm and dissection. *Semin. Roentgenol.* 36 (4): 295.

18 Elefteriades, J.A. and Farkas, E.A. (2010). Thoracic aortic aneurysm clinically pertinent controversies and uncertainties. *J. Am. Coll. Cardiol.* 55 (9): 841.

19 Clouse, W.D., Hallett, J.W. Jr., Schaff, H.V. et al. (1998). Improved prognosis of thoracic aortic aneurysms: a population-based study. *JAMA* 280 (22): 1926.

20 Olsson, C., Thelin, S., Ståhle, E. et al. (2006). Thoracic aortic aneurysm and dissection: increasing prevalence and improved outcomes reported in a nationwide population-based study of more than 14,000 cases from 1987 to 2002. *Circulation* 114 (24): 2611–2618.

21 von Allmen, R.S., Anjum, A., and Powell, J.T. (2013). Incidence of descending aortic pathology and evaluation of the impact of thoracic endovascular aortic repair: a population-based study in England and Wales from 1999 to 2010. *Eur. J. Vasc. Endovasc. Surg.* 45 (2): 154–159. Epub 2012 Dec 29.

22 Dapunt, O.E., Galla, J.D., Sadeghi, A.M. et al. (1994). The natural history of thoracic aortic aneurysms. *J. Thorac. Cardiovasc. Surg.* 107 (5): 1323–1332.

23 Isselbacher, E.M. (2005). Thoracic and abdominal aortic aneurysms. *Circulation* 111 (6): 816.

24 Song, J.M., Kim, S.D., Kim, J.H. et al. (2007). Long-term predictors of descending aorta aneurysmal change in patients with aortic dissection. *J. Am. Coll. Cardiol.* 50 (8): 799–804.

25 Tsai, T.T., Evangelista, A., Nienaber, C.A. et al. (2007). Partial thrombosis of the false lumen in patients with acute type B aortic dissection. *N. Engl. J. Med.* 357 (4): 349–359.

26 Lee, J.J., Dimick, J.B., Williams, D.M. et al. (2003). Existence of abdominal aortic aneurysms in patients with thoracic aortic dissections. *J. Vasc. Surg.* 38 (4): 671–675.

27 Coady, M.A., Davies, R.R., Roberts, M. et al. (1999). Familial patterns of thoracic aortic aneurysms. *Arch. Surg.* 134 (4): 361.

28 Davies, R.R., Goldstein, L.J., Coady, M.A. et al. (2002). Yearly rupture or dissection rates for thoracic aortic aneurysms: simple prediction based on size. *Ann. Thorac. Surg.* 73 (1): 17.

29 Fann, J.I. (2002). Descending thoracic and thoracoabdominal aortic aneurysms. *Coron. Artery Dis.* 13: 93–102.

30 Lobato, A.C. and Puech-Leão, P. (1998). Predictive factors for rupture of thoracoabdominal aortic aneurysm. *J. Vasc. Surg.* 27 (3): 446.

31 Cronenwett, J.L. and Johnston, K.W. (2014). Rutherford's vascular surgery. Chapter 35: Thoracic and thoracoabdominal aneurysms: open surgical treatment. *Elsevier Health Sciences* 2122–2123.

32 Svensson, L.G., Coselli, J.S., Safi, H.J. et al. (1989). Appraisal of adjuncts to prevent acute renal failure after surgery on the thoracic or thoracoabdominal aorta. *J. Vasc. Surg.* 10 (3): 23.

33 Svensson, L.G., Crawford, E.S., Hess, K.R. et al. (1993). Experience with 1509 patients undergoing thoracoabdominal aortic operations. *J. Vasc. Surg.* 17 (2): 35.

34 Coselli, J.S., LeMaire, S.A., Miller, C.C. et al. (2000). Mortality and paraplegia after thoracoabdominal aortic aneurysm repair: a risk factor analysis. *Ann. Thorac. Surg.* 69 (2): 409–414.

35 Cambria, R.P., Clouse, W.D., Davison, J.K. et al. (2002). Thoracoabdominal aneurysm repair: results with 337 operations performed over a 15-year interval. *Ann. Surg.* 236 (4): 471–479.

36 Estrera, A.L., Miller, C.C., Huynh, T.T. et al. (2003). Preoperative and operative predictors of delayed neurologic deficit following repair of thoracoabdominal aortic aneurysm. *J. Thorac. Cardiovasc. Surg.* 126 (5): 1288–1294.

37 Cowan, J.A., Dimick, J.B., Henke, P.K. et al. (2003). Surgical treatment of intact thoracoabdominal aortic aneurysms in the United States: hospital and surgeon volume-related outcomes. *J. Vasc. Surg.* 37 (6): 1169–1174.

38 Parodi, J.C., Palmaz, J.C., and Barone, H.D. (1991). Transfemoral intraluminal graft implantation for abdominal aortic aneurysms. *Ann. Vasc. Surg.* 5 (6): 491–499.

39 **Dake, M.D., Miller, D.C., Semba, C.P. et al. (1994). Transluminal placement of endovascular stent-grafts for the treatment of descending thoracic aortic aneurysms. *N. Engl. J. Med.* 331 (26): 1729–1734.**

40 Canaud, L., Ozdemir, B.A., Patterson, B.O. et al. (2014). Retrograde aortic dissection after thoracic endovascular aortic repair. *Ann. Surg.* 260 (2): 389–395.

41 Matsumura, J.S. and Rizvi, A.Z. (2010). Left subclavian artery revascularization: Society for Vascular Surgery Practice Guidelines. *J. Vasc. Surg.* 52 (4): 65S–70S.

42 Feezor, R.J., Martin, T.D., Hess, P.J. et al. (2007). Risk factors for perioperative stroke during thoracic endovascular aortic repairs (TEVAR). *J. Endovasc. Ther.* 14 (4): 568–573.

43 **Buth, J., Harris, P.L., Hobo, R. et al. (2007). Neurologic complications associated with endovascular repair of thoracic aortic pathology: incidence and risk factors. A study from the European collaborators on stent/graft techniques for aortic aneurysm repair (EUROSTAR) registry. *J. Vasc. Surg.* 46 (6): 1103–1111.**

44 Dosluoglu, H.H., Cherr, G.S., Harris, L.M., and Dryjski, M.L. (2007). Total percutaneous endovascular repair of abdominal aortic aneurysms using Perclose ProGlide closure devices. *J. Endovasc. Ther.* 14 (2): 184–188.

45 Lee, W.A., Brown, M.P., Nelson, P.R. et al. (2008). Midterm outcomes of femoral arteries after percutaneous endovascular aortic repair using the Preclose technique. *J. Vasc. Surg.* 47 (5): 919–923.

46 Makaroun, M.S., Dillavou, E.D., Kee, S.T. et al. (2005). Endovascular treatment of thoracic aortic aneurysms: results of the phase II multicenter trial of the GORE TAG thoracic endoprosthesis. *J. Vasc. Surg.* 41 (1): 1–9.

47 Matsumura, J.S., Cambria, R.P., Dake, M.D. et al. (2008). International controlled clinical trial of thoracic endovascular aneurysm repair with the Zenith TX2 endovascular graft: 1-year results. *J. Vasc. Surg.* 47 (2): 247–257.

48 Fairman, R.M., Criado, F., Farber, M. et al. (2008). Pivotal results of the Medtronic Vascular Talent Thoracic Stent Graft System: the VALOR trial. *J. Vasc. Surg.* 48 (3): 546–554.

49 Matsumura JS, Cambria RP, Dake MD, Greenberg RK, Moore RD, Svensson LG (2007). Early results of an international controlled trial of TEVAR. Paper presented at: Society for Vascular

Surgery Annual Meeting 2007 Jun 7 (pp. 180–181).

50 **Makaroun, M.S., Dillavou, E.D., Wheatley, G.H. et al. (2008). Five-year results of endovascular treatment with the Gore TAG device compared with open repair of thoracic aortic aneurysms. *J. Vasc. Surg.* 47 (5): 912–918.**

51 **Matsumura, J.S., Melissano, G., Cambria, R.P. et al. (2014). Five-year results of thoracic endovascular aortic repair with the Zenith TX2. *J. Vasc. Surg.* 60 (1): 1–10.**

52 Fairman, R.M., Tuchek, J.M., Lee, W.A. et al. (2012). Pivotal results for the Medtronic Valiant Thoracic Stent Graft System in the VALOR II trial. *J. Vasc. Surg.* 56 (5): 1222–1231.

53 Ohrlander, T., Sonesson, B., Ivancev, K. et al. (2008). The chimney graft: a technique for preserving or rescuing aortic branch vessels in stent-graft sealing zones. *J. Endovasc. Ther.* 15 (4): 427–432.

54 Gehringhoff, B., Torsello, G., Pitoulias, G.A. et al. (2011). Use of chimney grafts in aortic arch pathologies involving the supra-aortic branches. *J. Endovasc. Ther.* 18 (5): 650–655.

55 Schlösser, F.J. and Muhs, B.E. (2013). Midterm results of endovascular aortic repair with chimney stent-grafts. *J. Endovasc. Ther.* 20 (1): 7–12.

56 Lindblad, B., Jabr, A.B., Holst, J., and Malina, M. (2015). Chimney grafts in aortic stent grafting: hazardous or useful technique? Systematic review of current data. *EJVES* 50 (6): 722–731.

57 Moulakakis, K.G., Mylonas, S.N., Dalainas, I. et al. (2013). The chimney-graft technique for preserving supra-aortic branches: a review. *Ann. Cardiothorac. Surg.* 2 (3): 339–346.

58 Browne, T.F., Hartley, D., Purchas, S. et al. (1999). A fenestrated covered suprarenal aortic stent. *Eur. J. Vasc. Endovasc. Surg.* 18: 445–449.

59 Greenberg, R.K., Sternbergh, W.C., Makaroun, M. et al. (2009). Intermediate results of a United States multicenter trial of fenestrated endograft repair for juxtarenal abdominal aortic aneurysms. *J. Vasc. Surg.* 50 (4): 730–737.

60 **Oderich, G.S., Greenberg, R.K., Farber, M. et al. (2014). Results of the United States multicenter prospective study evaluating the Zenith fenestrated endovascular graft for treatment of juxtarenal abdominal aortic aneurysms. *J. Vasc. Surg.* 60 (6): 1420–1428.**

61 Ambler, G., Boyle, J.R., Cousins, C. et al. (2012). Early results of fenestrated endovascular repair of juxtarenal aortic aneurysms in the United Kingdom. *Circulation* 125 (22): 2707–2715.

62 Tsilimparis, N., Debus, E.S., von Kodolitsch, Y. et al. (2016). Branched versus fenestrated endografts for endovascular repair of aortic arch lesions. *J. Vasc. Surg.* 64 (3): 592–599.

63 Azuma, T., Yokoi, Y., and Yamazaki, K. (2013). The next generation of fenestrated endografts: results of a clinical trial to support an expanded indication for aortic arch aneurysm treatment. *Eur. J. Cardio-Thorac. Surg.* 44 (2): e156–63; discussion e163. doi: 10.1093/ejcts/ezt241

64 Hongo, N., Miyamoto, S., Shuto, R. et al. (2011). Endovascular aortic arch reconstruction using in situ stent-graft fenestration in the brachiocephalic artery. *J. Vasc. Interv. Radiol.* 22 (8): 1144–1148.

65 Sonesson, B., Resch, T., Allers, M., and Malina, M. (2009). Endovascular total aortic arch replacement by in situ stent graft fenestration technique. *J. Vasc. Surg.* 49 (6): 1589–1591.

66 Chuter, T.A., Gordon, R.L., Reilly, L.M. et al. (2001). Multi-branched stent-graft for type III thoracoabdominal aortic aneurysm. *J. Vasc. Interv. Radiol.* 12 (3): 391–392.

67 Iwakoshi, S., Ichihashi, S., Itoh, H. et al. (2015). Clinical outcomes of thoracic endovascular aneurysm repair using commercially available fenestrated stent graft (Najuta endograft). *J. Vasc. Surg.* 62 (6): 1473–1478.

68 Inoue, K., Hosokawa, H., Iwase, T. et al. (1999). Aortic arch reconstruction by transluminally placed endovascular branched stent graft. *Circulation* 100 (suppl 2): II–316.

69 Chuter, T.A., Schneider, D.B., Reilly, L.M. et al. (2003). Modular branched stent graft for endovascular repair of aortic arch aneurysm and dissection. *J. Vasc. Surg.* 38 (4): 859–863.

70 Haulon, S., Greenberg, R.K., Spear, R. et al. (2014). Global experience with an inner branched arch endograft. *J. Thorac. Cardiovasc. Surg.* 148 (4): 1709–1716.

71 Spear, R., Haulon, S., Ohki, T. et al. (eds.) (2016). Choice–subsequent results for arch aneurysm repair with inner branched endografts. *Eur. J. Vasc. Endovasc. Surg.* 51 (3): 380–385.

72 Riambau, V. (2015). Application of the Bolton relay device for thoracic endografting in or near the aortic arch. *AORTA* 3 (1): 16.

73 Mendes, B.C., Oderich, G.S., Macedo, T.A. et al. (2014). Anatomic feasibility of off-the-shelf fenestrated stent grafts to treat juxtarenal and pararenal abdominal aortic aneurysms. *J. Vasc. Surg.* 60 (4): 839–848.

74 Gasper, W.J., Reilly, L.M., Rapp, J.H. et al. (2013). Assessing the anatomic applicability of the multibranched endovascular repair of thoracoabdominal aortic aneurysm technique. *J. Vasc. Surg.* 57 (6): 1553–1558.

75 Kitagawa, A., Greenberg, R.K., Eagleton, M.J., and Mastracci, T.M. (2013). Zenith p-branch standard fenestrated endovascular graft for juxtarenal abdominal aortic aneurysms. *J. Vasc. Surg.* 58 (2): 291–300.

76 Chuter, T.A., Rapp, J.H., Hiramoto, J.S. et al. (2008). Endovascular treatment of thoracoabdominal aortic aneurysms. *J. Vasc. Surg.* 47 (1): 6–16.

77 Park, K.H., Hiramoto, J.S., Reilly, L.M. et al. (2010). Variation in the shape and length of the branches of a thoracoabdominal aortic stent graft: implications for the role of standard off-the-shelf components. *J.Vasc. Surg.* 51 (3): 572–576.

78 Premprabha, D., Sobel, J., Pua, C. et al. (2014). Visceral branch occlusion following aneurysm repair using multibranched thoracoabdominal stent-grafts. *J. Endovasc. Ther.* 21 (6): 783–790.

79 Youssef, M., Dünschede, F., El Beyrouti, H. et al. (2016). Endovascular repair of paravisceral aortic aneurysms combining chimney grafts and the Nellix endovascular aneurysm sealing technology (four-vessel ChEVAS). *Thorac. Cardiovasc. Surg.* 65 (2): 112–119.

80 Greenberg, R.K., Lu, Q., Roselli, E.E. et al. (2008). Contemporary analysis of descending thoracic and thoracoabdominal aneurysm repair: a comparison of endovascular and open techniques. *Circulation* 118 (8): 808.

81 Mastracci, T.M., Greenberg, R.K., Eagleton, M.J., and Hernandez, A.V. (2013). Durability of branches in branched and fenestrated endografts. *J. Vasc. Surg.* 57 (4): 926–933.

82 Oderich, G.S., Ribeiro, M., Hofer, J. et al. (2016). Prospective, nonrandomized study to evaluate endovascular repair of pararenal and thoracoabdominal aortic aneurysms using fenestrated and branched endografts with supraceliac sealing zones. *J. Vasc. Surg.* 63 (6): 136S.

83 White, G.H., Yu, W., May, J. et al. (1997). Endoleak as a compli-

cation of endoluminal grafting of abdominal aortic aneurysms: classification, incidence, diagnosis, and management. *J. Endovasc. Surg.* 4 (2): 152–168.

84 Khan, N.R., Smalley, Z., Nesvick, C.L. et al. (2016). The use of lumbar drains in preventing spinal cord injury following thoraco-abdominal aortic aneurysm repair: an updated systematic review and meta-analysis. *J. Neurosurg. Spine* 25 (3): 383–393.

85 Bobadilla, J.L., Wynn, M., Tefera, G., and Acher, C.W. (2013). Low incidence of paraplegia after thoracic endovascular aneurysm repair with proactive spinal cord protective protocols. *J. Vasc. Surg.* 57 (6): 1537–1542.

86 Rossi, S.H., Patel, A., Saha, P. et al. (2015). Neuroprotective strategies can prevent permanent paraplegia in the majority of patients who develop spinal cord ischaemia after endovascular repair of thoracoabdominal aortic aneurysms. *EJVES* 50 (5): 599–607.

87 Wynn, M.M., Sebranek, J., Marks, E. et al. (2015). Complications of spinal fluid drainage in thoracic and thoracoabdominal aortic aneurysm surgery in 724 patients treated from 1987 to 2013. *J. Cardiothorac. Vasc. Anesth.* 29 (2): 342–350.

88 Keith, C.J. Jr., Passman, M.A., Carignan, M.J. et al. (2012). Protocol implementation of selective postoperative lumbar spinal drainage after thoracic aortic endograft. *J. Vasc. Surg.* 55 (1): 1–8.

第 8 章

腹主动脉瘤：血管腔内治疗

Sean P. Wengerter[1], Kurt R. Wengerter[2]and Michael L. Marin[1]
[1]Division of Vascular Surgery, Icahn School of Medicine at Mount Sinai, New York, NY, USA
[2]Englewood Hospital and Medical Center, Englewood, NJ, USA

8.1　历史背景

　　腹主动脉瘤（abdominal aortic aneurysms，AAAs）是由著名的解剖学家Andreas Vesalius（1514-1564）首次详细描述的，当时他著名的的外科同事Ambroise Pare（1510-1590年）始终坚称腹主动脉瘤是"不治之症"[1]。这一说法在1923年4月9日之前可以说一直是正确的，但是在1923年4月9日——Rudolph Matas成功首次修复了腹主动脉瘤之后，结论则并非如此了。在不久之后Charles Dubost成功地用"同种动脉移植"修复了另一例腹主动脉瘤。而在Dubost成功之后不久，Voorhees又进一步引入了利用合成移植物材料Vinyon-N进行腹主动脉瘤修复的概念[1]。当然Voorhees发明的Vinyon-N很快又被其他合成材料所取代了，但正是这种使用合成纤维的概念使得动脉修复领域实实在在向前迈出了重要的一步。在Voorhees之后，腹主动脉瘤开放手术修复技术迅速发展，其中包括使用无缝涤纶移植物和围手术期护理的进步。作为一种最初"不治之症"的疾病，腹主动脉瘤开放手术目前的围手术期死亡率已经可以控制在1%～7%范围内[2,3]。

　　随着时间流逝，在腹主动脉瘤开放手术不断改进的同时，Parodi开发的血管内动脉瘤修复术（endovascular aneurysm repair，EVAR）的发展推动了腹主动脉瘤由开放手术向微创手术的变革[4]。学者Matas提出的动脉瘤内修补术、Voorhees提出的使用合成的移植物进行修补，以及Dotter，Gianturco和Palmaz提出的血管内支架的概念，这些都为EVAR手术的发明奠定了基础。尽管Parodi及其同事在1990年进行了首次修复，但在他们之前，Volodos等人在1987年3月已经成功地在一名创伤后的降胸主动脉假性动脉瘤患者身上放置了第一个血管支架。而Parodi在《血管外科年鉴》（1991）上发表的里程碑式的论文点燃了血管内微创治疗腹主动脉瘤革命性的火花。到1992年11月，Parodi、Marin和Veith在北美进行了第一次腔内修复[6]。尽管最初遭到了强烈的质疑，但这个概念的传播显然还是比质疑更快。多项随机试验显示，腔内修复在术后短期预后是优于开放手术的。 EVAR也已成为肾下腹主动脉瘤患者的首选术式[7,8]。

8.2　人口统计学和风险因素

在美国，腹主动脉瘤的发病率高达8%，因其导致的死亡每年约有13 000例[9]。由于有些患者难以确定其死亡原因，因此腹主动脉瘤破裂导致的实际死亡人数可能更高。根据美国疾病控制和预防中心的数据，腹主动脉瘤在美国总体死亡原因排第15名。而近年来，腹主动脉瘤的发病率似乎有所下降。从2000年到2010年，腹主动脉瘤破裂（RAAA）的诊断率从2.10/10万下降到1.39/10万。在同一时期，未破裂腹主动脉瘤的发病率从13.93/10万下降到12.83/10万。发病率的下降趋势与EVAR手术的增加趋势相平行。最近Dua等人的一项研究表明， 基于全国住院患者样本的数据显示，EVAR手术的使用率从2000年的5.2%升高到2010年的74%[9]。

腹主动脉瘤发病的主要危险因素包括男性、高龄、身高较高、冠状动脉疾病、动脉粥样硬化、高脂血症、高血压、吸烟和遗传[7,8]。相反，女性、非裔美国人种族和糖尿病的存在则是有抵抗腹主动脉瘤进展的保护作用[9]。吸烟似乎与动脉瘤进展的相关性最大，其风险增加了7倍[8,10]；男性的发病风险增加了6倍[10]。一级亲属的腹主动脉瘤家族史也是一个重要的危险因素。在接受腹主动脉瘤手术的患者中，12%～19%的患者的一级家属被发现同时患有腹主动脉瘤[11]。

8.3　病因学

腹主动脉瘤有多因素的潜在病因，有重要的证据表明，环境和遗传因素都会造成主动脉壁退变的发展和进展。双胞胎研究显示了70%的遗传倾向，30%的腹主动脉瘤发生归因于环境因素[11,12]。对腹主动脉瘤的潜在遗传因素的分析在过去几年中明显增加。遗传学研究已经确定了90多个导致腹主动脉瘤发展的基因。与腹主动脉瘤相关的基因中涉及多种调节途径，包括蛋白质降解、细胞周期调节、炎症和脂质代谢[11]。这些途径中的每一个都在腹主动脉瘤的形成中发挥了作用。主动脉壁的胞外基质蛋白（胶原蛋白和弹性蛋白）变性导致血管壁减弱，这被认为是由基质金属蛋白酶（MMPs）、蛋白水解酶的失衡介导的。慢性炎症 也在主动脉瘤的进展中发挥了重要作用，因为C-反应蛋白（CRP）和白细胞介素2与腹主动脉瘤的形成密切相关[11]。

8.4　腹主动脉瘤的诊断和筛选

8.4.1　诊断

对于腹主动脉瘤患者，完整的病史和体格检查是必要的。约30%～40%的腹主动脉瘤在体格检查中可触及，其中75%的可触及的腹主动脉瘤直径>5cm[13,14]。在腹主动脉瘤患者中，约85%合并股动脉瘤，约60%合并腘动脉瘤[13]。外周动脉瘤的初筛一般使用超声评估。诊断腹主动脉瘤的主要成像方式包括二维超声、计算机断层血管造影（CTA）和磁共振成像（MRI）。术前计划使用三维薄层CTA扫描（0.5～2.5mm），以测量EVAR术中重要的解剖学结构。 中心线的测量可以在后处理软件系统中确定。这项工作可以将图像发送到后处理公司完成，也可以在有合适软件的工作站完成。中心线测量提高了测量的准确性。与超声和MRI相比，CTA的主要优点是采集速度更快、准确性和精度更高。快速的采集速度使CTA可用于血流动力学稳定的腹主动脉瘤破裂患者的术前即时规划。CTA在静脉注射碘化造影剂后会使患者暴露于辐射，因此腹部B型超声是腹主动脉瘤筛查的首选推荐方式。超声是筛查、介入术前和术后监测的理想选择，因为相对于CT和MRI，B超是无创的且更价廉。但是超声成像受到患者因素（身体状态、肠道气体）和操作者水平的限制。

8.4.2　腹主动脉瘤的筛查

2007年的腹主动脉动脉瘤高效筛查（SAAAVE）法案中使用医疗保险对65～75岁男性吸烟或有腹主动脉瘤疾病[15]家族史的男性和女性进行了一次超声筛查。血管外科学会（SVS）的临床指南更具包容性。SVS建议对所有≥65岁的男性、≥55岁有腹主动脉瘤家族史的男性、≥65岁有吸烟史或有腹主动脉瘤[13]家族史的女性进行一次超声筛查。虽然筛查通常由初级保健医生进行，但他们可以咨询外科医生关于这些建议的意见，或将其应用于他/她的执业中已经被追踪的患者。在SVS和/或SAAAVE法案建议范围内进行筛查是合理的，因为多个大型随机对照试验已证明在3～5年随访期间腹主动脉瘤特异性死亡率降低了40%[15-17]。数据显示，超声筛查腹主动脉瘤的检出率为4%～9%[16]。通常大多数在超声筛查中发现的腹主动脉瘤都较小。在英国多中心动脉瘤筛查研究（MASS）试验中，只有12%的腹主动脉瘤直径＞5.5cm[18]。此外，为接受腹主动脉瘤治疗的患者的家庭成员提供筛查是很重要的。目前的指南建议对患者的一级亲属（男性＞55岁；女性＞65岁）进行超声筛查[13]。

8.5 介入的适应证和决策制定

8.5.1 介入的适应证

腹主动脉瘤手术的适应证主要是腹主动脉瘤破裂以及可疑破裂、合并临床症状者和动脉瘤尺寸较大者。对于临床表现或影像学提示破裂或即将破裂的患者，应进行急诊手术。腹主动脉瘤破裂和EVAR将在后续章节中进行详细论述。腹主动脉瘤患者合并背部或腹部疼痛应进行急诊手术。SVS指南不推荐对单纯囊性动脉瘤患者进行选择性修复，因为其破裂风险增高的证据级别较低。最大直径≥5.5cm的腹主动脉瘤患者是有明确手术适应证的[19]。一些小动脉瘤研究的结果表明，直径在5.0～5.4cm之间的特定患者群体可能受益于早期的腹主动脉瘤修复[13,20,21]。腹主动脉瘤直径为3.5～4.4cm的患者应每年进行一次影像学检查。腹主动脉瘤直径4.5～5.5cm的患者应每6个月进行一次影像学检查。腹主动脉瘤直径在3.0～3.4cm的患者应每3年[13]进行一次成像。6个月内快速扩张＞0.5cm或1年内＞1cm也是手术适应证[22]（图8.1）。

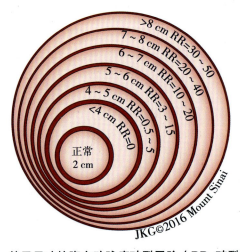

图8.1 基于尺寸的腹主动脉瘤破裂风险（RR=破裂风险）

8.6　血管内动脉瘤修复的解剖学要求

　　EVAR术前主要测量的数据包括肾下瘤颈的长度和直径、从预期的近端封闭区到主动脉分叉的长度、主动脉分叉的直径、髂总动脉的直径以及从主动脉分叉到髂动脉分叉的距离。测量的内容包括血管的直径、有无钙化及钙化程度和弯曲度。瘤颈长度是指从肾动脉下极到动脉瘤起始处。瘤颈直径应在多个位置测量，以评估瘤颈逐渐变细的程度。髂总动脉（CIA）直径应在髂动脉分叉前的多个点进行测量。瘤颈直径和髂总动脉直径对于EVAR的成功至关重要，因为它们决定了封闭区。当从CT扫描中进行测量时，利用短轴至关重要，短轴可以更准确地估计主动脉直径中心线。

　　肾下EVAR的绝对禁忌证包括肾下主动脉瘤颈直径＞32mm，瘤颈部长度＜7mm。因为目前最大的腹主动脉支架直径为36mm（Zenith，Cook，图8.2），当瘤颈直径＞32mm时，支架无法将血管近端密封。Ovation装置（Endologix）（图8.2）适用于瘤颈长度最短为7mm者。肾下EVAR还有许多其他的相对禁忌证，包括严重的钙化或主动脉

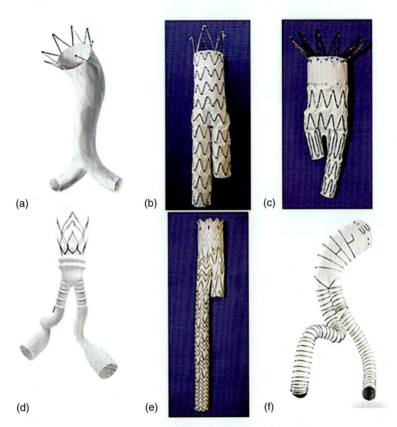

(a)　　　　　(b)　　　　　(c)

(d)　　　　　(e)　　　　　(f)

图8.2　（a）带AFX的2/Vela近端组件（Endologix）。（b）Endurant（美敦力）。（c）Zenith Flex（库克）。（d）Ovation（Endologix）。（e）带侧肢的Excluder（戈尔）。（f）Aorfix（伦巴第）。

脉瘤颈血栓填充，主动脉瘤颈成角＞60°，髂动脉＜6.5～7mm[22]。在 IMPROVE研究中，只有64%的患者具有适合进行EVAR的解剖结构[24]。主动脉−单髂（AUI）移植物（图8.3）放置是血管内腹主动脉瘤修复的另一种选择。AUI移植物的适应证包括单侧髂动脉闭塞、严重髂动脉闭塞性疾病、严重髂动脉弯曲或远端主动脉直径＜16mm段的长度超过1cm，因为直径过小将阻止两条髂腿的展开[24]。EVAR的标准解剖学标准如表8.1所示，表中也包括了主动脉−单髂移植物纳入标准。

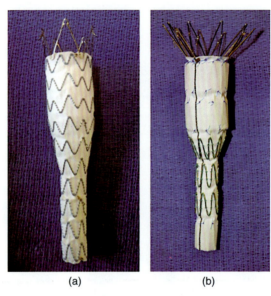

(a)　　　　　　　(b)

图8.3　（a）AUI（美敦力）。（b）Renu AUI（Cook）。

表8.1　EVAR解剖学标准

主动脉瘤颈直径	18～32mm
主动脉瘤颈长度	＞10～15mm（＞7mm，有卵圆形）
瘤颈成角	＜45°～60°
髂总动脉直径	8～22mm
髂总动脉长度	＞20mm
AUI纳入标准	
髂动脉闭塞或严重狭窄	
严重髂动脉弯曲	
远端主动脉直径＜16mm段超过1cm	

8.7　血管内动脉瘤修复装置

8.7.1　历代设备

　　Parodi及其同事早期开发的移植物包括缝合到涤纶管状移植物[4,6]近端的Palmaz支架（图8.4）。随后的迭代包括在涤纶管移植物远端的第二个Palmaz支架（图8.4）。早期的 Montefiore腔内支架系统（MEGS支架）是一种管状支架和输送系统，提高了支架释放的可控制性（图8.5）。上述初代管状支架在1993年[25]迅速发展为分叉型支架设计。分叉型主动脉-髂动脉支架的设计明显扩大了可治疗的腹主动脉瘤解剖的范围。设备获得了美国食品和药物管理局（FDA）的批准。在支架开发的早期阶段，医学与工科的合作使FDA批准的设备在1999年得到快速发展，当时AneuRx AAAdvantage支架移植物（Medtronic，Inc.，Minneapolis， MN）和Ancure（Guidant）移植物纷纷获得了FDA的批准。

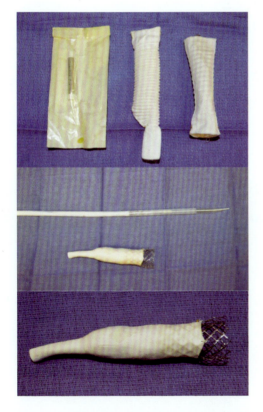

图8.4　上图和中图：MEGS移植物和释放系统；下图：Parodi移植物系统和Palmaz支架

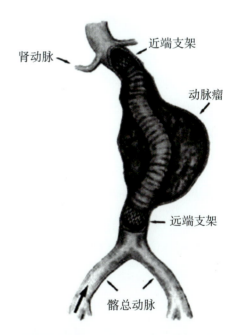

图8.5　根据早期的Montefiore腔内支架系统制作的Parodi支架示意图

经授权引自：New England Journal of Medicine, Images in Clinical Medicine, Michael L. Marin and Frank J Veith, Transfemoral Repair of Abdominal Aortic Aneurysm, Volume 331 No. 26, Pg. 1751. Copyright © (1994) Massachusetts Medical Society[23].

8.7.2 FDA批准的支架

目前，有6种FDA批准的支架移植物可用于肾下腹主动脉瘤的修复（图8.2）。每个移植物都有四个主要因素：织物、支架材料、位置和锚定方法。所有支架都是将聚酯（编织涤纶）或扩张的聚四氟乙烯（ePTFE）织物安装在由镍钛合金、不锈钢或钴铬合金构成的支架结构上。表8.2包含了目前FDA批准的6种支架移植物的相关细节。锚定位置和方法是每个支架植入的重要因素。锚定位置可以是由肾上、肾下或根据解剖学位置决定。锚定的方法可以是被动的，也可以是主动的（倒钩）。锚定的方法和位置比任何其他因素都更能定义每个支架的性质，并且通常是决定术者在不同情境下使用某个支架的重要考虑因素。

倒钩可使支架在肾动脉上方锚定，这样的支架有：Zenith（Cook）（图8.2c）、Endurant II（Medtronic）（图8.2b）和Ovation（Endologix）（图8.2d）。解剖学锚定是AFX 2（Endologix）的一个独特特征（图8.2a），它需要肾下支架近端延伸或包括肾上支架的Vela近端袖带。Excluder（Gore）（图8.2e）依靠肾下动脉的锚定。AFX 2在支架外侧也有织物，使其略微膨胀并获得更好的近端锚定。Ovation装置采用无支架主体，仅由聚合物密封圈支撑。Ovation的设计使得它的输送系统目前最小——14Fr，同时聚合物密封圈使得Ovation支架可以适合短至7mm的瘤颈。需要注意的一点是，使用Ovation支架要求在距离肾动脉下极1.3cm的主动脉直径必须达到30mm。Aorfix支架（Lombard）是目前唯一被批准用于成角高达90°的主动脉瘤颈的支架。对于因髂动脉闭塞、髂动脉曲折或主动脉远端狭窄而需要AUI的患者，可使用Endurant AUI（Medtronic）（图8.3a）。Zenith Renu（Cook）也可用在AUI EVAR，但它最初开发的目的是将移位的内支架转化为AUI形状（图8.3b）[26]。

颈动脉旁、肾动脉旁、肾上腹主动脉瘤或胸腹动脉瘤（TAAAs）的治疗需要使用平行支架、分支支架或开窗装置。Zenith开窗装置（ZFen）（Cook）（图8.6c）是FDA批准的唯一用于治疗颈动脉旁主动脉瘤的支架。复杂腹主动脉瘤和胸腹动脉瘤的修复将在"复杂血管内动脉瘤修复"一节中介绍。

表8.2 FDA推荐的stent grafts

器械（公司）	器械直径（mm）	原生主动脉颈直径（mm）	主体鞘尺寸（Fr）	瘤颈长度（mm）	瘤颈成角	移植物材料	支架	锚定位置
Zenith Flex（Cook Medical）	22~36（最大型号）	18~32	20~24（OD）	≥15	≤60°	聚酯纤维	不锈钢	带倒钩的肾上支架（主动）
AFX 2/VELA近端组件（Endologix）	22~34	18~32	17（ID）19（OD）	≥15	≤60°	ePTEE	钴铬合金	主体：解剖学上的主动脉分叉处
Ovation/Ovation iX（Endologix）	20~34	16~30	12（ID）14~15（OD）	≥7	≤45° ~60°	ePTEE	镍钛合金	Vela：肾上支架（肾下延伸也是可用的）
Excluder（Gore）	23~31	19~29	18~20（OD）	≥15	≤60°	ePTEE	镍钛合金	带倒钩的肾上支架（主动）
Aorfix（Lombard）	24~31	19~29	22（OD）	≥15	≤90°	PTEE	镍钛合金	密封圈
Endurant II（Medtronic）	23~36	19~32	18~20（OD）	≥10	≤60°	酯纤维	电解抛光镍钛合金	带倒钩的肾上支架（主动）
Endurant AUI（Medtronic）	23~36	19~32	18~20（OD）	≥15	≤60°	酯纤维	电解抛光镍钛合金	带倒钩的肾上支架（主动）

ID：内径；OD：外径。

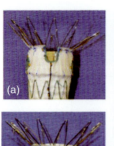
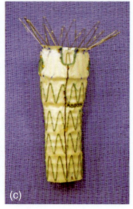
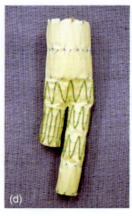
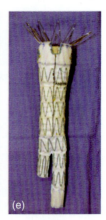

图8.6 （a）扇形。（b）小开窗。（c）ZFen（Cook）开窗件。（d）ZFen（Cook）分叉主体。（e）ZFen（Cook）开窗件和分叉主体

8.7.3 实验支架和IDE要求的支架

美国和国际上有许多支架正在进行研究使用。在"复杂血管内动脉瘤修复"一节中综述了用于复杂腹主动脉瘤和TAAA修复的分支和开窗装置的开发和试验。支架–移植物设计的范式转变始于Ovation支架的新锚定方法的开发。业界在持续探索获得适当近端密封的新方法。Nellix（Endologix）和Altura（Lombard）是两种采用新型近端锚定方法的支架装置。

Nellix支架采用了血管内动脉瘤密封（EVAS）的新概念，该概念使用了两个覆有ePTFE膜的球囊可膨胀钴铬合金支架和一个聚亚安酯内支架。两个Nellix支架以"对吻"的方式释放，以确保近端支架对齐，并在内囊内填充聚合物以形成密闭[27]。

与Nellix相似，Altura支架也是使用了两个"对吻支架"获取近端密封，Altura支架可使用14Fr释放系统，采用了"D型支架"设计。在试验的不同阶段还有多种其他支架，例如Incraft设备（Cordis）。在支架市场持续发展的前景下，我们需要有能力的主治医生随时了解现有支架的改进和实验支架的研发状态。

8.8 血管内动脉瘤的修复方法：基础知识

8.8.1 证据

20世纪90年代初EVAR术开始广泛应用于治疗肾下腹主动脉瘤，至今已有多个随

机对照试验对其进行了研究。这些试验中比较各种治疗方法的优劣性存在困难的原因有很多，但最重要的是因为支架技术在不断的发展，而且患者的入排标准没有标准化。早期的欧洲临床试验证实，开放手术和EVAR手术的30天死亡率分别为4.6%～6%和1.2%～2.3%[8, 28]，EVAR是一种更安全的腹主动脉瘤修复术式。

在DREAM和EVAR Ⅰ试验中，EVAR术较低的早期死亡率的优势在中后期随访中并未能够持续[29, 30]。在DREAM试验中，EVAR术患者的腹主动脉瘤死亡率较开放手术患者持续降低，但两组的全因死亡率无统计学差异[29, 30]。在OVER试验中EVAR组的晚期死亡率显著低于开放手术组（7%比9.8%）[7]，EVAR手术显示出持续获益。EVAR的获益也体现在相似的再干预率上，这在以前的试验中也没有报道过[7]。 OVER试验结果显示，EVAR与开放手术相比的持续生存获益和同等的再干预率使得EVAR手术成为肾下型AAA患者的一线治疗术式。多项美国监管试验显示，EVAR的长期效果是积极的，5年动脉瘤相关未死亡率为99.2%[31]。

8.8.2 基本技术要点

EVAR手术需要双侧股总动脉入路，要使用FDA批准的肾下腹主动脉瘤的EVAR支架。双侧股动脉穿刺置管，随后进行主动脉造影以获得肾动脉下极的水平，通过同侧髂动脉引入主体支架。主体支架织物部分需要与最低的肾动脉开口下方平齐。主体支架近端释放后，释放主体对侧髂支的远端。从对侧髂动脉入路勾选中主体髂支支架。勾选成功后引入髂支支架，必要时可再引入另一个髂支支架。同样，释放主体同侧髂支支架。除非有计划覆盖髂内动脉，否则应该注意将髂支支架近端置于髂内动脉开口上方。支架放置后使用主动脉球囊（Coda或Reliant）进行支架内扩张， 以确保支架的近端和远端封闭良好。进行主动脉血管造影以确保充分封闭腹主动脉瘤，同时没有Ⅰ型内漏。FDA批准的腹主动脉支架之间存在差异，特别是它们各自的支架输送系统，但除了AFX和Ovation支架外，它们的使用步骤基本如上所述，AFX（Endologix））支架依靠解剖学来锚定，它的主体支架"坐"在主动脉分叉处，而不是平齐肾动脉水平下方。 支架近端使用Vela proximal component（Endologix）支架来封闭肾动脉下方腹主动脉。AFX支架的对侧髂支支架是与主体相连的，因此手术时需从主体支架对侧入路建立分支导丝轨道用于释放对侧髂支。Ovation（Endologix）支架的独特之处在于，它需要使用聚合物获得近端密封区，因此需要将聚合物注入支架和腹主动脉之间。

植物和镍钛合金支架）组成，根据生产商的使用说明可以联合Excluder使用。IBE主体由两个组件组成：髂动脉主体支架（图8.7a）和髂内动脉支架（图8.7b）。髂动脉主体支架使用16F血管鞘经同侧股动脉引入。髂内动脉支架建议使用12F柔性翻山鞘从对侧股动脉引入。支架主体近端直径23mm，长度10cm。主体长腿远端的直径分别为10、12和14.5mm。主体支架短腿长度为55mm，远端直径为13mm。髂内动脉支架的近端直径为16mm，长度为70mm。髂内动脉支架远端直径分别为10、12和14.5mm。 植入IBE支架需要经双侧股动脉入路，双侧股动脉通过导丝在对侧髂内动脉释放髂内动脉支架。图8.8描述了手术步骤。

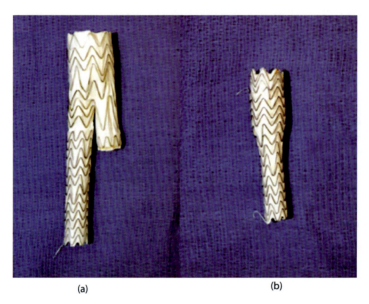

（a）　　　　　　　　　　　　　（b）

图8.7　（a）IBC髂动脉主体支架。（b）IBE髂内动脉支架

　　IBE的初始结果是良好的。Millon等人报告了100%的初始技术成功率，1个月时100% 的分支支架通畅率，6个月时发生了1例IIA闭塞，并且6个月时未发现任何内漏。IIA闭塞是因髂内动脉支架在IIA分叉处盖帽导致。IBE的主要局限性是基于IFU[44] 的解剖要求相对狭窄，髂总动脉近端直径必须＞17mm。EIA和IIA锚定区长度至少10mm，直径必须在6～13.5mm之间。本研究中出现的闭塞病例提示需要研发长度较短的IIA支架。若髂内动脉直径＜6mm或长度＜10mm，将限制IBE支架在IIA中的使用。IBE主体支架近端直径23mm则会限制该支架在孤立性髂动脉瘤和髂总动脉近端锚定区尺寸不适宜的患者中的使用。一项研究发现，多达40%的患者不符合Cook公司髂动脉支架的解剖学标准[45]。进一步研发IFU标准外的患者的治疗用支架才能扩大潜在治疗人群的可行

性。虽然髂内动脉分支支架对保留IIA是很有价值的，但胃下动脉栓塞仍然是主动脉髂动脉瘤血管内治疗的必要的辅助手段。

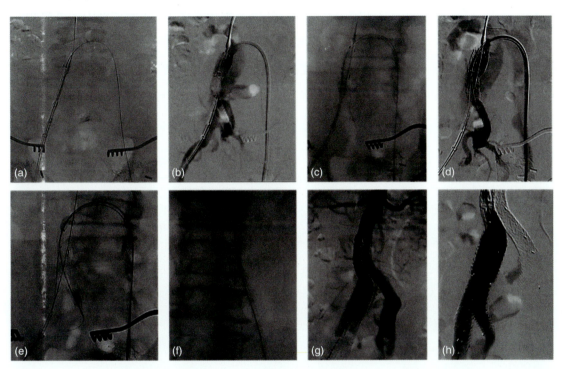

图8.8 （a）经右侧血管鞘引入IBE（Gore）主体支架并释放支架，左侧引入翻山鞘。（b）经翻山鞘行右侧髂内动脉超选。（c）经翻山鞘释放右侧髂内动脉支架。（d）血管造影证实右侧髂内动脉（IIA）分支通畅。（e）释放IBE支架主体长肢。（f）经左侧释放Excluder支架（Gore）及髂支。（g）造影显示Excluder支架和IBE支架的衔接情况。（h）完成IBE支架植入，造影示IIA和EIA血流通畅，无内漏。

8.10 血管内动脉瘤修复治疗破裂

有症状的动脉瘤和rAAA对进行EVAR的术者来说是一个明显的挑战。在接受手术的患者当中，死亡率仍高达30%～50%[46, 47]。有症状的动脉瘤和rAAA患者的成功手术要依赖于医疗机构内全面协调工作。报告rAAA成功手术的中心通常已制定相关流程，来确保手术团队和相关人员之间的快速诊断和护理协调[48]。强制要求有适当的人员和设备的储备，包括一套可用支架；有能够紧急转为外科手术（约5%）的人员及设备也至关重要[46]。在一项研究中，近50%的EVAR病例是完全通过经皮途径进行的[49]。在多个大型研究[46, 49]中发现，EVAR治疗rAAA的患者比例逐渐升高，高达34.5%。最近对医疗保险人群的分析显示，rAAA的EVAR的使用率从2001年的6%显著增加到2008年的31%。

与开放手术相比，接受EVAR治疗rAAA的医疗保险人群患者的围手术期和长期死亡率显著降低[46]。IMPROVE试验表明，对于rAAA患者，EVAR组的死亡率（25%）低于开放手术组（38%）[50]。

在评估和诊断过程中对患者的管理非常关键。在此期间，应严格控制血压，目标收缩压为80～100mmHg[51,52]。患者应使用血液制品进行复苏，医院应启动大量输血方案[53]。与麻醉团队的协调也至关重要。如果有可能，应尝试在局部麻醉下完成EVAR，以减少全身麻醉带来的血流动力学不稳定。如需全身麻醉，建议在诱导前放置一个主动脉球囊来隔绝血流。需要快速的诊断和评估来确定患者的解剖结构是否适合于EVAR。对于血流动力学稳定的患者，术前CT成像是必不可少的。对于破裂和血流动力学不稳定的患者，放置主动脉球囊有助于快速控制出血及后续支架的植入。rAAA患者进行EVAR的解剖标准与择期EVAR术患者相同（表8.1）。

随着支架设计的进步，扩大了适用EVAR的解剖范围，以及熟练掌握EVAR的从业者人数的增加，EVAR在rAAA中的应用将继续增长。机构支持和协调对于利用EVAR成功控制rAAA至关重要。手术者应持续跟进了解REVAR的独特性，以促进发展必要的手术保障系统来实现成功的REVAR。

8.11 复杂血管内动脉瘤修复术

8.11.1 背景与解剖学

标准的EVAR是指在肾下型，且要符合IFU描述的解剖标准范围内。第一个限制与瘤颈长度有关，进行EVAR手术的最短瘤颈长度为7mm。一些研究表明，在IFUs标准之外使用时，EVAR手术并发症的发生率将增加[55]。对于瘤颈＜7mm或累及内脏支的动脉瘤必须采用其他修复方法。一项对1000多名患者的3D重建图像进行的回顾性研究显示，47%的男性和63%的女性瘤颈长度≤15mm[56]。因此，大量主动脉瘤患者需要更加复杂的修复术。

图8.8描述了累及膈下部分的AAA和TAAAs的分类。近肾AAAs是指累及肾动脉开口下方的动脉瘤。肾旁AAAs包括所有累及肾动脉开口的动脉瘤，但在肠系膜上动脉（SMA）水平主动脉直径是正常的。肾上AAAs指累及腹腔内脏动脉开口，但不超过横膈膜。Ⅲ型胸腹主动脉瘤（TAAAs）指降主动脉瘤累及肾下动脉段。Ⅳ型TAAAs是指累及远端胸主动脉和腹腔内脏动脉的动脉瘤，但不累及肾下段。近肾、肾旁、肾上和Ⅳ

型TAAAs的外科手术修复比肾下AAAs手术更复杂，且将对患者造成更大的生理负担。其复杂性包括肾上或腹腔夹闭和内脏动脉血运重建。与外科手术相比，在复杂动脉瘤修复中使用腔内支架移植技术可能是一种可行且微创的方法，就像肾下型EVAR一样。一项美国大型前瞻性多中心试验显示，FEVAR的5年预后良好，回顾性研究表明FEVAR的早期死亡率与其他治疗方法相似[57, 58]。

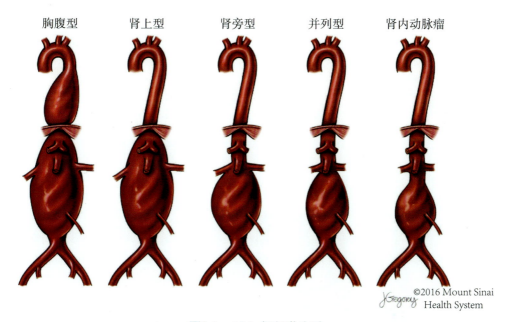

胸腹型　　　　肾上型　　　　肾旁型　　　　并列型　　　肾内动脉瘤

©2016 Mount Sinai Health System

图8.9　AAAs解剖学分型

复杂主动脉瘤血管内修复现在可以通过多种方式完成，包括平行支架、开窗技术和分支支架。在开窗和分支支架出现之前，医生改良的血管内移植物（PMEG）是一种相对成功的方法，被少数术者用于修复不适合传统EVAR的AAAs[59]。

8.11.2　平行支架

平行支架技术被开发用于扩大复杂动脉瘤近端密封区同时维持内脏动脉灌注的技术。平行支架技术在开窗技术和分支支架之外提供了另一种选择，但目前没有得到FDA的批准。烟囱或通气管技术（图8. 10）是指将一个覆膜支架从上方放置到内脏动脉中，然后在内脏动脉开口上方水平上释放主体支架，使两个支架彼此平行运行。烟囱技术最常用于扩展肾动脉上方的近端密封区，也可用于SMA和腹腔干。三明治技术（图8.10）用于治疗肾上型AAAs及TAAAs，方法是在胸主动脉近端置入胸主动脉支架，然后在其内放置分支支架和腹主动脉支架。最后，潜望镜技术是指在主体支架远端植入平行支架，主要用于延伸远端锚定区，一般用于保留髂内动脉。两项关于复杂动脉瘤修复中使用平行支架技术的综述显示了良好的结果，30天死亡率为4%[60,61]。内脏分支的分支通畅性分别为95%～97%。大多数患者近端封闭良好，内漏率为13%～14%。对于那些确实发生内漏的患者，大多数（60%～70%）经适当治疗内漏可消除[60,61]。

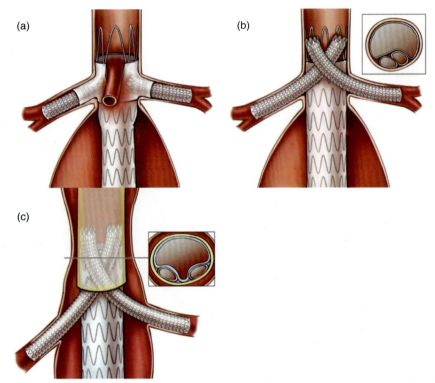

图8.10 复杂EVAR修补手术。（a）象鼻支架；（b）烟囱平行支架；（c）三明治平行支架

8.11.3 开窗式血管内动脉瘤修复术（FEVAR）

对于近肾和肾旁主动脉瘤患者，开窗支架通过和肾动脉、SMA或腹腔干配合来延长主动脉近端密封区。开窗支架包括三种主要移植物修改，以在支架主体中形成不连续性，并允许内脏分支灌注。FDA唯一批准的开窗支架是Cook公司的Zenith开窗支架（图8.6）。对于Zenith开窗支架，每个分支支架都是根据患者的解剖结构定制的，生产和交付大约需要4周以上的时间。该支架的IFUs的标准是瘤颈长度＞4mm，19mm＜瘤颈直径＜31mm，瘤颈成角＜45°。根据制造指南，Zenith开窗支架可包含三个扇形孔或开窗。由于设计的限制，开窗的类型和位置有一定的局限性。扇形孔是通过沿着支架近端边缘移除U形移植材料而形成的。扇形的尺寸可以是10mm宽，距离支架边

缘6～12mm。支架中部的开窗可以小（6mm宽×6～8mm高）也可以大（8～12mm直径）。Anaconda开窗支架（Vascutek，Terumo）目前正在欧洲进行临床试验，但还未取得美国FDA的批准。欧洲Anaconda开窗支架试验表明，技术成功率高（98%），24个月时存活率为89%，无需再次干预率为92%[62]。

Zenith开窗支架于2012年获得美国FDA批准，用于近肾主动脉瘤。Zenith 开窗支架的美国多中心前瞻性试验显示，技术成功率为100%，30天死亡率为1.5%，5年生存率为91%，无MAE为79%，22%的患者需要二次干预。据报道，肾动脉阻塞率为3%[58]。这项大型美国试验表明，FEVAR是一种安全可靠的近肾腹主动脉瘤修复方法，具有较高的技术成功率、91%的5年生存率和相当于标准EVAR的再干预率。Zenith开窗支架上市后研究的结果显示，其技术成功率为100%，与批准前临床试验的结果相当，尽管患者具有更复杂的解剖结构和较多的合并症[63]。这项研究表明了FEVAR在"真实世界"患者中的适用性，并使其成为近肾主动脉瘤修复手术中的可行首选方案。对开放性和复杂EVAR的回顾性比较表明，FEVAR的30天并发症发生率和死亡率都比较低[57]。

8.11.4　分支支架

分支支架（图8.11）是一种现成（OTS）的用于治疗近肾、肾旁以及Ⅲ型和Ⅳ型胸腹主动脉瘤（TAAA）的支架，无需定制和长时间的等待时间。分支嫁接技术最初是由Chuter等人提出的概念[64]。分支支架被设计用于累及向下走行的内脏动脉的复杂动脉瘤。目前已开发了五种用于临床的分支支架，目前处于批准前临床试验的早期阶段。Zenith pivot branch（p-branch）支架（Cook， Bloomington，IN）和Ventana支架（Endologix，Irvine，CA）是开发用于治疗近肾和肾旁主动脉瘤，作为定制的开窗支架的OTS替代物。

Zenith thoracic branch支架（Cook Medical Technologies，Bloomington，IN）、 Excluder TAMBE支架（Gore）和Valiant胸腹主支架（Medtronic）被开发用于治疗肾上动脉瘤和TAAA动脉瘤。所有分支支架均未经美国FDA批准，可通过临床试验豁免使用。

Zenith pivot branch（p-branch）支架（Cook，Bloomington，IN）通过使用两个肾动脉轴向分支、SMA开窗分支和腹腔干动脉扇形分支来修复近肾和肾旁主动脉瘤。p分支支架是一种开窗支架（直径26～36mm），由聚对苯二甲酸乙二醇酯织物、镍钛Z

型支架和近端不锈钢倒钩组成。该装置在支架近端边缘有一个腹腔干动脉的扇形孔，一个 8mm的SMA开窗，以及两个肾动脉轴向开窗。预期密封区位于SMA开窗的上方和下方，因此SMA开窗距离主动脉瘤至少4mm。轴向的肾动脉开窗是两个独立的配型，约49%的患者适用p分支支架[65]。p分支支架的输送系统需要20Fr（OD）。远端锚定区必须在正常主动脉直径≤22mm 或使用模块化分支支架进行延伸。在最近的一项研究中，Ventana（Endologix）支架可在90%的患者与其内脏血管相适宜，但在40%的患者中没有获得近端封闭。61%的患者适合使用p分支支架，100%的患者都可获得近端密封。与p分支支架相比，Ventana支架的整体解剖适应性也比较高，分别为49%和42%。该研究结果显示，63%的近肾和肾旁主动脉瘤的患者中适合进行分支支架治疗[65]。

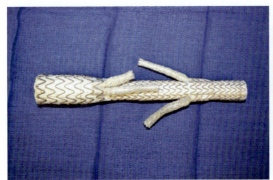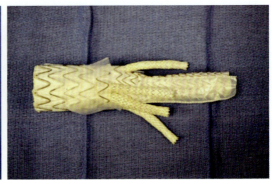

图8.11　分枝支架

　　t-分支支架（Cook）、TAMBE支架（Gore）和Valiant TAAA支架都配置有四个尾部定向分支支架，可用于治疗肾上型AAAs以及Ⅲ型和Ⅳ型胸腹主动脉瘤。分支支架设计用来治疗累及主动脉发出的向下走行的内脏动脉的复杂动脉瘤。一项解剖学可行性分析发现，50%以上的TAAAs患者在一期手术中可适用t-分支支架，主要的限制是肾动脉解剖、入路困难以及缺乏近端锚定区[66]。

8.12　EVAR并发症的发现与管理

　　EVAR术后并发症包括内漏、移位、髂肢闭塞、感染和破裂。需要二次干预的EVAR术后并发症发生率不到8%～9%[67,68]。两项大型研究[67,69]显示，EVAR术后的破裂率为1.2%～1.8%。破裂的重要危险因素包括Ⅰ型内漏、Ⅲ型内漏、移植物移位和移植物打折弯曲[70]。其他研究表明，年龄＞80岁和因已破裂腹主动脉瘤进行EVAR也是延迟性破裂的重要危险因素。EVAR后破裂的死亡率在1年内超过60%，主要原因是晚期腹主动脉瘤囊扩张[69]。晚期腹主动脉瘤扩张或瘤囊增大通常是由于近端密封的失效，与内漏或支架移位有关。1年内的二次干预率为4.6%，内漏是再次干预最常见的原因。最常见的再干预方法是经股动脉血管内介入治疗，占 60%[68]。坚持有计划的术后监测有助于早期发现内漏和其他术后并发症。

8.12.1 内漏

内漏（图8.12）是指EVAR术后有血流进入动脉瘤囊内，可分为五大类。EVAR后内漏可能是最常见的技术或设备相关并发症，在OVER试验的二次分析中显示，内漏的发生率为30.5%。同一项研究发现，53%的内漏会自行消退，而31.9%的内漏需要再次干预[71]。

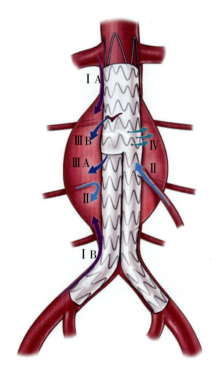

图8.12 内漏

8.12.1.1 Ⅰ型内漏

Ⅰ型内漏是由于在近端主动脉（ⅠA型）或远端髂动脉（ⅠB型）密封区支架-移植物不贴壁所致。Ⅰ型内漏是第二常见的内漏，相对发生率为12%[71]。Ⅰ型内漏需要立即修复，因为动脉瘤囊的加压会增加破裂风险[70]。ⅠA型内漏的主要治疗策略包括血管成形术，用以改善支架-移植物的贴壁，或者使用覆膜支架进行支架近端的延伸，如放置

Palmaz支架（Cordis）[72-74]。多项研究表明，对于ⅠA型内漏的治疗，无论是置入cuff支架还是Palmaz支架，成功率都在97%～100%以上[72-74]。已经开发的其他辅助技术包括栓塞术，以及使用内锚定（Aptus，Medtronic）来固定近端的主动脉锚定点[72]。对于近端持续进展的主动脉瘤，也可以放置开窗cuff支架。ⅠB型内漏一般采用远端续接支架治疗。动脉栓塞和续接支架至EIA可能是实现远端密封的必要条件。

8.12.1.2　Ⅱ型内漏

Ⅱ型内漏是最常见的内漏，研究显示，Ⅱ型内漏占所有内漏的76%[71]。Ⅱ型内漏是继发性的，是因为血流从未闭分支血管逆行流入隔绝的主动脉瘤囊内。导致Ⅱ型内漏的最常见分支血管是腰动脉或肠系膜下动脉（IMA）。Walker等人的研究显示，在接受治疗和未接受治疗的Ⅱ型内漏患者之间，总的全因死亡率或动脉瘤相关死亡率没有差异[75]。延迟或持续的Ⅱ型内漏是导致主动脉瘤囊显著增大的原因[71, 76]。关于Ⅱ型内漏的管理和意义，一直存在争议。目前，管理包括对Ⅱ型内漏密切监测，并对瘤囊显著增大的患者进行干预，即在6个月内瘤囊增大 > 5mm或总直径增加 > 10mm的患者[16, 77, 78]。可用于治疗Ⅱ型内漏的干预措施包括经动脉栓塞术、经腰穿栓塞术、经腔静脉栓塞术、直接经皮穿刺凝血酶瘤囊注射术和手术结扎供血血管[77, 79]。经腰穿栓塞术已被广泛报道，累积技术成功率为100%，再干预率为0～33%[79]。经动脉栓塞治疗内漏的累计技术成功率为82%，再干预率为45%[79]。经下腔静脉栓塞术治疗Ⅱ型内漏有很高的技术成功率（96%），没有重大并发症的报告，再干预率较低（0～17%）[79, 80]。直接经皮穿刺凝血酶瘤囊注射术可以在超声和CT引导下进行，但在另一项研究中报告的复发率为50%。在同一项研究中，发生了两种主要并发症：异位栓塞和直接刺穿支架导致Ⅲ型内漏[81]。

8.12.1.3　Ⅲ型内漏

Ⅲ型内漏可分为ⅢA型和ⅢB型。ⅢA型是支架-移植物节段之间的交界处渗漏或断开；ⅢB类是织物断裂。大约3%的EVAR患者会发生Ⅲ型内漏[68, 71]。Ⅲ型内渗漏导致瘤囊加压，明显增大了动脉瘤破裂的风险。Ⅲ型内漏破裂风险是其他EVAR术后患者的9倍，发现后应进行急诊手术[70]。治疗方案是基于对旧支架移植物重新衬里的方法。内漏的位置和原始支架的配置将决定修复方案的可行性。可以用髂肢支架、胸部主体支架、新的分叉支架或AUI支架重新衬里原来的支架移植物[82]。

8.12.1.4　Ⅳ型内漏

Ⅳ型内漏是织物有孔洞的结果，在手术后早期会消失。这种内漏易出现在支架移植物通透性高的情况下，占所有内漏的3%[71, 77]。

8.12.1.5　Ⅴ型内漏

Ⅴ型内漏属于排它性诊断。Ⅴ型内漏的定义是在EVAR后动脉瘤囊持续生长，但没有其他内漏存在。Ⅴ型内渗漏被称为"内渗"。无症状的Ⅴ型内漏（无囊扩张）可继续严密观察，有症状的Ⅴ型内漏或瘤囊扩张的患者应该重新评估是否有另一种隐匿性内漏，可能要重新给支架衬里[77]。

8.12.2　下肢动脉闭塞症

1.8%～7.4%的患者在EVAR后发生髂支支架闭塞[83 - 86]。髂支支架闭塞通常发生在手术后12个月内[83, 85]。下肢缺血患者可出现急性或亚急性症状。Mantas等人发现18例肢体阻塞患者中有7例（39%）出现急性下肢缺血，其余患者出现跛行症状[84]，亚急性跛行症状是最常见的表现，其严重程度从轻度跛行到静息痛不等。应在术后和随后的门诊就诊时对患者进行评估，并对下肢动脉进行检查，以评估下肢灌注的变化。对于EVAR后有新的跛行或静息痛主诉的患者，应进行具有脉搏容积记录的踝肱指数和髂股动脉超声检查[13]。有髂支支架血栓形成或髂支支架严重狭窄或扭结的患者应进行修复术。血栓性髂支支架可通过溶栓和支架植入或解剖外旁路（腋-股动脉、腋动脉-双侧股动脉或股-股动脉旁路）进行处理。在两项研究中发现，股-股动脉旁路是最常用（50%～78%）的血运重建方法。溶栓和支架植入适用于出现急性症状的较轻的患者[83, 85]。

易发生髂动脉闭塞解剖和手术因素已明确。Carroccio等人的研究结果表明，髂支直径≤14mm、支架延伸至EIA[83]的患者更易形成血栓。同样地，Faure等人发现内漏的最强预测因素是锚定区在EIA，EIA直径＜10mm及支架扭曲[85]。更多的研究显示，髂动脉成角＞60°、严重钙化、支架尺寸超过血管尺寸15%[84]也是内漏预测因素。如果在手术时存在以上任何因素，支架延伸放置策略已被证明可以成功地预防肢体血栓形成[86]。

8.12.3　移植物内感染

移植物内感染是一种罕见的并发症，大多数研究的发生率＜1%。两个来自大型研究机构的系列报告表明，移植物内感染率分别为0.77%和0.6%[87, 88]，他们的随访时间分别为11年和15年。大多数患者在术后12个月内发病[87-89]。患者最常见的临床表现为败血症（72%）和主动脉-肠瘘（56%）[87]。培养中分离出的最常见细菌包括葡萄球菌、链球菌、大肠杆菌和多种微生物[87-89]。有脓毒症症状和EVAR病史的患者应进行检查，以排除移植物感染。如有可能，应包括连续血常规、连续血液培养、CT扫描和白细胞检查。广谱抗生素应在感染科专家的指导下使用。如果怀疑有主动脉-肠瘘，食管-胃十二指肠镜检查可用于帮助确定瘘的部位。CT扫描有助于识别支架感染的迹象，主要征象包括支架周围的积气。

Moulakakis等人对于支架移植物感染后尝试保留支架的患者进行了全面分析，有以下情况的患者一般死亡率高，包括：单独接受抗生素治疗的患者的早期死亡率为50%，接受保留支架移植物程序（引流、清创和/或瘤囊冲洗）的患者的早期死亡率为41%[89]。而选择切除或重建主动脉的研究结果为，早期死亡率4%，晚期（＞30天）死亡率21%～39%，因此，对于支架感染患者，我们应该选择切除或重建的治疗方法[87-89]。应告知支架感染的患者，支架感染相关的高死亡率。支架感染合并主动脉-肠瘘的死亡率更高。在一项研究中，合并主动脉-肠瘘患者24个月死亡率为60%，而仅支架感染患者的死亡率为38%[87]。如果患者有手术适应证，应接受支架切除联合原位重建或解剖外旁路。原位重建可采用利福平浸泡的支架移植物、股静脉或冷冻保存支架移植物进行，该方法的早期死亡率为4%，晚期死亡率为21%[88]。一般来说，高危患者更应接受解剖外旁路手术。

8.13 术后护理及随访监测

EVAR患者的术后随访对于腔内修复的长期成功至关重要。对于接受EVAR的患者来说，晚期并发症的可能性很大。随访的重点是支架移植物晚期相关并发症的情况，如内漏、瘤囊扩张、支架移植物移位和髂动脉阻塞。精心流程化设计的术后随访计划可在患者出现并发症时及时诊断和干预。术后即刻检查应包括全身体格检查。应评估所有穿刺入路部位和下肢动脉搏动情况[13]。此外，在支架移植肢体延伸至髂外动脉的情况下，应进行踝肱指数和下肢脉搏容积记录[90]。基于临床试验设计的随访方案是：早期每隔1个月、6个月和12个月进行一次CT扫描，然后每年进行一次。重复进行CT扫描的必要性和潜在风险已受到质疑[91]。术后监测中使用的两种主要检查为超声和三期CT扫描。多项研究证实了超声检测内漏和瘤囊扩张的准确性[91, 92]。2009年SVS实践指南建议，在EVAR后1个月和12个月进行三期CT血管造影。如果在1年内三期CT血管造影中未检测到内漏或瘤囊扩张，一些研究表明所有后续随访监测都可以通过超声[90]进行。由于术后晚期可能出现内漏及支架移位[16,93]，建议随访监测持续终身进行。

8.14　结论

　　自30年前苏联（Volodos）和阿根廷（Parodi）开始主动脉瘤修复的"腔内革命"以来，不断发展的技术改善了患者的预后，突破了EVAR的初始局限性，现在EVAR不仅包括肾下动脉瘤，还包括肾旁、胸腹和胸廓动脉瘤。随着移植物设计的进步，目前可以使用更小的输送系统和血管鞘，也有了PEVAR。目前正在试验的分支支架可治疗修复起源于主动脉弓的动脉瘤和IV型TAAAs。在未来，有可能出现能修复从头臂干动脉到EIA的全部主动脉瘤的支架。EVAR通过提供一种微创但持久有效的主动脉修复方法，彻底改变了主动脉瘤患者的护理和预后。

参考文献

（关键引用文献，以粗体显示）

1　Thompson, J.E. (1998). Early history of aortic surgery. *J. Vasc. Surg. Off. Publ. Soc. Vasc. Surg. [and] Int. Soc. Cardiovasc. Surg.*, North Am Chapter 28 (4): 746–752.

2　Sarac, T.P., Bannazadeh, M., Rowan, A.F. et al. (2011). Comparative predictors of mortality for endovascular and open repair of ruptured infrarenal abdominal aortic aneurysms. *Ann. Vasc. Surg.* 25 (4): 461–468.

3　Martin, M.C., Giles, K.A., Pomposelli, F.B. et al. (2010). National outcomes after open repair of abdominal aortic aneurysms with visceral or renal bypass. *Ann. Vasc. Surg.* 24 (1): 106–112.

4　Yao, J.S.T. and Eskandari, M.K. (2012). Transfemoral intraluminal graft implantation for abdominal aortic aneurysms: two decades later. *Ann. Vasc. Surg. [Internet]* 26 (7): 895–905. Available from: http://linkinghub.elsevier.com/retrieve/pii/S0890509612003202.

5　Volodos, N.L. (2015). The 30th anniversary of the first clinical application of endovascular stentgrafting. *Eur. J. Vasc. Endovasc. Surg. [Internet]* 49 (5): 495–497. doi: 10.1016/j.ejvs.2015.02.012.

6　Veith, F.J., Cynamon, J., Schonholz, C.J., and Parodi, J.C. (2014). Early endovascular grafts at Montefiore Hospital and their effect on vascular surgery. *J. Vasc. Surg. [Internet]* 59 (2): 547–550. doi: 10.1016/j.jvs.2013.09.051.

7　Lederle, F.A., Freischlag, J.A., Kyriakides, T.C. et al. (2009). Outcomes following endovascular vs open repair of abdominal aortic aneurysm: a randomized trial. *JAMA [Internet]* 302 (14): 1535–1542. Available from: http://www.ncbi.nlm.nih.gov/pubmed/19826022.

8　Prinssen, M., Verhoeven, E.L.G., Buth, J. et al. (2004). A randomized trial comparing conventional and endovascular repair of abdominal aortic aneurysms. *N. Engl. J. Med. [Internet]* 351 (16): 1607–1618. Available from: http://www.ncbi.nlm.nih.gov/pubmed/15483279.

9　Dua, A., Kuy, S., Lee, C.J. et al. (2014). Epidemiology of aortic aneurysm repair in the United States from 2000 to 2010. *J. Vasc. Surg. [Internet]* 59 (6): 1512–1517. doi: 10.1016/j.jvs.2014.01.007.

10　Gillum, R.F. (1995). Epidemiology of aortic aneurysm in the United States. *J. Clin. Epidemiol.* 48 (11): 1289–1298.

11　Miner, G.H., Faries, P.L., Costa, K.D. et al. (2015). An update on the etiology of abdominal aortic aneurysms: implications for future diagnostic testing. *Expert. Rev. Cardiovasc. Ther.* 13 (10): 1079–1090.

12　van Vlijmen-van Keulen CJPals, G. and Rauwerda, J.A. (2002). Familial abdominal aortic aneurysm: a systematic review of a genetic background. *Eur. J. Vasc. Endovasc. Surg. [Internet]* 24 (2): 105–116. Available from: http://linkinghub.elsevier.com/retrieve/pii/S1078588402916928.

13　Chaikof, E.L., Brewster, D.C., Dalman, R.L. et al. (2009). SVS practice guidelines for the care of patients with an abdominal aortic aneurysm: Executive summary. *J. Vasc. Surg. [Internet]* 50 (4): 880–896. doi: 10.1016/j.jvs.2009.07.001.

14　Lederle, F.A. and Simel, D.L. (1999). The rational clinical examination. Does this patient have abdominal aortic aneurysm? *JAMA* (1): 77–82.

15　Mussa, F.F. (2015). Screening for abdominal aortic aneurysm. *J. Vasc. Surg. [Internet]* 62 (3): 774–778. doi: 10.1016/j.jvs.2015.05.035.

16 Moll, F.L., Powell, J.T., Fraedrich, G. et al. (2011). Management of abdominal aortic aneurysms clinical practice guidelines of the European society for vascular surgery. *Eur. J. Vasc. Endovasc. Surg.* 41 (SUPPL. 1).

17 LeFevre, M.L. (2014). Screening for abdominal aortic aneurysm: U.S. Preventive Services Task Force recommendation statement. *Ann. Intern. Med.* 161 (4): 281–290.

18 Ashton, H.A., Buxton, M.J., Day, N.E. et al. (2002). The Multicentre Aneurysm Screening Study (MASS) into the effect of abdominal aortic aneurysm screening on mortality in men: a randomised controlled trial. *Lancet (London, England)* 360 (9345): 1531–1539.

19 Filardo, G., Powell, J.T., Martinez, M.A.M., and Ballard, D.J. (2012). Surgery for small asymptomatic abdominal aortic aneurysms (review). *Cochrane Database Syst. Rev.* (March 14): 3.

20 Lederle, F.A., Johnson, G.R., Wilson, S.E. et al. (2000). The aneurysm detection and management study screening program: validation cohort and final results. Aneurysm Detection and Management Veterans Affairs Cooperative Study Investigators. *Arch. Intern. Med.* 160 (10): 1425–1430.

21 United Kingdom Small Aneurysm Trial Participants (2002). Long-term outcomes of immediate repair compared with surveillance of small abdominal aortic aneurysms. *N. Engl. J. Med.* 346 (19): 1445–1452.

22 Brewster, D.C., Cronenwett, J.L., Hallett, J.W. et al. (2003). Guidelines for the treatment of abdominal aortic aneurysms: report of a subcommittee of the Joint Council of the American Association for Vascular Surgery and Society for Vascular Surgery. *J. Vasc. Surg.* 37 (5): 1106–1117.

23 Marin, M.L. and Veith, F.J. (1994). Transfemoral repair of abdominal aortic aneurysm. *N. Engl. J. Med.* 331 (26): 1751.

24 Kiguchi, M.M., Forbes, T.L., Teijink, J.A.W. et al. (2014). Clinical application and early outcomes of the aortouni-iliac configuration for endovascular aneurysm repair. *J. Vasc. Surg. [Internet]* 60 (6): 1452–1459. doi: 10.1016/j.jvs.2014.08.063.

25 Scott, R.A.P. and Chuter, T. (1994). Clinical endovascular placement of bifurcated graft in abdominal aortic aneurysm without laparotomy. *Lancet* 343 (8894): 413.

26 Crago, A.M., Singh, N., Deaton, D.H. et al. (2008). Endovascular repair of a common iliac artery aneurysm using the Cook. *Vasc. Endovascular Surg.* 42 (1): 54–57.

27 Carpenter, J.P., Cuff, R., Buckley, C. et al. (2016). Results of the Nellix system investigational device exemption pivotal trial for endovascular aneurysm sealing. *J. Vasc. Surg.* 63 (1):23–31e1.

28 EVAR trial participants (2016). Endovascular aneurysm repair versus open repair in patients with abdominal aortic aneurysm (EVAR trial 1): randomised controlled trial. *Lancet [Internet]* 365 (9478): 2179–2186. Available from: http://www.ncbi.nlm.nih.gov/pubmed/15978925.

29 Blankensteijn, J.D., de Jong, S.E.C.A., Prinssen, M. et al. (2005). Two-year outcomes after conventional or endovascular repair of abdominal aortic aneurysms. *N. Engl. J. Med. [Internet]* 352 (23): 2398–2405. Available from: http://www.ncbi.nlm.nih.gov/pubmed/15944424.

30 De Bruin, J.L., Baas, A.F., Buth, J. et al. (2010). Long-term outcome of open or endovascular repair of abdominal aortic aneurysm. *N. Engl. J. Med. [Internet]* 362 (20): 1881–1889. Available from: http://www.ncbi.nlm.nih.gov/pubmed/20484396.

31 Singh, M.J., Fairman, R., Anain, P. et al. (2016). Final results of the Endurant Stent Graft System in the United States regulatory trial. *J. Vasc. Surg.* 64 (1): 55–62.

32 Dosluoglu, H.H., Cherr, G.S., Harris, L.M., and Dryjski, M.L. (2007). Total percutaneous endovascular repair of abdominal aortic aneurysms using Perclose ProGlide closure devices. *J. Endovasc. Ther.* 14 (2): 184–188.

33 Haas, P.C., Krajcer, Z., and Diethrich, E.B. (1999). Closure of large percutaneous access sites using the Prostar XL percutaneous vascular surgery device. *J. Endovasc. Surg.* 6 (2): 168–170.

34 Nelson, P.R., Kracjer, Z., Kansal, N. et al. (2014). A multicenter, randomized, controlled trial of totally percutaneous access versus open femoral exposure for endovascular aortic aneurysm repair (the PEVAR trial). *J. Vasc. Surg. [Internet]* 59 (5): 1181–1193. doi: 10.1016/j.jvs.2013.10.101.

35 Buck, D.B., Karthaus, E.G., Soden, P.A. et al. (2015). Percutaneous versus femoral cutdown access for endovascular aneurysm repair. *J. Vasc. Surg. [Internet]* 62 (1): 16–21. doi: 10.1016/j.jvs.2015.01.058.

36 Mousa, A.Y., Campbell, J.E., Broce, M. et al. (2013). Predictors of percutaneous access failure requiring open femoral surgical conversion during endovascular aortic aneurysm repair. *J. Vasc. Surg. [Internet]* 58 (5): 1213–1219. doi: 10.1016/j.jvs.2013.04.065.

37 Bechara, C.F., Barshes, N.R., Pisimisis, G. et al. (2013). Predicting the learning curve and failures of total percutaneous endovascular aortic aneurysm repair. *J. Vasc. Surg. [Internet]* 57 (1): 72–76. doi: 10.1016/j.jvs.2012.07.050.

38 Boules, T.N., Selzer, F., Stanziale, S.F. et al. (2006). Endovascular management of isolated iliac artery aneurysms. *J. Vasc. Surg.* 44 (1): 29–37.

39 Marin, M.L., Veith, F.J., Lyon, R.T. et al. (1995). Transfemoral endovascular repair of iliac artery aneurysms. *Am. J. Surg. [Internet]* 170 (2): 179–182. Available from: http://www.ncbi.nlm.nih.gov/pubmed/7631926.

40 Faries, P.L., Morrissey, N., Burks, J.A. et al. (2001). Internal iliac artery revascularization as an adjunct to endovascular repair of aortoiliac aneurysms. *J. Vasc. Surg.* 34 (5): 892–899.

41 Mehta, M., Veith, F.J., Darling, R.C. et al. (2004). Effects of bilateral hypogastric artery interruption during endovascular and open aortoiliac aneurysm repair. *J. Vasc. Surg.* 40 (4): 698–702.

42 Lin, P.H., Chen, A.Y., and Vij, A. (2009). Hypogastric artery preservation during endovascular aortic aneurysm repair: is it important? *Semin. Vasc. Surg. [Internet]* 22 (3): 193–200. doi: 10.1053/j.semvascsurg.2009.07.012.

43 Chitragari, G., Schlosser, F.J., Ochoa Chaar, C.I., and Sumpio, B.E. (2015). Consequences of hypogastric artery ligation, embolization, or coverage. *J. Vasc. Surg.* 62 (5):1340–7.e1.

44 Millon, A., Della Schiava, N., Arsicot, M. et al. (2016). Preliminary experience with the GORE® EXCLUDER® Iliac Branch Endoprosthesis for common iliac aneurysm endovascular treatment. *Ann. Vasc. Surg. [Internet]* 33: 1–7. Available from: http://linkinghub.elsevier.com/retrieve/pii/S0890509616300152.

45 Gray, D., Shahverdyan, R., Jakobs, C. et al. (2015). Endovascular aneurysm repair of aortoiliac aneurysms with an iliac side-branched stent graft: studying the morphological applicability of the Cook device. *Eur. J. Vasc. Endovasc. Surg.* 49 (3): 283–288.

46 Edwards, S.T., Schermerhorn, M.L., O'Malley, A.J. et al. (2014).

Comparative effectiveness of endovascular versus open repair of ruptured abdominal aortic aneurysm in the Medicare population. *J. Vasc. Surg. [Internet]* 59 (3):575–582.e6): doi: 10.1016/j.jvs.2013.08.093.

47 Hoornweg, L.L., Storm-Versloot, M.N., Ubbink, D.T. et al. (2008). Meta analysis on mortality of ruptured abdominal aortic aneurysms. *Eur. J. Vasc. Endovasc. Surg.* 35 (5): 558–570.

48 Mehta, M., Taggert, J., Darling, R.C. et al. (2006). Establishing a protocol for endovascular treatment of ruptured abdominal aortic aneurysms: outcomes of a prospective analysis. *J. Vasc. Surg.* 44 (1): 1–8.

49 Gupta, P.K., Ramanan, B., Engelbert, T.L. et al. (2014). A comparison of open surgery versus endovascular repair of unstable ruptured abdominal aortic aneurysms. *J. Vasc. Surg. [Internet]* 60 (6): 1439–1445. doi: 10.1016/j.jvs.2014.06.122.

50 **Powell, J.T., Sweeting, M.J., Thompson, M.M. et al. (2014). Endovascular or open repair strategy for ruptured abdominal aortic aneurysm: 30 day outcomes from IMPROVE randomised trial. *BMJ* 348: f7661.**

51 Dick, F., Erdoes, G., Opfermann, P. et al. (2013). Delayed volume resuscitation during initial management of ruptured abdominal aortic aneurysm. *J. Vasc. Surg. [Internet]* 57 (4): 943–950. doi: 10.1016/j.jvs.2012.09.072.

52 Reimerink, J.J., Hoornweg, L.L., Vahl, A.C. et al. (2010). Controlled hypotension in patients suspected of a ruptured abdominal aortic aneurysm: feasibility during transport by ambulance services and possible harm. *Eur. J. Vasc. Endovasc. Surg. [Internet]* 40 (1): 54–59. doi: 10.1016/j.ejvs.2010.03.022.

53 Montan, C., Hammar, U., Wikman, A. et al. (2016). Massive blood transfusion in patients with ruptured abdominal aortic aneurysm. *Eur. J. Vasc. Endovasc. Surg. [Internet]* 1–7. Available from: http://linkinghub.elsevier.com/retrieve/pii/S1078588416302684.

54 Berland, T.L., Veith, F.J., Cayne, N.S. et al. (2013). Technique of supraceliac balloon control of the aorta during endovascular repair of ruptured abdominal aortic aneurysms. *J. Vasc. Surg. [Internet]* 57 (1): 272–275. doi: 10.1016/j.jvs.2012.09.001.

55 Schanzer, A., Greenberg, R.K., Hevelone, N. et al. (2011). Predictors of abdominal aortic aneurysm sac enlargement after endovascular repair. *Circulation* 123 (24): 2848–2855.

56 Sweet, M.P., Fillinger, M.F., Morrison, T.M., and Abel, D. (2011). The influence of gender and aortic aneurysm size on eligibility for endovascular abdominal aortic aneurysm repair. *J. Vasc. Surg. [Internet]* 54 (4): 931–937. doi: 10.1016/j.jvs.2011.02.054.

57 Tsilimparis, N., Perez, S., Dayama, A., and Ricotta, J.J. (2013). Endovascular repair with fenestrated-branched stent grafts improves 30-day outcomes for complex aortic aneurysms compared with open repair. *Ann. Vasc. Surg. [Internet].* 27 (3): 267–273. doi: 10.1016/j.avsg.2012.05.022.

58 **Oderich, G.S., Greenberg, R.K., Farber, M. et al. (2014). Results of the United States multicenter prospective study evaluating the Zenith fenestrated endovascular graft for treatment of juxtarenal abdominal aortic aneurysms. *J. Vasc. Surg. [Internet]* 60 (6):1420–1428.e5): doi: 10.1016/j.jvs.2014.08.061.**

59 Starnes, B.W. and Tatum, B. (2013). Early report from an investigator-initiated investigational device exemption clinical trial on physician-modified endovascular grafts. *J. Vasc. Surg. [Internet].* 58 (2): 311–317. doi: 10.1016/j.jvs.2013.01.029.

60 Moulakakis, K.G., Mylonas, S.N., Avgerinos, E. et al. (2012). The chimney graft technique for preserving visceral vessels during endovascular treatment of aortic pathologies. *J. Vasc. Surg. [Internet]* 55 (5): 1497–1503. doi: 10.1016/j.jvs.2011.10.009.

61 Lindblad, B., Bin Jabr, A., Holst, J., and Malina, M. (2015). Chimney grafts in aortic stent grafting: hazardous or useful technique? Systematic review of current data. *Eur. J. Vasc. Endovasc. Surg. [Internet]* 50 (6): 722–731. doi: 10.1016/j.ejvs.2015.07.038.

62 Freyrie, A., Gallitto, E., Gargiulo, M. et al. (2014). Results of the endovascular abdominal aortic aneurysm repair using the anaconda aortic endograft. *J. Vasc. Surg. [Internet]* 60 (5): 1132–1139. doi: 10.1016/j.jvs.2014.04.073.

63 Vemuri, C., Oderich, G.S., Lee, J.T. et al. (2014). Postapproval outcomes of juxtarenal aortic aneurysms treated with the Zenith fenestrated endovascular graft. *J. Vasc. Surg. [Internet]* 60 (2): 295–300. doi: 10.1016/j.jvs.2014.01.071.

64 Chuter, T.A., Gordon, R.L., Reilly, L.M. et al. (2001). Multibranched stent-graft for type III thoracoabdominal aortic aneurysm. *J. Vasc. Interv. Radiol. [Internet]* 12 (3): 391–392. Available from: http://www.ncbi.nlm.nih.gov/pubmed/11287522.

65 Mendes, B.C., Oderich, G.S., Macedo, T.A. et al. (2014). Anatomic feasibility of off-the-shelf fenestrated stent grafts to treat juxta-renal and pararenal abdominal aortic aneurysms. *J. Vasc. Surg. [Internet]* 60 (4):839–848.e2): doi: 10.1016/j.jvs.2014.04.038.

66 Gasper, W.J., Reilly, L.M., Rapp, J.H. et al. (2013). Assessing the anatomic applicability of the multibranched endovascular repair of thoracoabdominal aortic aneurysm technique. *J. Vasc. Surg. [Internet]* 57 (6): 1553–1558; discussion 1558. Available from: http://www.ncbi.nlm.nih.gov/pubmed/23395201.

67 Schermerhorn, M.L., O'Malley, A.J., Jhaveri, A. et al. (2008). Endovascular vs. open repair of abdominal aortic aneurysms in the Medicare population. *N. Engl. J. Med.* 358: 464–474.

68 Hobo, R., Buth, J., and EUROSTAR Collaborators (2006). Secondary interventions following endovascular repair of abdominal aortic aneurysm. *Diagn. Interv. Radiol.* 12 (2): 99–104.

69 Candell, L., Tucker, L.-Y., Goodney, P. et al. (2014). Early and delayed rupture after endovascular abdominal aortic aneurysm repair in a 10-year multicenter registry. *J. Vasc. Surg. [Internet]* 60 (5): 1146–1152. Available from: http://www.pubmedcentral.nih.gov/articlerender.fcgi?artid=4331642&tool=pmcentrez&rendertype=abstract.

70 Harris, P.L., Vallabhaneni, S.R., Desgranges, P. et al. (2000). Incidence and risk factors of late rupture, conversion, and death after endovascular repair of infrarenal aortic aneurysms: the EUROSTAR experience. *J. Vasc. Surg.* 32 (4): 739–749.

71 Lal, B.K., Zhou, W., Li, Z. et al. (2015). Predictors and outcomes of endoleaks in the Veterans Affairs open versus endovascular repair (OVER) trial of abdominal aortic aneurysms. *J. Vasc. Surg. [Internet]* 62 (6): 1394–1404. doi: 10.1016/j.jvs.2015.02.003.

72 Faries, P.L., Cadot, H., Agarwal, G. et al. (2003). Management of endoleak after endovascular aneurysm repair: cuffs, coils, and conversion. *J. Vasc. Surg.* 37 (6): 1155–1161.

73 Rajani, R.R., Arthurs, Z.M., Srivastava, S.D. et al. (2011). Repairing immediate proximal endoleaks during abdominal aortic aneurysm repair. *J. Vasc. Surg. [Internet].* 53 (5): 1174–1177. doi: 10.1016/j.jvs.2010.11.095.

74 Arthurs, Z.M., Lyden, S.P., Rajani, R.R. et al. (2011). Long-term outcomes of Palmaz stent placement for intraoperative type Ia endoleak during endovascular aneurysm repair. *Ann. Vasc. Surg. [Internet].* 25 (1): 120–126. doi: 10.1016/j.avsg.2010.08.004.

75 Walker, J., Tucker, L., Goodney, P. et al. (2010). Type II endoleak with or without intervention after endovascular aortic aneurysm repair does not change aneurysm-related outcomes despite sac growth. *J. Vasc. Surg. [Internet]* 62 (3): 551–561. doi: 10.1016/j.jvs.2015.04.389.

76 El Batti, S., Cochennec, F., Roudot-Thoraval, F., and Becquemin, J.-P. (2013). Type II endoleaks after endovascular repair of abdominal aortic aneurysm are not always a benign condition. *J. Vasc. Surg. [Internet].* 57 (5): 1291–1297. doi: 10.1016/j.jvs.2012.10.118.

77 Toya, N., Kanaoka, Y., and Ohki, T. (2014). Secondary interventions following endovascular repair of abdominal aortic aneurysm. *Gen. Thorac. Cardiovasc. Surg.* 62 (2): 87–94.

78 Patatas, K., Ling, L., Dunning, J., and Shrivastava, V. (2012). Static sac size with a type II endoleak post-endovascular abdominal aortic aneurysm repair: surveillance or embolization? *Int. Cardiovasc. Thorac. Surg.* 15 (3): 462–466.

79 Scali, S.T., Vlada, A., Chang, C.K., and Beck, A.W., (2013). Transcaval embolization as an alternative technique for the treatment of type II endoleak after endovascular aortic aneurysm repair. *J. Vasc. Surg. [Internet].* 57 (3): 869–874. doi: 10.1016/j.jvs.2012.09.021.

80 Mansueto, G., Cenzi, D., Scuro, A., and Gottin, L. (2007). Treatment of type II endoleak with a transcatheter transcaval approach : Results at 1-year follow-up. *J. Vasc. Surg.* 45 (6): 1120–1127.

81 Uthoff, H., Katzen, B.T., Gandhi, R. et al. (2012). Direct percutaneous sac injection for postoperative endoleak treatment after endovascular aortic aneurysm repair. *J. Vasc. Surg. [Internet].* 56 (4): 965–972. doi: 10.1016/j.jvs.2012.03.269.

82 Eng, M.L., Brewer, M.B., Rowe, V.L., and Weaver, F.A. (2015). Treatment options for late type III endoleaks after endovascular aneurysm repair. *Ann. Vasc. Surg. [Internet]* 29 (3): 594.e5–594.e9. doi: 10.1016/j.avsg.2014.10.032.

83 Carroccio, A., Faries, P.L., Morrissey, N.J. et al. (2002). Predicting iliac limb occlusions after bifurcated aortic stent grafting: anatomic and device-related causes. *J. Vasc. Surg.* 36 (4): 679–684.

84 Mantas, G.K., Antonopoulos, C.N., Sfyroeras, G.S. et al. (2015). Factors predisposing to endograft limb occlusion after endovascular aortic repair. *Eur. J. Vasc. Endovasc. Surg. [Internet]* 49 (1): 39–44. doi: 10.1016/j.ejvs.2014.09.012.

85 Faure, E.M., Becquemin, J., and Cochennec, F. (2015). Predictive factors for limb occlusions after endovascular aneurysm repair. *J. Vasc. Surg.* 61 (5): 1138–1145.

86 Oshin, O.A., Fisher, R.K., Williams, L.A. et al. (2010). Adjunctive iliac stents reduce the risk of stent-graft limb occlusion following endovascular aneurysm repair with the Zenith stent-graft. *J. Endovasc. Ther. [Internet]* 17 (1): 108–114. Available from: http://www.ncbi.nlm.nih.gov/pubmed/20199276.

87 Murphy, E.H., Szeto, W.Y., Herdrich, B.J. et al. (2011). The management of endograft infections following endovascular thoracic and abdominal aneurysm repair. *J. Vasc. Surg. [Internet]* 58 (5): 1179–1185. doi: 10.1016/j.jvs.2013.04.040.

88 Fatima, J., Duncan, A.A., De, G.E. et al. (2012). Treatment strategies and outcomes in patients with infected aortic endografts. *J. Vasc. Surg. [Internet]* 58 (2): 371–379. doi: 10.1016/j.jvs.2013.01.047.

89 Moulakakis, K.G., Sfyroeras, G.S., and Mylonas, S.N. (2014). Outcome after preservation of infected abdominal aortic endografts. *J. Endovasc. Ther.* 21 (3): 448–455.

90 **Chaikof, E.L., Brewster, D.C., Dalman, R.L. et al. (2009). The care of patients with an abdominal aortic aneurysm: The Society for Vascular Surgery practice guidelines. *J. Vasc. Surg. [Internet]* 50 (4 SUPPL.): S2–S49. doi: 10.1016/j.jvs.2009.07.002.**

91 Karanikola, E., Dalainas, I., Karaolanis, G. et al. (2014). Duplex ultrasound versus computed tomography for the postoperative follow-up of endovascular abdominal aortic aneurysm repair. Where do we stand now? *Int. J. Angiol.* 23 (3): 155–163.

92 Chaer, R.A., Gushchin, A., Rhee, R. et al. (2009). Duplex ultrasound as the sole long-term surveillance method post-endovascular aneurysm repair: a safe alternative for stable aneurysms. *J. Vasc. Surg. [Internet]* 49 (4): 845–849. doi: 10.1016/j.jvs.2008.10.073.

93 Sarac, T.P., Gibbons, C., Vargas, L. et al. (2008). Long-term follow-up of type II endoleak embolization reveals the need for close surveillance. *J. Vasc. Surg. [Internet]* 55 (1): 33–40. doi: 10.1016/j.jvs.2011.07.092.

第 9 章
主动脉夹层：紧急血管腔内治疗

Ratna C. Singh and Evan C. Lipsitz

Division of Vascular and Endovascular Surgery, Montefiore Medical Center, Albert Einstein College of Medicine, Bronx, NY, USA

9.1　引言

主动脉夹层属于急性主动脉综合征的一种，有较高的并发症发生率和死亡率。为了达到最佳的预后，早期的诊断和处理尤其重要。本章回顾了主动脉夹层的分类、病因学、病理生理学、诊断、处置和预后，重点介绍血管内治疗。

9.2　定义

简单地说，急性主动脉夹层是主动脉内膜层的撕裂，导致壁层分离，沿血管长轴方向形成假腔，可能压迫真腔。由于假腔内血流压力大，撕裂可进一步沿主动脉近端、远端或两端向周围和/或纵向扩展。夹层可延伸到中膜层和/或主动脉分支（弓、内脏、下肢），导致末端器官功能障碍。

9.3　分类

主动脉夹层按发生时间、解剖和功能分类。根据症状出现的时间和内膜撕裂的位置，夹层分为急性、亚急性或慢性。出现症状2周内的夹层被认为是急性的，2～4周内为亚急性，超过4周则为慢性。这是一个人为的分类方法。

根据内膜撕裂的位置和远端延伸的程度，夹层分型采用两种解剖分类系统（图9.1）。DeBakey分型将主动脉夹层分为四种类型：Ⅰ型，破裂口起源于升主动脉，并延伸至降主动脉。Ⅱ型，破裂口起源于并局限于升主动脉。Ⅲ型，破裂口起源于左锁骨下动脉的远端，Ⅲa型延伸到胸、降主动脉；Ⅲb型夹层延伸到腹主动脉。

Stanford分型根据内膜撕裂的位置对主动脉夹层进行分类。A型起源于升主动脉，B型起源于降主动脉。

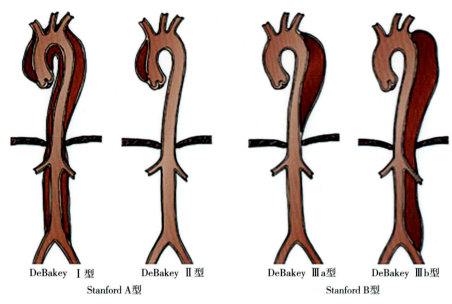

DeBakey Ⅰ型　　　　DeBakey Ⅱ型　　　　DeBakey Ⅲa型　　　　DeBakey Ⅲb型

Stanford A型　　　　　　　　　　　　　　　　　Stanford B型

图9.1 **显示主动脉夹层的DeBakey和Stanford分类示意图。资料来源：Conrad and Cambria[1]**

Stanford A型夹层患者需要紧急手术干预，因为与疾病相关的并发症死亡率高，包括弓分支闭塞、心包内破裂导致心包填塞和心包外破裂。除终末器官功能障碍外，B型夹层患者可采用内科保守治疗。

急性夹层可能是复杂的，也可能是简单的。复杂的夹层的特征为灌注不良综合征。可表现为内脏、肾、肢体或脊髓缺血、破裂或即将破裂、难治性高血压、持续性腹痛或胸痛，或向主动脉弓或近端降主动脉扩展，总直径达4.5cm或更大。急性或亚急性复杂的夹层应紧急治疗。夹层慢性期的特点通常是瓣膜临床症状趋于稳定性和瓣膜老化，变得更厚，不柔韧。

9.4 流行病学

急性主动脉夹层的发生率约为2.9~3.5/10万[2]。最常见的发病年龄为40~70岁，多见于男性（男女比例4∶1）[2]。患有免疫性血管疾病（马凡综合征、Ehlers-Danlos综合征等）患者的发病率也较高，往往在更年轻时出现[2]。

9.5　风险因素

主动脉夹层最常见的危险因素是男性、高血压控制不良、高龄、既往有心脏手术史和主动脉壁结构异常（如二叶式主动脉瓣、主动脉夹层和染色体异常）[3,4]。其他危险因素包括慢性阻塞性肺疾病、妊娠（特别是与先兆子痫相关时），以及可卡因和甲基苯丙胺滥用[2]。

9.6　病因学/病理生理学

虽然对主动脉夹层的原因有很多推测，但对夹层的确切病理知之甚少。现在最常被接受的病因是囊性中膜坏死、主动脉壁中膜胶原和弹性纤维减慢[5]。

主动脉夹层被认为是在腔内壁应力超过主动脉壁应力时发生的。夹层易发生在主动脉壁应力最高处，即A型夹层发生在窦口连接处，B型夹层则发生于左锁骨下动脉起源远端[6]。

如上所述，内膜撕裂可顺行和逆行扩展。夹层瓣膜的开口发生在真腔和假腔之间，且通常发生在分支血管的起源处。一些因素可以预测慢性B型夹层的假腔扩展，如假腔内有持续的血流，相对于真腔直径更大，近端裂口较小，没有远端撕裂[7,8]。

目前尚不清楚诱发夹层事件的原因是内膜瓣的形成导致出血进入和分离中膜层，还是血管破裂导致出血进入中膜层。这种程度的主动脉夹层以及两个类似的病理类型，壁内血肿（IMH）和穿透性动脉粥样硬化溃疡（PAUs）归类为一组疾病，即急性主动脉综合征（图9.2）。还有一种比较典型的夹层是双腔主动脉，其中真、假腔相通并且血流通畅[10]。

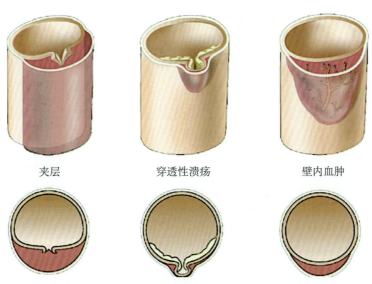

夹层　　　　　　　穿透性溃疡　　　　　　壁内血肿

图9.2　主动脉夹层的不同形式：典型的夹层、穿透性主动脉溃疡和主动脉壁内血肿

资料来源：经许可转载Elefteriades 2008 [9]。

IMH是指有主动脉壁内出血但未形成内膜瓣，被认为是血管破裂的结果。它可能被认为是典型夹层的前兆，因为血肿可能会向内扩展，导致内膜撕裂，使内膜沿着主动脉剥离[10]。一般来说，三分之一的IMH保持不变，三分之一可以吸收缓解，三分之一的进展为"典型"主动脉夹层[11]。

主动脉壁因动脉粥样硬化斑块破裂穿透内弹力层导致局部中膜破坏和含血囊腔形成，即为PAU。这可能演变为IMH或沿主动脉形成典型夹层[10,12]。

在无症状患者中偶然发现的IMH和PAU可能有良性病程。然而，在最初表现为有症状的IMH和PAU时破裂的发生率较高（分别为38%和26%）[11]。

9.7 症状与诊断方法

患者最常见的表现是突然出现严重的胸痛或背痛。A型夹层患者更常诉前胸痛，而B型夹层患者更常诉腹或背痛。疼痛通常被描述为锐痛，有时为撕裂样痛，放射到背部、颈部或腹部。患者通常有高血压病史，症状可能与血压相关。在冠状动脉受累或有心包填塞的A型夹层中，或在B型夹层破裂时，患者可能会出低血压。疼痛可能会减轻，有时症状完全缓解。一小部分患者没有报告疼痛[10]。

其他非特异性症状，如恶心、呕吐、血便、出汗或呼吸困难也可能会出现。灌注不良综合征的表现取决于受累血管的分布。如果累及颈动脉/椎动脉，患者可能出现卒中的体征和症状；如果累及冠状动脉，患者可能出现心肌梗死；如果累及内脏血管或肾动脉，可能出现腹痛或少尿；如果累及头臂干、左锁骨下动脉、远端主动脉或髂动脉，可能出现四肢疼痛、无脉和肢冷；如果肋间/节段性动脉阻塞，则导致脊髓缺血，患者可能表现为截瘫或四肢瘫痪[10]。

体格检查应重点评估患者的血流动力学稳定性和预示心血管衰竭的迹象。虽然体格检查的敏感性不足以排除急性主动脉夹层，但有些体征出现可显著提高夹层诊断的可能性，如：脉搏缺失，血压差至少20mmHg（LR 5.7），或局灶性神经功能缺陷（LR 6.6～33）[13]。低血压、颈静脉怒张、奇脉或主动脉反流舒张杂音可能提示主动脉根或心包受累，应立即采取紧急诊断和决定性治疗。

急性症状的发生率相对较低且没有特异性，只有15%～43%的患者在最初出现症状时被正确诊断为急性主动脉夹层。然而，如果不能及时诊断和正确处理，急性主动脉夹层的死亡率很高。

应快速进行明确的诊断影像学检查，以确认或排除急性主动脉夹层。计算机断层血管造影（CTA）、经食管超声心动图（TEE）和磁共振血管造影（MRA）具有相似的敏感性（98%～100%）和特异性（95%～98%）[15]。

CTA是金标准，因为它具有实时性和普及性，并能显示并勾勒出计划修复所需的解剖结构，因此目前是首选诊断方法。CTA应该使用薄层进行颈动脉到股动脉的精确三维重建。延迟显像也可以进一步对假腔填充和血流模式进行评估。然而，CTA需要使用有潜在肾毒性的对比剂和电离辐射，且不能用于评估主动脉瓣关闭不全。MRA的精度很高，患者不会受到电离辐射，但通常应用并不广泛，而且需要较长时间的图像采集，不适用于急诊检查。TEE由于其简便、快速，具有良好的敏感性和特异性，对于危重症和/或血流动力学不稳定的患者来说是一个很好的替代方案。但医生需要进行一些可能无法方便获得的培训和专业知识。

心电图和胸片等辅助检查可用于排除其他病因。与主动脉夹层相关的胸腔X线表现包括主动脉轮廓异常、胸腔积液、内膜钙化移位和纵隔加宽。

一些生化标志物，如平滑肌肌球蛋白重链、弹性蛋白和血浆D-二聚体，已被研究作为排除急性主动脉夹层的指标，但均未获得广泛使用[10]。

9.8 自然进程

急性主动脉夹层的大多数并发症和死亡都是由于假腔破裂或器官灌注不良。急性A型夹层如果不经治疗，死亡率高达每小时1%，72小时50%，2周75%，3个月90%。据报道，急性B型夹层的总住院死亡率为11%，而复杂夹层[3,10]患者可能高达71%。主动脉破裂通常是致命的，大约8%的A型夹层和4%的B型夹层会发生主动脉破裂，这是B型夹层患者首要的死亡原因[16]。

A型主动脉夹层导致的灌注不良的机制包括假腔破坏主动脉瓣结合部所致的重度主动脉功能不全，以及假腔延伸到一个冠状动脉干所致的冠状动脉缺血。两者都是立即行开放修复的适应证。灌注不良是急性A型主动脉夹层死亡的第二大原因[17]。

缺血并发症也可能发生，与剥离瓣膜直接或间接覆盖相关。与瓣膜覆盖相关的可能是静态的（瓣膜进入动脉开口处），也可能是动态的（瓣膜覆盖动脉开口处）（图9.3）。那些与覆盖无关的病例是由栓塞、原位血栓形成或阻塞瓣膜远端血栓形成引起的。

B型主动脉夹层假腔部分血栓形成的患者的主动脉夹层生长速率和手术死亡率显著

增加，而完全假腔血栓形成者则有较好的预后。因此，在出现部分假腔血栓形成的情况下，患者可能需要更密集的随访和更早的预防性主动脉干预[18]。

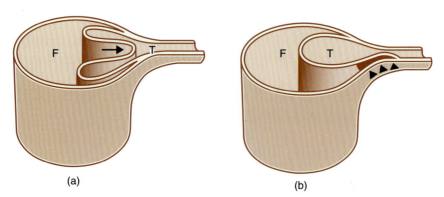

(a)　　　　　　　　　　　　　(b)

图9.3　分支血管缺血示意图。（a）动态型阻塞。内膜瓣弯向真腔（箭头）并阻碍血流进入分支血管。（b）静态型阻塞。夹层延伸到分支血管，并可能形成血栓（箭头），导致血管开口处狭窄。F：假腔；T：真腔。资料来源：由Radiology Key提供。

虽然急性无并发症的B型主动脉夹层患者可以通过内科治疗，但相当数量（42%～50%）的患者会出现主动脉相关的发病率和死亡率，如动脉瘤变性和进一步夹层，特别是那些假腔未闭和主动脉直径≥40mm的患者[19]。

9.9　治疗

为了尽量减缓进展和潜在的并发症，及时的诊断和治疗是至关重要的。应该始终对主动脉夹层保持高度的警惕性。对于突然发作的胸痛、背痛或腹痛的患者应进行心脏监测，并开始吸氧。应立即开通静脉通路和动脉通路，进行实验室检查、心电图检查和胸腔X线检查。

9.9.1　内科治疗

非复杂性B型主动脉夹层的主要药物治疗方法是降心率和降压联合治疗。止痛药、降心率和降压药（最好是β受体阻滞剂，然后是钙通道阻滞剂）都是必要的选择，一些作者提出的目标是，在没有任何灌注不良[20]的情况下，心率<60次/分和收缩压<100mmHg。

初始内科治疗的目标是稳定血流动力学，尽量减少夹层范围，减少内膜瓣的活动性，并降低破裂的风险。对于血流动力学不稳定的患者，必须采取措施使其恢复和稳定，包括晶体和胶体液血压支持，气管插管呼吸机辅助呼吸。必须尝试尽快将这些患者转移到手术室以进行最终的治疗。控制高血压可缓解非复杂性B型夹层患者的症状，但有可能加重复杂性B型夹层患者的灌注不良。

9.9.2　血管内治疗

虽然在美国以外有实验性的血管内支架正在评估中，并在实验基础上可以提供，但A型夹层的标准开放修复手术仍然是标准治疗方法，通常可以挽救生命。然而，对于急性非复杂性B型夹层的手术治疗的适应证和时机还没有共识，这些都必须是个体化的。制定治疗方案应着重考虑与未来动脉瘤变性相关的因素，如主动脉大小、真假腔大小、假腔状态等。

急性、复杂的B型夹层的手术治疗适应证包括终末器官灌注不良、尽管进行了充分的降心率和抗高血压治疗但疼痛仍难以缓解、假腔快速扩张、活动性出血、即将破裂或主动脉破裂，或主动脉夹层区域的动脉瘤扩张（＞5.5～6cm）。血管腔内治疗被描述为治疗灌注不良和/或通过排除假腔来防止破裂[21]。

如上所述，横断面成像对于规划手术至关重要，如造影剂外渗或提示破裂、主动脉夹层的长度、内膜撕裂的位置、真假管腔的解剖关系、主要分支的分布、内膜瓣与主要分支入口的关系、灌注不良的证据和血管通路的评估[22]。

无论是开放的或经皮的，血管通路通常选择经两侧股动脉入路。应进入血管的真腔，这样才能保证后续手术步骤的顺利进行。全程放置长导丝维持真腔通路至关重要，通过推进猪尾巴导管来完成，以减少进入假腔的机会，在推进过程中注射造影剂，以确保进入真腔。血管内超声（IVUS）也有助于确定真腔方向和分支的确切位置和潜在的开窗位置[23]。偶尔，可能需要选择肱动脉或腋动脉入路，以完成造影或释放支架装置（Amplatzer血管塞）或分支动脉支架。由于导丝可能会无意中穿过内膜撕裂，在释放任何支架或支架移植物之前确认位置至关重要[22]。

治疗原则包括封闭初始撕裂入口，从而隔离假腔灌注，致其血栓形成，使血液优先流入真腔（图9.4），封闭所有大的再入撕裂，保留分支血流，以及主动脉重建。当然，内膜撕裂的大小、数量和位置会影响治疗策略和手术方案。主动脉的最佳覆盖范围尚不清楚，较长的支架移植可能更有效地实现假腔血栓形成，但可能增加灌注不良和截瘫的风险[22]。急性B型夹层患者在接受治疗1年后，70%～80%发生支架附近假腔血栓形成[25]。

在排除急性入口撕裂后，随着移植物的扩张、假腔减压进而出现塌陷。如果因假腔中有大量血栓形成，没有塌陷，可使用内移植物继续对有血栓的假腔内膜瓣进行加压[22]。

从而在这个距离上将瓣膜分开[29]。

另一种技术是通过撕裂在两个真腔之间穿入一根导丝，并从对侧股动脉通路捕获导丝。然后将导丝拉到两端，向远端主动脉形成一个倒置的"U"，并与沿主动脉长轴的真假腔之间创建一个纵向裂隙。然而，后两种技术都有内膜裂开和瓣膜栓塞的潜在风险。

理想情况下，应在剥离膜固定和假腔内形成凝块组织前的24～48小时内进行开窗。请注意，随着侵入性的开窗瓣膜解剖和血流动力学改变可能有巨大的不可预测的变化。此外，由于假腔压力仍然存在，开窗技术对假腔扩张和进展为动脉瘤样扩张的长期预后的影响的报告尚不多[22,30]。

降主动脉假腔局部血栓形成可导致降主动脉狭窄。置入一个合适的自膨式支架可能会并发近端和远端进一步的假腔血栓形成。在血栓形成的前端开窗可以阻止撕裂局部湍流，以防止血栓的进一步扩展。当将支架移植物放置在小真腔内时，还要考虑到移植物材料的释放有可能导致管腔进一步狭窄[22]。另一种情况是，在剥离瓣膜穿过一个分支动脉时，并没有真正进入该分支，或虽进入了分支，但没有重新进入真腔。这一过程可导致分支动脉的真腔在阻塞性瓣膜的远端形成血栓，这可能会并发移植物的远端栓塞。以上这些并发症都应采用标准的血管介入治疗[22]。

在急性夹层的情况下，药物溶栓相对禁忌，但如果必需，可使用组织纤溶酶原激活剂（tPA）进行局部机械溶栓或脉冲喷雾溶栓[22]。

9.10　慢性B型夹层

慢性B型夹层紧急治疗的适应证包括胸主动脉瘤（TAA）扩张/破裂。慢性B型和A型夹层近端修复是另一个挑战，特别是由于瓣膜变硬而出现不稳定假腔或灌注不良。虽然，如上所述，在发病4周后，夹层被任意归类为慢性，但对于假腔何时不能重塑尚未达成共识。通过支架植入封闭再撕裂处可能会损害由假腔供应的分支的灌注[22]。

对于非复杂性B型夹层的血管内干预有相当大的争议。支持者认为，从长期来看，可能会发生假腔的动脉瘤性扩张和其他并发症，干预可能通过积极影响真假腔的关系和闭塞解剖关系来改善长期结果，否则将导致晚期并发症发生率和死亡率增加[31]。慢性夹层支架移植术后，假腔血栓形成的发生率要慢得多，因为通过内脏动脉和肾动脉开口附近的夹层间隔再入撕裂，假腔仍然通畅[32]。

主动脉夹层支架移植物的研究（INSTEAD）试验是第一个随机对照试验，比较慢性（与亚急性）非复杂性B型主动脉夹层存活者的最佳单独药物治疗和胸主动脉血管内修复（TEVAR）联合最佳药物治疗的疗效。初步结果显示，尽管主动脉重构良好，但采用TEVAR+最佳药物治疗未能改善2年生存率和不良事件率，但改善了长期5年主动脉特异性生存期和疾病进展。因此，对于解剖结构合适的非复杂性B型夹层患者，应优先考虑TEVAR来改善晚期预后[24,33]。

急性夹层支架移植或最佳药物治疗（ADSORB）试验是第一个比较急性非复杂性B型主动脉夹层患者最佳药物治疗和TEVAR联合最佳药物治疗的随机对照试验。1年结果表明，血管腔内治疗急性B型夹层是安全的，假腔的血栓形成和其直径的减少有利于血管重塑[34,35]。

9.11　左锁骨下动脉的覆盖

由于胸主动脉的解剖学位置，动脉壁处于应力峰值，夹层患者通常从左锁骨下动脉起始处到B型夹层内膜撕裂的距离很小甚至没有。因此，覆盖左锁骨下动脉可能获得更长的锚定区，并且通常耐受性良好[36]。

发生B型夹层时左锁骨下动脉的处理仍存在争议。一些研究表明，左锁骨下动脉覆盖与卒中、截瘫和手臂缺血的风险增加有关。虽然在TEVAR术前或术中可进行锁骨下动脉重建，但不建议用于治疗急性B型夹层患者[37]。

9.12　脊髓的保护措施

脊髓缺血仍然是主动脉夹层开放性手术和血管内支架修复的重要并发症。脊髓缺血的危险因素包括主动脉覆盖范围（特别是超过25cm）、开放手术修复、主动脉远端手术、左锁骨下动脉覆盖、胃下动脉闭塞和围手术期低血压。通过增加动脉压、腰椎脑脊液引流和分期手术节段性动脉的再处理来维持足够的脊髓灌注，可以降低脊髓缺血的风险。

9.13　血管腔内治疗的并发症

血管腔内介入治疗可导致主动脉解剖结构和分支血管灌注发生显著变化。因此，可能会发生一些并发症，包括升主动脉逆行夹层、主动脉内膜瓣撕裂和内翻，以及真腔塌陷伴有新的分支动脉阻塞。这些并发症必须早期识别（通过对比成像/血管造影、IVUS

或TEE），并立即进行处理，以防止灾难性的后果[22]。

在B型夹层的血管内修复期间，逆行性A型夹层的发生率约为1%～2%，在随访期间为1%～20%，无论如何治疗，死亡率均高达40%[38]。主要并发症包括卒中、截瘫、肾衰竭和死亡，据报道可发生于5%～40%的患者[22,39,40]。截瘫率通常较低，小于3%[39]。支架移植物移位、内漏、动脉瘤扩张和逆行夹层的再干预率为19%～33%[41]。

还存在一些与血管内治疗相关的并发症，包括穿刺部位并发症、造影剂使用、辐射暴露以及需要监测和重新干预。此外，目前还没有专门的内移植物用于修复主动脉夹层。

9.14　开放式手术修复

B型主动脉夹层的主要开放手术包括：胸降主动脉近端置换和手术开窗。前者是与上述遗传综合征相关的B型夹层患者的首选治疗方法。手术开窗包括通过纵向打开主动脉来广泛切除夹层的内膜，并改善不能通过血管内干预治疗的灌注不良。

其他辅助开放手术，如主动脉去分支术（debraching）、主动脉-内脏动脉分流术、主动脉-股动脉分流术、股动脉-股动脉分流术和腋动脉-股动脉分流术，可以根据灌注不良的模式来选择。

虽然没有随机对照试验，在治疗复杂的B型主动脉夹层时，只要是可行的，都应优先选择血管内治疗而不是开放性手术。回顾性研究显示，与开放修复相比，血管内修复的死亡率较低[2,42]。

由于血管内治疗的微创性，用于急性B型夹层患者治疗有更好的预后。血管腔内修复的优点包括可避免开胸、主动脉钳闭或循环停止，减少血流的生理中断，减少输血量，减少主动脉治疗的截瘫发生率。

9.15　病情监测

监测对于B型主动脉夹层的管理至关重要。无论有或无血管内修复的患者都需要终身监测，因为患者发生晚期并发症的风险增加。在非复杂性B型夹层患者的医学管理过程中，如果出现上述任何症状，应再次行CTA检查。虽然没有随机试验，但对于那些没有任何症状的患者，应在3～6个月内重复成像，以评估假腔扩展情况。对于接受血管内干预的患者，通常在1、6、12个月，之后每年进行一次成像。因为临床治疗方案主要是根据成像检查结果，且应个体化。

参考文献

（关键引用文献，以粗体显示）

1 Conrad and M.F., Cambria, R.P. (2014). Aortic Dissection. In: *Rutherford's Vascular Surgery*. 8th ed. (Eds J.L. Cronenwett and K.W. Johnston), p. 2170. Philadelphia, PA: Elsevier, Saunders.

2 **Jimenez, J.C. (2013). Acute and chronic aortic dissection. In: *Vascular and Endovascular Surgery: A Comprehensive Review*, 8e (ed. W.S. Moore), 638–649. Philadelphia, PA: Elsevier Saunders.**

3 **Hagan, P.G., Nienaber, C.A., Isselbacher, E.M. et al. (2000). The International Registry of Acute Aortic Dissection (IRAD): new insights into an old disease. *JAMA* 283 (7): 897–903.**

4 Januzzi, J.L., Isselbacher, E.M., Fattori, R. et al. (2004). Characterizing the young patient with aortic dissection: results from the International Registry of Aortic Dissection (IRAD). *J. Am. Coll. Cardiol.* 43 (4): 665–669.

5 Prieto, D. and Antunes, M.J. (2005). Acute aortic dissection. *Rev. Port. Cardiol.* 24 (4): 583–604.

6 Nathan, D.P., Chun, X., Gorman, J.H. et al. (2011). Pathogenesis of acute aortic dissection: a finite element stress analysis. *Ann. Thorac. Surg.* 91 (2): 458–464.

7 **Immer, F.F., Krahenbuhl, E., Hagen, U. et al. (2005). Large area of the false lumen favors secondary dilatation of the aorta after acute Type A aortic dissection. *Circulation* 112 (Suppl I): I249–I252.**

8 Tsai, T.T., Schlicht, M.S., Khanafer, K. et al. (2008). Tear size and location impacts false lumen pressure in an ex vivo model of chronic Type B aortic dissection. *J. Vasc. Surg.* 47 (4): 844–851.

9 Elefteriades, J.A. (2008). Thoracic aortic aneurysm: reading the enemy's playbook. *Curr. Probl. Cardiol.* 33: 203–277.

10 Tran, T.P. and Khoynezhad, A. (2009). Current management of type B aortic dissection. *Vasc. Health Risk Manag.* 5: 53–63.

11 Ziganshin, B.A., Dumfarth, J., and Elefteriades, J.A. (2014). Natural history of Type B aortic dissection; ten tips. *Ann. Cardiothorac. Surg.* 3 (3): 247–254.

12 Tittle, S.L., Lynch, R.J., Cole, P.E. et al. (2002). Midterm follow-up of penetrating ulcer and intramural hematoma of the aorta. *J. Thorac. Cardiovasc. Surg.* 123 (6): 1051–1059.

13 Klompas, M. (2002). Does this patient have an acute thoracic aortic dissection? *JAMA* 287 (17): 2262–2272.

14 Sullivan, P.R., Wolfson, A.B., Leckey, R.D., and Burke, J.L. (2000). Diagnosis of acute thoracic aortic dissection in the emergency department. *Am. J. Emerg. Med.* 18 (1): 46–50.

15 Shiga, T., Wajima, Z., Apfel, C.C., and Ohe, Y. (2006). Diagnostic accuracy of transesophageal echocardiography, helical computed tomography, and magnetic resonance imaging for suspected thoracic aortic dissection: systematic review and meta-analysis. *Arch. Intern. Med.* 166 (13): 1350–1356.

16 Gallo, A., Davies, R.R., Coe, M.P. et al. (2005). Indications, timing, and prognosis of operative repair of aortic dissections. *Semin. Thorac. Cardiovasc. Surg.* 17 (3): 224–235.

17 **Elefteriades, J.A., Lovoulos, C.J., Coady, M.A. et al. (1999). Management of descending aortic dissection. *Ann. Thorac. Surg.* 67 (6): 2002–2005; discussion 2014–2019.**

18 Trimarchi, S., Tolenaar, J.L., Jonker, F.H. et al. (2013). Importance of false lumen thrombosis in type B aortic dissection prognosis. *J. Thorac. Cardiovasc. Surg.* 145 (3 Suppl): S208–S212.

19 Bhamidipati, C. and Ailawadi, G. (2009). Acute complicated and uncomplicated type III aortic dissection: an endovascular perspective. *Semin. Thorac. Cardiovasc. Surg.* 21 (4): 373–386.

20 Umana, J.P., Lai, D.T., Mitchell, R.S. et al. (2002). Is medical therapy still the optimal treatment strategy for patients with acute type B aortic dissections? *J. Thorac. Cardiovasc. Surg.* 124 (5): 896–910.

21 **Fattori, R., Cao, P., De Rango, P. et al. (2013). Interdisciplinary expert consensus document on management of type B aortic dissection. *J. Am. Coll. Cardiol.* 61 (16): 1661–1678.**

22 Williams, D.M. and Patel, H. (2014). Endovascular treatment of aortic dissection. In: *Current Therapy in Vascular and Endovascular Surgery*, 5e (ed. J.C. Stanley, F. Veith and T.W. Wakefield), 365–369. Philadelphia, PA: Elsevier Saunders.

23 Lee, J.T. and White, R.A. (2004). Basics of intravascular ultrasound: an essential tool for the endovascular surgeon. *Semin. Vasc. Surg.* 17 (2): 110–118.

24 **Nienaber, C.A., Rousseau, H., Eggebrecht, H. et al. (2009). Randomized comparison of strategies for type B aortic dissection: the INvestigation of STEnt Grafts in Aortic Dissection (INSTEAD) trial. *Circulation* 120 (25): 2519–2528.**

25 Gaxotte, V., Thony, F., Rousseau, H. et al. (2006). Midterm results of aortic diameter outcomes after thoracic stent-graft implantation for aortic dissection: a multicenter study. *J. Endovasc. Ther.* 13 (2): 127–138.

26 Nienaber, C.A., Kische, S., Zeller, T. et al. (2006). Provisional extension to induce complete attachment after stent-graft placement in type B aortic dissection: the PETTICOAT concept. *J. Endovasc. Ther.* 13 (6): 738–746.

27 Barnes, D.M., Williams, D.M., Dasika, N.L. et al. (2008). A single-center experience treating renal malperfusion after aortic dissection with central aortic fenestration and renal artery stenting. *J. Vasc. Surg.* 47 (5): 903–910.

28 Patel, H.J. and Williams, D.M. (2009). Endovascular therapy for malperfusion in acute type B aortic dissection. *Operative Tech. Thoracic Cardiovasc. Surg.* 14: 2–11.

29 Beregi, J.P., Prat, A., Gaxotte, V. et al. (2000). Endovascular treatment for dissection of the descending aorta. *Lancet* 356 (9228): 482–483.

30 Pradhan, S., Elefteriades, J.A., and Sumpio, B.E. (2007). Utility of the aortic fenestration technique in the management of acute aortic dissections. *Ann. Thorac. Cardiovasc. Surg.* 13 (5): 296–300.

31 Ulug, P., McCaslin, J.E., Stansby, G., and Powell, J.T. (2012). Endovascular versus conventional medical treatment for uncomplicated chronic type B aortic dissection. *Cochrane Database Syst. Rev.* (11): CD006512. doi: 10.1002/14651858.

32 **Kusagawa, H., Shimono, T., Ishida, M. et al. (2005). Changes in false lumen after transluminal stent-graft placement in aortic dissections: six years' experience. *Circulation* 111 (22): 2951–2957.**

33 **Nienaber, C.A., Kische, S., Rousseau, H. et al. (2013). Endovascular repair of Type B aortic dissection: long-term results of the randomized investigation of stent grafts in aortic dissection trial. *Circ. Cardiovasc. Interv.* 6 (4): 407–416.**

34 Brunkwall, J., Lammer, J., Verhoeven, E., and Taylor, P. (2012). ADSORB: a study on the efficacy of endovascular grafting in uncomplicated acute dissection of the descending aorta. *Eur. J. Vasc. Endovasc. Surg.* 44 (1): 31–36.

35 Brunkwall, J., Kasprzak, P., Verhoeven, E. et al., ADSORB Trialists (2014). Endovascular repair of acute uncomplicated aortic type B dissection promotes aortic remodeling: 1 year results of the ADSORB Trial. *Eur. J. Vasc. Endovasc. Surg.* 48 (3): 285–291.

36 Rehders, T.C., Petzsch, M., Ince, H. et al. (2004). Intentional occlusion of the left subclavian artery during stent-graft implantation in the thoracic aorta: risk and relevance. *J. Endovasc. Ther.* 11 (6): 659–666.

37 Maldonado, T.S., Dexter, D., Rockman, C. et al. (2013). Left subclavian artery coverage during thoracic endovascular aortic aneurysm repair does not mandate revascularization. *J. Vasc. Surg.* 57 (1): 116–124.

38 **Eggebrecht, H., Thompson, M., Rousseau, H. et al. (2009). Retrograde ascending aortic dissection during or after thoracic aortic stent graft placement: insight from the European registry on endovascular aortic repair complications. *Circulation* 120 (11 Suppl): S276–S281.**

39 Lombardi, J.V., Cambria, R.P., Nienaber, C.A. et al. (2012). Prospective multicenter clinical trial (STABLE) on the endovascular treatment of complicated type B aortic dissection using a composite device design. *J. Vasc. Surg.* 55 (3): 629–640.

40 Thrumurthy, S.G., Karthikesalingam, A., Patterson, B.O. et al. (2011). A systematic review of mid-term outcomes of thoracic endovascular repair (TEVAR) of chronic type B aortic dissection. *Eur. J. Vasc. Endovasc. Surg.* 42 (5): 632–647.

41 Khan, S., Caputo, F.J., Trani, J. et al. (2015). Secondary interventions after endovascular repair of aortic dissections. *Ann. Vasc. Surg.* 29 (6): 1160–1166.

42 Sachs, T., Pomposelli, F., Hagberg, R. et al. (2010). Open and endovascular repair of type B aortic dissection in the Nationwide Inpatient Sample. *J. Vasc. Surg.* 52 (4): 860–866.

第 10 章
急性主动脉综合征的管理

Rajesh Malik, Michael Siah and Edward Y. Woo

Division of Vascular Surgery, MedStar Health, Georgetown University Hospital,Washington, DC, USA

10.1　引言

急性主动脉综合征（AAS）涉及一系列可能危及生命的病症，包括主动脉夹层（AD）、壁内血肿（IMH）和穿透性溃疡（PAU）。这些都是由于主动脉壁变性而发生的相互作用、相互联系的病理过程。这些病理生理改变使主动脉管壁压力增加，导致主动脉有破裂风险。关于这些表现是否为不同的疾病，或者是同一疾病进展过程中在不同时间的表现，目前仍存在争议。

10.2　病理学

主动脉壁由三层组成：最内侧的内膜、中膜和外膜。滋养血管为动脉壁和外膜内走行的血管提供营养。主动脉壁的任何一层破裂都会导致AAS。IMH的发病原因是滋养血管破裂，导致血流进入大动脉中膜层。IMH可通过最初始形成的主动脉内膜的撕裂口而进展为主动脉夹层。主动脉壁内膜层的这种撕裂有时不影响血流顺行，但有时可使血流逆行形成复杂的螺旋状内膜裂隙（图10.1）。这是AAS最常见的病理表现。撕裂的位置最常发生在动脉韧带处，即左锁骨下动脉起始处的远端，那里的主动脉相对固定（血流缓冲力差）。在内膜和剩余管壁之间产生的空间称为假腔。PAU是主动脉壁弹力层的一种局灶性缺损，它可导致管壁中膜破坏，也是IMH或主动脉破裂的潜在来源。

10.3　病因

AAS的病因很广泛（表10.1）。中重度高血压是公认的AAS的危险因素。结缔组织疾病也可能诱发这类疾病。可卡因可能会增加AAS的风险，因为它对血压有影响。

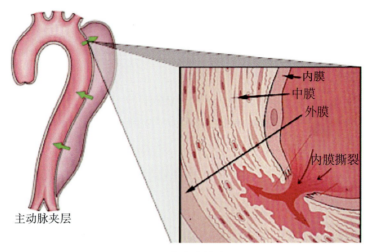

主动脉夹层

内膜
中膜
外膜

内膜撕裂

图10.1　动脉壁的分层。

10.4　流行病学

AAS最常见的危险因素是高血压[1]，发病率为3000万例/年。流行病学研究表明，美国每年有6000～10 000例病例[2-4]。AAS以男性多见，约占65%，主要是60岁的人群[5,6]。AAS最常见的亚型是主动脉夹层，占这三种分型的80%。IMH和PAU的病例每年分别占15%和5%。AAS的真正发病率并不精确，因为有一些人还没被确诊就已经死于这种疾病。然而，随着影像学技术的不断发展，人们对这种病症的认识也在不断深入[3]。

10.5　临床表现

与AAS相关的最常见的症状是急

表10.1　急性主动脉综合征的病因
长期高血压
结缔组织病
·马凡综合征
·埃勒斯-丹洛斯综合征
·二叶式主动脉瓣
血管炎
·巨细胞性动脉炎
·大动脉炎
·白塞病
·梅毒性主动脉炎
吸烟
血脂异常
使用违禁药物
·可卡因
减速创伤
医源性损伤

性发作的胸痛和/或背痛，见于94%的患者。累及升主动脉的AAS患者更常见的症状为晕厥，而累及降主动脉的AAS患者则更常表现为腹痛[7,8]。

10.5.1　实验室检查

近年对有助于快速诊断AAS的实验室检查异常指标和生物标志物已经进行了广泛研究。但是，目前还没有针对AAS的诊断性实验。D-二聚体水平上升可发生在主动脉夹层开始的24小时内，但如果其水平<500mg/ml，那么有95%的可能与阴性结果相关[9]。此外，D-二聚体的升高尚未被证明与PAU或IMH相关。鉴于这一点，D-二聚体检测在诊断AAS中几乎没有什么作用。

10.6　AAS的影像学检查

构成AAS的几种病变在临床检查中是无法区分的。基于这一点，再加上AAS的发病率和死亡率与诊断的时间密切相关，使得快速诊断可疑的主动脉综合征变得至关重要。当患者出现急性发作的胸骨后疼痛并向背部放射时，诊断需要高度怀疑AAS。当前，诊断AAS的成像方式是多层计算机断层扫描（CT）和磁共振血管成像（MRA）。其他方式还包括有创性血管造影和超声心动图。国际急性主动脉夹层委员会（IRAD）建议诊断主动脉夹层的首选方式是CT扫描，然后是经食管超声心动图（TEE）、血管造影和磁共振成像（MRI）[10]。理想的成像方式可以明确AAS的诊断，并提供解剖学信息，如心包、胸膜或纵隔积液，包括是否存在动脉瘤或与破裂相关的并发症。

10.6.1　CT

CT是评估主动脉病变的一种简便方式，用于诊断AAS的敏感性和特异性都高达95%以上[10]。CT不仅能对整个主动脉进行成像，还能提供潜在内膜撕裂位置的信息，从而对病变进行解剖学上的定位，并能看到分支血管、起源和可能存在的主动脉夹层。在主动脉夹层中，清晰显示主动脉弓和内脏血管以及股动脉和髂动脉对于确定真腔内灌注程度至关重要，这对整体预后也有影响。从CT影像中获得的解剖学信息也包含周围结构的信息。图10.3为B型主动脉夹层真假腔的轴位图，可以提示即将发生的主动脉破裂，直接指导病人的治疗决策（图10.2和10.3）。

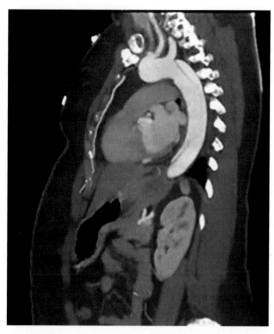

图10.2　左锁骨下动脉远端夹层瓣的B型主动脉夹层矢状图。

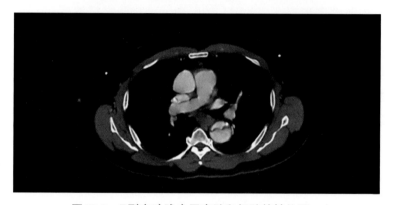

图10.3　B型主动脉夹层真腔和假腔的轴位图。

CT扫描还可以鉴别IMH、PAU与主动脉夹层。IMH的发生是由于主动脉滋养血管破裂，导致主动脉壁充盈缺损，在CT扫描中表现为内膜撕裂缺损处的极低强化的新月形区域（图10.4）。

PAU多见于有明显主动脉粥样硬化病史的老年患者。PAU的主要病因是动脉粥样硬化背景下的炎症，即逐渐加重的主动脉壁在先前存在的动脉粥样硬化斑块的基础上发生了破裂。这一渐进过程使内部弹性层破裂，血液在没有内膜瓣的情况下渗透到主动脉壁的中间。在CT上，PAU被经典地描述为在高度钙化的主动脉中，主动脉壁外出现了一个造影剂袋[10-12]（图10.5）。

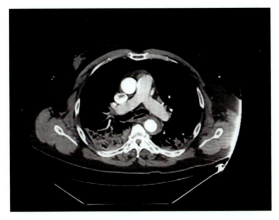

图10.4　IMH-沿主动脉壁外侧低密度新月体区。

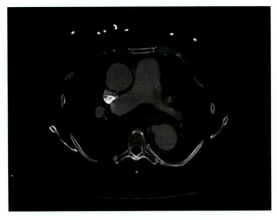

图10.5　PAU——动脉粥样硬化斑块破裂进入降主动脉中层的溃烂样突起。

10.6.2　MRA

MRA可提供高分辨率的成像，也足以全面观察主动脉。它提供的解剖学信息，如内膜瓣增厚的程度和壁内病变，有助于进行解剖学分类。与CT一样，MRA诊断AAS的敏感性和特异性高达95%以上[10-13]。与CT不同，MRI不需要使用碘化对比剂，也无辐射。MRI成像的多平面重建技术可使临床医生能够看到主动脉病变与周围结构的相互关系，再加上对比剂的使用，可以具备分析分支动脉累及程度的能力。此外，延迟相位成像技术可以更准确地显示假腔，而假腔在CT上可能被高估[13]。然而，人们对给肾功能受损的病人使用钆基造影剂以及由此导致的肾源性系统纤维化的进展表示担忧。但即使不使用造影剂，MRI也是诊断AAS的最准确的影像技术。尽管如此，它并不是大多数医院和急救中心都能轻易可用的技术[10]。此外，MRI很耗时，而且对有心脏起搏器或除颤器，或者有其他植入性金属装置的人来说也是禁忌。

10.6.3　超声心动图

超声心动图是诊断主动脉夹层的一种快速评估手段。与CT和MRI不同，它可以在床边快速完成，不需要使用造影剂，并且可以识别主动脉夹层的内膜瓣。

经胸超声心动图（TTE）也可以提供受AAS影响的结构的有关信息。例如，经胸超声心动图可以实时显示主动脉瓣的功能，以及心包积液或室壁异常运动的存在。尽管如此，它并不具备对整个主动脉进行成像的能力，因为TTE提供的超声窗只能评估窦管功能远端的升主动脉近端4～8mm[10]。在使用TTE没有发现任何病变的情况下，基本可以排除升主动脉的AAS，但它不能排除主动脉弓或降主动脉受累。已经证实，TTE诊断A型主动脉夹层的敏感性为78%～100%，但诊断B型主动脉夹层的敏感性只有31%～55%[10]。总的来说，在诊断AAS时，与其他方式相比，TTE的敏感性为59%～83%，特异性为63%～93%。鉴于TTE在急性期有可能无法诊断AAS，因此它不是首选的成像方式，只用于确诊AAS后并发症的评估。

经食管超声心动图（TEE）是另一种用于AAS诊断的超声心动图检查方式。与所讨论的所有其他形式的成像不同，它需要食管内插管来获取图像。TEE可为AAS的诊断提供有用的信息，然而与TTE一样，它只能作为一种辅助的成像方式来评估受主动脉基础病变影响的邻近结构，即是否存在主动脉瓣关闭不全、心包积液或填塞、冠状动脉受累以及室壁运动异常。使用彩色多普勒还可以识别裂隙和真假腔隙的相互影响。

10.6.4　基于影像的主动脉夹层分类

有两种常用的夹层分类系统。DeBakey分型描述了入口撕裂和夹层范围（图10.6）。

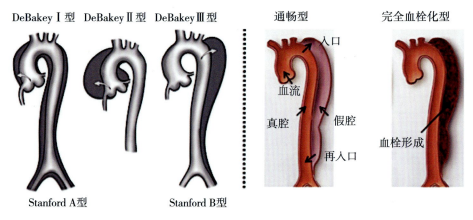

图10.6　主动脉夹层的分类

Ⅰ型：夹层起源于升主动脉并延伸到降主动脉或腹主动脉。

Ⅱ型：夹层仅限于升主动脉。

Ⅲa型：夹层起源和结束于降主动脉。

Ⅲb型：夹层累及降主动脉并延伸到腹主动脉或更远。

Daily等人描述的Stanford分型简化了基于入口撕裂位置的分类。该分类如下：

A型（TAAD）：入口撕裂起源于升主动脉。

B型（TBAD）：入口撕裂起源于左锁骨下动脉远端。

分型很重要，因为它对可能需要的急诊治疗有指导意义。任何累及升主动脉的夹层都需要及时进行开放式手术干预，例如进行升主动脉置换术或者可能需要额外的主动脉弓置换术。根据是否存在终末器官灌注不良、即将破裂、低血压或休克，B型夹层可进一步分为复杂型和非复杂型。在本章中，我们关注急性B型夹层，定义为夹层发生时间在2周内。

10.7　治疗

最佳治疗取决于及时诊断。静脉用降压药有效控制血压是所有AAS患者的治疗关键，尤其是主动脉夹层患者，以减少内膜瓣的活动性和扩展，这与发病率和死亡率增加有关。AAS患者通常需要ICU监护观察。我们将重点讨论累及胸降主动脉的AAS的管理，因为此时升主动脉病变的管理是通过开放手术修复进行的最佳管理。

10.7.1　AAS的内科管理

AAS的全程管理可分为两个阶段：急性期和慢性期。慢性AAS的内科管理不在本章的范围内。

AAS管理的一般概念包括强化监护和使血压保持正常，以防止升主动脉或内脏血管受累，以及主动脉破裂。AAS的主要病因与高血压病密切相关，因为71%的患者在就诊时收缩压就已经>150mmHg[14-16]。鉴于此，血压管理在AAS管理的初始阶段至关重要。在过去的15年中，已经发布了一些社会指南，旨在为该疾病过程的管理提出基于证据的建议（欧洲、亚洲、美国）。最终，通过使用静脉内降压药来实现收缩压100~120mmHg和心率60~80次/分的目标，这已达成AAS初始管理的总体共识。但这些并不是固定不变的规则，因为必须适当考虑患者的基线血压，并且使脑和冠状动脉灌注维持在特定的阈值内。

最佳方案还包括使用静脉内β受体阻滞剂，因为它有效降低了左心室射血力，从而降低心室收缩的速度和频率[14-17]。这些效果可以限制夹层的扩展并最大限度地减少主动脉壁应力。用于治疗AAS的常用β受体阻滞剂包括美托洛尔、普萘洛尔、艾司洛尔和拉贝洛尔。对于有β受体阻滞剂不耐受、支气管哮喘或心动过缓病史的患者，艾司洛尔相较于其他β受体阻滞剂有更短的半衰期，可以尝试使用。

有时，患者不能耐受β受体阻滞剂或需要一种以上的降压药来控制血压。除了β受体阻滞剂外，还可使用非二氢吡啶类钙通道拮抗剂，例如维拉帕米或地尔硫䓬。鉴于这些药物可能会加剧心动过速，因此应小心谨慎地使用。其他药物包括硝普钠、尼卡地平、硝酸甘油和非诺多泮。阿片类药物也可用于AAS患者的疼痛控制。

10.7.7.1　PAU管理中的注意事项

尽管PAU的自然病程仍存在争议，但我们认为它可能造成的后遗症包括主动脉破裂、夹层和动脉瘤形成。在没有症状的情况下偶然发现的PAU通常采用保守治疗。我们认为PAU患者的初始管理应包括减少心脏后负荷和应用β受体阻滞剂以最大限度地减少对主动脉的剪切应力。在AAS管理中，β受体阻滞剂的效用已被证明可将死亡率从95%降低到67%，可见这些药物在PAU管理中的重要性 [14-17]。对于有症状的患者，静脉内镇痛剂有助于控制胸痛和背痛。

然而，考虑到病情进展或主动脉破裂的可能，建议对有症状的PAU患者进行紧急修复 [18]。在主动脉壁内形成血肿进而形成PAU的病理生理学过程中，可能是由于动脉粥样硬化斑块溃疡穿入了内膜。随着这一过程的进展，外膜参与形成动脉瘤，以及可能合并主动脉破裂。值得注意的是，PAU对胸主动脉的影响非常致命，正如Patel等人的研究表明，如果PAU发生在胸主动脉，破裂的风险高达42% [19]。目前尚没有正式的、基于证据的PAU管理指南，但考虑到这种病症的灾难性后果，及时治疗PAU是合理的。胸主动脉血管内修复术（TEVAR）是一种安全有效的治疗PAU的方法[19]。

10.7.1.2　主动脉夹层处理的注意事项

主动脉夹层的初步处理包括及时使用降血压药物。复杂的夹层需要进行干预，以缓解重要器官的灌注不良。可选择开放式手术和介入治疗。将历史上关于主动脉夹层开放手术修复的报告与现代介入治疗的结果进行比较，前者发生术后相关合并症的概率更高。Moulakakis等人对2006—2013年发表的关于急性复杂主动脉夹层的文章进行了回顾性分析，共有2531名接受血管内修复（TEVAR）的患者，30天/院内的汇总死亡率为7.3%[20]，共有1276名患者接受了开放性手术修复，30天/院内汇总死亡率为19.0%。Mussa等人回顾性的研究报告统计了B型急性主动脉夹层的30天或院内死亡率，内科治疗组为0～27%（中位数，7%），开放手术组为13%～17%（中位数，16%），TEVAR组为0～18%（中位数，6%）[21]。血管内支架移植术的治疗目标是封堵入口处的裂口，尽量减少假腔的压力。这将导致内膜瓣的移动性降低，真腔的大小增加，并且随着时间的推移使主动脉正向重塑。

目前对于非复杂性B型主动脉夹层的处理方法仍存在争议。有文献记载，可能会增加主动脉并发症的风险因素包括：近端降主动脉直径＞4cm，通畅的假腔＞22mm，以及入院影像学检查上显示大的单个撕裂口＞1cm[8]。Fattori等人对国际急性主动脉夹层登记处（IRAD）的1129名患者进行了回顾性分析发现，药物治疗的患者与采用血管内修复患者的院内死亡率相似（10.9% vs 8.7%，P=0.273）。在随访期间的不良事件中，根据5年的Kaplan-Meier分析估计，73.3%的药物治疗患者和62.7%的TEVAR患者会发生主动脉假腔生长/新发动脉瘤。接受TEVAR的患者5年死亡率较低（15.5% vs 29.0%，P=0.018）。Fattori等人的结论是，与药物治疗组相比，B型主动脉夹层TEVAR组的5年死亡率更低[22]。对非复杂性B型主动脉夹层进行介入治疗的更有力支持来自主动脉夹层支架移植随机调查试验（INSTEAD-XL）的长期结果。结果显示，5年后TEVAR组的全因死亡率（11.1% vs 19.3%；P=0.13）、主动脉夹层特异性死亡率（6.9% vs 19.3%；P=0.04）和病情进展（27.0% vs 46.1%；P=0.04）的风险都低于单纯的最佳药物治疗组。采用最佳药物联合TEVAR治疗与改善主动脉相关5年生存率和延缓疾病进展有关[23]。

10.7.2　AAS的血管内技术

如前所述，术前成像的作用对于修复计划至关重要。在我们的机构中，介入前进行计算机断层扫描血管造影（CTA）至关重要，因为它可提供有关主动脉大小的总体信息，以及真腔和假腔的存在以及两者之间破口的信息。如上一段所述，血管内介入的治疗指征是复杂夹层、有症状的PAU或者CTA上显示为高风险的夹层/IMH。此外，通路血管的可视化，它们的解剖定位情况，以及潜在的动脉粥样硬化疾病决定我们如何进行修复。AAS的血管内治疗的目的会依据病变情况而有所不同：在复杂的B型主动脉夹层（TBAD）中，治疗目的是密封撕裂的入口，以减少真腔的压缩并缓解终末器官灌注不良；如果存在与复杂TBAD相关的破裂，那么治疗的目的将是完全阻断假腔中的血液流动，这可能难以通过纯介入技术实现。不管是在复杂TBAD还是简单的TBAD中，我们都试图逐步实现假腔血栓形成和主动脉重塑。

仔细规划支架移植物近端和远端的锚定区非常重要。在我们的实践中，几乎总是计划在胸主动脉的Ⅱ区近端放置覆膜支架（图10.7）。如前所述，大多数病理起源于左锁骨下动脉口的远端，因此必须尝试封闭健康的左锁骨下动脉。出于这个原因，我们对所有选择性/半选择性的病人进行左颈动脉锁骨下分流术。但并非在所有情况下都是强制性的，应在有足够的数据支持下选择分流。颈动脉锁骨下分流的绝对适应证包括开放性LIMA旁路，或左臂动静脉（AV）通路。急诊病例通常在没有旁路的情况下进行手术，然后在临床上持续监测手臂缺血情况。对于远端的锚定区域的选择，应该排除所有可能出现病变的区域，但在真正的B型夹层中可能很难实现，因为夹层瓣膜可能延伸到内脏血管之外。在这种情况下，我们计划在靠近腹腔动脉水平的远端释放支架。在配备血管内超声（IVUS）的专用复合手术室进行TEVAR手术，并配备随时可用的必要导丝、导管、移植物和支架。该步骤是在全身麻醉下与专门的心脏麻醉团队一起完成的。我们通常会放置腰椎引流管并进行侵入性脑脊液压力监测，以最大限度地提高脊髓灌注，并在术中通过运动和感觉诱发电位获取脊髓灌注信息。如果通路血管直径超过7mm并且疾病轻微，我们通常会经皮进行这些操作。在引入大尺寸鞘管之前，采用"预闭合"技术，利用两个Proglide缝合装置释放在10点钟和2点钟位置。对于直径较少或严重钙化的通路血管，我们选择股动脉切开或腹膜后暴露髂总动脉并在透视下建立通路。在此之后，我们进行IVUS以结合主动透视法直接观察主动脉和真假腔。通过使用IVUS，可以确认治疗导丝穿过真腔（图10.8）。除此之外，IVUS还可以定位内脏和弓部血管的孔口，在动态时相对真腔的压缩，以及确认从术前成像中获取的主动脉尺寸测量值。如果治疗真正的夹层，这是一个必要的步骤，因为它可以预防严重的并发症。

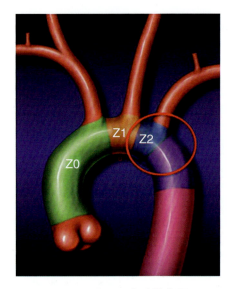

图10.7　Ishimaru主动弓分区。

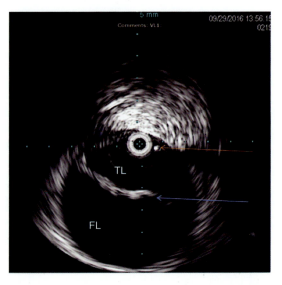

图10.8　TBAD真腔内的IVUS导管，有真腔压缩和动态内膜瓣的证据。TL：真腔；　FL：假腔；橙色箭头：对侧入路导丝；蓝色箭头：分隔TL和FL的内膜瓣

从股动脉入路处，可以插入猪尾导管并用于进行主动脉弓的动脉造影以确认弓部血管的位置。此时，可以确认内移植物尺寸和选择设备。在我们的实践中，我们设定内移植物的oversize应比近端主动脉锚定区域大10%~20%（对于夹层，我们保持在oversize的下限）。在主动脉穿透性溃疡的情况下，近端锚定区域必须距离健康主动脉组织的第一部分近2cm。移植物通过Lunderquist双曲导丝输送（图10.9）。

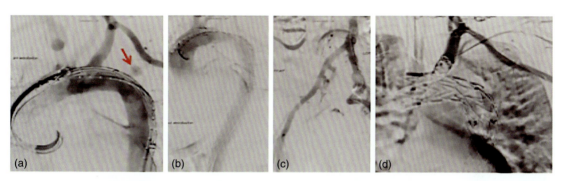

图10.9　（a）支架移植的位置，箭头所示为PAU。（b）放置导管后的血管造影，覆盖PAU和左锁骨下动脉。（c）移除大通道后的通道血管图。（d）左锁骨下动脉栓塞。

在释放内支架后，考虑到近端主动脉夹层可能逆撕的风险，我们不进行固定部位的球囊扩张。一旦支架释放完毕，病人的平均动脉压（MAP）就会保持在90~100mm汞柱以上。然后我们对近端固定区域进行成像，并从多个角度进行动脉造影，以观察假腔的持续灌注情况。在相当多的病例中，我们能够在内脏血管口的水平上看到裂隙。如果可能的话，可以通过从真腔向所需的血管延伸一个球扩覆膜支架来封堵这些裂隙。

如果血管独自起源于假腔，可以再次尝试将覆膜支架从真腔延伸到血管口处。在临床实践中此类情况经常发生在左肾动脉上。完成后重新插入IVUS，以观察瓣膜的活动性和真腔的大小变化。

一旦手术完成，首先关闭大的通道部位。如果是经皮关闭，我们总是在关闭通路部位后，从对侧通路完成血管造影。如果没有进行颈动脉锁骨下分流术，我们将对左锁骨下近端进行桡动脉入路引导栓塞。然后将病人唤醒，进行神经系统检查并记录下来。随后拔管并转入ICU管理。脊髓压力保持在10mmH$_2$O以下，保持脑脊液（CSF）引流量15cm^3/h。在术后24~48小时，在夹闭和拔出引流管之前，MAPs保持在90~100mmH$_2$O范围内。

如果TBAD出现明显的动脉瘤变性/破裂，那么修复过程就会变得很复杂，需要结合开放和/或血管内技术。在这种情况下，处理的目的是完全中断假腔内的血流。患者出院后要进行常规影像学检查，以监测主动脉重塑或其他区域的变性。

10.7.2.1　并发症

即使在成功放置支架后，在术中和术后仍可能发生不良事件。TEVAR的并发症包括卒中、截瘫、周围血管损伤和死亡[24]。入路部位的并发症最为常见，通过仔细的术前评估可以将其发生率降至最低。

如果出现并发症，可能需要开放或血管内修复并发症。也有可能涉及大血管和升主动脉的逆行夹层，这将需要开放的手术修复。除此之外，由于造影剂造成的术后肾损伤以及肾功能衰竭已经被证明发生在有潜在肾功能障碍的患者中[25]。在左侧锁骨下覆盖范围的处置中，还应监测患者上肢缺血的情况。

10.8　小结

不同病理类型的AAS患者临床表现相似，疼痛是最常见的症状。快速诊断、成像和治疗对于改善AAS的预后非常重要。内科治疗应在确诊后立即开始，同时等待评估手术方案。TEVAR显著改善了AAS的治疗结果，并已被证明是安全的。尽管TEVAR的安全性已取得了重大进展，但患者在术后仍需要密切监测，因为治疗可能会发生各种并发症。AAS的治疗还需要进一步的研究，以继续改进我们的策略，以便在术后诊断、治疗和管理这些患者。

参考文献

（关键引用文献，以粗体显示）

1　**Hagan, P., Nienaber, C., Isselbacher, E. et al. (2000). The International Registry of Acute Aortic Dissection (IRAD). *JAMA* 283 (7): 897.**

2　**Suzuki, T. (2003). Clinical profiles and outcomes of acute type B aortic dissection in the current era: lessons from the International Registry of Aortic Dissection (IRAD). *Circulation* 108 (90101): 312–317.**

3　Olsson, C., Thelin, S., and Stahle, E. (2007). Thoracic aortic aneurysm and dissection: increasing prevalence and improved outcomes reported in a nationwide population-based study of more than 14, 000 cases from 1987 to 2002. *J. Vasc. Surg.* 46 (3): 609.

4　**Svensson, L., Kouchoukos, N., Miller, D. et al. (2008). Expert consensus document on the treatment of descending thoracic aortic disease using endovascular stent-grafts has been supported by unrestricted educational grants from Cook, Inc and Medtronic, Inc. *Ann. Thoracic Surg.* 85 (1): S1–S41.**

5　Moore, A., Eagle, K., Bruckman, D. et al. (2002). Choice of computed tomography, transesophageal echocardiography, magnetic resonance imaging, and aortography in acute aortic dissection: International Registry of Acute Aortic Dissection (IRAD). *Am. J. Cardiol.* 89 (10): 1235–1238.

6　**Hiratzka, L., Bakris, G., Beckman, J. et al. (2010). 2010 ACCF/AHA/AATS/ACR/ASA/SCA/SCAI/SIR/STS/SVM Guidelines for the Diagnosis and Management of Patients with Thoracic Aortic Disease: Executive Summary. *J. Am. Coll. Cardiol.* 55 (14): 1509–1544.**

7　Pape, L., Awais, M., and Woznicki, E. (2016). Presentation, diagnosis, and outcomes of acute aortic dissection: seventeen-year trends from the International Registry of Acute Aortic Dissection. *J. Vasc. Surg.* 63 (2): 552–553.

8　Mussa, F., Horton, J., Moridzadeh, R. et al. (2016). Acute aortic dissection and intramural hematoma. *JAMA* 316 (7): 754.

9　**Suzuki, T., Distante, A., Zizza, A. et al. (2009). Diagnosis of acute aortic dissection by D-dimer: The International Registry of Acute Aortic Dissection Substudy on Biomarkers (IRAD-Bio) experience. *Circulation* 119 (20): 2702–2707.**

10　Baliga, R., Nienaber, C., Bossone, E. et al. (2014). The role of imaging in aortic dissection and related syndromes. *JACC: Cardiovascular Imaging* 7 (4): 406–424.

11　Nathan, D., Boonn, W., Lai, E. et al. (2012). Presentation, complications, and natural history of penetrating atherosclerotic ulcer disease. *J. Vasc. Surg.* 55 (1): 10–15.

12　**Timperley, J. (2003). Prognosis of aortic intramural hematoma with and without penetrating atherosclerotic ulcer: a clinical and radiological analysis. *Circulation* 107 (9): 63e–63e.**

13　Clough, R., Hussain, T., Uribe, S. et al. (2011). A new method for quantification of false lumen thrombosis in aortic dissection using magnetic resonance imaging and a blood pool contrast agent. *J. Vasc. Surg.* 54 (5): 1251–1258.

14　Ince, H. and Nienaber, C. (2005). Diagnosis and management of patients with aortic dissection. *Heart* 93 (2): 266–270.

15　Dake, M. (2004). Aortic intramural haematoma: current therapeutic strategy. *Heart* 90 (4): 375–378.

16　Tsai, T. (2005). Acute aortic syndromes. *Circulation* 112 (24): 3802–3813.

17　**Clough, R. and Nienaber, C. (2014). Management of acute aortic syndrome. *Nature Rev. Cardiol.* 12 (2): 103–114.**

18　Evangelista, A. (2003). Long-term follow-up of aortic intramural hematoma: predictors of outcome. *Circulation* 108 (5): 583–589.

19　Patel, H., Williams, D., Upchurch, G. et al. (2010). The challenge of associated intramural hematoma with endovascular repair for penetrating ulcers of the descending thoracic aorta. *J. Vasc. Surg.* 51 (4): 829–835.

20　**Moulakakis, K.G., Mylonas, S.N., Dalainas, I. et al. (2014). Management of complicated and uncomplicated acute type B dissection. A systematic review and meta-analysis. *Ann. Cardiothor. Surg.* 3: 234–246.**

21　Bogerijen, G.H.V., Tolenaar, J.L., Rampoldi, V. et al. (2014). Predictors of aortic growth in uncomplicated type B aortic dissection. *J. Vasc. Surg.* 59 (4): 1134–1143.

22　Froehlich, W.T., Tolenaar, J.L., Suzuki, T. et al. (2013). Predictors of death in type B acute aortic dissection patients: an analysis from the International Registry of Acute Aortic Dissection (IRAD). *J. Am. Coll. Cardiol.* 61 (10): doi: 10.1016/S0735-1097(13)61564-8.

23　**Nienaber, C., Kische, S., and Rousseau, H. (2014). Endovascular repair of type B aortic dissection: long-term results of the randomized investigation of stent grafts in aortic dissection trial. *J. Vasc. Surg.* 59 (2): 554.**

24　**Bavaria, J.E., Appoo, J.J., Makaroun, M.S. et al. (2007). Endovascular stent grafting versus open surgical repair of descending thoracic aortic aneurysms in low-risk patients: a multicenter comparative trial. *J. Thor. Cardiovasc. Surg.* 133 (2): 369–377.**

25　Borthwick, E. and Ferguson, A. (2010). Perioperative acute kidney injury: risk factors, recognition, management, and outcomes. *BMJ* 341 (Jul 05): c3365–c3365.

第 11 章

严重肾动脉狭窄：何时及如何干预？

Jose D. Tafur and Christopher J. White

Department of Cardiovascular Diseases, John Ochsner Heart and Vascular Institute, The Ochsner Clinical School, University of Queensland School of Medicine, NewOrleans, LA, USA

摘要

尽管进行了最大限度的药物治疗，肾血管性高血压、缺血性肾病和心脏不稳定综合征患者的血压仍不可能控制得太好，如果出现血流动力学梗阻性肾动脉狭窄，肾动脉支架植入术可以作为一种有益的选择。肾动脉狭窄的筛查可以通过多普勒超声、计算机断层血管造影和磁共振血管成像来完成。目前,肾支架植入术的技术成功率（＞97%）超过了从手术中获益的百分比（约70%）。生理指标测量,如充血/静息跨皮层压差,有助于确认肾灌注不足的严重程度,从而改善对肾动脉血运重建有反应的患者的选择。为了最大限度减少并发症,应该由经验丰富的术者进行肾脏介入手术。应首选径向入路,以避免与入路相关的并发症。放置位置良好的裸金属支架在5年内一期通畅率超过80%,可通过定期临床、实验室随访和影像学随访对支架内再狭窄进行监测。

11.1 引言

动脉粥样硬化性肾动脉狭窄（RAS）已被确认为冠心病患者死亡的独立预测因子[1]。然而，RAS与死亡率之间的因果关系仍未得到证实。RAS可能是患者存在更弥漫性或广泛的动脉粥样硬化的标志，这将导致更多的血管相关死亡。然而，与肾功能无改善的患者相比，经皮肾动脉支架置入术（PTRAS）后肾功能改善的患者存活率显著提高[2]。在选择PTRAS患者时，应考虑临床、解剖和生理数据，以优化血运重建的治疗效果。

RAS是继发性高血压的最大的单一病因，占继发性高血压患者的25%～35%[3]，RAS也与进行性肾功能不全相关，并导致心血管并发症，如顽固性心力衰竭和突发性肺水肿。了解其潜在的病理生理机制、临床表现和药物或血运重建治疗策略对于优化RAS患者的预后是必要的。一个关键的问题是选择合适的患者进行血管重建手术。

11.2 与RAS相关的临床综合征

11.2.1 肾血管性高血压病

单侧和双侧（或孤立）肾低灌注者会发生肾素-血管紧张素-醛固酮系统（RAAS）激活，这将导致钠潴留、继发性醛固酮增多症、血管收缩和不良的左心室重构。在单侧RAS中，肾脏用缺血分泌肾素，导致血管紧张素形成增加和血压升高。随着血压的升高，对侧肾的钠排泄量也会增加；因此，不会出现钠潴留或随后的容量过载。对于双侧（或孤立的）RAS,正常肾脏缺乏补偿会导致体液潴留、肾功能丧失和心力衰竭。

RAS引起的难治性或顽固性高血压被定义为使用三种不同类别的降压药后血压仍高于目标水平，理想情况下治疗药物包括利尿剂[4]。顽固性高血压患者应评估高血压的继发性原因。对难治性高血压的研究通常揭示了以前未被认识到的肾血管性疾病的高患病率，特别是在老年患者组中。在50岁以上的高血压中心的患者中，13%有高血压的继发原因，其中最常见的是肾血管性疾病[5]。

RAS是对疑有动脉粥样硬化性冠状动脉疾病的高血压患者行心导管术时的常见发现。在接受冠状动脉造影术的高血压退伍军人人群中，超过20%的患者被发现有血流动力学意义上的RAS（＞70%）[6]。在534例接受血管造影的未控制高血压或突发肺水肿1089例患者的肾动脉中，19%的患者在冠状动脉造影时发现有显著的RAS,需要血运重建[7]。

目前，美国心脏病学会（ACC）/美国心脏协会（AHA）指南和冠脉造影与介入学会（SCAI）外周动脉疾病（PAD）的适当使用标准[8]推荐PTRAS用于有明显RAS和顽固性高血压的患者，或有高血压和药物不耐受的患者（Ⅱa级、LOE B级和适当的）。

11.2.2 缺血性肾病

RAS是一种潜在的可逆性肾功能不全的类型，多达11%～14%的开始透析的患者的终末期肾病（ESRD）可归因于RAS[9]。血运重建后对以下情况具有良好的改善预期：肾功能快速下降、血管紧张素转换酶抑制剂（ACEIs）或血管紧张素受体阻滞剂（ARB）治疗导致的肾功能恶化、肾活检无肾小球和肾间质纤维化、肾两极长度＞8.0cm，以及无蛋白尿[10]。73例慢性肾功能衰竭患者［估计肾小球滤过率（EGFR）＜50ml/min］和RAS接受PTRAS治疗的临床证据表明，59例患者中有34例（57.6%）肾功能得到改善。血运重建对改善肾功能衰竭的快速进展有良好的预期[11]。

目前AHA/ACC指南[12]和SCAI肾动脉支架植入标准[8]推荐的适用人群为，缺血性肾病（因双侧RAS导致进展性慢性肾病）、进展性CKD伴孤立有功能的肾（Ⅱa级、LOE B级、合适的）至单个功能肾脏（Ⅱa级、LOE B级，合适的）或CKD伴单侧RAS（ⅡB级、LOE C级和可能适用）的患者。

11.3　心脏不稳定综合征

最广泛公认的心脏不稳定综合征的例子是"突发"肺水肿或Pickering综合征[13]。RAS导致无法控制的高血压和体液潴留，进而可能导致心力衰竭或急性冠脉综合征患者出现心脏不稳定。

肾动脉血运重建术在治疗心脏紊乱综合征中的重要性已经在一系列出现充血性心力衰竭（CHF）或急性冠脉综合征的患者中得到了证实[14]。成功的PTRAS使88%（42/48）患者的血压显著降低和症状改善。对于那些出现不稳定型心绞痛的患者，无论是否同时进行冠状动脉介入治疗，肾动脉支架植入术都至少改善了加拿大心血管学会（CCS）症状分级中的一个级别的症状。在出现心力衰竭的患者中，纽约心脏协会（NYHA）的症状分级在冠状动脉血运重建后至少改善了一级（图11.1）。在207例失代偿性心力衰竭患者中，19%有严重RAS的患者接受了PTRAS，CHF入院率、突发性肺水肿发生率降低，NYHA分级症状减少，对ACE抑制剂的耐受性降低[14]。

目前的AHA/ACC指南[12]和SCAIPAD适当使用标准推荐PTRAS用于复发性、原因不明的心衰失代偿或突然的原因不明的肺水肿（Ⅰ级、LOE B级，合适的），以及具有血流动力学意义的RAS和药物难治性不稳定型心绞痛（Ⅱa级、LOE B级，合适的）。

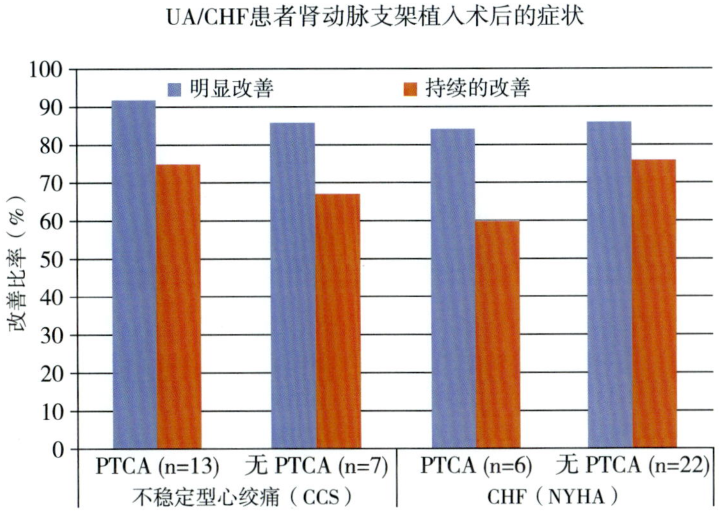

UA/CHF患者肾动脉支架植入术后的症状

图11.1 肾动脉血管重建后心脏不稳定综合征的改善情况。资料来源：Khosla et al. 1997[67]。

11.4 诊断性检查

11.4.1 多普勒超声评估

肾动脉多普勒超声（DUS）诊断RAS的敏感性为97%，特异性为81%，阴性预测值为95%[15]。这项技术的准确性高度依赖于执行检查的技术人员的水平，应为每次检查留出足够的时间。

在自发性肾动脉狭窄中，收缩峰值速度＞180cm/s诊断RAS的敏感性约为95%，特异性为90%。当狭窄肾动脉的PSV/主动脉PSV的比值＞3.5时，DUS可预测＞60%的RAS的敏感性为92%[16]。DUS还可用于对接受PTRAS的患者进行支架通畅的随访，但DUS对RAS的标准有可能高估由于支架置入后因动脉顺应性丧失而导致的血管造影中支架内再狭窄（ISR）的程度，因此对肾支架通畅性的监测应该考虑到DUS获得的PSV和RAR对于任何植入支架的动脉狭窄程度的诊断的评估标准是较高的。PSV＞395cm/s或RAR＞5.1对血管造影有意义的ISR＞70%最具预测价值[17]。

DUS对患者无风险，不需要碘造影剂，无电离辐射。DUS的主要局限性包括由于覆盖的肠气或体型肥胖导致的检查结果不令人满意。DUS可能无法识别副肾动脉。另外，需要一名熟练的超声医生有足够的时间来进行检查。

11.4.2 阻力指数（RI）

阻力指数（RI）是指肾实质内皮质血管水平的峰值血流速度与舒张期血流速度的比值，是肾DUS检查中的一项辅助指标。RI代表肾实质内小血管动脉疾病（肾硬化症）的数量。一些作者报道说，可以根据RI对患者肾脏介入治疗的反应进行分层。然而，关于RI预测RAS患者治疗反应的能力的数据是相互矛盾的[18,19]。

在一项包含81名患者的系列研究中，与RI<80者相比，如不考虑治疗策略（经皮腔内血管成形术或开放手术），RI升高（>80）者血运重建后血压或肾功能改善的可能性较低[20]。然而这项研究是回顾性的，没有预先指定的终点，其结果在其他报告中也没有得到重复。一项纳入了241例患者的前瞻性研究证实，RI升高（>80）的患者在肾动脉介入治疗1年后取得了良好的血压反应和肾功能改善[18]。另一系列研究表明，RI值异常明显的患者从PTRAS中获益最大[19]。在获得更多信息之前，RI升高不应被视为实施肾动脉血运重建术的禁忌证。

11.4.3 计算机断层血管成像（CTA）

计算机断层血管成像（CTA）可以为RAS提供高分辨率的横断面成像，同时提供主动脉、肾和内脏动脉的三维血管造影图像，用于定位和计数肾动脉，包括附属分支[21]。与有创血管造影术相比，CTA诊断RAS的敏感性（59%～96%）和特异性（82%～99%）更好[22]。CTA检查需要用100～150ml的碘化造影剂，因此存在造影剂诱发肾病（CIN）的潜在风险，特别是在EGFR<60ml/1.73m^2、糖尿病或贫血的患者[23]。再有计算机断层扫描（CT）存在电离辐射。然而，随着CTA扫描技术的进步，空间分辨率将进一步提高，扫描时间将减少，所施加的对比负荷可能会减少，辐射量也将减少[24]。此外，由于等渗造影剂现已问世，肾毒性的可能性降低[25]。CTA用于先前使用支架的患者随访可以发现ISR，这比对金属支架会产生伪影的磁共振血管成像（MRA）更有优势[22]。

11.4.4 磁共振血管造影术（MRA）

这种成像方式可以对肾动脉进行定位和计数，并确定狭窄的特征。与有创血管造影相比，它对RAS检测的敏感性在92%～97%之间，特异性为73%～93%[26]。MRA不需要暴露于电离辐射或碘化造影剂材料中。局限性包括对EGFR<30ml/1.73m^{2}的患者使用Gd剂有可能导致肾源性系统性纤维化，金属会在MRA上产生伪影，因此对既往有肾支

架的患者来说，它不是一种有用的检测方法。其他不适合进行MRA的患者包括幽闭恐惧症患者或植入了铁磁性医疗设备（如人工关节、永久起搏器）的患者[27]。

11.5　治疗策略

11.5.1　RAS的内科治疗

动脉粥样硬化性血管疾病的最佳内科治疗包括血压控制、降脂治疗、抗血小板药物和生活方式改变（饮食咨询、戒烟和体育运动）。从历史上看，由于担心肾功能恶化，ACEI或ARB在这类患者中是禁忌使用的。在这一患者群中，对血管紧张素转换酶（RAAS）拮抗剂的担忧可能被夸大了，观察性研究表明，使用这类药物可以改善结果，这可能是由于RAAS拮抗剂可以中断上述许多病理生理过程。在一项前瞻性研究中，378例患者中有357例（92%）对血管紧张素转换酶（RAAS）拮抗剂有耐受性，在双侧RAS（>60%）或闭塞的患者中也有54例（78.3%）出现耐受[28]。随后的一项对3750名肾血管性疾病患者进行的观察性研究发现，53%的患者服用RAAS拮抗剂，这些患者的主要结局（死亡、心肌梗死或卒中）的风险显著降低［风险比（HR）0.70；95%CI 0.53~0.90］[29]。观察数据的局限性在于选择偏差，那些能够耐受RAAS拮抗剂的患者可能没有那么严重的疾病，也终会有更好的预后；那些不能耐受药物治疗（MT）的患者往往有更多的疾病，并可能从血运重建中受益[12]。尽管缺乏随机试验，但人们一致认为RAAS拮抗剂可能用于RAS患者；然而，它们应该被密切监测并逐步引入。

降脂疗法作为所有动脉粥样硬化性血管疾病的重要治疗方法已被广泛接受[30]。一项回顾研究发现，他汀类药物治疗与肾功能不全进展较慢（7.4%比38.9%）和总死亡率（5.9%比36.1%）的降低有关（$P<0.001$），平均随访11年，这表明有必要在肾血管疾病患者中进行前瞻性随机对照研究，以探索他汀类药物的潜在好处，这些好处可能并不完全归因于降脂[31]。

在RAS患者中使用抗血小板药物和戒烟具有与其他形式的动脉粥样硬化疾病相同的好处，包括外周动脉和冠状动脉疾病。最近发表的肾动脉粥样硬化性病变心血管预后（COALL）试验研究了高血压和RAS患者接受药物治疗的初始策略与PTRAS加药物治疗的初始策略的益处。除禁忌证外，所有患者均接受血管紧张素Ⅱ1型受体阻滞剂坎地沙坦，加氢氯噻嗪和联合药物氨氯地平-阿托伐他汀，根据血压和血脂状态调整药物剂量[32]。

CORAL定义的高血压为在接受两种或两种以上的降压药物治疗时，收缩压在155mmHg或更高（这与顽固性高血压不同，是PTRAS的明确指征）。这项试验发现，RAS（直径狭窄＞60%）患者的主要综合终点（死于心血管或肾脏原因、心肌梗死、卒中、因充血性衰竭住院、进行性肾功能不全或需要肾脏替代治疗）在不同组之间没有差异。

试验结束时，两组患者服用的降压药数量没有差异（药物治疗3.5±1.4对PTRAS3.3±1.5），两组的收缩压下降相似，药物治疗组为15.6±25.8mmHg，PTRAS组为16.6±21.2mmHg。CORAL确认了ACC/AHA指南的建议和SCAI PAD的适当使用标准，即对新发现的RAS和高血压患者的一线治疗是试验性最佳药物治疗；对于那些最佳药物治疗失败（顽固性高血压）的患者，PTRAS仍然是一个适当的策略。

值得注意的是，CORAL试验不适用于难治性或顽固性高血压患者。CORAL没有调查那些药物治疗未能控制血压的患者，因此不太可能改变ACC/AHA对肾动脉血运重建的建议。目前的ACC/AHA指南[12]和SCAIPAD适当使用标准推荐对RAS伴加速或顽固性高血压患者或药物不耐受的高血压患者（Ⅱa类，LOE B级，合适的）进行肾动脉支架植入术。

11.5.2　肾动脉外科手术

手术修复RAS是肾动脉成形术前唯一可行的血管重建术。在500例RAS和高血压患者的观察系列研究中，接受手术血管重建术的患者进行了长达10年的随访，12%的患者高血压治愈，73%的患者改善。重要的是，30天的死亡率仅为4.6%～7.3%。手术并发症包括手术感染、手术相关出血、尿路感染、伪膜性结肠炎等。目前，由于与手术相关的发病率和死亡率的增加，PTRAS已经基本上取代了RAS的外科肾血运重建术。

11.5.3　肾动脉支架置入术

PTRAS是血流动力学显著的RAS患者（血管造影直径＞70%的RAS或50%～70%狭窄伴有显著的跨病变压差）和（i）耐药或不受控制的高血压和三种降压药失效（其中一种是利尿剂），或高血压伴药物不耐受，（ii）缺血性肾病，以及（iii）心脏不稳定综合征的患者的标准治疗选择。这些人群没有被纳入CORAL试验中。

尽管肾动脉支架植入术后患者的血管造影结果良好，但在控制高血压和肾功能障碍方面，血管造影显示结果（＞97%）和临床成功率（约70%）之间存在不匹配。但从技术方面讲，PTRAS是非常成功和安全的。一项对14项研究（678名患者）评估PTRAS治疗高血压或CKD的荟萃分析表明，手术成功率为98%（95%CI 95%～100%）[33]。然而，高血压的临床改善率仅为69%，治愈率为20%，血压降低率49%（图11. 2a）。在CKD患者中，30%的患者肾功能改善，38%的患者稳定，总体有效应答率为68%（图11.2b）[33]。血管造影成功率与临床反应不匹配的原因可能是：①非阻塞性RAS病变的无意治疗（在显像上高估了狭窄的严重程度）；②症状（高血压或CKD）不是由RAS引起的，如原发性高血压。获得成功的临床预后的关键是确定哪些患者有可能从干预中获益。

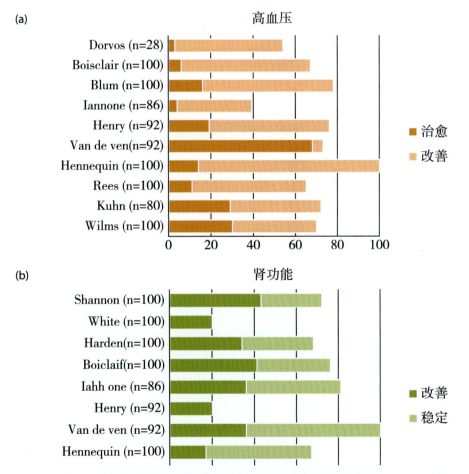

图11.2　（a）高血压和（b）肾动脉血运重建术后肾功能改善的初始报告系列汇总。尽管血管造影技术成功率＞95%，但临床结果与技术成功率不匹配。这表明为了增加临床获益，患者的选择是至关重要的。

最近的几项随机临床试验试图确定肾动脉支架植入术的临床益处。不幸的是，STAR和Astral试验都有缺陷，原因是设计不佳，无法客观评估RAS的严重程度。他们没有选择导致肾脏低灌注的血液动力学改变明显的RAS损害患者，以及缺乏经验的操作者，导致了异常高的并发症发生率。

11.6 选择可能从血运重建术中获益的患者

针对PTRAS后的技术成功和临床反应之间的这种不匹配，要面对的问题是如何更好地选择最有可能从PTRAS中获益的患者。肾动脉血运重建的"问题所在"是血管造影既不那么精确，也不是确定中度（50%～70%）RAS血流动力学严重程度的金标准。通过对RAS患者血管内径狭窄的目测评估（50%～90%狭窄），血管内径狭窄与静息平均跨病变压力阶差（$r=0.43$，$P=0.12$）、充血平均跨病变压力阶差（$r=0.22$，$P=0.44$）、肾血流储备分数（FFR）（$r=0.18$，$P=0.54$）之间的相关性较差（图11.3）[34]。因此，对于中度病变的患者，应始终进行生理学评估以确定RAS的严重程度。

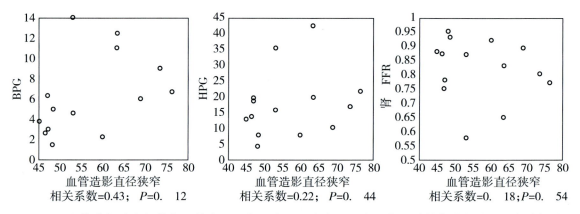

图11.3 血管内径狭窄与静息压差（BPG）、充血压差（HPG）、肾血流储备分数（FFR）的相关性。资料来源：Subramanian等[34]

11.6.1 跨病变压差

同侧肾静脉静息跨病变压力比（Pd/Pa）<0.90或充血跨狭窄收缩压差>20mmHg与肾素浓度显著升高相关[35, 36]。几个系列研究显示，当治疗静息或充血压差（HPG）>20mmHg的病变时，血压反应有所改善[37, 38]。基于这些观察结果，一个专家共识小组建议，应使用至少20mmHg的收缩峰值梯度或100mmHg的平均压力梯度，以确认有症状的直径狭窄<70%患者病变的严重程度[39]。因为导管本身可以引入人为梯度[40]，因此测量应该使用4Fr或更小的导管或0.014英寸的压力导丝[41]。

11.6.2　肾动脉血流储备分数（FFR）

另一种确定血管造影RAS严重程度的方法是量化FFR。这种在冠状动脉循环中广泛应用的血流动力学评估，是基于以下原理，即流经导管动脉的血流与流经血管床的压力成正比，与血管床的阻力成反比。在最大充血的情况下，血管床的阻力最小且恒定，从而使血流量最大。在RAS的情况下，流量减少都是由狭窄引起的，并且与狭窄远端压力（Pd）和狭窄近端压力（Pa）比值成正比。

在最大充血诱导后测量FFR。罂粟碱[34, 36]、多巴胺[38]或乙酰胆碱[42]可用于使肾脏充血。用一根0.014英寸的压力导丝测量跨病变压差，并计算FFR（Pd/Pa）。肾动脉FFR与病变严重程度的其他血流动力学参数相关性良好[36, 43]（图11.4）。在一项研究中，对17例难治性高血压伴中重度（狭窄50%~90%）单侧RAS患者行肾支架置入术后测定肾FFR。10例患者的基线肾FFR正常（定义为FFR＞0.80），而7例患者的基线肾FFR异常（＜0.80）。在介入治疗后3个月，86%的肾FFR异常的患者的血压有所改善，而肾FFR正常的患者中只有30%（$P=0.04$）的人血压有所改善（图11.5）。在这个小型系列研究中，血压改善的患者和血压没有改善的患者之间的基线收缩压、平均或充血跨病变压差没有差别[44]。

11.6.3　肾帧计数（RFCs）

在冠状动脉血管系统中，心肌梗死溶栓（TIMI）帧计数是一种冠状动脉血流的定量血管造影评估方法，与临床预后相关[45, 46]。肾帧计数已被认为是评估肾脏血流灌注的一种替代血管造影方法。肾帧计数（RFC）是造影剂到达肾实质最小的可见远端分支所需的电影帧数量。与TIMI帧计数一样，用于RFC的第一帧是对比剂首先填充主肾动脉的帧。最后一帧是当对比剂沿着主肾动脉轴进入远端肾实质的最小的可见分支时。测量采用每秒30帧的血管造影术完成。RFC最初是在肾动脉纤维肌肉发育不良患者（15个肾脏）中描述的，与正常肾动脉的受试者（50个肾脏）相比，他们的平均RFC显著增高（26.9 *vs* 20.4，$P=0.0001$）[47]。一项24例接受肾动脉支架植入术的未控制高血压患者的前瞻性研究显示，支架植入后RFC降低与血压降低相关，在78%的受试者中支架植入后RFC降低＞4预示着血压降低[48]。

11.6.4　血清标志物

脑利钠肽（BNP）是一种神经激素，是在心肌细胞受到牵拉的情况下，如充血性心力衰竭和肺栓塞，从心室心肌合成的一种肽类激素[49]。BNP已被证明与肺毛细血管楔压直接相关[50]。体外研究也表明，血管紧张素Ⅱ诱导BNP的合成和释放，在大鼠中发现，BNPmRNA在肾动脉夹闭6小时后上调[51]。在27例有明显RAS（直径狭窄＞70%）和高血压未得到控制的患者中，排除CHF、近期心肌梗死和慢性肾功能不全（Cr＞2）的患者，发现基线BNP＞80pg/ml，BNP下降至少30%与临床血压改善显著相关。然而，评价RX HERCULink Elite肾支架系统（HERCULES）试验的安全性和有效性的研究显示，BNP水平与临床血压改善无关[52]。该试验是一项单臂多中心试验，包括202名RAS和未控制的高血压患者。BNP作为良好临床结果的预测因子的有效性需要在更大的患者队列中得到证实。

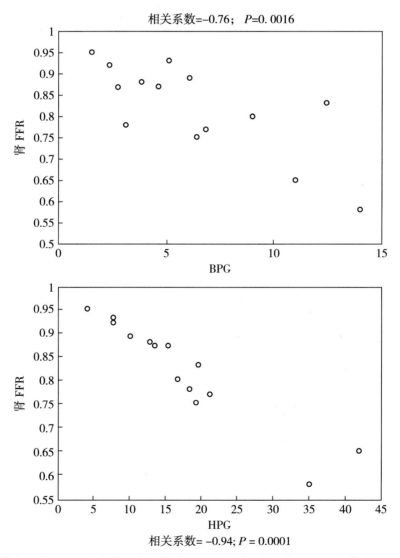

图11.4　流量储备分数（FFR）与静息压力梯度（BPG）（顶部）与充血压力梯度（HPG）（底部）的相关性。资料来源：Subramanian等[68]

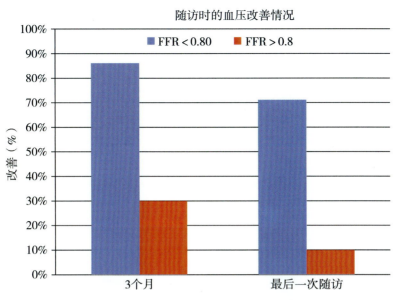

图11.5 按基线肾FFR分级（＜0.8 *vs* ≥0.8），随访时血压改善情况。资料来源：Mitchell等[44]。

11.7 血管重建术的技术方面

在进行血管重建术时，有几个重要的技术和程序应着重考虑，以预防PTRAS期间的并发症。选择性肾血管造影前应采用非选择性腹主动脉造影或CTA或MRA无创检查。使用导管内插管或非接触技术以最大限度地减少导管接合过程中与主动脉壁的接触和对肾口的损伤（图11.6）。充分的术前水化和限制对比剂剂量有助于预防造影剂肾病（CIN）。

11.7.1 桡动脉入路

越来越多的人使用桡动脉入路进行经皮诊断和介入性冠状动脉手术，以减少入路出血并发症并改善术后患者的舒适度[53]。

经桡入路肾支架置入术是一个有价值的方法，可减少进入入路并发症和提高患者的舒适度。但是，操作者需要专业的技术技能和有关设备兼容性的知识。两侧桡动脉均可用于肾脏介入治疗。根据腹主动脉弓的形状，左桡动脉通路到达肾动脉的距离较短。右桡动脉入路符合人体工程学要求，更舒适，对操作人员的辐射暴露度更低。使用带有150cm长球囊/支架鞘管的125cm长的导管几乎适合所有的患者，而100cm长的导管和135cm长的球囊/支架鞘管在身高较高的患者或主动脉弓过度弯曲的患者中可能无法到达

＜0.05）。因此，在IVUS引导下放置肾动脉支架时，会进行额外的管腔扩张，而这在血管造影术引导下则认为是不必要的[58]。

对363例肾动脉介入治疗的系列研究显示，在平均303天的随访期中102名患者（34%）使用了血管造影术。动脉直径越大，血管造影再狭窄的发生率就越低。参考直径＜4.5mm的血管再狭窄率为36%，而参考直径为4.5～6mm的血管再狭窄率为16%（$P=0.068$），参考直径＞6mm的血管再狭窄率为6.5%（$P<0.05$）。IVUS提供了一种比2D血管造影术更准确的测量血管直径的方法，使操作者能够安全地最大化支架的大小。操作者可能易于低估视觉狭窄程度，以致于为了防止与过大的球囊和支架相关的并发症，而造成了更高的再狭窄（ISR）发生率。

11.7.4　药物洗脱支架与裸金属支架的比较

动脉粥样硬化性RAS支架血管成形术后的支架再狭窄是一个不良结果，特别是在小直径的肾动脉中。两项肾动脉介入裸金属支架（BMS）的荟萃分析显示，支架置入后的平均再狭窄率分别为16%和17%[33]。最近的报告表明，使用最佳的释放技术，再狭窄率可以在5年内达到低于11%的水平[60]。

GReAT研究（Palmaz Genesis外周球扩式支架，比较了西罗莫司涂层支架和未涂层支架在肾动脉治疗中的作用）[61]是一项前瞻性的多中心研究，研究105例动脉粥样硬化性RAS患者的肾动脉支架血管造影通畅情况。再狭窄率定义为50%直径狭窄的二次再狭窄。西罗莫司洗脱支架（SES）组的二次再狭窄率为6.7%，而BMS组的二次再狭窄率为14.6%（$P=0.30$）。6个月和1年后，BMS组的靶病变血运重建（TLR）率分别为7.7%和11.5%，而SES组的两个时间点均为1.9%（$P=0.21$）。该比率在两年的随访期间保持稳定，但由于样本量小，没有达到统计学显著性。BMS组8%的患者和药物洗脱支架（DES）组2%的患者进行了靶病变血运重建（TLR）。在1年的随访中，BMS组的临床通畅率为88.5%，DES组为98.1%（$P=0.21$）。

11.7.5　再狭窄性病变

肾动脉介入治疗的持久性受到ISR的进展以及二期或三期肾介入治疗的需要的限制。肾支架具有良好的长期通畅率，5年内累积1期通畅率为79%～85%，2期通畅率为92%～98%[60]。

肾动脉ISR的最佳治疗方法尚不确定。与单独使用球囊血管成形术相比，重复放置肾动脉支架显示出更好的通畅性，复发ISR减少58%（29.4% vs 71.4%，P=0.02）。与单纯球囊成形术相比，重复支架组的2期通畅率更高（P=0.05），避免再发ISR的几率更大（P=0.01）。现在普遍认为，如果发生ISR，倾向于二次放置支架而不是进行靶血管血运重建（TVR）（P=0.08）[62]。

肾动脉覆膜支架的使用已被报道用于治疗包括穿孔在内的并发症[63]。聚四氟乙烯（PTFE）涂层支架和DES可能为治疗复发的RAS提供了一种方法。在被诊断为肾动脉支架术后至少有二次ISR的患者的系列研究中，覆膜支架在平均36个月的随访期内有17%（1/6）发生ISR，而DES没有ISR（0/10）[64, 65]。

11.8 随访

患者应在1个月、6个月、1年及之后每年随访一次，以进行血压控制、肾功能测试和监测DUS成像来评估支架的通畅性[66]。DUS是筛选ISR的推荐成像技术。

DUS对肾支架通畅性的监测应考虑到支架内动脉的顺应性低于正常动脉，对于支架内动脉狭窄程度[17]，DUS获得的PSV和RAR较高，因此获得术后DUS以建立新的基线PSV是合理的。

参考文献

（关键引用文献，以粗体显示）

1 Conlon, P.J., Little, M.A., Pieper, K., and Mark, D.B. (2001). Severity of renal vascular disease predicts mortality in patients undergoing coronary angiography. *Kidney Int.* 60 (4): 1490–1497.

2 Kennedy, D.J., Colyer, W.R., Brewster, P.S. et al. (2003). Renal insufficiency as a predictor of adverse events and mortality after renal artery stent placement. *Am. J. Kidney Dis.* 42 (5): 926–935.

3 **Benjamin, M.M., Fazel, P., Filardo, G. et al. (2014). Prevalence of and risk factors of renal artery stenosis in patients with resistant hypertension. *Am. J. Cardiol.* 113 (4): 687–690.**

4 Pimenta, E. and Calhoun, D.A. (2012). Resistant hypertension: incidence, prevalence, and prognosis. *Circulation* 125 (13): 1594–1596.

5 Anderson, G.H. Jr., Blakeman, N., and Streeten, D.H. (1994). The effect of age on prevalence of secondary forms of hypertension in 4429 consecutively referred patients. *J. Hypertens.* 12 (5): 609–615.

6 Aqel, R.A., Zoghbi, G.J., Baldwin, S.A. et al. (2003). Prevalence of renal artery stenosis in high-risk veterans referred to cardiac catheterization. *J. Hypertens.* 21 (6): 1157–1162.

7 Khosla, S., Kunjummen, B., Manda, R. et al. (2003). Prevalence of renal artery stenosis requiring revascularization in patients initially referred for coronary angiography. *Catheter. Cardiovasc. Interv.* 58 (3): 400–403.

8 **Parikh, S.A., Shishehbor, M.H., Gray, B.H. et al. (2014). SCAI expert consensus statement for renal artery stenting appropriate use. *Catheter. Cardiovasc. Interv.* 84 (7): 1163–1171.**

9 Preston, R.A. and Epstein, M. (1997). Ischemic renal disease: an emerging cause of chronic renal failure and end-stage renal disease. *J. Hypertens.* 15 (12 Pt 1): 1365–1377.

10 Garovic, V.D. and Textor, S.C. (2005). Renovascular hypertension and ischemic nephropathy. *Circulation* 112 (9): 1362–1374.

11 Muray, S., Martin, M., Amoedo, M.L. et al. (2002). Rapid decline in renal function reflects reversibility and predicts the outcome after angioplasty in renal artery stenosis. *Am. J. Kidney Dis.* 39 (1): 60–66.

12 **Hirsch, A.T., Haskal, Z.J., Hertzer, N.R. et al. (2006). ACC/AHA 2005 guidelines for the management of patients with peripheral arterial disease (lower extremity, renal, mesenteric, and abdominal aortic): a collaborative report from the American Association for Vascular Surgery/Society for Vascular Surgery, Society for Cardiovascular Angiography and Interventions, Society for Vascular Medicine and Biology, Society of Interventional Radiology, and the ACC/AHA Task Force on Practice Guidelines (Writing Committee to Develop Guidelines for the Management of Patients With Peripheral Arterial Disease) endorsed by the American Association of Cardiovascular and Pulmonary Rehabilitation; National Heart, Lung, and Blood Institute; Society for Vascular Nursing; Trans Atlantic Inter-Society Consensus; and Vascular Disease Foundation. *J. Am. Coll. Cardiol.* 47 (6): 1239–1312.**

13 Messerli, F.H. and Bangalore, S. (2011). The Pickering Syndrome – a pebble in the mosaic of the cardiorenal syndrome. *Blood Press.* 20 (1): 1–2.

14 Gray, B.H., Olin, J.W., Childs, M.B. et al. (2002). Clinical benefit of renal artery angioplasty with stenting for the control of recurrent and refractory congestive heart failure. *Vasc. Med.* 7 (4): 275–279.

15 Granata, A., Fiorini, F., Andrulli, S. et al. (2009). Doppler ultrasound and renal artery stenosis: an overview. *J. Ultrasound* 12 (4): 133–143.

16 Olin, J.W., Piedmonte, M.R., Young, J.R. et al. (1995). The utility of duplex ultrasound scanning of the renal arteries for diagnosing significant renal artery stenosis. *Ann. Intern. Med.* 122 (11): 833–838.

17 Chi, Y.W., White, C.J., Thornton, S., and Milani, R.V. (2009). Ultrasound velocity criteria for renal in-stent restenosis. *J. Vasc. Surg.* 50 (1): 119–123.

18 **Zeller, T., Frank, U., Muller, C. et al. (2003). Predictors of improved renal function after percutaneous stent-supported angioplasty of severe atherosclerotic ostial renal artery stenosis. *Circulation* 108 (18): 2244–2249.**

19 Zeller, T., Muller, C., Frank, U. et al. (2003). Stent angioplasty of severe atherosclerotic ostial renal artery stenosis in patients with diabetes mellitus and nephrosclerosis. *Catheter. Cardiovasc. Interv.* 58 (4): 510–515.

20 Radermacher, J., Chavan, A., Bleck, J. et al. (2001). Use of Doppler ultrasonography to predict the outcome of therapy for renal-artery stenosis. *N. Engl. J. Med.* 344 (6): 410–417.

21 Kawashima, A., Sandler, C.M., Ernst, R.D. et al. (2000). CT evaluation of renovascular disease. *Radiographics* 20 (5): 1321–1340.

22 Kim, T.S., Chung, J.W., Park, J.H. et al. (1998). Renal artery evaluation: comparison of spiral CT angiography to intra-arterial DSA. *J. Vasc. Interv. Radiol.* 9 (4): 553–559.

23 McCullough, P.A., Adam, A., Becker, C.R. et al. (2006). Epidemiology and prognostic implications of contrast-induced nephropathy. *Am. J. Cardiol.* 98 (6A): 5K–13K.

24 Cho, E.S., Yu, J.S., Ahn, J.H. et al. (2012). CT angiography of the renal arteries: comparison of lower-tube-voltage CTA with moderate-concentration iodinated contrast material and conventional CTA. *Am. J. Roentgenol.* 199 (1): 96–102.

25 Davenport, M.S., Khalatbari, S., Cohan, R.H. et al. (2013). Contrast material-induced nephrotoxicity and intravenous low-osmolality iodinated contrast material: risk stratification by using estimated glomerular filtration rate. *Radiology* 268 (3): 719–728.

26 Turgutalp, K., Kiykim, A., Ozhan, O. et al. (2013). Comparison of diagnostic accuracy of Doppler USG and contrast-enhanced magnetic resonance angiography and selective renal arteriography in patients with atherosclerotic renal artery stenosis. *Med. Sci. Monit.* 19: 475–482.

27 Dellegrottaglie, S., Sanz, J., and Rajagopalan, S. (2006). Technology insight: clinical role of magnetic resonance angiography in the diagnosis and management of renal artery stenosis. *Nat. Clin. Pract. Cardiovasc. Med.* 3 (6): 329–338.

28 Chrysochou, C., Foley, R.N., Young, J.F. et al. (2012). Dispelling the myth: the use of renin-angiotensin blockade in atheromatous renovascular disease. *Nephrol. Dial. Transplant.* 27 (4): 1403–1409.

29 Hackam, D.G., Duong-Hua, M.L., Mamdani, M. et al. (2008). Angiotensin inhibition in renovascular disease: a population-based cohort study. *Am. Heart J.* 156 (3): 549–555.

30 **Stone, N.J., Robinson, J.G., Lichtenstein, A.H. et al. (2014). 2013 ACC/AHA guideline on the treatment of blood cholesterol to reduce atherosclerotic cardiovascular risk in adults: a report of the American College of Cardiology/American Heart Association Task Force on Practice Guidelines. *Circulation* 129 (25 Suppl 2): S1–S45.**

31 Silva, V.S., Martin, L.C., Franco, R.J. et al. (2008). Pleiotropic effects of statins may improve outcomes in atherosclerotic renovascular disease. *Am. J. Hypertens.* 21 (10): 1163–1168.

32 Cooper, C.J., Murphy, T.P., Cutlip, D.E. et al. (2013). Stenting and medical therapy for atherosclerotic renal-artery stenosis. *N. Engl. J. Med.* 370: 13–22.

33 **Leertouwer, T.C., Gussenhoven, E.J., Bosch, J.L. et al. (2000). Stent placement for renal arterial stenosis: where do we stand? A meta-analysis. *Radiology* 216 (1): 78–85.**

34 Subramanian, R., White, C.J., Rosenfield, K. et al. (2005). Renal fractional flow reserve: a hemodynamic evaluation of moderate renal artery stenoses. *Catheter. Cardiovasc. Interv.* 64 (4): 480–486.

35 De Bruyne, B., Manoharan, G., Pijls, N.H. et al. (2006). Assessment of renal artery stenosis severity by pressure gradient measurements. *J. Am. Coll. Cardiol.* 48 (9): 1851–1855.

36 Kapoor, N., Fahsah, I., Karim, R. et al. (2010). Physiological assessment of renal artery stenosis: comparisons of resting with hyperemic renal pressure measurements. *Catheter. Cardiovasc. Interv.* 76 (5): 726–732.

37 Leesar, M.A., Varma, J., Shapira, A. et al. (2009). Prediction of hypertension improvement after stenting of renal artery stenosis: comparative accuracy of translesional pressure gradients, intravascular ultrasound, and angiography. *J. Am. Coll. Cardiol.* 53 (25): 2363–2371.

38 Mangiacapra, F., Trana, C., Sarno, G. et al. (2010). Translesional pressure gradients to predict blood pressure response after renal artery stenting in patients with renovascular hypertension. *Circ. Cardiovasc. Interv.* 3 (6): 537–542.

39 Rundback, J.H., Sacks, D., Kent, K.C. et al. (2002). Guidelines for the reporting of renal artery revascularization in clinical trials.

American Heart Association. *Circulation* 106 (12): 1572–1585.

40 Nahman, N.S. Jr., Maniam, P., Hernandez, R.A. Jr. et al. (1994). Renal artery pressure gradients in patients with angiographic evidence of atherosclerotic renal artery stenosis. *Am. J. Kidney Dis.* 24 (4): 695–699.

41 Colyer, W.R. Jr., Cooper, C.J., Burket, M.W., and Thomas, W.J. (2003). Utility of a 0.014″ pressure-sensing guidewire to assess renal artery translesional systolic pressure gradients. *Catheter. Cardiovasc. Interv.* 59 (3): 372–377.

42 Jones, N.J., Bates, E.R., Chetcuti, S.J. et al. (2006). Usefulness of translesional pressure gradient and pharmacological provocation for the assessment of intermediate renal artery disease. *Catheter. Cardiovasc. Interv.* 68 (3): 429–434.

43 White, C.J. and Olin, J.W. (2009). Diagnosis and management of atherosclerotic renal artery stenosis: improving patient selection and outcomes. *Nat. Clin. Pract. Cardiovasc. Med.* 6 (3): 176–190.

44 Mitchell, J.A., Subramanian, R., White, C.J. et al. (2007). Predicting blood pressure improvement in hypertensive patients after renal artery stent placement: renal fractional flow reserve. *Catheter. Cardiovasc. Interv.* 69 (5): 685–689.

45 Kunadian, V., Harrigan, C., Zorkun, C. et al. (2009). Use of the TIMI frame count in the assessment of coronary artery blood flow and microvascular function over the past 15 years. *J. Thromb. Thrombolysis* 27 (3): 316–328.

46 Gibson, C.M., Cannon, C.P., Murphy, S.A. et al. (2002). Relationship of the TIMI myocardial perfusion grades, flow grades, frame count, and percutaneous coronary intervention to long-term outcomes after thrombolytic administration in acute myocardial infarction. *Circulation* 105 (16): 1909–1913.

47 Mulumudi, M.S. and White, C.J. (2005). Renal frame count: a quantitative angiographic assessment of renal perfusion. *Catheter. Cardiovasc. Interv.* 65 (2): 183–186.

48 Mahmud, E., Smith, T.W., Palakodeti, V. et al. (2008). Renal frame count and renal blush grade: quantitative measures that predict the success of renal stenting in hypertensive patients with renal artery stenosis. *JACC Cardiovasc. Interv.* 1 (3): 286–292.

49 Morrison, L.K., Harrison, A., Krishnaswamy, P. et al. (2002). Utility of a rapid B-natriuretic peptide assay in differentiating congestive heart failure from lung disease in patients presenting with dyspnea. *J. Am. Coll. Cardiol.* 39 (2): 202–209.

50 Troughton, R.W., Prior, D.L., Pereira, J.J. et al. (2004). Plasma B-type natriuretic peptide levels in systolic heart failure: importance of left ventricular diastolic function and right ventricular systolic function. *J. Am. Coll. Cardiol.* 43 (3): 416–422.

51 Wolf, K., Kurtz, A., Pfeifer, M. et al. (2001). Different regulation of left ventricular ANP, BNP and adrenomedullin mRNA in the two-kidney, one-clip model of renovascular hypertension. *Pflugers Arch.* 442 (2): 212–217.

52 **Jaff, M.R., Bates, M., Sullivan, T. et al. (2012). Significant reduction in systolic blood pressure following renal artery stenting in patients with uncontrolled hypertension: results from the HERCULES trial. *Catheter. Cardiovasc. Interv.* 80 (3): 343–350.**

53 **Caputo, R.P., Tremmel, J.A., Rao, S. et al. (2011). Transradial arterial access for coronary and peripheral procedures: executive summary by the Transradial Committee of the SCAI. *Catheter. Cardiovasc. Interv.* 78 (6): 823–839.**

54 Trani, C., Tommasino, A., and Burzotta, F. (2009). Transradial renal stenting: why and how. *Catheter. Cardiovasc. Interv.* 74 (6): 951–956.

55 Olin, J.W. (2007). Atheroembolic renal disease: underdiagnosed and misunderstood. *Catheter. Cardiovasc. Interv.* 70 (6): 789–790.

56 Cooper, C.J., Haller, S.T., Colyer, W. et al. (2008). Embolic protection and platelet inhibition during renal artery stenting. *Circulation* 117 (21): 2752–2760.

57 Paul, T.K., Lee, J.H., and White, C.J. (2012). Renal embolic protection devices improve blood flow after stenting for atherosclerotic renal artery stenosis. *Catheter. Cardiovasc. Interv.* 80 (6): 1019–1022.

58 Leertouwer, T.C., Gussenhoven, E.J., van Overhagen, H. et al. (1998). Stent placement for treatment of renal artery stenosis guided by intravascular ultrasound. *J. Vasc. Interv. Radiol.* 9 (6): 945–952.

59 Lederman, R.J., Mendelsohn, F.O., Santos, R. et al. (2001). Primary renal artery stenting: characteristics and outcomes after 363 procedures. *Am. Heart J.* 142 (2): 314–323.

60 Henry, M., Amor, M., Henry, I. et al. (1999). Stents in the treatment of renal artery stenosis: long-term follow-up. *J. Endovasc. Surg.* 6 (1): 42–51.

61 **Zahringer, M., Sapoval, M., Pattynama, P.M. et al. (2007). Sirolimus-eluting versus bare-metal low-profile stent for renal artery treatment (GREAT Trial): angiographic follow-up after 6 months and clinical outcome up to 2 years. *J. Endovasc. Ther.* 14 (4): 460–468.**

62 N'Dandu, Z.M., Badawi, R.A., White, C.J. et al. (2008). Optimal treatment of renal artery in-stent restenosis: repeat stent placement versus angioplasty alone. *Catheter. Cardiovasc. Interv.* 71 (5): 701–705.

63 Rasmus, M., Huegli, R., Jacob, A.L. et al. (2007). Extensive iatrogenic aortic dissection during renal angioplasty: successful treatment with a covered stent-graft. *Cardiovasc. Intervent. Radiol.* 30 (3): 497–500.

64 Patel, P.M., Eisenberg, J., Islam, M.A. et al. (2009). Percutaneous revascularization of persistent renal artery in-stent restenosis. *Vasc. Med.* 14 (3): 259–264.

65 Zeller, T., Sixt, S., Rastan, A. et al. (2007). Treatment of reoccurring instent restenosis following reintervention after stent-supported renal artery angioplasty. *Catheter. Cardiovasc. Interv.* 70 (2): 296–300.

66 **Mohler, E.R., Gornic, H.L., Gerhard-Herman, M. et al. (2012). ACCF/ACR/AIUM/ASE/ASN/ICAVL/SCAI/SCCT/SIR/SVM/SVS/SVU [corrected] 2012 appropriate use criteria for peripheral vascular ultrasound and physiological testing part I: arterial ultrasound and physiological testing: a report of the American College of Cardiology Foundation appropriate use criteria task force, American College of Radiology, American Institute of Ultrasound in Medicine, American Society of Echocardiography, American Society of Nephrology, Intersocietal Commission for the Accreditation of Vascular Laboratories, Society for Cardiovascular Angiography and Interventions, Society of Cardiovascular Computed Tomography, Society for Interventional Radiology, Society for Vascular Medicine, Society for Vascular Surgery, [corrected] and Society for Vascular Ultrasound. [corrected]. *J. Am. Coll. Cardiol.* 60 (3): 242–276.**

67 Khosla, S., White, C.J., Collins, T.J. et al. (1997). Effects of renal artery stent implantation in patients with renovascular hyperten-

sion presenting with unstable angina or congestive heart failure. *Am. J. Cardiol.* 80: 363–366.

68 Subramanian, R., White, C.J., Rosenfield, K. et al. (2005). Renal fractional flow reserve: a hemodynamic evaluation of moderate renal artery stenosis. *Catheter. Cardiovasc. Interv.* 48: 1851–1855.

第 12 章

慢性和急性肠系膜缺血的治疗

Vincent Gallo, Kevin "Chaim" Herman and John H. Rundback

Advanced Interventional and Vascular Services LLP, Interventional Institute, Holy Name Medical Center, Teaneck, NJ, USA

12.1　引言

慢性肠系膜缺血（CMI）是一种外周血管疾病，主要影响小肠或大肠的血流灌注。通常在有症状的患者中，三条主要的肠供血动脉中至少有两条受到狭窄或闭塞的影响：腹腔动脉、肠系膜上动脉和/或肠系膜下动脉。这种疾病常见于60岁以上人群，女性的发病率是男性的3～4倍。患者通常伴随有影响到下肢动脉、冠状动脉、肾动脉或脑动脉的血管疾病[1]。CMI最常见的潜在病理是肠动脉粥样硬化性病变，其他病因也可能起作用。吸烟、高血压和糖尿病等心血管危险因素是常见的并存疾病。综上所述，CMI通常在累及多条动脉的晚期动脉粥样硬化性疾病时出现临床症状。典型的三联症为餐后疼痛、害怕进食和非自主的体重下降。据报道，疼痛是一种钝痛，通常于饭后15～30分钟开始，持续1～4个小时[2]。因严重的内脏缺血，即使摄入少量食物，疼痛的严重程度和持续时间也可能增加。症状通常与身体检查结果明显不成比例。病人查体时，可闻及腹部杂音[1]。体重减轻和营养不良的证据也很常见，经常表现为舟状腹和颞部消瘦。评估其他形式的血管疾病是至关重要的，比如外周动脉疾病，表现为足动脉消失或减弱。提示冠状动脉疾病（CAD）或脑血管疾病的发现也必须进行检查，不可忽视[2]。由于肠系膜缺血是弥漫性动脉粥样硬化性疾病负担的反映，可能有必要行冠脉成像以排除隐匿性冠心病。

12.2　解剖学方面的考虑

动脉粥样硬化性肠梗阻的发生一般是渐进和慢性的过程，因此侧支循环的形成可以防止急性症状或肠梗阻的发生。在腹腔动脉（CA）、肠系膜上动脉（SMA）、肠系膜下动脉（IMA）和胃下分支之间有丰富的吻合交通（图12.1）。CA和SMA通过胃十二指肠动脉的分支胰十二指肠上动脉和起源于SMA的胰十二指肠下动脉之间的连接相通。一种名为Buhler弓的持续性胚胎学变异是近端发出的连接腹腔动脉和SMA的腹支，发生在大约3%的个体中。从CA到SMA的另一条重要的侧支通路是作为胃十二指肠动脉终支的胃网膜右动脉和起源于脾动脉远端的胃网膜左动脉。

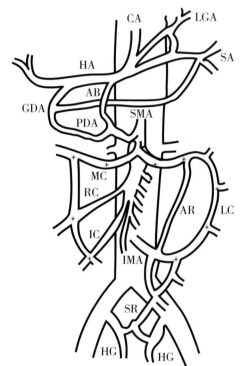

图12.1　主要肠道动脉之间的正常和变异动脉交通支。CA：腹腔动脉；LGA：胃左动脉；HA：肝动脉；SA：脾动脉；AB：Buhler弓；GDA：胃十二指肠动脉；PDA：胰十二指肠动脉；SMA：肠系膜上动脉；IMA：肠系膜下动脉；MC：结肠中动脉；RC：右结肠动脉；IC：回结肠动脉；LC：左结肠动脉；AR：Riolan弓；SR：直肠上动脉；HG：腹下动脉（左右）；*表示Drummond边缘动脉。

　　Drummond边缘动脉，也称肠系膜弯曲动脉，代表了主要SMA和IMA终支之间的吻合，它们沿着结肠的肠系膜边缘形成拱形。具体地说，边缘动脉包括右结肠动脉的升支、中结肠动脉的肝脾支和IMA的左结肠支的升支。在SMA闭塞的情况下，IMA可能变得肥厚，并通过该途径供应整个腹部内脏[3, 4]（图12.2）。Riolan弓是肠系膜内IMA左结肠支升支与SMA中结肠支左支之间的潜在吻合口。该通路可能发生于近端SMA或IMA狭窄或闭塞的情况[5]。发生这些侧支循环的原因是在出现CMI症状之前三条主要肠系膜血管中至少有两条受到影响[6]。

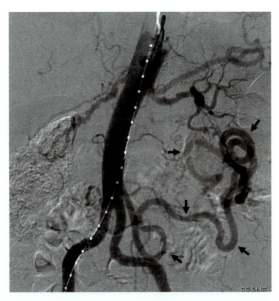

图12.2　一例SMA闭塞患者Drummond边缘动脉的血管造影显像。由结肠内侧边缘的IMA通路引起的扩大蜿蜒的肠系膜侧支通路（箭头）

12.3　治疗适应证

有症状的患者的治疗目标是减少餐后腹痛、改善营养状况和预防肠梗阻[7]。在横断面成像发现疾病或因其他适应证而接受主动脉手术的无症状患者中，很少进行预防性肠系膜动脉血运重建[8]。

12.4　血管内治疗

可以选择股动脉、肱动脉或桡动脉入路（图12.1）。上肢入路可用于肥胖或肠系膜血管急性成角脱离主动脉的情况[9-13]。通过通路血管插入6或7Fr鞘管。将冲洗导管插入腹主动脉，并在前后位进行诊断性动脉造影，再次在侧视图中评估动脉开口，以确认狭窄的存在和严重程度。然后将冲洗导管更换为同轴引导鞘管或导管和选择性导管。当使用上肢通路时，可以使用有角度的多用途导管选择性地插入肠系膜血管，而反向曲线导管或眼镜蛇形导管可用于股动脉通路。然后使用选择性导管与靶血管接合，可以用中强度可操纵导丝小心穿过狭窄或闭塞的血管。根据我们的经验，0.018英寸或0.014英寸导丝结合微导管是常用的治疗方法。将引导导管或鞘管推进到血管开口或病变的近端，以便为球囊和/或支架的输送提供足够的支撑。血管造影术也可以通过引导系统进行，以准确地指导治疗。这项技术有助于获得病变近端和远端的压力梯度。一旦确诊，血管成形术和/或直接支架置入术可用于非钙化和中度狭窄；如果病变较严重且可见钙化，建议进行预扩张，以保证安全和准确的支架定位（图12.3）。

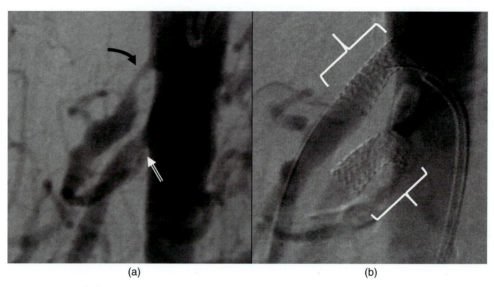

(a)　　　　　　　　　　　　　　(b)

图12.3　慢性肠系膜缺血的介入治疗。最初的侧位主动脉造影（A）显示明显的腹腔动脉狭窄（弯曲的箭头）和肠系膜上动脉轻度至中度狭窄（双白色箭头）。压力测量显示跨SMA的跨狭窄梯度为25mmHg。在腹腔动脉和SMA（B）植入支架后，两条血管（支架）恢复通畅，梯度消失。

另外，还有一种非接触式技术，如果靶血管的起始处钙化严重或溃烂，因此被认为存在内脏或下游主动脉栓塞的风险，则可以使用该技术。利用该技术，引导导管定位在主动脉内，并通过0.035英寸的导丝保持直立，以防止导管与靶血管的接头结合。然后将平行的0.014英寸导丝插入引导导管并无损伤地穿过病变。较大的导丝被移除，然后引导导管安全前进以便进行介入。尽管单独血管成形术是一种选择，但所有内脏动脉狭窄都应该植入支架，以改善急性结果并提供持久的通畅[14]。球扩式支架最常用，因为它们可精确地释放，目标是将1～2mm的支架突出到主动脉腔内。Oderich等人[15]比较了225名CMI患者的覆膜支架（CS）和裸金属支架（BMS）的使用情况，发现与BMS相比，CS的再狭窄率、症状复发率和再干预率更低。通常进行后扩张，可以获得压力梯度以确保狭窄的最终解决。如果使用支架，建议继续服用阿司匹林81mg和氯吡格雷75mg至少6个月。

12.5　并发症

可能发生的并发症与所有其他血管内操作类似，包括造影剂诱发的肾病和罕见的过敏反应。最常见的并发症与手术部位有关。肱动脉或腋动脉通路较高时，出血有可能造成永久性神经功能损害；早期诊断和及时清除血肿对降低发病率至关重要。对于手臂通路建议使用微穿刺针在超声引导下进行动脉穿刺术。桡动脉由于其路径较浅，更容易压迫，这样可以更快地识别血肿或出血，是一种较好的通路。邻近缺乏大血管结构或神经也降低了发生动静脉瘘或神经损伤的可能性。然而，管径小的桡动脉可能会被血管鞘完全闭塞，促使这些血管发生血栓形成。在桡动脉穿刺前应行Barbeau试验以评估掌弓通畅度。因此，在这些通路部位插入鞘管后立即进行肝素化是很重要的。另外，由于桡动脉管径小，如果同侧有血液透析瘘管或移植物，应避免使用桡动脉。

　　在试图穿过高度狭窄或闭塞进入内膜下平面后，可能会发生夹层。快速识别至关重要，因为需要放置支架，以避免夹层远端扩展和最终导致动脉闭塞。如果无法重入真腔或导丝不能成功通过病变，则可能需要改行开放手术。在远端栓塞和误诊或低估夹层的情况下，可能会发生肠缺血的恶化或最终发展为脑梗死。如果术中怀疑肠道血流灌注不良并经血管造影证实，应立即实施标准的基于导管的抢救技术。当抢救技术不成功或临床证据表明存在急腹症时，剖腹探查配合肠道检查和血栓栓子切除术是一种有效的治疗方法。

　　与手术相比，与CMI血管内治疗相关的一个已知缺陷是再狭窄风险和再介入率可能更高（表12.1 [15-22]）。因此，需要密切随访和双功超声监测以改善辅助通畅率，尽管只有在临床症状复发的情况下才需要再次介入。

表12.1　CMI的血管内治疗结果

参考文献	患者人数	血管数	技术成功率（%）	并发症（%）	30天死亡率（%）	初始症状缓解率（%）	平均随访时间（月）	再介入（%）
Silva等[16]	59	79	96	3	2	85	38	17
Atkins等[17]	31	43	97	29	3	87	15	16
Sarac等[18]	65	87	94	31	8	85	12	11
Lee等[19]	31	41	98	6	13	71	26	13
Dias等[20]	43	49	96	23	0	95	43	33
Peck等[21]	49	66	88	16	2	90	37	29
Fioole等[22]	51	60	93	4	0	78	25	25
Oderich等[15]	42	42	98	12	0	98	19	10
总计	371	467	95	14	3	86	27	19

12.6 特别注意事项

12.6.1 急性肠系膜缺血

急性肠系膜缺血（AMI）是肠系膜血流突然中断的结果。AMI常见的病因主要有四个，其中最常见的病因是急性肠系膜动脉栓塞或急性动脉夹层。非闭塞性肠系膜缺血（NOMI）可能继发于低血流量状态，如低血容量、腹膜炎或使用血管痉挛药物，尤其是地高辛（图12.4）。最终，少数肠系膜静脉血栓形成可能导致AMI。

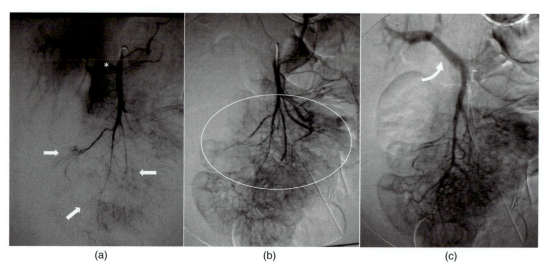

图12.4　一例低血压、地高辛治疗和腹部脓毒症患者的非闭塞性肠系膜缺血。最初的SMA动脉造影（a）显示SMA末端分支明显逐渐变细，且黏膜模糊不清（箭头）。注意反流到异位右肝动脉（星号）。连夜输注罂粟碱后，肠灌注改善（b，划圈区域），同时，静脉相成像可快速显示静脉（c，弯曲箭头）。

总体而言，AMI的预后通常很差，总死亡率约为71%。在对患者进行评估时，计算机断层扫描（CT）评估肠道活力是评估患者的必备条件。如果存在肠梗死，尽管对AMI的病因进行了适当的治疗，但死亡率可能会上升到90%。因此，早期识别症状对患者的整体预后有重要影响。

在没有明确的腹膜炎征象的患者中，如果存在禁忌手术风险，或者缺乏用于肠系膜或腹腔旁路的自体导管，则可以考虑血管内技术。CT显示游离空气、肠坏疽或肠积气，可能时需要手术干预。可以使用多种血管内治疗方式，例如抽吸血栓切除术、导管导向溶栓[23,24]、直接经皮血管成形术[25]或支架植入术（图12.5）。Lim等人[26,27]报告了在不适合手术的患者中使用血管内治疗的良好效果。在所有情况下，目标都是立即重建肠道灌注。由于会存在再灌注肠出血和延迟结肠穿孔的风险，有必要在干预后进行仔细的血流动力学监测。

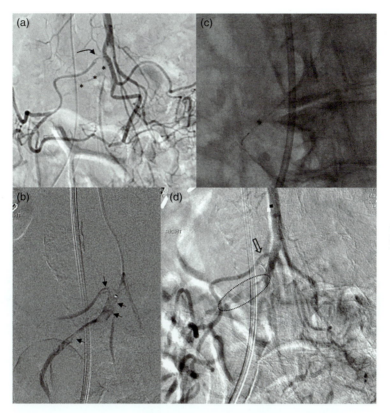

图12.5 急性肠系膜缺血的血管内治疗。患有房颤及急性发作性腹痛的老年女性，经CT动脉造影术扫描显示远端SMA闭塞伴肠缺血。导管血管造影（a）显示回结肠分支的填充缺陷（弯曲箭头）和闭塞（星号），腔内血栓栓塞，选择性远端成像显示"轨道征"外观（b）。直接抽吸血栓切除术（c），回结肠动脉血流量明显改善，栓子清除（d）。患者进行了抗凝治疗，并完全恢复。

12.6.2 完全闭塞

一条主要肠系膜动脉的慢性完全闭塞（CTO）并不是血管内介入治疗的禁忌证。低剖面系统和操作技术的改进使闭塞血管的治疗成为可能。一项对47例SMA血管内[28]CTO患者的回顾性研究显示，在1年和2年的随访中，技术成功率87%，100%立即临床症状改善，95%和78%无症状复发。次要并发症和主要并发症发生率分别为7%和0%。一些研究[18,29,30]表明，血管内治疗肠系膜血管完全闭塞的技术成功率、临床成功率、随访通畅率与狭窄血管的血管内治疗相似。

12.6.3　正中弓状韧带综合征

正中弓状韧带（MAL）综合征是由MAL压迫腹主动脉引起的，多见于瘦弱的患者或伴体重明显下降的患者。MAL是一条连接左右膈脚的异常纤维带。患者通常没有症状，但当症状出现时，其症状可能与CMI相似。由于仅累及一条肠动脉，因此一种假设的发病机制是胆囊缺血和相关的胆道运动障碍。典型的血管造影表现为腹主动脉非开口处、偏心、前方和上方受压。造影表现在深度呼气时可能会变得更加明显，因为MAL随着膈的上升而被紧绷，进而导致对腹腔动脉的压迫增加（图12.6）[31]。在这些患者中，血管成形术或支架置入术与高失败率相关，不推荐使用。因此，这些病人应推荐进行外科减压手术[16, 26]。

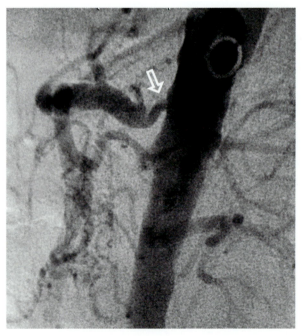

图12.6　正中弓状韧带综合征。主动脉造影显示缺血仅限于腹腔动脉的上表面（空心箭头）。动脉下缘的轮廓非常完整。

12.7　血管内治疗与开放手术技术的比较

CMI的传统治疗方法是开放的外科技术（搭桥、经主动脉或局部动脉内膜切除术、补片血管成形术和再植入术）。这些技术通常可即刻使临床症状改善，改善率近100% [32-36]。对长期预后的关键影响取决于接受治疗的血管数量。尽管应该尝试对尽可能多的血管进行重建，但SMA的重建尤其重要。即使在治疗其他病变的血管不可能时，SMA重建也可提供最佳的长期症状缓解效果[34, 37]。

虽然开放技术的长期通畅率似乎更高，但两种治疗方法之间的1年、2年、3年和5年生存率是相同的[38, 39]。血管内途径的一个显著优势是降低了发病率和死亡率，缩短了住院时间，同时保持了较高的技术和即刻临床成功率（表12.1）。Pecoraro等人[39]报告，血管内治疗的围手术期死亡率为3.6%，发病率为13.2%，而开放手术分别为7.2%和33.1%。据报道，血管内治疗的平均住院时间为3天，而开放手术血管重建的平均住院时间为12天[38]。

参考文献

（关键引用文献，以粗体显示）

1 Rheudasil, J.M., Stewart, M.T., Schellack, J.V. et al. (1988). Surgical treatment of chronic mesenteric arterial insufficiency. *J. Vasc. Surg.* 8: 495–500.

2 Geelkerken, R.H., van Bockel, J.H., de Roos, W.K. et al. (1991). Chronic mesenteric vascular syndrome. Results of reconstructive surgery. *Arch. Surg.* 126: 1101–1106.

3 Moawad, J. and Gewertz, B.L. (1997). Chronic mesenteric ischemia. Clinical presentation and diagnosis. *Surg. Clin. North Am.* 77: 357–369.

4 Connolly, J.E. and Kwaan, J.H. (1982). Management of chronic visceral ischemia. *Surg. Clin. North Am.* 62: 345–356.

5 Harward, T.R., Brooks, D.L., Flynn, T.C. et al. (1993). Multiple organ dysfunction after mesenteric artery revascularization. *J. Vasc. Surg.* 18: 459–467; discussion 67–69.

6 Allen, R.C., Martin, G.H., Rees, C.R. et al. (1996). Mesenteric angioplasty in the treatment of chronic intestinal ischemia. *J. Vasc. Surg.* 24: 415–423.

7 Morris, G.C. Jr., De Bakey, M.E., and Bernhard, V. (1966). Abdominal angina. *Surg. Clin. North Am.* 46: 919–930.

8 Cunningham, C.G., Reilly, L.M., and Stoney, R. (1992). Chronic visceral ischemia. *Surg. Clin. North Am.* 72: 231–244.

9 Louvard, Y., Lefevre, T., Allain, A., and Morice, M. (2001). Coronary angiography through the radial or the femoral approach: the CARAFE study. *Catheter. Cardiovasc. Interv.* 52: 181–187.

10 Rao, S.V., Ou, F.S., Wang, T.Y. et al. (2008). Trends in the prevalence and outcomes of radial and femoral approaches to percutaneous coronary intervention: a report from the National Cardiovascular Data Registry. *JACC Cardiovasc. Interv.* 1: 379–386.

11 Jolly, S.S., Amlani, S., Hamon, M. et al. (2009). Radial versus femoral access for coronary angiography or intervention and the impact on major bleeding and ischemic events: a systematic review and meta-analysis of randomized trials. *Am. Heart J.* 157: 132–140.

12 Agostoni, P., Biondi-Zoccai, G.G., de Benedictis, M.L. et al. (2004). Radial versus femoral approach for percutaneous coronary diagnostic and interventional procedures; systematic overview and meta-analysis of randomized trials. *J. Am. Coll. Cardiol.* 44: 349–356.

13 Jolly, S.S., Yusuf, S., Cairns, J. et al. (2011). Radial versus femoral access for coronary angiography and intervention in patients with acute coronary syndromes (RIVAL): a randomized, parallel group, multicentre trial. *Lancet* 377: 1409–1420.

14 Rose, S.C., Quigley, T.M., and Raker, E.J. (1995). Revascularization for chronic mesenteric ischemia: comparison of operative arterial bypass grafting and percutaneous transluminal angioplasty. *J. Vasc. Interv. Radiol.* 6: 339–349.

15 Oderich, G.S., Erdoes, L.S., Lesar, C. et al. (2013). Comparison of covered stents versus bare metal stents for treatment of chronic atherosclerotic mesenteric arterial disease. *J. Vasc. Surg.* 58: 1316–1323.

16 Silva, J.A., White, C.J., Collins, T.J. et al. (2006). Endovascular therapy for chronic mesenteric ischemia. *J. Am. Coll. Cardiol.* 47: 944–950.

17 Atkins, M.D., Kwolek, C.J., LaMuraglia, G.M. et al. (2007). Surgical revascularization versus endovascular therapy for chronic mesenteric ischemia: a comparative experience. *J. Vasc. Surg.* 45: 1162–1171.

18 Sarac, T.P., Altinel, O., Kashyap, V. et al. (2008). Endovascular treatment of stenotic and occluded visceral arteries for chronic mesenteric ischemia. *J. Vasc. Surg.* 47: 485–491.

19 Lee, R.W., Bakken, A.M., Palchik, E. et al. (2008). Long-term outcomes of endoluminal therapy for chronic atherosclerotic occlusive mesenteric disease. *Ann. Vasc. Surg.* 22: 541–654.

20　Dias, N.V., Acosta, S., Resch, T. et al. (2010). Mid-term outcome of endovascular revascularization for chronic mesenteric ischaemia. *Br. J. Surg.* 97: 195–201.

21　**Peck, M.A., Conrad, M.F., Kwolek, C.J. et al. (2010). Intermediate-term outcomes of endovascular treatment for symptomatic chronic mesenteric ischemia. *J. Vasc. Surg.* 51: 140–147.**

22　Fioole, B., van de Rest, H.J.M., Meijer, J.R.M. et al. (2010). Percutaenous transluminal angioplasty and stenting as first-choice treatment in patients with chronic mesenteric ischemia. *J. Vasc. Surg.* 51: 386–391.

23　McBride, K.D. and Gaines, P.A. (1994). Thrombolysis of a partially occluding superior mesenteric artery thromboembolus by infusion of streptokinase. *Cardiovasc. Intervent. Radiol.* 17: 164–166.

24　Gallego, A.M., Ramirez, P., Rodriguez, J.M. et al. (1996). Role of urokinase in the superior mesenteric artery embolism. *Surgery* 120: 111–113.

25　Van Deinse, W.H., Zawacki, J.K., and Phillips, D. (1986). Treatment of acute mesenteric ischemia by percutaneous transluminal angioplasty. *Gastroenterology* 91: 475–478.

26　**Lim, R.P., Dowling, R.J., Mitchell, P.J. et al. (2005). Endovascular treatment of arterial mesenteric ischaemia: a retrospective review. *Australas. Radiol.* 49: 467–475.**

27　**Lim, R.P., Dowling, R.J., and Thomson, K.R. (2004). Angioplasty and stenting of the superior mesenteric artery in acute mesenteric ischaemia. *Australas. Radiol.* 48: 426–429.**

28　**Grilli, C.J., Fedele, C.R., Tahir, O.M. et al. (2014). Recanalization of chronic total occlusions of the superior mesenteric artery in patients with chronic mesenteric ischemia: technical and clinical outcomes. *J. Vasc. Interv. Radiol.* 25: 1515–1522.**

29　Landis, M.S., Rajan, D.K., Simons, M.E. et al. (2005). Percutaneous management of chronic mesenteric ischemia: outcomes after intervention. *J. Vasc. Interv. Radiol.* 16: 1319–1325.

30　**Sharafuddin, M.J., Nicholson, R.M., Kresowik, T.F. et al. (2012). Endovascular recanalization of total occlusions of the mesenteric and celiac arteries. *J. Vasc. Surg.* 55: 1674–1681.**

31　Reuter, S.R. (1971). Accentuation of celiac compression by the median arcuate ligament of the diaphragm during deep expiration. *Radiology* 98: 561–564.

32　Gentile, A.T., Moneta, G.L., Taylor, L.M. Jr. et al. (1994). Isolated bypass to the superior mesenteric artery for intestinal ischemia. *Arch. Surg.* 129: 926–931; discussion 31–32.

33　McAfee, M.K., Cherry, K.J. Jr., Naessens, J.M. et al. (1992). Influence of complete revascularization on chronic mesenteric ischemia. *Am. J. Surg.* 164: 220–224.

34　**Foley, M.I., Moneta, G.L., Abou-Zamzam, A.M. Jr. et al. (2000). Revascularization of the superior mesenteric artery alone for treatment of intestinal ischemia. *J. Vasc. Surg.* 32: 37–47.**

35　Johnston, K.W., Lindsay, T.F., Walker, P.M. et al. (1995). Mesenteric arterial bypass grafts: early and late results and suggested surgical approach for chronic and acute mesenteric ischemia. *Surgery* 118: 1–7.

36　Mateo, R.B., O'Hara, P.J., Hertzer, N.R. et al. (1999). Elective surgical treatment of symptomatic chronic mesenteric occlusive disease: early results and late outcomes. *J. Vasc. Surg.* 29: 821–831; discussion 32.

37　Park, W.M., Cherry, K.J. Jr., Chua, H.K. et al. (2002). Current results of open revascularization for chronic mesenteric ischemia: a standard for comparison. *J. Vasc. Surg.* 35: 853–859.

38　Kougias, P., Huynh, T.T., and Lin, P.H. (2009). Clinical outcomes of mesenteric artery stenting versus surgical revascularization in chronic mesenteric ischemia. *Int. Angiol.* 28: 132–137.

39　**Pecoraro, F., Rancic, Z., Lachat, M. et al. (2013). Chronic mesenteric ischemia: critical review and guidelines for management. *Ann. Vasc. Surg.* 27: 113–122.**

第 13 章

外周动静脉畸形的血管腔内治疗

Allan M. Conway[1], Alfio Carroccio[1] and Robert J. Rosen[2]

[1]Division of Vascular Surgery, Lenox Hill Hospital, Donald and Barbara Zucker School of Medicine at Hofstra/Northwell Health, New York, NY, USA

[2]Division of Radiology, Lenox Hill Heart & Vascular Institute, Lenox Hill Hospital, Donald and Barbara Zucker School of Medicine at Hofstra/Northwell Health, New York, NY, USA

摘要

- 正确的诊断是治疗的关键——介入医生必须了解病情的程度和疾病的转归。

- 血管瘤是婴儿期良性内皮细胞肿瘤，有自行消退的疾病转归；大多数情况下不需要特殊的治疗。

- 血管畸形是先天性病变，通常为散发性，无家族史；它们随着人体的生长而长大，不会自行消退。它们可能需要治疗，也可能不需要治疗。

- 血管畸形可分为高流量（动静脉分流）或低流量型（静脉或淋巴分流）。临床表现和治疗是不尽相同。

- 高流量动静脉畸形（AVMs）可导致远端缺血、静脉高压、出血和罕见的高输出量的心脏状态。无症状的AVMs可能不需要任何治疗。

- 动静脉畸形往往与人体一起生长，并随着时间的推移而缓慢变化；女性患者在青春期或怀孕期间可能会出现动静脉畸形的生长和症状的增加。

- 高流量血管畸形的治疗必须直接减少或消除病灶；如出现瘘管时，近端供血血管闭塞是无效的，甚至会加重病情。

- 治疗高流量血管畸形的方法通常是通过使用粘合剂（nBCA）、铸型剂（Onyx）或组织毒性剂（乙醇）进行超选择性导管栓塞。如果是一个小血管有缺口，可以使用微粒或微球，尽管它们有早期复发的倾向。

> • 低流量血管畸形通常可通过在透视或超声引导下直接注射硬化剂［乙醇、大豆三醇（四烷基硫酸钠）等］来治疗。

13.1 引言

近年来，随着血管内技术和治疗方法的进步，血管畸形患者的处理方法也发生了变化。从历史上看，手术切除的效果差，手术的风险很大，并与显著的并发症相关。现在治疗模式已经发生了改变，血管内治疗，主要是栓塞和硬化治疗，是目前的一线治疗，但传统的手术技术仍有作用。对血管畸形患者的多学科治疗方法已明显改善了预后，降低了发病率。

血管畸形患者通常比较年轻且健康，可以拥有正常寿命，因此常认为自己被误诊或误解，介入医生应进行耐心的解释，介绍关于治疗选择的宝贵信息。介入手术通常是最好的或唯一的治疗选择。令人沮丧的是，许多患者的病变我们无法完全根除，即使治疗成功，也只能看到缓慢和渐进的改善。随着技术的进步，介入医生有很大的机会为这些病人的治疗提供更多的选择，并极大地改善预后生命质量。

13.2 血管畸形的分类

血管畸形是一组鲜为人知和令人困惑的疾病。在过去的30年里，我们已经取得了很大的进展。成功的治疗依赖于做出准确的诊断。虽然这看起来显而易见，但大众和医生对这类疾病有很大的误解。这是由于此类疾病在大多数医生的实践中相对罕见，以及在医学文献中出现的几十年的混乱和不明确的术语。血管瘤、血管畸形、先天性瘘管和血管瘤的无数组合已被用来描述各种病变，这导致了患者和医生在诊断、治疗和预后方面的混淆。

"血管异常"包括一组病因不明的异质性血管病变，通常具有不可预测的转归，并可能代表了一个多因素的过程。有血管异常的患者通常有局灶性血管发育畸变（血管畸形）或血管增生（血管瘤）。血管畸形不应与血管瘤相混淆。虽然两者都代表了血管异常，但解剖学、组织学和病理生理学的表现，以及它们的临床病程差异很大。

血管瘤是儿童时期最常见的肿瘤，主要为内皮细胞[1]的良性生长。它们有一个独特的转归，其特征是一个快速的生长阶段，通常开始于生命最初数周，并持续到9～12个月大。大多数血管瘤经历了自发的、渐进的，然后广泛退化的过程。诊断可以只根据病史和体格检查进行。病变表现为非压痛、稍微隆起的亮红色病变，边缘清晰但不规则（图13.1）。

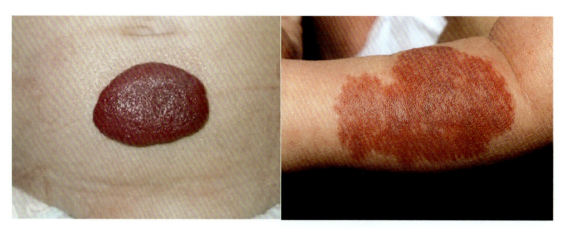

图13.1　典型的婴儿血管瘤（典型的"草莓胎记"）。

虽然微球栓塞已被用于罕见的高流量肝血管瘤病例，但很少需要血管内介入[2]。大多数皮肤血管瘤只是美容问题。在确实已发生了并发症的部位的血管瘤（如通气功能受限，眼、肢体、心脏并发症，溃疡，出血、凝血功能障碍）可使用普萘洛尔。普萘洛尔已被证明可以抑制血管瘤生长，并能使这些病变[3]的消退。糖皮质类固醇可作为二线治疗。

血管异常在功能上可分为两类，主要是基于它们的增殖倾向（表13.1）。血管异常分为增殖性病变和静态畸形，熟悉这种分类是非常重要，因为它们的预后和处理不同。早期发现、适当的评估、恰当的诊断是至关重要的，因为这两种类别在医学处理上有明显的不同。

表13.1　血管异常的分类

增殖性血管病变	静态性血管病变（血管畸形）
血管瘤	单因素或混合因素
卡波西样血管内皮瘤	动脉
簇状血管瘤	静脉
卡波西肉瘤	毛细血管
血管肉瘤	淋巴细胞

国际血管异常研究学会（ISSVA）采用的血管异常的最新分类见表13.1[4]。根据治疗的目的，我们发现了一个相当简单且实用的分类，将血管畸形分为三类：①高流量动静脉畸形（AVMs）；②低流量静脉畸形；③淋巴或静脉-淋巴混合畸形。每种类别的代表疾病及考虑如下。

13.2 动静脉畸形

动静脉畸形（AVMs）是由于胚胎血管分化的调控机制发生障碍导致的先天性病变，范围涉及高流量的动静脉畸形和低流量的动静脉畸形，也可能是与淋巴直接交通，或两者的结合。这些病变几乎都是在其他方面均健康的个体中的孤立异常。在绝大多数情况下，病人和家属可以放心，这些都是孤立的问题。不需全身检查寻找其余的病变，也不需要担心其他家庭成员，此病不会遗传。

虽然动静脉畸形是先天性的，但它们可能直到童年甚至成年才显现出来。动静脉畸形与个体一起生长，根据病变的大小、血流量和位置，可以有多种表现形式。它们可能仍然完全无症状，或表现为肿块、疼痛、出血、生长障碍、缺血性改变、静脉高压，很少出现高心输出量状态或衰竭（图13.2）。低流量静脉病变往往表现为活动或牵涉性疼痛、软组织肿胀、溃疡和出血。低流量病变可被视为先天性综合征的一部分，如Klippel Trenaunay综合征。女性患者的血管畸形的加速生长或症状可能发生在青春期或怀孕时；这种明显的激素触发的生长有很多文献记录，但原因并不明了。创伤或干预也可能导致以前稳定的病变显示出大小或症状的增加。

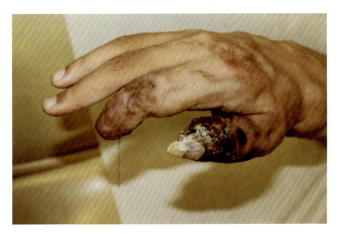

图13.2 一例高流量动静脉畸形患者的拇指缺血性溃疡。

血管畸形的治疗是一个复杂且有争议的话题。人们普遍认为无症状病变不需要治疗。只有当有明显的肿块、疼痛、出血、缺血、生长障碍或心输出量增高时，才需要治疗。对美容有影响的病变不应被认为是无症状的，特别是对于儿童，可能有极具破坏性的社会心理后果[5]。

根据治疗的目的，高流量和低流量病变可以被视为不同的个体，并在下文分别考虑。

13.3.1 高流量AVM的治疗

治疗高流量动静脉畸形的目标是消除血管团。这种低压池容易通过侧支循环刺激复发，因此其治疗目标必须是彻底消灭和栓塞异常血管团[6]。与动静脉瘘的治疗类似，成功的治疗包括隔离和闭塞动静脉具体的瘘口，而不仅仅是闭塞或结扎供血动脉。大多数动静脉畸形的动脉供应的复杂性使得治疗这些病变变得比较困难，而识别分流部位是必不可少的。近端闭塞供血血管相当于近端手术结扎，这种方式不可取，因为它可能导致即刻令人满意的血管造影结果，但侧支形成和复发是不可避免的。这就会加大治疗的难度，导致对患者的更大伤害。因此，对每个患者都需要一个高度个性化的方案。

目前还没有一种理想的治疗高流量动静脉畸形的栓塞剂。所有可用的药物需要兼顾安全性、有效性或两者都兼顾的折中。大多数微粒或微球只提供暂时的结果，通常在几周至几个月内出现复发。但这种方法可能会解决急性临床问题，如高流量病灶远端缺血，如果需要未来的治疗，而不应牺牲进入供养动脉的路径（图13.3a，b）。一些新型微球，如超吸收性聚合物药物（SAPs）已经显示出更有前途的长期结果，也可以制造成不透X线的栓塞材料[7]。

目前有几种液体栓塞剂可以作为微球的替代选择，对于闭塞病灶似乎是一个理想的解决方案。无水乙醇最先被用于肿瘤栓塞，被证明是有效的，可永久闭塞动脉并导致其坏死。该药物是一种直接的组织毒素，可引起急性血栓形成和内皮损伤。1984年首次报告无水乙醇用于动静脉畸形栓塞中，随后在临床上被广泛应用[8,9]。它是一种高效的药物，但由于其内在毒性，使用时必须非常谨慎。当在动脉内使用时，必须超选择性地注射到只导致病变的血管中，因为流入任何正常分支供血的组织都可能导致严重损伤，特别是皮肤、肌肉、神经组织和内脏。据报道，乙醇的并发症包括但不限于皮肤坏死、皮肤肿胀、神经病变、肺动脉痉挛、心律失常和心肺衰竭[10,11]。要使乙醇不透X线而不影响栓塞特性，这也很困难。因此，在乙醇注射前后进行仔细的造影对确保其进入具体的栓塞部位和预防返流至关重要。

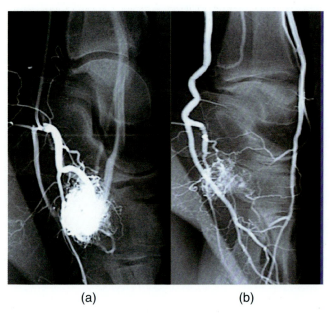

(a)　　　　　　　　　　　　(b)

图13.3　（a）AVM近端分流导致脚趾底部缺血性溃疡，远端缺血和静脉高压。（b）病变使用微球栓塞后，溃疡愈合。

液体丙烯酸黏合剂已被用作治疗动静脉畸形近30年了[12,13]。最近，n-丁基-2-氰基丙烯酸盐黏合剂（nBCA）（Trufill；Codman Johnson & Johnson，Raynham，MA，USA）成为首选化合物。其优点是无毒，仅使用少量的药剂就能形成一个大的血管铸型。它在与任何离子介质接触时几乎会瞬间聚合，包括生理盐水、造影剂、血液和组织，因此它被认为是一种永久的药剂。但在某些病例中观察到，数月至数年后它会脱落。nBCA通常与乙碘油（Savage Laboratories，Melville，NY，USA），一种油性造影剂，联合使用，既可延缓聚合又能提供放射性显影（图13.4）。

对不同比例的油和丙烯酸剂的体外试验表明，聚合时间可以改变。然而，在体内，这种改变的可预测性较低。随着远端闭塞的发生，血流变化的不可预测性进一步加剧。这些黏合剂的黏度较低，可通过微导管使用。也可以通过22G针头直接穿刺使用（图13.5）。当通过微导管使用时，该药物通常通过所谓的"推送"技术进行注射。在推送技术中，输送的黏合剂量应小于微导管容量，在向病灶推送黏合剂后，再推送5%葡萄糖清除导管尖端的黏合剂。当使用该技术时，每次注射的黏合剂的平均沉积范围在

$0.2\sim0.8cm^3$之间。虽然黏合剂的体积很小，但由于血液成分的加入，它可以获得更大的铸型量（图13.6）。

当微导管退出时，必须注意黏附在微导管尖端上的黏合剂。外面的同轴导管应始终具有足够的选择性，以便在拔出微导管时可以"剥离"微导管上的任何黏附剂，而不会有黏合剂进入到正常区域的风险。由于微导管的抗拉强度远大于浇注胶，且快速拉动微导管即可轻松分离，因此，在颅外几乎未发生过粘管的情况。

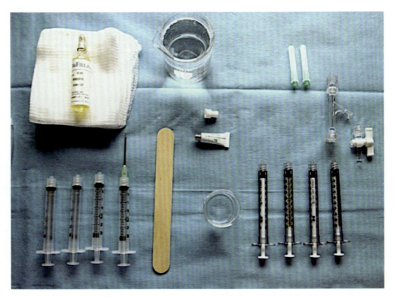

图13.4 nBCA "胶"的制作，包括单独的制备区域、碘油（用于乳浊和减缓聚合）和5%葡萄糖作为冲洗溶液。

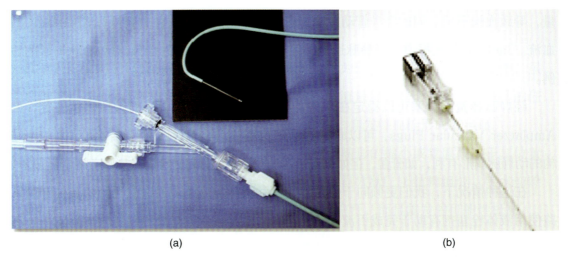

(a)　　　　　　　　　　　　　　　　(b)

图13.5 nBCA输送技术：（a）同轴微导管和（b）小口径针。

化。可触到串珠状结节（静脉），这是先前血栓形成的钙化部位。这些可在普通胶片上被明确识别，是单纯静脉畸形的特征性诊断。

影像学检查可用于诊断更深层次的病变，如肌肉内静脉畸形。超声检查可显示一个复杂的、缓慢流动的、充满液体的、可压缩的肿块，而增强CT显示为一个缓慢增强的软组织肿块。磁共振成像（MRI）仍然是诊断的金标准。病变在T加权序列上显示为一个明亮的信号（图13.8）。

低流量静脉畸形的血管内治疗方法包括硬化治疗。其目的是使病变形成血栓并损伤内皮，从而随着凝块被重新吸收，逐渐纤维化。早期尝试栓塞供应静脉畸形区域的正常显影动脉被证明是无效的，因此，只有在血管造影显示存在动脉成分时，才需要使用动脉栓塞方法。对于在横断面和超声成像上显示的单纯静脉病变是否需要进行常规血管造影仍存在争议。在一些特殊情况下，发现了未知的动脉成分，可以使用选择性高剂量造影剂对静脉病变进行显影，确定直接穿刺栓塞的靶点。

直接穿刺栓塞技术相当简单，是首次用于研究这些病变[118]的直接穿刺技术的延伸。直接用鞘管或微穿刺针进入病变，直到发现血液回流，可能相当慢。对比剂在透视引导下缓慢手动注射，通常显示"蓬松"的空间，有些病变也可能包含更多的静脉状管状通道（图13.9）。

当病变的体积达到一定程度时，通常会存在一个或多个正常的引流静脉，连接到解剖区域的正常深静脉。如果从一个注射点填充病变，由于另一处病变包含多个非交通的分隔，则无法实现栓塞。在这种情况下，每个分隔必须单独栓塞。对比剂一旦达到病变或分隔室的容量，即可被动流出。然后在透视控制下缓慢注射硬化剂；也可在硬化剂中添加少量造影剂（水或油性），以监测其分布，并确保注射期间持续保持导管位置正确。另外，有些作者在最初的造影剂研究后使用不透X线的显影药物，认为造影剂会降低硬化效果。当血栓形成时，病变会变大而固定。

通常需要使用加压的方法保证硬化剂在病变内，这可以通过自动止血带来实现，应将止血带的压力调至舒张压以上充气，但低于收缩压。如果是引流静脉可以直接压迫，也可以用戴手套的手或手术夹的压力来完成。一般情况下，建议在注射后至少压迫20分钟，并在压力释放时透视观察病变造影剂的情况，以确保硬化剂不会进入引流深静脉。硬化剂的显著外溢不仅存在深静脉血栓形成的风险，而且如果到达中心循环[19]，也会产生严重的心血管影响。

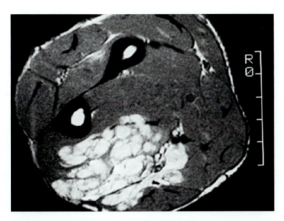

图13.8 前臂的肌肉内静脉畸形的MRI典型表现：明确的慢血流病变。

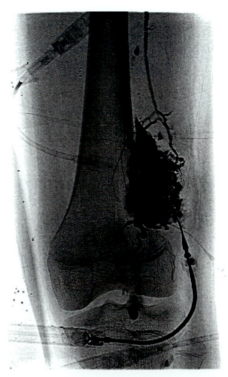

图13.9 用22G微穿刺针直接穿刺下肢静脉畸形。当观察到血液回流时，在透视引导下注射造影剂。典型的表现包括不规则的血管间隙，最终充满引流静脉通道，并连接到局部深静脉。

由于注射会让患者产生不适，以及主治麻醉师需要提供更密切的生理监测，通常在麻醉下进行此类手术。另一项安全措施是根据患者体重限制硬化剂注射的体积；大多数作者建议乙醇和十四烷基硫酸钠（sodium tetradecyl sulfate, STS）（Angio Dynamics, Latham, NY, USA）的最大剂量为$0.5cm^3/kg$。STS近年来越来越受欢迎。它是一种泡沫剂，可增加表面接触和硬化效果（图13.10）[20]。

根据我们的经验，与乙醇相比，STS的神经毒性水平似乎也有所降低，发生皮肤溃疡的可能性也更小。它的浓度从1%～3%不等。我们通常使用3%的浓度治疗深部病变，1%的浓度治疗浅表病变或菲薄或萎缩的病变，因为在这些情况下，如果使用乙醇，发生溃疡的风险要大得多。我们发现的另一种对肢体血管畸形有用的安全措施是，在病变远端开始静脉注射，并持续注入稀释的肝素化生理盐水溶液，这样可以降低由于硬化剂溢出到深静脉系统而导致的深静脉血栓形成的风险。最后一个保护措施是注射少量的胶原悬浮液（Surgiflo Hemostatic Matrix Kit, Ethicon, Somerville, NJ）。随着导管从注射部位被拔出，这不仅可让注射部位止血，而且还减少了由于药物流至皮肤注射部位而导致溃疡的风险。

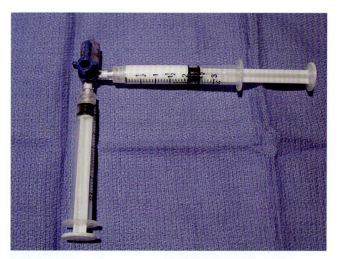

图13.10　十四烃基硫酸钠（STS）现在通常用于动静脉畸形的硬化治疗。当制成泡沫剂时（如上所述），对于整个动静脉畸形病灶都会有更大的表面接触和更广泛的血栓形成。

在直接栓塞完成后，触诊可触及的病变面积变得更大且十分坚硬，通常有轻微的疼痛或压痛。一些介入医师任由肿胀自行消退，而另一些人则提倡用弹性绷带包裹该部位。无论哪一种情况，都应抬高肢体24～48小时，加上短程逐渐减量的类固醇，都可以减少肿胀的发生。由于存在骨筋膜室综合征的风险，治疗小腿或前臂肌肉内血管畸形时需要注意，建议对此部位的治疗区域及硬化剂的所用剂量都应慎重考虑，术后应密切监测高危患者。

通常需要4～6周来判断所施予治疗的结果，因此，在6～8周内一般不会进行下一步治疗。治疗的疗程很难预测，可以从1～10个，在畸形范围大的情况下甚至更多。大多数患者大约需要3个疗程。必须记住，治疗的目标是消除或减少症状，而不是完全的影像学根除，因为这些畸形都是良性的，如果无症状，就不需要治疗。

Klippel Trenaunay综合征（KTS）于1900年首次被描述，是一种众所周知的复杂静脉畸形，通常累及单个肢体，多数在腿部[21]。该综合征是先天性的，但不会遗传，通常发生在健康的个体。它包括毛细血管静脉畸形（"葡萄酒色斑"）、静脉曲张和肢体肥大。静脉发育不良，有时与正常深部静脉系统发育不全有关，并不少见。骨和软组织异常，包括过度生长，也可发生发育不全（图13.11）。一些患者还会有边缘侧静脉未闭

（"KT静脉"），这是一种持续的胚胎引流静脉，沿着腿部外侧上升，并可能伴有反流和肿胀。最温和的KTS表现为肢体的单侧静脉曲张，而最严重者可蔓延到骨盆和腹部，并有可能危及生命的并发症。根据定义，这些是纯粹的静脉病变，没有高流量成分，但有变异，如Parkes Weber综合征，动静脉分流存在[22]。

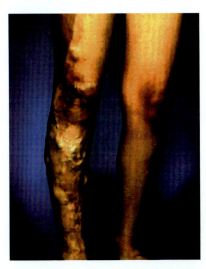

图13.11 Klippel Trenaunay综合征的典型表现。

KTS治疗比较困难，通常以保守治疗为主，包括使用加压弹力袜和夜间抬高下肢。对于一些明显的存在海绵状成分的病变，可采用介入技术，硬化治疗非常有效。静脉内技术（激光，射频消融术）也用于治疗异常的静脉通道，特别是对于闭塞的KT静脉，但考虑到该静脉的浅表位置和皮肤变色的风险[23]，这些技术的应用有限。我们更倾向于用可分离的弹簧圈和液体栓塞剂来栓塞KT静脉。在任何干预之前，对深静脉系统的状态进行成像是必要的，以排除深静脉发育不良或缺失。通常可通过超声检查或诊断性静脉造影进行。因为在存在深静脉发育不良或缺失的情况下，消融异常的通道可能会导致临床情况的明显恶化。

13.4 淋巴管畸形和混合性畸形

淋巴管畸形可发生在身体的任何部位，可分为以下亚类：①大囊性病变（例如颈部水囊瘤）；②浸润性微囊性病变；③皮肤病变（图13.12）。在一些患者可能会有静脉和淋巴混合成分的低流量病变，称为"静脉淋巴畸形"。淋巴管病变的标志之一是它们具有感染倾向，存在经常发烧和蜂窝织炎的迹象。

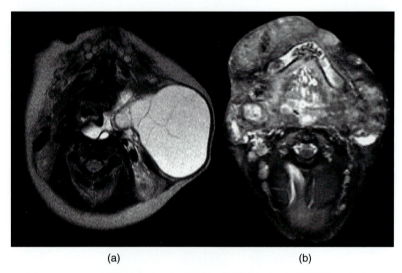

(a)   (b)

图13.12　MR扫描显示（a）大囊淋巴畸形和（b）微囊淋巴畸形。

淋巴管畸形可能是最难成功治疗的畸形之一。大囊性病变可以通过引流和硬化疗法来治疗，使用标准的硬化剂或更特异的药物，如来自链球菌培养物[24]的OK432。浸润性病变可能需要硬化治疗或手术切除。更浅表的病变可以进行切除和植皮，以及表面激光治疗。先天性淋巴水肿综合征可能伴或不伴有局灶性病变，最有效的方法是使用加压弹力袜和按摩治疗，以及定制的具有一定压力的服装。

13.5　小结

血管畸形是一组罕见的疾病，人们对其的了解仍然不全面且容易误诊。血管内技术提供了最佳治疗选择。血管畸形可分为高流量动静脉畸形、低流量静脉畸形和淋巴或静脉–淋巴混合畸形。正确诊断这些病变非常重要，以便在必要时进行适当的治疗。通常包括通过动脉、静脉或直接穿刺的方法进行栓塞。

参考文献

（关键引用文献，以粗体显示）

1 **Mulliken, J.B. and Glowacki, J. (1982). Hemangiomas and vascular malformations in infants and children: a classification based on endothelial characteristics. *Plast. Reconstr. Surg.* 69 (3): 412–422.**

2 Orlow, S.J., Isakoff, M.S., and Blei, F. (1997). Increased risk of symptomatic hemangiomas of the airway in association with cutaneous hemangiomas in a "beard" distribution. *J. Pediatr.* 131 (4): 643–646.

3 **Léauté-Labrèze, C., Dumas de la Roque, E., Hubiche, T. et al. (2008). Propranolol for severe hemangiomas of infancy. *N. Engl. J. Med.* 358 (24): 2649–2651.**

4 Hand, J.L. and Frieden, I.J. (2002). Vascular birthmarks of infancy: resolving nosologic confusion. *Am. J. Med. Genet.* 108 (4): 257–264.

5 Williams, E.F. 3rd, Hochman, M., Rodgers, B.J. et al. (2003). A psychological profile of children with hemangiomas and their families. *Arch. Facial Plast. Surg.* 5 (3): 229–234.

6 John, H.T. and Warren, R. (1961). The stimulus to collateral circulation. *Surgery* 49: 14.

7 **Osuga, K., Hori, S., Kitayoshi, H. et al. (2002). Embolization of high flow arteriovenous malformations: experience with use of superabsorbent polymer microspheres. *J. Vasc. Interv. Radiol.* 13 (11): 1125–1133.**

8 **Sasaki, G.H., Pang, C.Y., and Wittliff, J.L. (1984). Pathogenesis and treatment of infant skin strawberry hemangiomas: clinical and in vitro studies of hormonal effects. *Plast. Reconstr. Surg.* 73 (3): 359–370.**

9 Yakes, W.F., Haas, D.K., Parker, S.H. et al. (1989). Symptomatic vascular malformations: ethanol embolotherapy. *Radiology* 170: 1059–1066.

10 Do, Y.S., Park, K.B., and Cho, S. (2007). How do we treat arteriovenous malformations (tips and tricks)? *Tech. Vasc. Interv. Radiol.* 10: 291–298.

11 Bae, S., Do, Y.S., Shin, S.W. et al. (2008). Ethanol embolotherapy of pelvic arteriovenous malformations: an initial experience. *Korean J. Radiol.* 9: 148–154.

12 **Kerber, C. (1975). Intracranial cyanoacrylate: a new catheter therapy for arteriovenous malformation. *Invest. Radiol.* 10: 536–538.**

13 Vintner, V., Galil, K.A., Lundie, M.J., and Kaufmann, J.C.E. (1985). The histotoxicity of cyanoacrylates. *Neuroradiology* 27: 279–291.

14 **Numan, F., Omeroglu, A., Kara, B. et al. (2004). Embolization of peripheral vascular malformations with ethylene vinyl alcohol copolymer (Onyx). *J. Vasc. Interv. Radiol.* 15: 939–946.**

15 **Conway, A.M., Qato, K., Drury, J., and Rosen, R.J. (2015). Embolization techniques for high-flow arteriovenous malformations with a dominant outflow vein. *J. Vasc. Surg. Venous Lymphat. Disord.* 3 (2): 178–183.**

16 **Cho, S.K., Do, Y.S., Kim, D.I. et al. (2008). Peripheral arteriovenous malformations with a dominant outflow vein: results of ethanol embolization. *Korean J. Radiol.* 9: 258–267.**

17 Jackson, J.E., Mansfield, A.O., and Allison, D.J. (1996). Treatment of high-flow vascular malformations by venous embolization aided by flow occlusion techniques. *Cardiovasc. Intervent. Radiol.* 19: 323–328.

18 Boxt, L.M., Levin, D.C., and Fellows, K.E. (1983). Direct puncture angiography in congenital venous malformations. *Am. J. Roentgenol.* 140: 135.

19 Mitchell, S., Shah, A., and Schwengel, D. (2006). Pulmonary artery pressure changes during ethanol embolization procedures to treat vascular malformations: can cardiovascular collapse be predicted? *J. Vasc. Interv. Radiol.* 17: 253–262.

20 Hsu, T.S. and Weiss, R.A. (2003). Foam sclerotherapy: a new era. *Arch. Dermatol.* 139 (11): 1494–1496.

21 Klippel, M. and Trenaunay, P. (1900). Du naevus variqueux osterhypertrophique. *Arch. Gen. Med. (Paris)* 3: 611.

22 Parkes, W.F. (1918). Haemangiectatic hypertrophy of the limbs: congenital phlebarteriectasis and so-called congenital varicose veins. *Br. J. Child Dis.* 15: 13.

23 **Huang, Y., Jiang, M., and Li, W. (2005). Endovenous laser treatment combined with a surgical strategy for treatment of venous insufficiency in lower extremity: report of 208 cases. *J. Vasc. Surg.* 42 (3): 494–501.**

24 **Greinwald, J.H. Jr., Burke, D.K., Sato, Y. et al. (1999). Treatment of lymphangiomas in children: an update of Picibanil (OK-432) sclerotherapy. *Otolaryngol. Head Neck Surg.* 121 (4): 381–387.**

第 14 章

主–髂动脉介入治疗

Subhash Banerjee, Houman Khalili and Mehdi Shishehbor

Division of Cardiology, UT Southwestern Medical Center, Dallas, TX, USA

14.1　引言

本章重点讲述主–髂动脉周围动脉疾病（PAD）血管腔内治疗的一些问题。其中包括（ⅰ）影像学，（ⅱ）血管入路，（ⅲ）主–髂动脉血管介入的球囊、裸支架和覆膜支架使用，（ⅳ）主–髂动脉闭塞性疾病的开通和治疗，（ⅴ）髂股段血管闭塞的复合介入，以及（ⅵ）处理主–髂动脉介入治疗的并发症。这些方面的基础知识不仅与诊断和治疗有症状性PAD的患者有关，而且对于存在冠脉疾患、需要血流动力学支持以及结构性心脏病介入患者的大口径血管鞘管理也很重要。

14.2　影像学检查

以下方法中的一种或多种可以完成主–髂动脉的成像：传统的数字减影血管造影术（DSA）、血管内超声（IVUS）、计算机断层血管造影（CTA）、磁共振血管造影（MRA）和双功超声（DUS）[1]。

14.2.1　DSA

主–髂动脉的DSA成像是通过在腹主动脉分叉处上方1.5～2cm处的远端肾下动脉放置5～6Fr猪尾巴导管进行的。猪尾巴导管的放置可以通过股总动脉逆行入路、左右肱动脉或桡动脉入路。通常情况下，为了勾画闭塞性大动脉病变的近端和远端动脉段，需要注射两次或两次以上的碘化造影剂进行造影。对于意识清醒的患者，在DSA期间需要使用呼吸门控技术。使用先进的数字血管造影术（DA），可以获得质量与DSA相似的图像。为了直观地观察主–髂动脉疾病，通常首选＞30cm的图像视野。这对于识别可能起源于肾下动脉或髂总动脉的副肾动脉很重要[2]。一般来说，主-髂动脉血管造影可以显示腹主动脉、腰部分支、肠系膜下动脉、骶正中动脉、髂总动脉（CIA）、髂内动脉（IIA），臀上、臀下动脉、髂外动脉（EIA）、旋髂深动脉、腹壁下动脉和股总动脉（CFA；图14.1）。了解这些血管解剖结构对于在造影和介入治疗时操作导丝导管的安全和成功导航非常重要，特别是慢性完全闭塞（CTO）和/或广泛钙化的复杂主-髂动脉疾病。考虑到主动脉髂动脉位于腹膜后且迂曲，不仅要获得前后位图象，而且要获得对侧斜位图像，以便更好地显示钙化扭曲或闭塞的动脉。对侧投影在显示EIA的病变中是最重要的。在主动脉髂动脉的DA或DSA过程中，对侧斜位在EIAs成像和同侧斜位在CFA分叉的成像都是必不可少的[3]。在主动脉髂动脉介入治疗时，通常从对侧股动脉入口处放置标记物导管，以显示目标病变长度和肾动脉开口的位置。

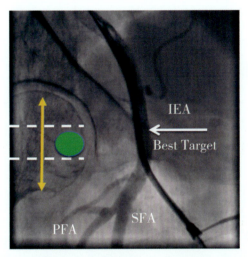

图14.1　箭头显示了最佳目标，股总动脉（CFA）。

14.2.2　血流动力学评估

通过血管造影进行跨病变段的压力梯度的评估对确定的髂动脉病变严重程度有一定的作用。峰值收缩压梯度＞10mmHg或平均压力梯度＞5mmHg被认为是显著的标准。动脉内注射硝酸甘油等血管扩张剂后出现10～15mmHg的峰值梯度也被认为是显著的标准。目前的美国心脏病学会和美国心脏协会（ACC/AHA）指南支持通过血管造影对髂动脉进行血流动力学评估，狭窄程度达50%～75%的，需要采取干预措施[4]。

14.2.3 IVUS

对于慢性肾脏病（CKD）患者，可以获得主髂动脉的IVUS成像。IVUS可以帮助评估髂动脉扭曲、偏心性病变、血管成形术后或支架术后效果[5]。其中最常用的IVUS系统是Visions PV（Philips，Andover，MA）0.035数字IVUS导管，它有助于评估髂血管的血管形态，并提供横断面成像。这款由0.035英寸导丝和8F鞘兼容的IVUS成像导管具有90cm的长度和60mm的最大成像直径，可用于主动脉髂动脉PAD的诊断和血管内治疗。

14.2.4 CTA

主髂动脉PAD无创成像是临床常用的成像方法。与传统的DA或DSA相比，它具有明显的优势。这些技术中最常用的是CTA和MRA。多层（16层或64层）CTA（MSCTA）在临床上已基本取代单层CTA。它可在屏住呼吸下以更快的速度、更好的时间和空间分辨率以及更低的对比度薄层扫描成像主髂血管段[6]。其主要的局限性为患者大剂量的辐射暴露、钙化血管成像不佳以及会高估狭窄严重程度。尽管有这些局限性，MSCTA（通常为64层）仍是诊断PAD的一种简便的非侵入性替代DSA的方法。

14.2.5 MRA

多平面重建的三维增强MRA成像对诊断主动脉-髂动脉PAD有很高的敏感性（97%）和特异性（92%）。由于血管内支架产生的图像失真，它在显示支架内再狭窄（ISR）方面的作用有限。然而，与不锈钢支架相比，镍钛支架的图像失真要小得多。其中，带状伪影和假腔狭窄是已知的与MRA成像差的相关因素[7]。另外，肾源性系统纤维化是肾功能不全患者钆造影剂暴露的一种罕见并发症[8]。

14.2.6 DUS

主-髂动脉的DUS是一种相对便宜的无创成像方式，但它会受到患者肥胖和肠道气体存在的限制，并有高度的操作员依赖性。彩色多普勒提高了DUS检测主-髂动脉PAD的敏感性和特异性。它在介入治疗计划中的作用一般仅限于建立血管通路。

14.3　血管入路

髂动脉介入治疗时，可以选择从左上肢进入桡动脉或肱动脉通路。虽然这种方法很少使用，但在髂总动脉口或近端闭塞、主动脉远端闭塞、主动脉-股动脉移植，以及由于髂动脉扭曲和/或已有支架无法完成交叉CFA通路和送鞘的情况下，这种入路的选择和经验是非常宝贵的[9]。一般来说，经0.035英寸的导丝引入一个90cm的鞘，导丝从左肱动脉通路进入远端主动脉。然后可以使用一个多用途导引导管将导管引导到近端闭塞的CIA残端。术者在进行此类干预时，需要了解穿越病变、球囊血管成形术和支架输送轴长度的要求。由于人们对桡动脉途径进行外周血管成像的兴趣越来越大，最近推出了加长的专用导管（130～150cm）。

在主动脉髂动脉介入手术中，最常采用的是同侧和/或对侧CFA通道[9]。仔细设计动脉入路是在主-髂动脉介入手术过程中最关键的步骤之一。在穿越、输送血管鞘、引导球囊和支架的定位、支架释放后成像时，应优化靶病变的成像和手术并发症的处理。血管鞘的大小和长度应根据CFAs的直径、成像和交叉导管的直径、球囊和支架的类型和直径以及救治策略来选择。对于跨大西洋共识分类（TASC）ⅡA型或B型病变，只能使用逆行鞘内造影。如果双侧髂动脉受累，而不累及CIA开口处，则可从对侧CFA逆行和交叉顺行入路进行介入（图14.2）。在行主-髂动脉介入治疗期间，应使用超声（US）引导获得CFA通道。无论有无EIA病，在CTO介入治疗CIA期间，通过同侧逆行入路结合对侧CFA或左肱动脉或桡动脉的顺行入路的双向连接都是成功穿越的关键。掌握对侧CFA的逆行通路和45cm鞘的顺行输送对于髂动脉、股腘动脉（FP）和膝下动脉（BTK）的介入至关重要。用反向曲线导管，如RIM导管（Cook Medical，Bloomington，IN）引入髂分叉，然后用0.035英寸的导丝推进到股浅动脉（SFA）或股深动脉（PF），往往是输送翻山鞘的关键。这一过程可能需要更先进的技术，如改用支持性更强的导丝，在鞘内或对侧髂动脉内放置0.035英寸的导管，SFA或PF锚定球囊技术，以提供必要的支持或牵引力，使翻山鞘穿过迂曲、钙化或有支架的CIA或EIA（图14.3）[10]。伴有严重远端主动脉或CFA闭塞的连续髂动脉疾病对血管内血运重建是一个重大挑战，通常需要肱动脉或逆行腹股沟下动脉（主要是SFA或腘动脉）通路或混合血运重建方法。

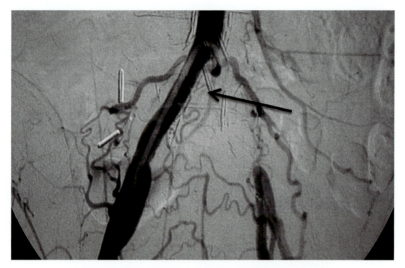

图14.2 对侧CFA通路。箭头显示穿过CFA的导管。

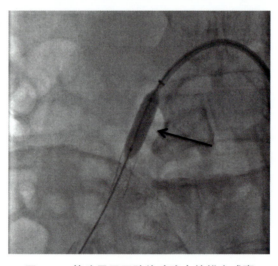

图14.3 箭头显示了髂外动脉内的锚定球囊

14.4 球囊、支架和覆膜支架在主动脉髂动脉介入治疗中的应用

14.4.1 总体策略

尽管TASC对主-髂动脉病变的分类和推荐的治疗策略可能是过时的，但它提供了对此类病变进行分类的系统框架[11]。分类如图14.4所示。TASC Ⅱ建议对TASC A和B级病变进行血管内治疗，对TASC C级和D级病变进行外科治疗。如今越来越多的TASC ⅡC级和D级病变正在通过血管内介入治疗。2014年冠状动脉造影与介入学会（SCAI）专家

共识声明中总结了主动脉–髂动脉介入治疗的适应证（表14.1）。

A级

· 单侧或双侧的CIA狭窄
· 单侧或双侧的EIA短段狭窄<3cm

B级

· 短段的肾下主动脉狭窄<3cm
· 单侧CIA闭塞
· 单发或多发的EIA狭窄，累及3~10cm，未累及CFA
· 单侧CIA闭塞，未累及髂内动脉或者CFA起始

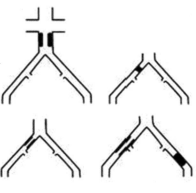

C级

· 双侧CIA闭塞
· 双侧EIA狭窄，累及3~10cm，未累及CFA
· 单侧EIA狭窄，累及CFA
· 单侧EIA闭塞，未累及髂内动脉和/或CFA起始
· 重度钙化性单侧EIA闭塞，累及或不累及髂内动脉和/或CFA起始

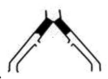
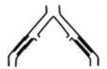

D级

· 肾下腹主动脉闭塞
· 包括腹主动脉和双髂动脉的多发弥漫性病变
· 累及单侧CFA、CIA和EIA的弥漫性狭窄
· 单侧EIA和CFA闭塞
· 双侧EIA闭塞
· 腹主动脉瘤合并单侧髂动脉狭窄不适合支架而需要开腹手术

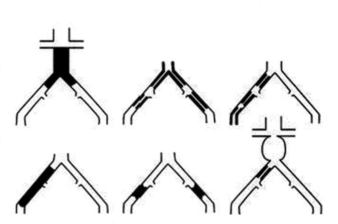

图14.4 TASC对主–髂动脉病变的分类。资料来源：外周动脉疾病管理的社会共识（TASC Ⅱ）。

表14.1　主-髂动脉介入治疗适应证

主-髂动脉介入治疗适用于：

1. 在适宜的医学和监护运动疗法后，仍有中度跛行或主要组织损失的患者，其腹主动脉或髂总动脉远端狭窄≥50%或平均平移梯度≥5mmHg。
2. 臀部、髋部或小腿有中度至重度跛行，或在适宜医疗和监护运动疗法后仍有重大组织损失的患者，其髂外动脉或髂内动脉的狭窄度≥50%或平均平移梯度≥5mmHg。
3. 无症状的患者存在明显的主髂动脉疾病狭窄，需要放置较大直径的血管鞘进行机械循环支持，经导管心脏瓣膜治疗等。

主-髂动脉介入治疗可能适合于以下情况：

1. 限制正常生活方式的跛行患者的狭窄度≥50%，且未通过药物和/或运动治疗试验，但介入治疗对风险/效益比有益。
2. 髂内动脉狭窄严重程度≥50%并伴有血管性勃起功能障碍的患者。

14.4.2　开通

通常使用0.89mm（0.035英寸）的亲水涂层导丝（Terumo，Somerset，NJ）在直的或有角度的支撑导管的支持下完成非闭塞性主-髂动脉病变的开通。支撑导管可以防止导丝弯曲，并更易于方向控制和导丝交换。通常情况下，需要0.018英寸或0.014英寸的导丝和适当的支撑导管来开通严重狭窄或闭塞的主-髂动脉病变。在成功开通后，应将这些导丝换成更具支撑性的0.035英寸导丝［如Supracore（Abbott Vascular，Santa Clara，CA）或Magic Torque（Boston Scientific，Maple Grove，MN）］。

14.4.3　球囊血管成形术

在初始预扩张后，主-髂动脉病变的支架治疗已普遍采用，但对于失败或欠佳的球囊扩张成形术（PTA），临时支架植入术没有明确的优势。荷兰髂支架试验报道，对于间歇性跛行患者的髂动脉血管成形术失败后的临时支架植入取得了与支架植入术相似的结果，并且使大约60%的患者避免了支架植入[13]。然而，最近的研究表明，近40%的单用PTA治疗的患者有明显的残余狭窄，需要进行支架治疗[14]。此外，一项对14项研究的荟萃分析显示，支架植入术的长期通畅性优于PTA，且并发症发生率相似[15]。尽管Scheinert等人报告说，在髂动脉CTO中直接放置支架的成功率为90%，远端栓塞的风险<1%，但他们推荐的做法是用一个尺寸较小的球囊对髂动脉病变进行仔细的预扩张，以

尽量减少动脉夹层和穿孔的风险[16]。这种方法最适用于钙化病变，在支架置入前就应该对病变的顺应性做好检查和准备。在置入的裸支架内进行过度的后扩张，特别是在EIA位置，可导致穿孔（图14.5）。同时，预扩张球囊的尺寸过小并不能在支架置入前对病变的依从性进行适当的评估。相对于参考血管直径小20%的球囊预扩张可提供对钙化病变顺应性的充分评估。IVUS还可用于评估病变是否存在内膜或深壁钙化、狭窄近端和远端的参考血管直径、PTA后病变评估是否有夹层、支架尺寸和支架扩张后的情况。关于在主动脉病变中使用切割或刻痕（scoring）球囊的数据有限，但这些设备已用于治疗ISR。髂动脉介入手术时应尽量少使用镇静剂，在球囊扩张时应特别留意病人对疼痛的反应。在出现疼痛时，应避免进行额外的球囊扩张，以免髂动脉穿孔或断裂。PTA术后，应仔细评估主动脉髂病变是否有穿孔、夹层、回缩和残余直径狭窄、斑块移位和远端栓塞[13]。特别是在EIA中，由于该动脉固有的锐角和扭曲，PTA后的夹层可以位于远离球囊扩张的部位。建议球囊扩张支架和自膨式支架采用1∶1的尺寸。可以测量介入治疗后的压力梯度，目标是残余峰值静息或充血后梯度＜10mmHg。

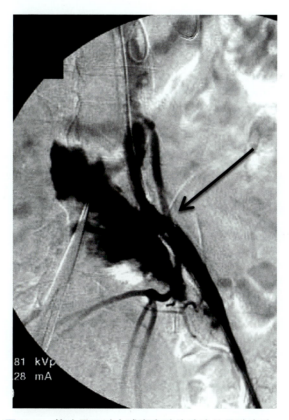

图14.5　箭头显示过大球囊在髂外动脉处导致穿孔。

14.4.4　支架

治疗主-髂动脉病变的支架主要有三类：球囊扩张支架、自膨式支架和覆膜支架。短段髂动脉闭塞或狭窄可通过支架有效治疗，效果持久（3年通畅率＞90%，10年通畅率＞70%）[14]。

14.4.5　球扩式支架

这类支架（不锈钢或钴-铬合金）具有较高的径向强度，是治疗典型钙化的CIA病变的首选支架。它们可以精确地放置，因此非常适合于近端和远端位置至关重要的主-髂分叉或开口处病变[15]。然而，球囊扩张支架有较高的边缘剥离、穿孔和短缩的倾向，而且由于它们不灵活，不太符合动脉解剖结构，特别是应用于EIAs。钴铬球扩式支架［Assurant（Medtronic，Minneapolis，MN）和Omnilink（Abbott Vascular，Santa Clara，CA）］比Express LD（Boston Scientific，Maple Grove，MN）更灵活，释放后的前缘短缩更少。

主动脉分叉处的PTA和支架治疗有斑块转移到对侧动脉的潜在风险，因此对吻支架或球囊技术被广泛使用。在对吻支架置入过程中，应该仔细监测双侧髂动脉的支架尺寸、充气顺序、最大充气压力和充气，并保持同步[16]。

14.4.6　自膨式支架

这类支架是由镍钛合金制成的。它们具有高度的柔韧性，与球扩式支架相比，其径向强度较低，并且在释放或脱鞘时具有向外扩张的特性[17]。由于这些特性，自膨式支架通常被应用于更曲折的EIA。与球扩式支架相比，它们还能降低血管穿孔的风险。然而，在放置过程中，精确释放可能是具有挑战性的，因此自膨式支架不太适合治疗主动脉髂分叉部病变。此外，通过开口处定位的自膨式支架而放置翻山鞘可能极具挑战性。由于自膨式支架在扩张时不能超过其指定的直径，因此应仔细注意其初始尺寸。自膨式支架的尺寸不应该过小，以避免位置错位。改进的设计（Linear Cells Zilver Flex，Cook Medical，Bloomington，IN）、释放机制［Absolute Pro（Abbott Vascular，Santa Clara，CA），Complete SE（Medtronic，Minneapolis，MN）］、结合不透射线的标记、SMART（Cordis，Santa Clara，CA）和Flared Ends Lifestar［Bard（Tempe，AZ）］，已经解决了许多与自膨式支架相关的限制。

最近发表的一项针对有症状的常见或EIA闭塞性疾病（16.5%为CTO）患者的多中心研究，以1∶1的方式将患者随机分为球扩式支架组或自膨式支架组[18]。DUS确定的12个月二次再狭窄为主要终点，自膨式支架植入后为6.1%，球扩式为14.9%（$P=0.006$）。经Kaplan-Meier分析，免于靶病变血管重建（TLR）的比例分别为97.2%和93.6%（$P=0.042$）。两组在行走障碍、血流动力学成功率、截肢率、全因死亡和围手术期并发症方面没有差异。

14.4.7 覆膜支架

这类支架由聚四氟乙烯（PTFE）合成材料包裹在金属支架周围。覆膜支架可以防止支架腔内的内膜生长；它们可以封闭动脉瘤和侧支，并在遇到血管穿孔时予以封堵[19]。覆膜支架放置的另一个常见指征是ISR。然而，PTFE或Dacron涂层对侧支的封闭使支架更容易出现血栓，尤其是在流出量不理想的情况下。

在覆膜支架与裸支架治疗主动脉闭塞性疾病的比较（COBEST）试验中，用覆膜iCAST支架（Atrium，Hudson，NH）治疗的病变比用裸支架治疗的病变更有可能避免二次再狭窄（HR：0.35；95%CI：0.15～0.82；$P=0.02$）[20]。最近的一项荟萃分析收集了2010—2015年间4项研究的证据，报告了类似的并发症，以及覆膜支架和裸支架的一期和二期通畅率[21]。与使用裸支架（BMS）治疗的患者相比，覆膜支架治疗的主-髂动脉病变需要的再干预更少（合并优势比OR：0.19；95%CI：0.09～0.42，$P<0.001$）。覆膜组和BMS组的主-髂动脉疾病的一期通畅率分别为85.9%和80.4%。然而，本荟萃分析中覆膜支架的主要通畅率远低于Wiesinger等[22]（6个月92.0%，12个月89.8%）和Bosiers等[23]（1年91.1%）的报告，可能是由于随访时间较长（12～22个月）和纳入＞60%的TASC Ⅱ C和D级病变[22]。一项回顾性研究比较了血管内支架与Viabahn覆膜支架与传统的双股动脉搭桥术的结果和持久性，报告2年一期通畅率分别为91%和95%（HR：0.27；95%CI：0.02～2.95；$P=0.28$）[24]。也有报道在治疗股动脉瘤和髂/股动脉穿孔时，放置Viabahn覆膜的支架重建远端肢体内固定装置[25]。最近被批准用于髂动脉介入的Gore VBX覆膜支架（Gore，FlagStaff，AZ）是一种球扩式PTFE支架。在最近完成的VBX-FLEX多中心单臂前瞻性研究中，234个装置被应用于213个病灶，技术成功率为100%[26]。近43%的患者在主动脉分叉处使用了吻合支架。所有的结果都是由独立的血管造影核心实验室判定。没有出现支架短缩的现象。9个月后，2.3%的患者出现

了与主要终点相关的主要不良事件（3次TLR）。

关于是否常规使用覆膜与裸支架治疗主-髂动脉PAD的争论仍在继续，但最近的证据表明，越来越多地使用覆膜支架来治疗中晚期和闭塞的TACS Ⅱ C和D级病变。已完成的iCARUS研究是一项前瞻性、多中心、非随机、单臂的研究，旨在评估自膨式支架治疗髂外动脉新生或再狭窄病变的患者，并可能为术者提供额外的信息。

14.4.8　远端主动脉和髂动脉PAD

肾下主动脉疾病和髂动脉病变的治疗特别值得一提。主髂动脉分叉部覆膜支架血管内重建（CERAB）是一种使用覆膜支架覆盖在主-髂动脉远端分叉处边缘的技术。这样做的目的是为了重建一个更符合解剖学的主动脉分叉。Jebbink等人在一项体外研究中比较了这种技术的三种方式（自膨式吻合支架、球扩式覆膜吻合支架和CERAB）的优劣性[27]。该研究报告称，将髂动脉支架置于主-髂动脉开口锥形部分内的CERAB技术具有很好的径向匹配。值得重申的是，这是一项体外研究，其结果可能不符合临床观察或预测患者的结果。目前还无法对这些技术进行临床比较。对于距离肾动脉2cm以内的肾下主动脉介入治疗，应考虑对肾动脉的保护。

14.4.9　髂动脉瘤

由于最大直径≤3.8cm的CIA动脉瘤破裂极为罕见，因此在直径≥3.5cm的CIA动脉瘤的选择性修复是可以接受的[28]。孤立的CIA或Ⅱ A型动脉瘤非常罕见，这些动脉瘤的血管内隔绝术需要大量的二次干预。单侧Ⅱ A隔绝或覆盖其开口通常是可以良好耐受的。然而，Ⅱ A闭塞可导致缺血性并发症，如臀部跛行、性功能障碍或肠缺血[29]。

14.4.10　双功超声监控

经证实，髂动脉介入术后的双功超声监护可改善辅助通畅率，对于多节段CTO和流出道重建的患者是有用的。二尖瓣血流频谱收缩峰值速度（PSV）＞300cm/s和血流速度比值＞2和/或新的症状升级被认为是血管造影术的指征[30]。重要的是要认识到，正常的静息踝肱指数（ABI）可能不能预测显著的再狭窄，而需要运动ABI，即有症状的肢体用力时ABI降低＞20%时才可以预测。

14.5 主-髂动脉血管闭塞性疾病的开通和治疗

选择合适的入路策略对于开通主动脉CTO病变至关重要。这些包括逆行、交叉和肱动脉通路。通常需要不止一个血管入路。主动脉分叉处的闭塞需要特别注意血管入路，因为这些病变可能没有残端可接合，通常严重钙化，并且往往在远端主动脉有连续的疾病。因此，经常使用左肱动脉入路，并在靠近闭塞部位推进90cm的鞘，以帮助引导导丝和支持导管。逆行进入主动脉分叉处往往需要远端主动脉折返，这可能是一个挑战，而且往往是开通失败的原因[31]。同侧的逆行开通尝试也可导致夹层平面延伸到远端主动脉。虽然这种方法解剖上是可行的，但应注意不要影响主动脉远端的重要分支，如副肾动脉或肠系膜下动脉。在穿过累及CTO的TASC ⅡC和D级病变之前，应进行延迟期主动脉造影，在推进导丝和支撑导管之前，通过多个角度显示侧支的远端血管的充盈情况。

在我们的实践中，使用了一种导丝升级策略，从0.014英寸或0.018英寸的导丝开始，采用直的或有角度的兼容支持导管［CXI（Cook，Bloomington，IN），Navicross（Terumo，Somerser，NJ）］。一般采用12G的导丝［Treasure 12（Asahi，Santa Ana，CA），Confianza Pro 12（Asahi，Santa Ana，CA）］，然后升级到更具支持性的20~25G头端负荷导丝，如Astato或Approach。许多操作者喜欢从0.035英寸的导丝。Glidewire Advantage（Terumo，Somerset，NJ）和支持导管开始。必须注意不要折返形成一个大的导丝圈，因为由此产生的大的夹层可能会限制再进入的选择。0.014/0.018的导丝和导引导管系统可以减少这种风险。然而，它有较弱的支撑，因此需要在闭塞处附近同轴放置鞘。开通成功后，导丝从逆行方式进入远端主动脉，在顺行过程中进入CFA和SFA，或在同侧CFA通路的顺行通过CFA鞘外。接下来的步骤包括对闭塞处进行预扩张和支架植入。在远端主动脉闭塞的情况下，除了双侧CFA通道外，在可行的情况下，我们更倾向于经肱动脉入路进行开通。由于肾下闭塞的主动脉段含有大量的血栓，我们建议在这个位置使用大直径的球扩式覆膜支架，以避免血栓脱落和栓塞。髂动脉可以用Viabahn支架（Gore，Flagstaff，AZ）治疗。

目前还没有被批准的专门用于主-髂动脉的开通装置。虽然有使用Viance（Medtronic，Minneapolis，MN）、Frontrunner（Cordis，Santa Clara，CA）和Ocelot设备（Avinger，Redwood City，CA）的公开报道，但在这种血管分布中，使用

CTO开通设备并不常见。尽管髂血管位于腹膜后，但有报道称在髂动脉CTO再开通时使用了双功超声引导。

在主-髂动脉CTO介入手术中，需要特别注意内膜下血管成形术和返回真腔。术者应注意将CIA或EIA的前向延伸至CFA，选择适当的返回真腔的部位是最重要的。在主-髂动脉中使用重返真腔装置的大规模系统经验是有限的。而Outback（Cordis，Santa Clara，CA）、Pioneer（Philips，Andover，MA）和Offroad（Boston Scientific，Maple Grove，MN）装置已被使用于此目的[32]。由于复杂的三维解剖、钙化，以及主动脉斑块和血栓，在主动脉远端的重返真腔是具有挑战性的。它需要术者有重返真腔装置的经验和专业知识。根据我们的经验，Pioneer设备有这样的优势，因为在插入和推进重返真腔之前，主动脉12点钟方向的IVUS成像可以辅助返回真腔[33]。已有报道使用跨膈穿刺针进行更高平面的主动脉重返真腔，但不推荐使用，选择新的内膜下通道更可取。最后，术者应注意扩大的内膜下通道和不断发展的内膜或内膜下血肿，这时可能无法安全地完成开通手术，并及时放弃手术，考虑替代血运重建策略或延迟再尝试。

14.6 髂股动脉闭塞的杂交介入措施

对于累及CFA的广泛的髂动脉血管疾病，应该考虑使用CFA内膜切除术和覆膜支架的髂动脉血管内重建的杂交方法[34]。对于左侧CIA起始处闭塞，髂股段完全闭塞并延伸至CFA分叉的患者，以及因严重合并症而无法开放旁路的患者，可以考虑采取杂交介入治疗。杂交腔内血运重建通常包括通过切断CFA的开放股动脉。通过闭塞的CFA可以使用软J导丝，然后用坚硬的Glidewire（新泽西州Terumo，Somerset）和成角度的KMP（Cook，Bloomington，IN）或CXI（Cook，Bloomington，IN）导管，以穿过闭塞的髂股段并重入主动脉腔。真腔通路可以通过血管造影或IVUS确认。近端CIA闭塞用球扩式支架解决，或者可能需要通过对侧CFA放置对吻支架。剩余的CIA、EIA到CFA动脉，使用Viabahn自膨式覆膜支架（Gore，Flagstaff，AZ）。进行CFA和PF的动脉内膜切除术，将Viabahn（Gore，Flagstaff，AZ）的后壁缝合到动脉壁上。进行CFA-PF补片血管成形术，将牛心包补片的边缘缝合到Viabahn（Gore，Flagstaff，AZ）和动脉切口处的动脉壁上。这种杂交介入方式可以与股动脉-腘动脉旁路搭桥术或SFA的腔内介入相结合。

14.7 主-髂动脉介入治疗并发症的处理

在主-髂动脉介入治疗期间的并发症中，如夹层、远端栓塞、血管入路并发症和支架不良事件，其中破裂穿孔是最令人担心的，如果没有被发现或没有及时处理，可能会危及生命。

入路部位的并发症最常见，包括腹股沟血肿、腹膜后出血、假性动脉瘤和动静脉瘘[35]。由于使用了较小的（6～7Fr）导管鞘，此类并发症现在较少发生。谨慎的手术方案和超声引导的血管入路可以进一步减少此类并发症的发生。

在支架时代，大多数的髂动脉夹层都可以通过支架手术成功治疗。仔细观察血管造影、造影剂外溢、对侧-侧方投影血管造影和IVUS可以帮助发现髂动脉夹层。然而，夹层扩展到远端肾下主动脉可能需要复杂的血管内重建。

远端栓塞最可能发生在闭塞的主动脉-髂动脉的再通过程中。这种并发症的发生率可高达8%。应对介入手术前后的远端血流进行评估。溶栓治疗闭塞的主-髂动脉狭窄可以减少这种并发症的发生，但在当代的临床实践中却很少进行。血栓抽吸术和机械血栓切除术是血流限制性远端栓塞的首选治疗方案。

支架不良事件，如支架栓塞或支架丢失，在球扩式支架中并不常见。然而，在主-髂动脉介入治疗过程中，可能会出现位置错误、移位、错位、扩张不足、斑块移位和侧支丢失等情况。当使用大直径鞘或导管穿过最近置入的髂动脉支架时，应特别注意避免支架移位、栓塞或变形。

髂动脉穿孔或破裂虽然很少见（～0.5%），但在使用球囊对动脉进行过度扩张时可能会发生[36]。如前所述，支架后扩张时可能会发生穿孔。这类事件通常伴随着疼痛、血流动力学失代偿和血管造影时的动脉破裂，构成重大的医疗紧急情况。在主-髂动脉介入治疗中，可能增加穿孔风险的因素包括钙化血管、闭塞血管、球囊过大、近期的动脉内膜切除术、慢性类固醇治疗、糖尿病、女性和EIA病变的治疗[36]。为处理这一并发症，应紧急进行积极的抗凝剂中和、球囊堵塞和覆膜支架的使用。如果上述措施不能完全成功，可能需要外科手术修复。在为结构性心脏病介入或血流动力学支持装置置入大直径血管鞘时，也可能发生髂动脉穿孔和撕脱。术前适当地确定髂动脉的大小，并仔细注意钙化的同心性、管腔直径，以及尽量减少鞘停留时间，可能有助于减轻这种风险。为处理此类并发症而进行的紧急主-髂动脉介入治疗包括主动脉远端球囊闭塞和覆膜支架置入术。

复习题（请参阅章节末尾以获得答案）

1. 一名72岁男性吸烟者，出现臀部和臀部间歇性跛行，但踝肱指数和股动脉脉搏检查正常，以下哪一项是下一步最佳的检查方法？

   A.静息状态下的踝肱指数

   B.静息和运动时的踝肱指数

   C.磁共振血管成像

   D.计算机断层血管成像

2. 在选择治疗严重的近端钙化CIA狭窄的血管内策略时，下列哪项是最持久的与临床结果相关的治疗方案？

   A. 球囊血管成形术

   B. 球扩式裸金属支架

   C. 自膨式药物洗脱支架

   D. 覆膜支架

3. 在对一位患有臀部和大腿跛行的57岁男性患者进行主-髂动脉分叉介入治疗的计划阶段，为了顺利完成手术，接下来应该进行以下哪一项手术？

   A.对吻球囊血管成形术

   B.使用球扩式支架直接置入两个CIA开口处

   C.只对CIA进行支架植入

   D.双侧髂动脉开口血流动力学评估

   E.使用更宽的图像增强器进行数字减影成像

参考文献

（关键引用文献，以粗体显示）

1 Martin, M.L., Tay, K.H., Flak, B. et al. (2003). Multidetector CT angiography of the aortoiliac system and lower extremities: a prospective comparison with digital subtraction angiography. *Am. J. Roentgenol.* 180 (4): 1085–1091. PubMed PMID: 12646460.

2 Banerjee, S., Cho, M., Gupta, S., and Brilakis, E.S. (2007). Aberrant takeoff of a right accessory renal artery, identified during an aortoiliac intervention. *Vasc. Disease Manag.* 4 (1): 4–5.

3 **Varga-Szemes, A., Wichmann, J.L., Schoepf, U.J. et al. (2017). Accuracy of noncontrast quiescent-interval single-shot lower extremity MR angiography versus CT angiography for diagnosis of peripheral artery disease comparison with digital**

subtraction angiography. *JACC Cardiovasc. Imaging*. PubMed PMID: 28109932.

4 Hirsch, A.T., Haskal, Z.J., Hertzer, N.R. et al. (2006). ACC/AHA 2005 practice guidelines for the management of patients with peripheral arterial disease (lower extremity, renal, mesenteric, and abdominal aortic): a collaborative report from the American Association for Vascular Surgery/Society for Vascular Surgery, Society for Cardiovascular Angiography and Interventions, Society for Vascular Medicine and Biology, Society of Interventional Radiology, and the ACC/AHA task force on practice guidelines (writing committee to develop guidelines for the Management of Patients with Peripheral Arterial Disease): endorsed by the American Association of Cardiovascular and Pulmonary Rehabilitation; National Heart, Lung, and Blood Institute; Society for Vascular Nursing; TransAtlantic inter-society consensus; and Vascular Disease Foundation. *Circulation* 113: e463–e654.

5 Kumakura, H., Kanai, H., Araki, Y. et al. (2015). 15-year patency and life expectancy after primary stenting guided by intravascular ultrasound for iliac artery lesions in peripheral arterial disease. *JACC Cardiovasc. Interv.* 8 (14): 1893–1901. doi: 10.1016/j.jcin.2015.08.020. Epub 2015 Nov 18. PubMed PMID: 26604061.

6 Ouwendijk, R., Kock, M.C., Visser, K. et al. (2005). Interobserver agreement for the interpretation of contrast-enhanced 3D MR angiography and MDCT angiography in peripheral arterial disease. *Am. J. Roentgenol.* 185: 1261–1267.

7 Ierardi, A.M., Duka, E., Radaelli, A. et al. (2016). Fusion of CT angiography or MR angiography with unenhanced CBCT and fluoroscopy guidance in endovascular treatments of aorto-iliac steno-occlusion: technical note on a preliminary experience. *Cardiovasc. Intervent. Radiol.* 39 (1): 111–116. PubMed PMID: 26134039.

8 Deray, G., Rouviere, O., Bacigalupo, L. et al. (2013). Safety of meglumine gadoterate (Gd-DOTA)-enhanced MRI compared to unenhanced MRI in patients with chronic kidney disease (RESCUE study). *Eur. Radiol.* 23 (5): 1250–1259. PubMed PMID: 23212275.

9 Kumar, A.J., Jones, L.E., Kollmeyer, K.R. et al. (2017). Radial artery access for peripheral endovascular procedures. *J. Vasc. Surg.* 66 (3): 820–825. doi: 10.1016/j.jvs.2017.03.430. Epub 2017 May 29. PubMed PMID: 28571881.

10 Prieto, L.R. and Bellotti, C.A. (2013). Balloon-assisted techniques for advancing long sheaths through difficult anatomy. *Pediatr. Cardiol.* 34 (5): 1125–1129. PubMed PMID: 23338971.

11 Norgren, L., Hiatt, W.R., Dormandy, J.A. et al. (2007). Inter-society consensus for the management of peripheral arterial disease (TASC II). *Eur. J. Vasc. Endovasc. Surg.* 33 (Suppl 1): S1–S75.

12 Klein, A.J., Feldman, D.N., Aronow, H.D. et al. (2014). SCAI expert consensus statement for aorto-iliac arterial intervention appropriate use. *Catheter Cardiovasc. Interv.* 84: 520–528.

13 Tetteroo, E., van der Graaf, Y., Bosch, J.L. et al. (1998). Randomised comparison of primary stent placement versus primary angioplasty followed by selective stent placement in patients with iliac-artery occlusive disease. Dutch Iliac Stent Trial Study Group. *Lancet* 351 (9110): 1153–1159. PubMed PMID: 9643685.

14 Abu Rahma, A.F., Hayes, J.D., Flaherty, S.K., and Peery, W. (2007). Primary iliac stenting versus transluminal angioplasty with selective stenting. *J. Vasc. Surg.* 46 (5): 965–970. Epub 2007 Oct 1. PubMed PMID: 17905559.

15 Molnar, R.G. and Gray, W.A., ACTIVE Trial Investigators (2013). Sustained patency and clinical improvement following treatment of atherosclerotic iliac artery disease using the Assurant cobalt iliac balloon-expandable stent system. *J. Endovasc. Ther.* 20 (1): 94–103. doi: 10.1583/12-4010.1 PubMed PMID: 23391088.

16 Groot Jebbink, E., Holewijn, S., Slump, C.H. et al. (2017). Systematic review of results of kissing stents in the treatment of aortoiliac occlusive disease. *Ann. Vasc. Surg.* 42: 328–336. Epub 2017 Apr 6. Review. PubMed PMID: 28390920.

17 Ponec, D., Jaff, M.R., Swischuk, J. et al. (2004). The Nitinol SMART stent vs Wallstent for suboptimal iliac artery angioplasty: CRISP-US trial results. *J. Vasc. Interv. Radiol.* 15 (9): 911–918. PubMed PMID: 15361558.

18 Krankenberg, H., Zeller, T., Ingwersen, M. et al. (2017). Self-expanding versus balloon-expandable stents for iliac artery occlusive disease: The Randomized ICE Trial. *JACC Cardiovasc. Interv.* 10 (16): 1694–1704. PubMed PMID: 28838480.

19 Piazza, M., Squizzato, F., Dall'Antonia, A. et al. (eds.) (2017). Editor's choice – outcomes of self expanding PTFE covered stent versus bare metal stent for chronic iliac artery occlusion in matched cohorts using propensity score modelling. *Eur. J. Vasc. Endovasc. Surg.* 54 (2): 177–185. doi: 10.1016/j.ejvs.2017.03.019. Epub 2017 May 6. PubMed PMID: 28487112.

20 Mwipatayi, B.P., Sharma, S., Daneshmand, A. et al., COBEST co-investigators (2016). Durability of the balloon-expandable covered versus bare-metal stents in the covered versus balloon expandable stent trial (COBEST) for the treatment of aorto-iliac occlusive disease. *J. Vasc. Surg.* 64 (1): 83–94.e1. Epub 2016 Apr 28. PubMed PMID: 27131926.

21 Hajibandeh, S., Hajibandeh, S., Antoniou, S.A. et al. (2016). Covered vs uncovered stents for aortoiliac and femoropopliteal arterial disease: a systematic review and meta-analysis. *J. Endovasc. Ther.* 23 (3): 442–452. PubMed PMID: 27099281.

22 Wiesinger, B., Beregi, J.P., Oliva, V.L. et al. (2005). PTFE-covered self-expanding nitinol stents for the treatment of severe iliac and femoral artery stenoses and occlusions: final results from a prospective study. *J. Endovasc. Ther.* 12 (2): 240–246. PubMed PMID: 15823072.

23 Bosiers, M. and On Behalf of the AMS INSIGHT Investigators (2009). AMS INSIGHT – absorbable metal stent implantation for treatment of below-the-knee critical limb ischemia: 6-month analysis. *Cardiovasc. Intervent. Radiol.* 32 (3): 424–435.

24 Psacharopulo, D., Ferrero, E., Ferri, M. et al. (2015). Increasing efficacy of endovascular recanalization with covered stent graft for TransAtlantic inter-society consensus II D aortoiliac complex occlusion. *J. Vasc. Surg.* 62 (5): 1219–1226. Epub 2015 Sep 26. PubMed PMID: 26391459.

25 Maluenda, G., Waksman, R., and Bernardo, N.L. (2013). Innovative use of self-expanded polytetrafluoroethylene endoprosthesis for percutaneous endovascular interventions. *Catheter Cardiovasc. Interv.* 81 (4): 719–726. PubMed PMID: 23044717.

26 Bismuth, J., Gray, B.H., Holden, A. et al. (2017). VBX FLEX study investigators. Pivotal study of a next-generation balloon-expandable stent-graft for treatment of iliac occlusive

disease. _J. Endovasc. Ther._ 1526602817720463. PubMed PMID: 28697693.

27 Groot Jebbink, E., Grimme, F.A., Goverde, P.C. et al. (2015). Geometrical consequences of kissing stents and the covered endovascular reconstruction of the aortic bifurcation configuration in an in vitro model for endovascular reconstruction of aortic bifurcation. _J. Vasc. Surg._ 61 (5): 1306–1311. Epub 2014 Jan 29. PubMed PMID: 24486037.

28 Huang, Y., Gloviczki, P., Duncan, A.A. et al. (2008). Common iliac artery aneurysm: expansion rate and results of open surgical and endovascular repair. _J. Vasc. Surg._ 47 (6): 1203–1210; discussion 1210-1. PubMed PMID: 18514838.

29 Karch, L.A., Hodgson, K.J., Mattos, M.A. et al. (2000). Adverse consequences of internal iliac artery occlusion during endovascular repair of abdominal aortic aneurysms. _J. Vasc. Surg._ 32 (4): 676–683. PubMed PMID: 11013030.

30 Troutman, D.A., Madden, N.J., Dougherty, M.J., and Calligaro, K.D. (2014). Duplex ultrasound diagnosis of failing stent grafts placed for occlusive disease. _J. Vasc. Surg._ 60 (6): 1580–1584. PubMed PMID: 25256612.

31 Chen, B.L., Holt, H.R., Day, J.D. et al. (2011). Subintimal angioplasty of chronic total occlusion in iliac arteries: a safe and durable option. _J. Vasc. Surg._ 53 (2): 367–373. PubMed PMID: 21030201.

32 Abisi, S., Kapur, R., Braithwaite, B., and Habib, S. (2011). The feasibility of reentry device in recanalization of TASC C and D iliac occlusions. _Vasc. Endovasc. Surg._ 45 (4): 352–355. PubMed PMID: 21444345.

33 Lai, K.M. and Coleman, P. (2008). Endovascular repair of abdominal aortic aneurysm with chronic dissection using an intravascular ultrasound-guided reentry catheter. _Vasc. Endovasc. Surg._ 42 (5): 462–465. PubMed PMID: 18458052.

34 Kavanagh, C.M., Heidenreich, M.J., Albright, J.J., and Aziz, A. (2016). Hybrid external iliac selective endarterectomy surgical technique and outcomes. _J. Vasc. Surg._ 64 (5): 1327–1334. doi: 10.1016/j.jvs.2016.03.468. Epub 2016 Jul 29. PubMed PMID: 27478006.

35 Tokuda, T., Hirano, K., Yamawaki, M. et al. (2017). Efficacy and safety of a coagulated thrombus injection for peripheral artery perforation: the coagulated thrombus hemostasis method. _Catheter Cardiovasc. Interv._ 91 (2): 302–307. PubMed PMID: 28707386.

36 Clair, D.G. and Beach, J.M. (2015). Strategies for managing aortoiliac occlusions: access, treatment and outcomes. _Expert Rev. Cardiovasc. Ther._ 13 (5): 551–563. Review. PubMed PMID: 25907618.

复习题答案

1. B.静息踝臂指数在诊断主–髂动脉疾病中的作用可能有限，而对于股动脉脉搏正常的跛行患者，运动踝臂指数评估是最佳的检查方法。影像检查可以在有计划的血管内介入治疗之前进行。

2. D.与球囊血管成形术相比，髂动脉狭窄的直接支架置入术可将4年失败率降低43%。COBEST试验显示了覆膜支架在治疗主–髂动脉病变方面的优越性。与裸金属支架相比，该部位的带膜支架更有可能避免二次再狭窄。自膨式药物洗脱外周动脉支架尚未针对髂动脉进行系统研究，也未在该部位应用。

3. D.有10%的患者存在副肾动脉。这些动脉可能起源于肾下腹主动脉远端或CIA。如果在行主–髂动脉介入治疗时未能意识到这一点，可能会导致这条动脉被栓塞，并可能造成缺血性肾损伤。使用宽（直径＞12英寸）成像图像增强器，最好是DSA，将有助于识别这种动脉变异，并相应地计划主动脉–髂动脉介入治疗。

第 15 章

跛行患者的股腘动脉介入治疗

Pedro A. Villablanca[1], Cristina Sanina[2], Pedro R. Cox-Alomar[3], Prakash Krishnan[4]and Jose M. Wiley[1]

[1]Division of Cardiology, Montefiore Medical Center, Albert Einstein College of Medicine, Bronx, NY, USA

[2]Department of Internal Medicine, Montefiore Medical Center, Albert Einstein College of Medicine, Bronx, NY, USA

[3]Division of Cardiology, Louisiana State University School of Medicine, New Orleans, LA, USA

[4]Division of Cardiology,The Zena and Michael A.Weiner Cardiovascular Institute, Icahn School of Medicine at Mount Sinai, New York, NY, USA

15.1 引言

在美国，约有800万～1200万人受到外周动脉疾病（PAD）的困扰。70岁以上的人群中有近20%的人有PAD的体征或症状[1-3]。间歇性跛行（IC）定义为行走时腿部肌肉疼痛，是下肢PAD患者最早出现并且最常见的症状。随着疾病的加重，患者在休息时就可能会感到疼痛。尤其是晚上在床上抬高双腿时，症状会因随着腿部有依靠而得到缓解。尽管跛行症状通常局限于小腿或大腿，但"静息痛"通常出现在足部。在PAD的晚期，组织灌注不足会发展为缺血性溃疡和坏疽，超过1/3的患者最终需要大截肢[4]。对于IC患者，大约20% 的患者会出现进行性症状，1%～2% 的患者会在5年内发展为严重肢体缺血（CLI），多个研究显示1年死亡率约为20%[5-7]。

股腘动脉（FP）是动脉粥样硬化性PAD[8]中最常见的部位，约占PAD病变的60%[9, 10]。股骨腘窝段病变通常较长且有不同程度的钙化，其中大部分病变为TASC C和D级病变[11, 12]。在过去十年中血管内介入技术迅速发展，并已成为大多数人的首选。即使在复杂的病变中，例如伴有CLI的患者，介入手术在大多数情况下仍然作为首选。

15.2　血管内介入治疗

过去几年的数据表明，有症状的PAD患者，经皮介入治疗股浅动脉（SFA）疾病的普及率有所增加。血管内治疗的支持者引用了两个论点来证明继续使用这些技术的合理性。首先其持续有效时长不足被血管内介入治疗的低侵入性和其低发病率所弥补，第二个原因是患者在血管内介入治疗失败后很少出现临床或血管通路恶化的情况，并且即使失败了，也可以再次实施干预[7]。作为本综述的一部分，以下血管内技术已用于股浅动脉的再通：

- 球囊血管成形术（经皮腔内血管成形术，PTA）
- 金属裸支架（BMS）
- 药物洗脱支架（DES）置入术
- 金属编织支架
- 覆膜支架（CS）
- 药物洗脱球囊血管成形术（DCB）
- 冷冻疗法
- 斑块切除术

15.3　球囊血管成形术

球囊血管成形术的主要优点是并发症发生率低，介于0.5%～4%之间，技术成功率高，即使长段闭塞疾病成功率也接近90%（图15.1a～e），并且临床预后良好[11, 13]。PTA一直是主髂动脉、股腘动脉和膝下动脉血运重建的主要常规治疗方法，在许多介入中心，PTA仍然作为首选，也是最常用的血管内治疗方法。

多项试验比较了SFA患者的药物治疗、血管内介入和手术治疗。一项芸萃分析比较了运动治疗和PTA：在3个月的随访中，血管成形术组的踝肱指数（ABI）有显著改善，但生活质量相似的运动组中未见改善[15]。血管内治疗、PTA、手术和单纯运动疗法之间的成本-效益分析表明，血管内治疗比单纯运动方法更有效，成本-效益比在普遍接受的范围内[16]。

SFA的PTA具有很高的技术成功率，且靶病变血运重建（TLR）和靶血管血运重建（TVR）也很高，在6个月时从30%～80% 不等[17]，尤其是在完全闭塞和较长的病变节段。在长段病变中，1年内的失败率可高达70% [18, 19]。

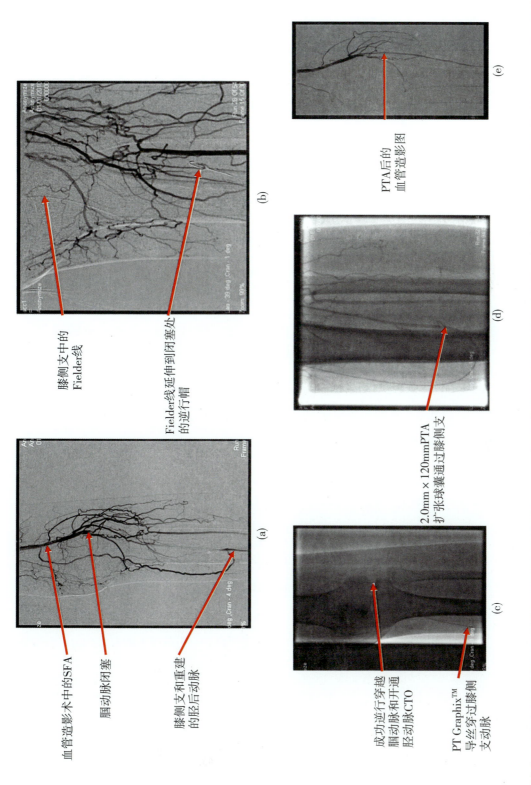

血管造影术中的SFA

腘动脉闭塞

膝侧支重建的胫后动脉

(a)

膝侧支中的Fielder线

Fielder线延伸到闭塞处的逆行帽

(b)

成功逆行穿越腘动脉和开通胫动脉CTO

PT Graphix™导丝穿过膝侧支动脉

(c)

2.0mm×120mmPTA扩张球囊通过膝侧支

(d)

PTA后的血管造影图

(e)

图15.1 闭塞的腘动脉远端经腘下逆行经侧入路的PTA：（a）闭塞的腘动脉远端动脉在胫后动脉重建；（b）通过膝侧支在胫后动脉置入0.014英寸导丝；（c）腘远端动脉逆行再通；（d）通过逆行入路腘远端动脉PTA；（e）PTA后血管造影。

此外，没有证据支持血管内治疗优于大隐静脉搭桥治疗SFA疾病。然而，有一项多中心前瞻性随机研究，即严重腿部缺血的旁路与血管成形（BASIL）试验，调查了452例患者PTA与开放式手术修复腹股沟下PAD和CLI之间的差异，并得出结论，两种治疗方式之间的6个月无截肢生存率的主要结果没有差异[20]。然而，经过3～7年随访，最新结果表明，虽然使用静脉作为导管的搭桥手术提供了最佳的长期无截肢存活率，但球囊血管成形术似乎优于聚四氟乙烯搭桥手术[21]。

15.4　金属裸支架

股腘动脉疾病的支架置入已受到越来越多的关注。然而，目前并没有Ⅰ类证据支持初次支架置入术。一些研究显示了不同的结果，但大部分数据并不支持首次支架置入术。支架避免了PTA后早期弹性回缩、残余狭窄和限流夹层的问题，因此可用于治疗长段而复杂的病变，即使在严重钙化的动脉中也是如此[22]。

一些随机对照试验在股腘动脉比较了PTA与自膨式镍钛合金支架的效果。INTRACOIL研究[23]是镍钛诺Intracoil支架（eV3, Inc., Plymouth, MN, USA）与PTA的第一个主要随机试验。该研究纳入了266名患者，9个月的再次血运重建率无明显差异（14.3% *vs* 16.1%）。虽然该支架已获得美国食品和药物管理局（FDA）批准用于SFA，但由于难以准确释放、可用支架长度短以及不断有通畅性更好的镍钛合金支架问世，所以很少使用。

Vienna Absolute研究[22]将Absolute支架（Abbott Vascular, Santa Clara, CA, USA）与SFA的PTA随机化研究。支架组的1年内再狭窄率优于血管成形术（37% *vs* 63%；*P*=0.01）。在12个月时，支架组的步行时间和ABI也优于PTA组。经过两年的随访显示，支架置入组TLR发生率下降（37% *vs* 54%），以及更低的再狭窄率[24]。ASTRON试验[25]将73名患者随机分配到Astron支架组（Biotronik GmbH，柏林，德国）与PTA组。支架组和PTA组在12个月时的再狭窄率分别为34%和61%（*P*=0.02）。与PTA组相比，支架组患者的行走能力也有统计学意义的增加（表15.1）。

股动脉支架试验（FAST）在短SFA病变（＜50mm）中比较了PTA与初次支架的治疗效果，并显示两种治疗方式在12个月时再狭窄的主要终点方面没有统计学上的显著差异[26]。此外，在靶病变血运重建、静息ABI改善以及提高了至少1个Rutherford级别的PAD中未见统计学差异。

表15.1 支架通畅情况

研究内容	支架	受试者	平均病变长度（cm）	主要终点	初次通畅率（%）	断裂率（%）
裸金属支架						
Vienna Absolute	镍钛诺	104	13.2	1年内的二次再狭窄	1年内63%	
ASTRON	Astron	73	9.8	6个月时的二次再狭窄	1年内66%	NR
FAST	Luminexx	244	5.3	1年内的二次再狭窄	1年内68%	12
COMPLETE SE SFA	COMPLETE SE	196	6.1	12个月时的通畅率	1年内72%	0
STROLL	SMART	250	7.7	1年内的二次再狭窄		1.6
SUPER	SMART	150	12.3	1年内的二次再狭窄	1年内47%	NR
MISAGO-2	Misago	744	6.3	6个月和12个月时无靶病变血管重建（TLR）	89%无TLR	3.1
ABSOLUTE	Dynalink支架或自膨式支架系统	104	13.2	6个月时的二次再狭窄	1年内63%	2
RESILIENT	血管支架	206	7.1	1年时靶病变血运重建	1年内81%	3.4
DURABILITY I	外周自膨式支架	151	9.6	12个月时不再发生＞50%的再狭窄	72%无TLR	6.6
DURABILITY II	外周自膨式支架	287	11	30天内的MACE	1年内67%	0.4
SUMMIT	EPIC	100	6.9	1年内的二次再狭窄	1年内84%	0.3
自膨式金属支架						
SUPERB	SUPERA	264	7.8	12个月时的通畅率	1年内78%	0
覆膜支架						
VIPER	Viabahn	113	19	12个月时的通畅率	1年内73%	NR
VIASTAR	Viabahn	141	19	12个月时的通畅率	1年内71%	NR
药物洗脱支架						
SIROCCO	Sirolimus SMART	93	8.5	6个月时的支架内管腔	2年内78%	10
ZILVER	Zilver PTX	479	6.6	无事件存活率和通畅率	1年内83%	0.9
药物涂层支架						
THUNDER	紫杉醇药物涂层球囊	154	7.4	6个月时的管腔丢失率	1年内90%	—

续表

研究内容	支架	受试者	平均病变长度（cm）	主要终点	初次通畅率（%）	断裂率（%）
LEVANT I	由聚山梨醇酯和山梨糖醇配制成的紫杉醇药物涂层球囊	101	8.1	6个月时的管腔丢失率	1年内67%	—
PACIFIER	IN.PACT Pacific紫杉醇药物涂层球囊	85	7	6个月时的管腔丢失率	1年内92%	—
IN . PACT SFA	IN.PACT Admi-ral紫杉醇药物涂层球囊	331	8.9	12个月时的通畅率	1年内82%	—
PACUBA	紫杉醇药物涂层球囊	74	17	12个月时的通畅率	1年内40%	—
DEBATE-SFA	IN.PACT Admi-ral紫杉醇药物涂层球囊	104	9.4	1年内的二次再狭窄	1年内83%	—

NR，未报道； MACE，主要的不良心血管事件。

COMPLETE SE多中心试验[27]是一项前瞻性、多中心、单臂注册试验，招募了来自美国和欧洲28个中心的患者使用Complete SE支架（Medtronic Vascular，Santa Rosa，CA）。12个月的初次通畅率为72.6%，而1年内临床保守治疗的TLR仅为8.4%。随访的X线片证实没有明确支架断裂。STROLL试验[28]是一项多中心前瞻性、单臂注册试验，该试验评估了250名使用SMART SE支架治疗的FP疾病患者。随访1年、2年、3年的初级通畅率分别为81.7%、74%和72%。在3年时，非临床保守治疗的TLR为75%[29]。SMART支架经FDA批准可用于SFA和近端腘动脉。

SUPER试验[30]是英国一项基于多中心的随机研究，采用SMART支架（Cordis，Warren，MA）与PTA治疗股腘段病变。该组患者除了较长段的病变外，慢性闭塞率也非常高（93.3%）。在12个月时，支架组的初级通畅率为47.2%，而PTA组为43.5%（P=0.7）。造成这种情况的原因包括初级通畅性差以及慢性闭塞患病率高和内膜下血管成形术比例高。Misago支架（Terumo Europe，Leuven，比利时）登记显示55名患者的6个月再狭窄率为8.5%[31]。对744名FP病变患者进行了大型随访多中心登记（MISAGO-2研究）[32]。12个月时，TLR为10.1%，随访X线片显示断裂率为3.1%。

对于较长的病灶（＞50mm），PTA与初次支架的随机试验表明支架优于PTA。在ABSOLUTE试验[22]中，104名因SFA狭窄或闭塞而导致严重跛行或慢性肢体缺血的患者被随机分配接受初次支架置入或血管成形术。结果显示，6个月时，支架组血管造影再狭窄率为24%，血管成形术组为43%（P=0.05）；在12个月时，双功超声检查的再狭窄率分别为37%和63%（P=0.01）。在6个月和12个月时，支架组的患者在跑步机上比血管成形术组的患者走得更远。2年后报告的数据显示形态良好，并显示了支架对较长病变的更有获益趋势[24]。在RESILIENT试验中，来自美国和欧洲24个中心的206名因SFA和近端腘动脉阻塞性病变而出现间歇性跛行的患者被随机分配接受植入镍钛合金支架或PTA[33]。支架组的平均病灶总长度为71mm，血管成形术组为64mm。在12个月时，支架组的免于TLR发生率为87.3%，而血管成形术组为45.1%（P＜0.0001）。支架组在12个月时基于多普勒超声数据的初级通畅率更好（81.3% vs 36.7%；P＜0.0001）。在3年的随访中，支架组在3年内无TLR的情况明显更好（75.5% vs 41.8%；P＜0.0001），临床成功率也是如此（63.2% vs 17.9%；P＜0.0001）[34]。

Durability Ⅰ试验是一项针对SFA病变中的EverFlex支架（Covidien，Mansfield，MA）的多中心研究[35]。这项研究招募了151名有症状的PAD患者，从Rutherford 2~5级不等。1年内无再狭窄率为72%。在同一随访期间，免于TLR发生率为79%。Durability Ⅱ试验是一项前瞻性、多中心、单臂研究试验，旨在评估使用长达200mm的EverFlex支架对较长SFA病变（最大180mm）的安全性和有效性[36]。12个月时的初级通畅率为77%。根据分析，短病变与长病变的初期通畅率存在统计学差异（≤80mm病变为86.2%，＞80mm病变为69%；P=0.002）。1年内TLR发生率仅为13.9%。在3年的随访中，初期通畅率为60.0%。与＞80mm的病变相比，≤8mm的病变的通畅率明显更高（71.0% vs 50.5%；P＜0.0001）。EverFlex支架于2012年获得FDA批准用于治疗SFA和近端腘动脉病变。

SUMMIT研究[37]是一项前瞻性、多中心注册登记研究，评估EPIC镍钛合金支架（波士顿科学公司，Natick，MA）在股腘段病变中的安全性和有效性[27]。该研究招募了100名平均病变长度为69mm的患者，其中30%的患者为完全闭塞，50%至少有中度钙化。12个月时的二次再狭窄率为15.7%，免于TLR发生率为92%。在12个月的随访中，

钛诺SE支架的治疗效果。148名患者被随机分配至Viabahn支架或镍钛合金SE支架组。3年时Viabahn组的初期通畅率为24%，BMS组为25%。VIPER试验评估了新一代肝素涂层的Viabahn支架（肝素涂层的扩展型聚四氟乙烯涂层支架移植物）[52]。这是一项前瞻性、单臂、多中心试验，招募了113名患者。12个月的初期通畅率为73%。VIASTAR试验是一项随机、单盲、比较临床成果的多中心试验，比较发现在股腘病变中具有Protaten生物活性表面（VIA）的Viabahn内置假体与裸镍钛合金支架具有相似的通畅性[53]，使用的BMS包括Lifestent、EverFlex支架和SMART支架。在12个月时，使用Viabahn治疗的病变的初期通畅率优于使用裸镍钛诺支架治疗的病变（78.1% *vs* 53.5%；*P*=0.009）。总体而言，这些使用Viabahn支架的研究表明，与外科股腘旁路相比，覆膜镍钛合金SE支架具有良好的结果，并且在治疗长段股腘病变方面，Viabahn支架可能优于裸镍钛合金支架。然而，对于覆盖了侧支血管的担忧仍然存在，如果患者出现支架内闭塞，可能会发生急性肢体缺血。

15.8 药物涂层球囊（DCB）

药物涂层球囊是DES的一种有吸引力的替代品，因为它们可以输送抗增殖剂，从而抑制新内膜增殖过程并且不会导致支架内再狭窄。DCB的使用具有三个关键特征[54]。首先，血管准备（PTA使用无涂层的小球囊），然后是DCB，以促进药物的均匀分布。其次，抗增殖首选药物是紫杉醇，因为它倾向于停留在局部微环境中，从而增加其对内膜细胞增殖的抑制作用。第三，优选的传送系统是亲水性物质，它可以在很短的时间内将药物输送到全身循环中，并且损失最小。持续抑制内膜增生并不需要延长药物洗脱时间[55]。尽管如此，在新内膜增殖最活跃的阶段递送抗增殖药物应该足以减少再狭窄。

几项试验为在PAD中使用DCB铺平了道路。局部紫杉醇短期暴露减少远端动脉再狭窄（THUNDER）试验是DCB在非冠状动脉中的首次人体试验[56]。这是一项多中心研究，采用三向随机化方案，由154名患有严重疾病或股腘段完全闭塞的患者组成。第一组用紫杉醇涂层球囊（PEB）治疗，第二组用普通球囊治疗，第三组用紫杉醇溶解在碘普罗胺造影剂中的普通球囊治疗。平均病变长度为7.4cm。主要终点是6个月的血管造影晚期管腔丢失（LLL）。与其他两组相比，PEB组的LLL显著降低（0.4±1.2mm *vs* 1.7±1.8mm *vs* 2.2±1.6mm；*P*<0.001）。TLR与标准未涂层球囊相比，6个月时PEB

组减少（4% *vs* 29%；*P*=0.001）。这些良好的DCB效果在24个月的随访中得以持续。此外，5年后LLL持续下降 [57]。然而，TLR率与紫杉醇溶解在造影剂中的普通球囊组无统计学差异（4% *vs* 29%；*P*=0.41）。

股动脉紫杉醇（FEMPAC）试验 [58]以1∶1的方式随机将87名患者分配至标准无涂层球囊组和PEB组。FP病变长度较短（5.7cm *vs* 6.1cm），结果与THUNDER试验相似。在6个月的随访中，LLL的主要终点在DCB组中显著降低（0.5 ± 1.1mm *vs* 1.0 ± 1.1mm；*P*=0.031）。同样，DCB组的TLR率较低（6.7% *vs* 33%；*P*=0.002）。这些结果持续了18个月。Rutherford分级有显著改善，但ABI没有显著差异。这些多中心试验仅限于相对较短、非复杂的FP病变，异质研究对象，非常规终点，仅限于6个月的血管造影随访和小样本量。

Lutonix紫杉醇涂层球囊预防FP再狭窄（LEVANT 1）试验 [59] 是一项前瞻性、多中心、随机研究，评估了紫杉醇涂层MOXY球囊的安全性。共101名患有新发CLI和再狭窄股腘病变患者被随机分配至PEB组（49名患者）和标准无涂层球囊组（52名患者）。病变长度分别为80.8mm和80.2mm（从4～15cm不等）。DCB组6个月时LLL的主要终点显著降低（0.46mm *vs* 1.09mm；*P*=0.016）。在亚组分析中，与使用无涂层球囊进行PTA的患者相比，DCB组的LLL显著降低。此外，与因PTA失败而接受支架置入术的患者（26名患者）相比，DCB组继续显示出LLL降低（但是，该试验不足以得出支架组和DCB组之间存在统计学差异的结论）。与非DCB组（46%）相比，DCB组（39%）的综合24个月主要不良事件较低。这些试验 [60] 表明，不充分的球囊扩张和位置错失导致12个月时的初期通畅率和TLR率显著下降。

紫杉醇涂层球囊治疗股动脉再狭窄（PACIFIER）试验 [61] 是一项前瞻性、多中心、随机、对照单盲研究，纳入了85例患者91处股腘病变（44例接受了IN. PACT Pacific DCB和47例与标准无涂层球囊）。DCB组的平均病灶长度为70mm，标准无涂层球囊组为66mm。该研究达到了主要终点（6个月时LLL降低），而IN.PACT Pacific DCB球囊组在6个月时LLL显著降低（-0.01 *vs* 0.65mm；*P*=0.0014）。此外，DCB组在6个月时的TLR率更高（7.3% 对22%；*P*=0.06）。在亚组分析中，DCB组对LLL的益处与病变类型和长度无关。在12个月时，DCB组的不良事件（死亡、截肢或TLR）少于标准无涂层球囊组（7.1% *vs* 34.9%；*P*=0.003）。一项对THUNDER、FEMPAC、LEVANT Ⅰ和PACIFIER试验的荟萃分析[62]显示，在中位随访10.3个月时使用DCB可改善结果

（TLR、LLL和血管造影再狭窄显著降低，且不良事件没有增加）。

一些最近的试验，如IN.PACT SFA Ⅰ和Ⅱ，正在进行多中心随机研究[63]。这些试验旨在评估Admiral DCB在股腘病变中的安全性和有效性。331例患者以2∶1方式随机分组（DCB组220例，标准球囊PTA组111例），12个月初步结果显示，DCB组在以下方面的表现优于标准无涂层球囊组（$P<0.001$），初期通畅率（82.2% vs 52.4%；主要终点），临床驱动的TLR（2.4% vs 20.6%），主要持续临床改善（Rutherford分类分级改善≥1级的截肢和无TVR的存活患者），主要安全终点（在12个月内免于30天设备和手术相关死亡、目标肢体主要截肢和临床驱动的TVR）和主要不良心血管事件（MACE）（死亡、临床驱动的TVR、目标肢体主要截肢和血栓形成）[64]。Krishnan报告称，3年时DCB组的初期通畅率高于单独血管成形术（69.5% vs 45.1%；$P<0.001$），临床驱动的TLR较低（15.2% vs 31.1%；$P=0.002$）。MACE发生率无明显差异，但DCB组的全因死亡率更高（10.9% vs 1.9%；$P=0.006$）[65]。IN.PACT SFA试验的积极结果一直持续到真实世界的患者群体中。IN.PACT全球注册（27个国家的1406名患者）也显示出可喜的结果；92.6%的入组患者在1年内摆脱了临床驱动的TLR。主要持续临床改善率为80.6%，安全性也很高，主要安全终点率为92.1%。1年的MACE率为12%，全因死亡率为3.5%。鉴于各种人群中的安全性和有效性，许多人没有资格获得随机试验[66]。

下肢多级治疗药物洗脱球囊评估（DEBELLUM）研究[67]是一项前瞻性、随机、单中心研究，招募了50名股腘（75.4%）和膝下病变患者。25名患者随机接受IN.PACT Admiral DCB治疗，25名患者接受标准无涂层球囊治疗。DCB组6个月时的LLL优于标准无涂层球囊组。BIOLUX P-Ⅰ是一项国际、多中心、随机对照试验[68]，该试验评估比较了Passeo-18 Lux紫杉醇涂层球囊（30名患者）与标准无涂层球囊（30名患者）的安全性和有效性。在6个月时，与标准无涂层球囊组相比，DCB组的LLL显著降低。两组的总体主要不良事件发生率无明显差异。DCB组在Rutherford分级方面结果表现稍好。DEFINITIVE AR研究是一项欧洲多中心、前瞻性、随机试验，评估DCB在严重钙化病变中的有效性。患者被随机分配接受定向斑块切除术和紫杉醇涂层Cotavance球囊，或单独紫杉醇涂层Cotavance球囊治疗。为期30天的初步结果[69]显示，定向斑块切除术和紫杉醇涂层Cotavance球囊的技术成功率显著高于单独使用紫杉醇涂层Cotavance

球囊。

SFA-Long研究招募了使用IN.PACT Admiral紫杉醇涂层球囊（美敦力）治疗的SFA病变＞15cm的有症状患者。24个月时，初期通畅率为70.4%，免于TLR发生率为84.7%。10.2%的患者发生MACE，最常见的是全因死亡，发生率为5.1%，其次是血栓形成和非靶病变TVR，在长（＞25cm）病变中，发生率分别为75%和66%（P=0.25）[70]。

PACUBA试验是一项将74例患者随机分配到使用Freeway紫杉醇洗脱球囊（Eurocor血管内）和标准PTA治疗SFA的ISR。DCB的初期通畅率显著升高。对于SFA完全闭塞的患者，36.4%的DCB治疗患者在12个月时血管通畅，而传统球囊治疗的患者为11.1%。在总体人群中，1、6和12个月的通畅率分别为97.0%、58.8%和40.7%。普通冠状动脉球囊血管成形术的发生率分别为97.0%、31.3%和13.4%[71]。

DEBATE-SFA试验[72]试图比较PEB与PTA的疗效，然后在有再狭窄风险的患者中植入自膨胀镍钛诺BMS。在PEB/BMS和PTA/BMS组中，二次再狭窄的发生率分别为17%和47.3%（P=0.008）。

支架内再狭窄外周干预中的药物洗脱球囊（DEBATE-ISR）研究[73]是一项针对接受PEB治疗的股腘段ISR症状性糖尿病患者的前瞻性全员研究，旨在比较12个月的复发情况。在1年的随访中，有6例患者死亡（每组3例），PTA组中有1例患者接受了大截肢。DEB组19.5%的患者发生再狭窄，而PTA组为71.8%（P＜0.001）。DEB组13.6%的患者对有症状的复发性再狭窄进行TLR，而PTA组为31.0%（P=0.045）。3年后两个治疗组的TLR率约为40%，差异不明显[74]。

AcoArt Ⅰ试验[75]是一项针对200例PAD患者的中国人研究，这些患者被前瞻性随机分配接受新的紫杉醇涂层或标准无涂层球囊导管治疗。1年后，TLR的发生率分别为7.2%和39.6%（P＜0.001）。在对照组中有1人次进行了大截肢。

15.9　冷冻疗法

冷冻成形术（冷球囊血管成形术）已作为一种有效的主要方法，用于限制与周围血管系统中动脉粥样硬化病变的血管内扩张相关的夹层、血管回缩以及随后的内膜增生和再狭窄的发生率[76-80]。经FDA批准的专用冷冻成形球囊导管不是用标准的盐水溶液和造影剂混合物充气，而是用一氧化二氮充气，这会导致动脉中的斑块在 −10℃时冻结。先前的科学研究表明，这一过程使斑块变弱，血管均匀扩张和弹性蛋白纤维改变以减少血管壁回弹，而胶原纤维不受损伤并能够保持结构完整性[81,82]，诱导平滑肌细胞凋亡，这与抑制新内膜形成和减少随后的再狭窄有关[83]。

涉及冷冻成形术的研究结果与通畅率和重新干预的需要相矛盾。Diazet等人[84]在一项为期3年的比较股腘动脉再通中冷冻成形术与传统血管成形术患者的无再干预存活率的分析中，显示出良好的即刻成功率和较低的支架置入率。然而，在3年的随访期间，两种方式的通畅率趋于等同。一项包含102名患者的多中心登记显示，急性血管造影成功率高，TLR发生率低。观察到的通畅率优于以前用传统血管成形术记录的通畅率[80]。COBRA试验是一项前瞻性、多中心、随机、对照的糖尿病患者临床试验，旨在研究与传统球囊相比，使用冷冻成形球囊扩张SFA镍钛诺自扩张支架后是否能减少再狭窄。该研究的主要发现是使用自膨式支架进行SFA支架置入术的糖尿病患者与使用传统球囊进行后扩张患者相比，使用冷冻成形术进行后扩张显著降低了12个月的ISR率[85]。然而，由于随机对照试验的数量很少，无法确定冷冻成形术优于传统血管成形术的益处。

15.10 斑块切除术

动脉粥样硬化斑块切除装置旨在通过使用导管输送刀片进行切割、粉碎或刮除来减少和去除动脉粥样硬化斑块。SilverHawk旋切术导管（EV3，Minneapolis，MN）的发展再度引起了人们对定向旋切术的兴趣，该技术在历史上一直与冠状动脉和外周血管系统的高再狭窄率相关[86,87]。与准分子激光一样，与PTA和支架植入术相比，斑块切除术在理论上具有消除动脉壁拉伸损伤、限制急性夹层（以及对辅助支架置入的需要）和弹性回缩的理论优势，从而可能减少术后过程炎症和再狭窄率。旋转和轨道斑块切除术（orbital atherectomy，OA）在钙化病变方面都存在缺陷。另一方面，准分子激光已获得FDA批准用于FP ISR[88]。

15.11 定向斑块切除术

定向斑块切除术涉及在纵向平面上使用切割装置切除动脉粥样硬化斑块[89]。FDA批准两种设备用于定向斑块切除术：SilverHawk™（Covidien，Plymouth，MN）和TurboHawk™（Covidien，Plymouth，MN）。最近发表的DEFINITIVE LE试验是最大的多中心研究，评估了独立SilverHawk™/TurboHawk™斑块切除系统对股腘和胫腓动脉PAD的血管内治疗的中期和长期有效性[90]。其主要终点是跛行患者1年时的通畅性和CLI患者1年时的免于计划外截肢。该试验共研究了800名患者，其中一半以上是糖尿病患者，66% 的病变位于股腘段动脉。最终结果显示，跛行患者的通畅率为78%，CLI患者的通畅率为71%，免于截肢率为95%。该试验的主要限制是缺乏随机化和12个月后的随访。

15.12　内旋磨术

Pathway PV系统（Pathway Medical，Kirkland，WA）与其他旋磨设备相比具有独特功能。通过抽吸口去除动脉粥样硬化斑块物质的功能降低了阻塞微血管系统的风险，并避免了红细胞降解产物的增加，尤其是在肾功能受损的患者中。没有抽吸功能的高速旋转装置会导致这些降解产物的增加，例如结合珠蛋白和钾，这可能会诱发心律失常并危及生命[91]。此外，导管的抽吸功能使得该装置可用于包含两种闭塞物质的病变，包括固体、甚至钙化斑块和新鲜血栓。Pathway PV可用作亚急性和急性血管闭塞的血栓切除装置。

Zeller等人[92]报告了一项前瞻性非随机多中心试验的结果，该试验使用的是具有抽吸功能的旋磨系统。在这项研究中，210例腹股沟下血管病变患者使用Pathway PV斑块切除术系统实现了99% 的技术成功率。59% 进行了辅助球囊血管成形术，7% 实施了支架置入术。1年的初期和再次通畅率分别为61.8% 和81.3%。1年保肢率为100%。这些通畅率与SilverHawk研究队列相似。

15.13　轨道斑块切除术

Diamondback 360° OA系统（CSI，St. Paul，MN）使用斑块消融导管。它包含一个带有金刚石涂层表面的磨料偏心形冠，其表面可旋转并通过磨损斑块扩大管腔。OA与机械旋磨术（Rotablator）（Boston Scientific，Natick，MA）有一些相似之处。

对CONFIRM登记分析发现，无论男性和女性患有PAD的受试者都有高成功率。CONFIRM登记处的总体最终残余狭窄率为10%，女性患者实际上低于男性患者。这些发现与OASIS试验一致，该试验是一项多中心、前瞻性、非随机登记的试验，124例腘动脉病变的患者（33%为女性）接受了OA治疗。OASIS试验显示出高成功率（90.1%

的患者最终直径狭窄≤30%）以及6个月时的低MACE率（10.4%）[93]。Korabathina等人[94] 在一个单臂登记数据库中招募了98名患者（54% 为女性），该数据库包含接受OAS治疗的腹股沟动脉病变患者，在30天时表现出较低的主要不良事件发生率（2.2%）和良好的安全性。

15.14 准分子激光辅助血管成形术

由于对周围组织的热损伤引起的高并发症率，在1980年代后期连续波激光被评估并放弃用于外周干预[95]。相比之下，腿部动脉的准分子激光血管成形术（ELA）自1994年以来已在欧洲商业化使用 [96]。308nm ELA利用灵活的光纤导管来提供强烈的短时紫外线能量脉冲。脉冲紫外线能量的优势在于50μm的穿透深度，它是通过光化学过程而不是热过程直接破坏分子键。准分子激光导管通过每个能量脉冲去除约10μm的组织层。组织仅在接触时蒸发，不会导致周围组织温度升高。

准分子激光辅助血管成形术的多中心LACI（用于严重缺血的激光粥样斑块切除术）试验治疗了155个肢体（91%至少有一处闭塞）的423处病变（41% SFA、15% 腘动脉、41% 膝下动脉），145名CLI患者（Rutherford分级4～6级，69%组织丢失，66%糖尿病患者）被确定为不适合进行手术血运重建。85%手术成功（定义为所有治疗病变中残留狭窄<50%）[97, 98]。每条肢体治疗动脉的中位长度为11.0cm。接受治疗的患者肢体手术并发症率为12%，包括夹层（4%）、急性血栓形成（3%）、远端栓塞（3%）和穿孔（2%）。准分子手术后96%的肢体进行了辅助球囊血管成形术。支架（主要是裸露镍钛合金）辅助放置在61% 的SFA病变、38% 的腘动脉病变和16% 的胫动脉病变中。平均病变狭窄（通过目测估计）从基线时的92%降至激光治疗后的55%和最终评估时的18%。在6个月的随访中，119例存活患者中的110例（92%）［127个肢体中的118个（93%）］实现了保肢； 56% 的缺血性溃疡完全愈合 [97]。尽管治疗了一个非常不利的患者群，但ELA实现了与搭桥手术黄金标准疗效相当的保肢率。遵循LACI方案，美国单中心注册研究试验和比利时五中心试验使用该设备取得了可对比的结果 [99, 100]。

最近，EXCITE ISR研究是在研究设备豁免（IDE） 下进行的第一项试验，以支持FDA对FP ISR的适应证。在进行主要终点分析后，该试验在注册250例患者后试验中止。与单独使用PTA相比，ELA + PTA的手术成功率更高，手术并发症和治疗后狭窄明显减少。与单独的PTA相比，ELA+PTA在安全性和有效性方面有明确的优势[88]。

15.15 展望

可生物降解支架的概念是有前途和吸引力的。当新内膜增殖过程停止时，随着支架的消失，可以实现抗增殖药物的递送并防止急性回缩和负重塑，这是一个有吸引力的概念。最近，一项评估可生物降解支架的有效性和安全性的多中心、非随机注册研究（REMEDY）表明，其初期通畅率为71%，TLR为22%[101]。

ESPRIT Ⅰ试验正在研究生物可吸收支架如何适应PAD的治疗模式。3年的结果表明，依维莫司洗脱装置可以较好地改善跛行患者的症状。3年数据说明并证实持续通畅且症状缓解，在两年的随访中，免于缺血驱动的TLR为88.1%，3年后保持不变。就安全性而言，自研究开始以来，在所治疗的肢体中没有行截肢或搭桥治疗者[102]。

参考文献

（关键引用文献，以粗体显示）

1 Shammas, N.W. (2007). Epidemiology, classification, and modifiable risk factors of peripheral arterial disease. *Vasc. Health Risk Manag.* 3 (2): 229–234.

2 Aronow, H. (2008). Peripheral arterial disease in the elderly: recognition and management. *Am. J. Cardiovasc. Drugs* 8 (6): 353–364.

3 Hirsch, A.T., Criqui, M.H., Treat-Jacobson, D. et al. (2001). Peripheral arterial disease detection, awareness, and treatment in primary care. *JAMA* 286 (11): 1317–1324.

4 Luther, M., Lepantalo, M., Alback, A., and Matzke, S. (1996). Amputation rates as a measure of vascular surgical results. *Br. J. Surg.* 83 (2): 241–244.

5 Hirsch, A.T., Haskal, Z.J., Hertzer, N.R. et al. (2006). ACC/AHA 2005 Practice Guidelines for the management of patients with peripheral arterial disease (lower extremity, renal, mesenteric, and abdominal aortic): a collaborative report from the American Association for Vascular Surgery/Society for Vascular Surgery, Society for Cardiovascular Angiography and Interventions, Society for Vascular Medicine and Biology, Society of Interventional Radiology, and the ACC/AHA Task Force on Practice Guidelines (Writing Committee to Develop Guidelines for the Management of Patients With Peripheral Arterial Disease): endorsed by the American Association of Cardiovascular and Pulmonary Rehabilitation; National Heart, Lung, and Blood Institute; Society for Vascular Nursing; TransAtlantic Inter-Society Consensus; and Vascular Disease Foundation. *Circulation* 113 (11): e463–e654.

6 The ICAI Group (Gruppo di Studio dell' Ischemia Cronica Critica degli Arti Inferiori). The Study Group of Criticial Chronic Ischemia of the Lower Extremities. (1997). Long-term mortality and its predictors in patients with critical leg ischaemia. *Eur. J. Vasc. Endovasc. Surg.* 14 (2): 91–95.

7 Ouriel, K. (2001). Peripheral arterial disease. *Lancet* 358 (9289): 1257–1264.

8 Brodmann, M. (2014). Prime time for drug eluting balloons in SFA interventions? *J. Cardiovasc. Surg.* 55 (4): 461–464.

9 Kasapis, C. and Gurm, H.S. (2009). Current approach to the diagnosis and treatment of femoral-popliteal arterial disease. A systematic review. *Curr. Cardiol. Rev.* 5 (4): 296–311.

10 Zeller, T., Schmitmeier, S., Tepe, G., and Rastan, A. (2011). Drug-coated balloons in the lower limb. *J. Cardiovasc. Surg.* 52 (2): 235–243.

11 Dormandy, J.A. and Rutherford, R.B. (2000). Management of peripheral arterial disease (PAD). TASC Working Group. TransAtlantic Inter-Society Consensus (TASC). *J. Vasc. Surg.* 31 (1 Pt 2): S1–S296.

12 Norgren, L., Hiatt, W.R., Dormandy, J.A. et al. (2007). Inter-Society Consensus for the Management of Peripheral Arterial Disease (TASC II). *Eur. J. Vasc. Endovasc. Surg.* 33 Suppl 1: S1–S75.

13 Norgren, L., Hiatt, W.R., Dormandy, J.A. et al. (2007). Inter-society consensus for the management of peripheral arterial disease (TASC II). *J. Vasc. Surg.* (45 Suppl S): S5–S67.

14 Schillinger, M. and Minar, E. (2012). Percutaneous treatment of peripheral artery disease: novel techniques. *Circulation* 126 (20): 2433–2440.

15 Spronk, S., Bosch, J.L., Veen, H.F. et al. (2005). Intermittent claudication: functional capacity and quality of life after exercise training or percutaneous transluminal angioplasty – systematic

review. *Radiology* 235 (3): 833–842.

16 de Vries, S.O., Visser, K., de Vries, J.A. et al. (2002). Intermittent claudication: cost-effectiveness of revascularization versus exercise therapy. *Radiology* 222 (1): 25–36.

17 Matsi, P.J., Manninen, H.I., Vanninen, R.L. et al. (1994). Femoropopliteal angioplasty in patients with claudication: primary and secondary patency in 140 limbs with 1-3-year follow-up. *Radiology* 191 (3): 727–733.

18 Capek, P., McLean, G.K., and Berkowitz, H.D. (1991). Femoropopliteal angioplasty. Factors influencing long-term success. *Circulation* 83 (2 Suppl): I70–I80.

19 Laird, J.R. (2006). Limitations of percutaneous transluminal angioplasty and stenting for the treatment of disease of the superficial femoral and popliteal arteries. *J. Endovasc. Ther.* 13 (Suppl 2): II30–II40.

20 Conrad, M.F., Crawford, R.S., Hackney, L.A. et al. (2011). Endovascular management of patients with critical limb ischemia. *J. Vasc. Surg.* 53 (4): 1020–1025.

21 Rana, M.A. and Gloviczki, P. (2012). Endovascular interventions for infrapopliteal arterial disease: an update. *Semin. Vasc. Surg.* 25 (1): 29–34.

22 Schillinger, M., Sabeti, S., Loewe, C. et al. (2006). Balloon angioplasty versus implantation of nitinol stents in the superficial femoral artery. *N. Engl. J. Med.* 354 (18): 1879–1888.

23 Bloomfield, G.S., Gillam, L.D., Hahn, R.T. et al. (2012). A practical guide to multimodality imaging of transcatheter aortic valve replacement. *JACC Cardiovasc. Imaging* 5 (4): 441–455.

24 Schillinger, M., Sabeti, S., Dick, P. et al. (2007). Sustained benefit at 2 years of primary femoropopliteal stenting compared with balloon angioplasty with optional stenting. *Circulation* 115 (21): 2745–2749.

25 Dick, P., Wallner, H., Sabeti, S. et al. (2009). Balloon angioplasty versus stenting with nitinol stents in intermediate length superficial femoral artery lesions. *Catheter Cardiovasc. Interv.* 74 (7): 1090–1095.

26 **Krankenberg, H., Schluter, M., Steinkamp, H.J. et al. (2007). Nitinol stent implantation versus percutaneous transluminal angioplasty in superficial femoral artery lesions up to 10 cm in length: the femoral artery stenting trial (FAST). *Circulation* 116 (3): 285–292.**

27 Laird, J.R., Jain, A., Zeller, T. et al. (2014). Nitinol stent implantation in the superficial femoral artery and proximal popliteal artery: twelve-month results from the complete SE multi-center trial. *J. Endovasc. Ther.* 21 (2): 202–212.

28 **Gray, W.A., Feiring, A., Cioppi, M. et al. (2015). SMART self-expanding nitinol stent for the treatment of atherosclerotic lesions in the superficial femoral artery (STROLL): 1-year outcomes. *J. Vasc. Interv. Radiol.* 26 (1): 21–28.**

29 Jaff, M.R. (2014). SMART nitinol self-expanding stent in the treatment of obstructive superficial femoral artery disease: Three-year clinical outcomes from the STROLL trial. Presented at: International Symposium on Endovascular Therapy; January 21, 2014; Miami Beach, FL.

30 **Chalmers, N., Walker, P.T., Belli, A.M. et al. (2013). Randomized trial of the SMART stent versus balloon angioplasty in long superficial femoral artery lesions: the SUPER study. *Cardiovasc. Interv. Radiol.* 36 (2): 353–361.**

31 Schulte, K.L., Muller-Hulsbeck, S., Cao, P. et al. (2010). MIS-AGO 1: first-in-man clinical trial with Misago nitinol stent. *EuroIntervention* 5 (6): 687–691.

32 Schulte, K.L., Kralj, I., Gissler, H.M. et al. (2012). MIS-AGO 2: one-year outcomes after implantation of the Misago self-expanding nitinol stent in the superficial femoral and popliteal arteries of 744 patients. *J. Endovasc. Ther.* 19 (6): 774–784.

33 Laird, J.R., Katzen, B.T., Scheinert, D. et al. (2010). Nitinol stent implantation versus balloon angioplasty for lesions in the superficial femoral artery and proximal popliteal artery: twelve-month results from the RESILIENT randomized trial. *Circ. Cardiovasc. Interv.* 3 (3): 267–276.

34 **Laird, J.R., Katzen, B.T., Scheinert, D. et al. (2012). Nitinol stent implantation vs. balloon angioplasty for lesions in the superficial femoral and proximal popliteal arteries of patients with claudication: three-year follow-up from the RESILIENT randomized trial. *J. Endovasc. Ther.* 19 (1): 1–9.**

35 Bosiers, M., Torsello, G., Gissler, H.M. et al. (2009). Nitinol stent implantation in long superficial femoral artery lesions: 12-month results of the DURABILITY I study. *J. Endovasc. Ther.* 16 (3): 261–269.

36 Matsumura, J.S., Yamanouchi, D., Goldstein, J.A. et al. (2013). The United States StuDy for EvalUating EndovasculaR TreAtments of Lesions in the Superficial Femoral Artery and Proximal Popliteal By usIng the Protege EverflLex NitInol STent SYstem II (DURABILITY II). *J. Vasc. Surg.* 58 (1): 73–83 e1.

37 Werner, M., Piorkowski, M., Thieme, M. et al. (2013). SUMMIT registry: one-year outcomes after implantation of the EPIC self-expanding nitinol stent in the femoropopliteal segment. *J. Endovasc. Ther.* 20 (6): 759–766.

38 FDA (2016). Supera Peripheral Stent System: Instruction for use. Available from: http://www.accessdata.fda.gov/cdrh_docs/pdf12/P120020b.pdf. Accessed September 25, 2016.

39 Scheinert, D., Grummt, L., Piorkowski, M. et al. (2011). A novel self-expanding interwoven nitinol stent for complex femoropopliteal lesions: 24-month results of the SUPERA SFA registry. *J. Endovasc. Ther.* 18 (6): 745–752.

40 Werner, M., Paetzold, A., Banning-Eichenseer, U. et al. (2014). Treatment of complex atherosclerotic femoropopliteal artery disease with a self-expanding interwoven nitinol stent: midterm results from the Leipzig SUPERA 500 registry. *EuroIntervention* 10 (7): 861–868.

41 Garcia, L., Jaff, M.R., Metzger, C. et al. (2015). Wire-interwoven nitinol stent outcome in the superficial femoral and proximal popliteal arteries: twelve-month results of the SUPERB trial. *Circ. Cardiovasc. Interv.* 8 (5): e000937. doi: 10.1161/CIRCINTERVENTIONS.113.000937.

42 Muradin, G.S., Bosch, J.L., Stijnen, T., and Hunink, M.G. (2001). Balloon dilation and stent implantation for treatment of femoropopliteal arterial disease: meta-analysis. *Radiology* 221 (1): 137–145.

43 Grimm, J., Muller-Hulsbeck, S., Jahnke, T. et al. (2001). Randomized study to compare PTA alone versus PTA with Palmaz stent placement for femoropopliteal lesions. *J. Vasc. Interv. Radiol.* 12 (8): 935–942.

44 Moses, J.W., Kipshidze, N., and Leon, M.B. (2002). Perspectives of drug-eluting stents: the next revolution. *Am. J. Cardiovasc. Drugs* 2 (3): 163–172.

45 Rocha-Singh, K.J., Jaff, M.R., Crabtree, T.R. et al. (2007). Performance goals and endpoint assessments for clinical trials of femoropopliteal bare nitinol stents in patients with symptomatic peripheral arterial disease. *Catheter. Cardiovasc. Interv.* 69 (6): 910–919.

46 Duda, S.H., Bosiers, M., Lammer, J. et al. (2006). Drug-eluting and bare nitinol stents for the treatment of atherosclerotic lesions in the superficial femoral artery: long-term results from the SIROCCO trial. *J. Endovasc. Ther.* 13 (6): 701–710.

47 Dake, M.D., Ansel, G.M., Jaff, M.R. et al. (2013). Sustained safety and effectiveness of paclitaxel-eluting stents for femoropopliteal lesions: 2-year follow-up from the Zilver PTX randomized and single-arm clinical studies. *J. Am. Coll. Cardiol.* 61 (24): 2417–2427.

48 Dake, M.D., Ansel, G.M., Jaff, M.R. et al. (2011). Paclitaxel-eluting stents show superiority to balloon angioplasty and bare metal stents in femoropopliteal disease: twelve-month Zilver PTX randomized study results. *Circ. Cardiovasc. Interv.* 4 (5): 495–504.

49 Dake, M.D., Scheinert, D., Tepe, G. et al. (2011). Nitinol stents with polymer-free paclitaxel coating for lesions in the superficial femoral and popliteal arteries above the knee: twelve-month safety and effectiveness results from the Zilver PTX single-arm clinical study. *J. Endovasc. Ther.* 18 (5): 613–623.

50 McQuade, K., Gable, D., Pearl, G. et al. (2010). Four-year randomized prospective comparison of percutaneous ePTFE/nitinol self-expanding stent graft versus prosthetic femoral-popliteal bypass in the treatment of superficial femoral artery occlusive disease. *J. Vasc. Surg.* 52 (3): 584–590. discussion 90-1, 91 e1-91 e7.

51 Geraghty, P.J., Mewissen, M.W., Jaff, M.R. et al. (2013). Three-year results of the VIBRANT trial of VIABAHN endoprosthesis versus bare nitinol stent implantation for complex superficial femoral artery occlusive disease. *J. Vasc. Surg.* 58 (2): 386–395 e4.

52 Saxon, R.R., Chervu, A., Jones, P.A. et al. (2013). Heparin-bonded, expanded polytetrafluoroethylene-lined stent graft in the treatment of femoropopliteal artery disease: 1-year results of the VIPER (Viabahn Endoprosthesis with heparin bioactive surface in the treatment of superficial femoral artery obstructive disease) trial. *J. Vasc. Interv. Radiol.* 24 (2): 165–173. quiz 74.

53 **Lammer, J., Zeller, T., Hausegger, K.A. et al. (2013). Heparin-bonded covered stents versus bare-metal stents for complex femoropopliteal artery lesions: the randomized VIASTAR trial (Viabahn endoprosthesis with PROPATEN bioactive surface [VIA] versus bare nitinol stent in the treatment of long lesions in superficial femoral artery occlusive disease). *J. Am. Coll. Cardiol.* 62 (15): 1320–1327.**

54 De Vries, J.P., Karimi, A., Fioole, B. et al. (2013). First- and second-generation drug-eluting balloons for femoro-popliteal arterial obstructions: update of technique and results. *J. Cardiovasc. Surg.* 54 (3): 327–332.

55 Deloose, K., Lauwers, K., Callaert, J. et al. (2013). Drug-eluting technologies in femoral artery lesions. *J. Cardiovasc. Surg.* 54 (2): 217–224.

56 Tepe, G., Zeller, T., Albrecht, T. et al. (2008). Local delivery of paclitaxel to inhibit restenosis during angioplasty of the leg. *N. Engl. J. Med.* 358 (7): 689–699.

57 Minar, E. and Schillinger, M. (2012). Innovative technologies for SFA occlusions: drug coated balloons in SFA lesions. *J. Cardiovasc. Surg.* 53 (4): 481–486.

58 Werk, M., Langner, S., Reinkensmeier, B. et al. (2008). Inhibition of restenosis in femoropopliteal arteries: paclitaxel-coated versus uncoated balloon: femoral paclitaxel randomized pilot trial. *Circulation* 118 (13): 1358–1365.

59 **Scheinert, D., Duda, S., Zeller, T. et al. (2014). The LEVANT I (lutonix paclitaxel-coated balloon for the prevention of femoropopliteal restenosis) trial for femoropopliteal revascularization: first-in-human randomized trial of low-dose drug-coated balloon versus uncoated balloon angioplasty. *JACC Cardiovasc. Interv.* 7 (1): 10–119.**

60 Scheinert, D (2012). Lessons learned from LEVANT 1 first-in-man study: 12 month analysis. Presentation, LINC 2012.

61 **Werk, M., Albrecht, T., Meyer, D.R. et al. (2012). Paclitaxel-coated balloons reduce restenosis after femoro-popliteal angioplasty: evidence from the randomized PACIFIER trial. *Circ. Cardiovasc. Interv.* 5 (6): 831–840.**

62 Cassese, S., Byrne, R.A., Ott, I. et al. (2012). Paclitaxel-coated versus uncoated balloon angioplasty reduces target lesion revascularization in patients with femoropopliteal arterial disease: a meta-analysis of randomized trials. *Circ. Cardiovasc. Interv.* 5 (4): 582–589.

63 Beohar, N., Whisenant, B., Kirtane, A.J. et al. (2014). The relative performance characteristics of the logistic European System for Cardiac Operative Risk Evaluation score and the Society of Thoracic Surgeons score in the Placement of Aortic Transcatheter Valves trial. *J. Thorac. Cardiovasc. Surg.* 148 (6): 2830–2837 e1.

64 Tepe, G., Laird, J., Schneider, P. et al. (2015). Drug-coated balloon versus standard percutaneous transluminal angioplasty for the treatment of superficial femoral and popliteal peripheral artery disease: 12-month results from the IN.PACT SFA randomized trial. *Circulation* 131 (5): 495–502.

65 Krishnan, P (2016). IN.PACT SFA randomized trial. Presented at: VIVA 2016. Las Vegas, NV. September 19, 2016.

66 Hahn, R.T., Abraham, T., Adams, M.S. et al. (2013). Guidelines for performing a comprehensive transesophageal echocardiographic examination: recommendations from the American Society of Echocardiography and the Society of Cardiovascular Anesthesiologists. *J. Am. Soc. Echocardiogr.* 26 (9): 921–964.

67 Fanelli, F., Cannavale, A., Boatta, E. et al. (2012). Lower limb multilevel treatment with drug-eluting balloons: 6-month results from the DEBELLUM randomized trial. *J. Endovasc. Ther.* 19 (5): 571–580.

68 Scheinert, D., Karl-Ludwig, S., Thomas, Z. et al. (2012). TCT-585 six month results of the BIOLUX P-I first in man study comparing a paclitaxel releasing balloon catheter versus an uncoated balloon catheter in femoropopliteal lesions. *J. Am. Coll. Cardiol.* 60 (17_S).

69 DEFINITIVE AR 30-Day Results Presented on Directional Atherectomy Plus DCB. *Endovasc. Today.* http://evtoday.com/2013/09/definitive-ar-30-day-results-presented-on-directional-atherectomy-plus-dcb.

70 Dvir, D., Jhaveri, R., and Pichard, A.D. (2012). The minimalist

approach for transcatheter aortic valve replacement in high-risk patients. *JACC Cardiovasc. Interv.* 5 (5): 468–469.

71 **Kinstner, C.M., Lammer, J., Willfort-Ehringer, A. et al. (2016). Paclitaxel-eluting balloon versus standard balloon angioplasty in in-stent restenosis of the superficial femoral and proximal popliteal artery: 1-year results of the PACUBA trial. *JACC Cardiovasc. Interv.* 9 (13): 1386–1392.**

72 **Liistro, F., Grotti, S., Porto, I. et al. (2013). Drug-eluting balloon in peripheral intervention for the superficial femoral artery: the DEBATE-SFA randomized trial (drug eluting balloon in peripheral intervention for the superficial femoral artery). *JACC Cardiovasc. Interv.* 6 (12): 1295–1302.**

73 Liistro, F., Angioli, P., Porto, I. et al. (2014). Paclitaxel-eluting balloon vs. standard angioplasty to reduce recurrent restenosis in diabetic patients with in-stent restenosis of the superficial femoral and proximal popliteal arteries: the DEBATE-ISR study. *J. Endovasc. Ther.* 21 (1): 1–8.

74 Grotti, S., Liistro, F., Angioli, P. et al. (2016). Paclitaxel-eluting balloon vs standard angioplasty to reduce restenosis in diabetic patients with in-stent restenosis of the superficial femoral and proximal popliteal arteries: three-year results of the DEBATE-ISR study. *J. Endovasc. Ther.* 23 (1): 52–57.

75 Jia, X., Zhang, J., Zhuang, B. et al. (2016). Acotec drug-coated balloon catheter: randomized, multi-center, controlled clinical study in femoropopliteal arteries: evidence from the AcoArt I trial. *JACC Cardiovasc. Interv.* 9 (18): 1941–1949.

76 Das, T., McNamara, T., Gray, B. et al. (2007). Cryoplasty therapy for limb salvage in patients with critical limb ischemia. *J. Endovasc. Ther.* 14 (6): 753–762.

77 Das, T.S., McNamara, T., Gray, B. et al. (2009). Primary cryoplasty therapy provides durable support for limb salvage in critical limb ischemia patients with infrapopliteal lesions: 12-month follow-up results from the BTK chill trial. *J. Endovasc. Ther.* 16 (2 Suppl 2): II19–II30.

78 Fava, M., Loyola, S., Polydorou, A. et al. (2004). Cryoplasty for femoropopliteal arterial disease: late angiographic results of initial human experience. *J. Vasc. Interv. Radiol.* 15 (11): 1239–1243.

79 Laird, J.R., Biamino, G., McNamara, T. et al. (2006). Cryoplasty for the treatment of femoropopliteal arterial disease: extended follow-up results. *J. Endovasc. Ther.* 13 (Suppl 2): II52–II59.

80 Laird, J., Jaff, M.R., Biamino, G. et al. (2005). Cryoplasty for the treatment of femoropopliteal arterial disease: results of a prospective, multi-center registry. *J. Vasc. Interv. Radiol.* 16 (8): 1067–1073.

81 Gage, A.A., Fazekas, G., and Riley, E.E. Jr. (1967). Freezing injury to large blood vessels in dogs. With comments on the effect of experimental freezing of bile ducts. *Surgery* 61 (5): 748–754.

82 Mandeville, A.F. and McCabe, B.F. (1967). Some observations on the cryobiology of blood vessels. *Laryngoscope* 77 (8): 1328–1350.

83 Tatsutani, K.N., Joye, J.D., Virmani, R., and Taylor, M.J. (2005). In vitro evaluation of vascular endothelial and smooth muscle cell survival and apoptosis in response to hypothermia and freezing. *Cryo Lett.* 26 (1): 55–64.

84 Diaz, M.L., Urtasun, F., Barberena, J. et al. (2011). Cryoplasty versus conventional angioplasty in femoropopliteal arterial recanalization: 3-year analysis of reintervention-free survival

by treatment received. *Cardiovasc. Interv. Radiol.* 34 (5): 911–917.

85 Banerjee, S., Das, T.S., Abu-Fadel, M.S. et al. (2012). Pilot trial of cryoplasty or conventional balloon post-dilation of nitinol stents for revascularization of peripheral arterial segments: the COBRA trial. *J. Am. Coll. Cardiol.* 60 (15): 1352–1359.

86 Tielbeek, A.V., Vroegindeweij, D., Buth, J., and Landman, G.H. (1996). Comparison of balloon angioplasty and Simpson atherectomy for lesions in the femoropopliteal artery: angiographic and clinical results of a prospective randomized trial. *J. Vasc. Interv. Radiol.* 7 (6): 837–844.

87 Garcia, L.A. and Lyden, S.P. (2009). Atherectomy for infrainguinal peripheral artery disease. *J. Endovasc. Ther.* 16 (2 Suppl Study for Treatment of FemoropopliTEal In-Stent Restenosis). *JACC Cardiovasc. Interv.* 8 (1 Pt A): 92–101.

89 Al Khoury, G. and Chaer, R. (2011). Evolution of atherectomy devices. *J. Cardiovasc. Surg.* 52 (4): 493–505.

90 McKinsey, J.F., Zeller, T., Rocha-Singh, K.J. et al. (2014). Lower extremity revascularization using directional atherectomy: 12-month prospective results of the DEFINITIVE LE study. *JACC Cardiovasc. Interv.* 7 (8): 923–933.

91 Mehta, S.K. and Laster, S.B. (2008). Hemolysis induced pancreatitis after orbital atherectomy in a heavily calcified superficial femoral artery. *Catheter. Cardiovasc. Interv.* 72 (7): 1009–1011.

92 Zeller, T., Krankenberg, H., Steinkamp, H. et al. (2009). One-year outcome of percutaneous rotational atherectomy with aspiration in infrainguinal peripheral arterial occlusive disease: the multi-center pathway PVD trial. *J. Endovasc. Ther.* 16 (6): 653–662.

93 **Lee, M.S., Canan, T., Rha, S.W. et al. (2015). Pooled analysis of the CONFIRM registries: impact of gender on procedure and angiographic outcomes in patients undergoing orbital atherectomy for peripheral artery disease. *J. Endovasc. Ther.* 22 (1): 57–62.**

94 Korabathina, R., Mody, K.P., Yu, J. et al. (2010). Orbital atherectomy for symptomatic lower extremity disease. *Catheter. Cardiovasc. Interv.* 76 (3): 326–332.

95 White, R.A., White, G.H., Mehringer, M.C. et al. (1990). A clinical trial of laser thermal angioplasty in patients with advanced peripheral vascular disease. *Ann. Surg.* 212 (3): 257–265.

96 Visona, A., Perissinotto, C., Lusiani, L. et al. (1998). Percutaneous excimer laser angioplasty of lower limb vessels: results of a prospective 24-month follow-up. *Angiology* 49 (2): 91–98.

97 Laird, J.R., Zeller, T., Gray, B.H. et al. (2006). Limb salvage following laser-assisted angioplasty for critical limb ischemia: results of the LACI multi-center trial. *J. Endovasc. Ther.* 13 (1): 1–11.

98 Laird, J.R. Jr., Reiser, C., Biamino, G., and Zeller, T. (2004). Excimer laser assisted angioplasty for the treatment of critical limb ischemia. *J. Cardiovasc. Surg.* 45 (3): 239–248.

99 Bosiers, M., Peeters, P., Elst, F.V. et al. (2005). Excimer laser assisted angioplasty for critical limb ischemia: results of the LACI Belgium study. *Eur. J. Vasc. Endovasc. Surg.* 29 (6): 613–619.

100 Biamino, G. (2004). The excimer laser: science fiction fantasy or practical tool? *J. Endovasc. Ther.* 11 (Suppl 2): II207–II222.

101 Vermassen, F., Bouckenooghe, I., Moreels, N. et al. (2013). Role of bioresorbable stents in the superficial femoral artery. *J. Cardiovasc. Surg.* 54 (2): 225–234.

102 Jaff, M.R. (2016). ESPRIT I Trial: Three-year results of the evaluation of the ESPRIT bioresorbable vascular scaffold (ESPRIT BVS) in the treatment of patients with occlusive vascular disease of the superficial femoral (SFA) or common or external iliac arteries. Presented at: VIVA 2016. Las Vegas, NV. September 21, 2016.

第 16 章
严重下肢缺血患者的小腿动脉和足底动脉介入治疗

Anand Prasad and Haley Hughston

Division of Cardiology, Department of Medicine, University of Texas Health Science Center at San Antonio, San Antonio, TX, USA

16.1 引言

外周动脉疾病（PAD）发病在全球范围内逐渐增多，在发达国家中经标准年龄调整后的流行率上升到近12%[1]。大多数PAD的临床表现仍然是与静息痛、坏疽或肢体丧失相关的严重肢体缺血（CLI）。幸运的是，与跛行相比，CLI仍然比较罕见，仅发生在1%～3%的有症状的PAD病例中。然而，工业化、人口老龄化、糖尿病发病率的上升和慢性肾病（CKD）可能会使未来几十年CLI流行率增加。早期血运重建结合全面的医疗措施和伤口护理仍然是挽救肢体的基础。尽管有这些方案，绝大多数CLI患者仍因没有实施血供评估或血运重建而遭受截肢[2]。除了对肢体的影响外，CLI的死亡率也比较高。大约20%的首次诊断为CLI的患者将在1年内死于心血管疾病[3]。

这些数据发人深省，但是非外伤性的截肢率在过去的二十年里有所下降。在截肢率下降的同时，血管内治疗方法的使用也在增加，而通过手术重建血运的频率则在降低（图16.1）[4]。推动血管内手术增加的部分原因是因为技术和工艺的发展，并且这些技术促进了既往采用的外科旁路方法治疗复杂病变的腔内治疗，这些病变包括长段狭窄、慢性完全闭塞（CTOs）、血管钙化、胫骨远端和足底疾病。

以前，手术血运重建是CLI患者的标准治疗方法。发表于2005年的严重腿部缺血患者中的旁路与血管成形术的疗效比较（BASIL）试验中探讨了对随机接受优先旁路手术或优先球囊血管成形术血管重建策略的严重肢体缺血患者的无截肢和总生存期的意向治疗分析。在短期内，优先行旁路手术比优先行血管成形术的方法成本高33%，且发病率更高。然而，在监测患者两年后，手术优先的策略显著提高了总生存率和改善无截肢生存率[5]。这项研究的不足之处是它对患者的高选择性，34%的患者因为解剖结构不适合血管内和手术治疗而被排除。经皮微创技术的进展，将会在本章讨论，它可能使以前排除在外的患者成为现在新型血管内治疗技术研究的候选人。正在进行的BEST-CLI试验意在评估较新的血管内技术与开放旁路手术相比的成功率[6]。

　　在本章中我们将回顾胫骨远端和前足疾病的基本流行病学，概述该血管区域经皮治疗的适应证，并探讨现代肢体远端血管内介入手术的注意事项。

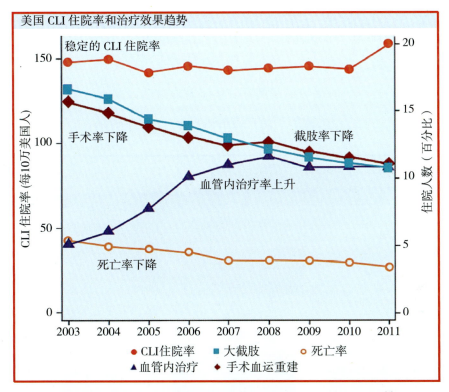

图16.1　美国CLI住院情况总体趋势。资料来源：Agarwal等[4]

16.2　下肢远端疾病的危险因素及流行病学

　　如前所述，CLI相对于跛行仍然罕见。5%～10%的PAD初始诊断患者在随后的5年中进展为CLI[7]。大多数CLI患者患有多级疾病，累及包括主髂动脉、股腘动脉或腘下血管[8]的两个或多个区域。然而，1/3的CLI患者仅患腘下疾病，没有显著的血管狭窄（图16.2）[9]。研究表明，高龄（＞80岁）、糖尿病、高血压和慢性肾病与远端血管受累相关，而吸烟与近端血管流入狭窄相关[8,9]。尽管多支血管受累的疾病负担更大，但孤立性腘下疾病在无截肢生存、保肢、生存、行走和独立生活方面预后更差[10]。CLI中多级疾病的治疗通常包括流入道病变的血运重建，随后是更远端的治疗，无论是在手术同期还是后期。虽然关于血管体区（angiosome）概念的手术旁路数据仍存在争议，但这种构想已经在血管内领域得到了接受。血管体区被定义为由特定的源动脉供应的三维血管区域（图16.3a）[11]。这一概念类似于在水痘-带状疱疹暴发的背景下经常提到的皮肤小体与神经根去神经支配的关系。在考虑血管体区的同时通过对胫动脉远端进行靶向干预，伤口的结果似乎优于非靶向治疗。Iida等人[12]证明了在有腘下病变的CLI患者中，基于血管体区的概念建立直接血流，在无严重截肢、无截肢生存和严重肢体不良事件方面取得了更好的效果（图16.3b）。在实践中，由于病程/疾病复杂程度、侧支循环的范围和患者之间的解剖变异性，基于血管体区的血运重建可能难以完成[10]。但间接血管体区疗法仍应继续进行，以及尽可能重建足底循环。要了解血管体区的概念和足底完整性的重要性，有必要对下肢远端和足部的解剖结构进行概述。

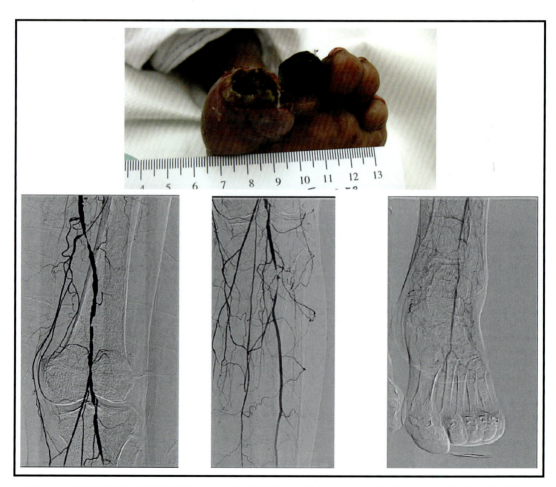

图16.2　严重肢体缺血的典型表现。血管造影显示多条动脉疾病。资料来源：作者的原始图片。

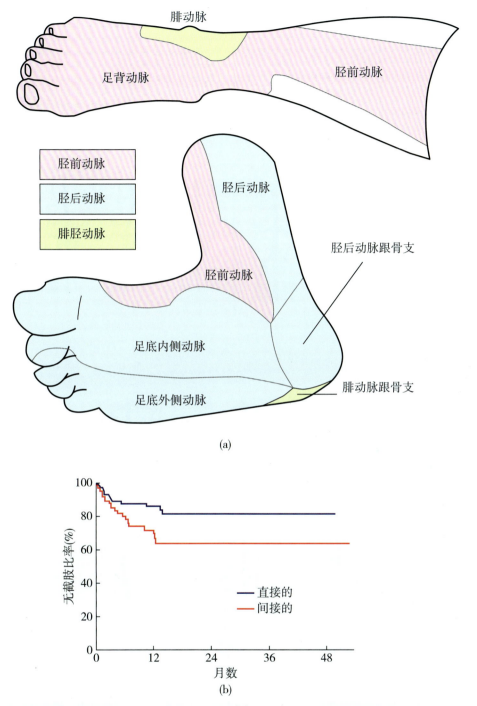

图16.3 （a）血管体区的概念。资料来源：Iida 等[11]；（b）基于直接血管体区的血管内治疗相对于间接治疗可降低截肢率。资料来源：Iida等[12]

16.3　小腿和足部解剖

完成血管体区定向血运重建，需要全面了解小腿和足部解剖学知识。特定的解剖变异，可能是先天性的和非病理性的，使识别特定的动脉具有挑战。此外，缺血后形成的侧支可能与真正的血管混淆。我们将简要回顾小腿和足底解剖以及常见的变异（图16.4）。

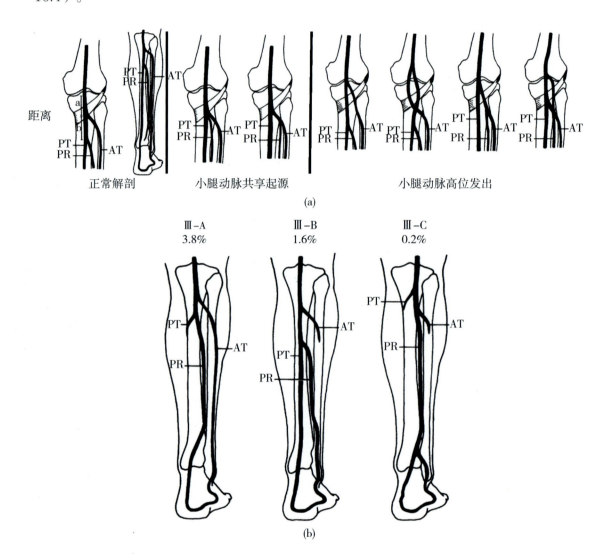

图16.4　（a）小腿动脉解剖变异。（b）先天性小腿血管发育不全。资料来源：修改自Kim等[13]

16.3.1　小腿动脉的解剖

大多数人在出生时有三个主要的胫部血管：胫前动脉、胫后动脉和腓动脉[13]。胫前动脉向小腿提供前循环。它是一个横向起源的血管，是腘动脉P3段的第一个分支。它上部穿过胫骨前肌和蹑长伸肌，因此位于前腔室。这在临床上很重要，因为胫前动脉穿通会导致筋膜间室综合征。在脚踝水平，它在伸肌下方穿过，供应足背部。胫后动脉起源于胫腓干，位于后腔室。它横穿内踝后面，然后分为内侧和外侧足底血管。

腓动脉也起源于胫腓干，位于深后腔室中，但它提供应侧腔室。此外，当胫骨血管闭塞时，它是重要的血供来源[14]。

16.3.2　足底解剖和变异

足底解剖结构在前后和左斜外侧血管造影图中显示最为清楚（图16.5）。解剖学变异和联系如图16.6所示。深足弓接受来自足背的前循环和足底外侧动脉的后循环[15]。然而，在10%的患者中，前后循环不交通。弓状动脉通常起源于足背动脉，但30%的人会有弓状动脉缺失。6%～12%的个体有解剖变异，其中外侧蹑动脉是主要的前血管，并且没有足背动脉[15]。在胫前动脉近端闭塞的情况下，外侧蹑动脉也很重要，可以提供前后循环之间的交通。

16.4　CLI腔内介入的适应证和理由

下肢动脉介入的目标应包括缓解疼痛，愈合溃疡，保护肢体免于大截肢，改善生活质量和功能，以及延长生存期[16]。跨大西洋国际社会外周动脉疾病管理共识（TASC Ⅱ）根据解剖分布、病变数量、性质和使用腔内或手术入路治疗病变的总体成功率，对动脉粥样硬化性疾病进行分类。这种分类系统通常用来指导下肢血运重建，特别是用于开放手术。最初的TASC Ⅰ分类包括主髂动脉、股腘动脉和小腿动脉。TASC Ⅱ分类系统减少了对小腿疾病的关注[7]。TASC Ⅱ指南也没有为多级疾病的患者提供建议，如上所述，这在CLI患者中很常见。因此，TASC分类并不能为小腿血管疾病和多级疾病的治疗提供指导。

心血管造影学会（SCAI）的共识声明提供了指导腔内治疗的现代方法和术语[17]。SCAI没有提供强有力的医学证据来指导膝下动脉疾病的腔内介入，而是提供了专家意见（表16.1）。以下的临床场景假设任何显著的流入道疾病都已进行了血运重建。

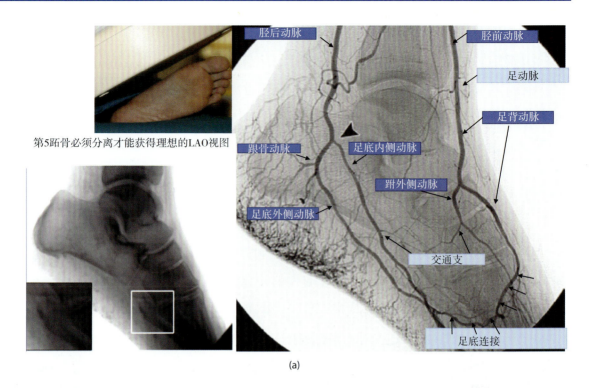

(a)

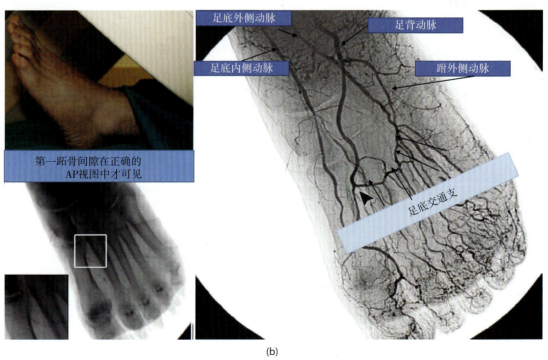

(b)

图16.5 （a）足的侧斜位图。（b）足部前后位图。资料来源：修改自Manzi等[15]

足底动脉环路：解剖学变异

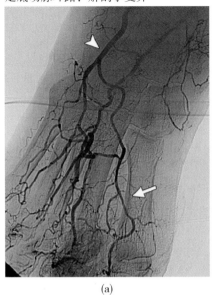

(a)

足底动脉环：解剖学变异

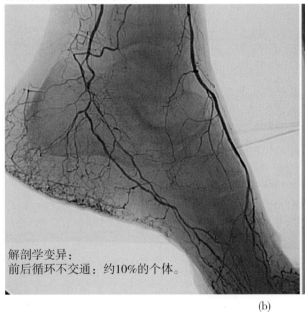

解剖学变异：
前后循环不交通：约10%的个体。

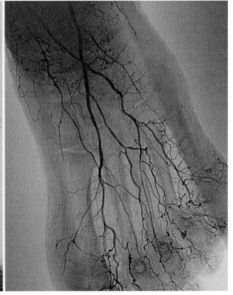

(b)

足底动脉环：交通支和侧支

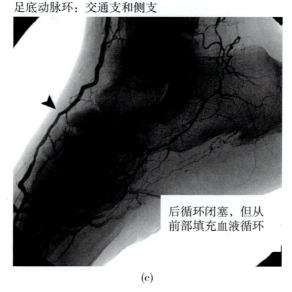

后循环闭塞，但从
前部填充血液循环

(c)

图16.6 （a）解剖变异：无足背动脉。（b）解剖变异：足底环不完整。（c）闭塞的后循环。资料来源：修改自Manzi等[15]

表16.1 膝下动脉（IP）疾病可考虑的临床治疗方案

适度治疗	• 中重度跛行（RC2～3），伴有两或三支血管IP疾病（靶点病灶为局灶性病灶） • 缺血性静息痛（RC4）伴两支或三支血管IP疾病（提供直接血流供应至足弓，尽可能增加足部血流量） • 轻微组织损失（RC5）伴有两支或三支血管IP疾病（提供直接血流供应至足弓，尽可能增加足部血流量） • 主要组织丢失（RC6）伴有两支或三支IP疾病（以防止大截肢并促进小截肢愈合）
可能需要适度治疗	• 中重度跛行（RC2～3），并伴有两到三支血管IP疾病（闭塞或弥漫性疾病） • 缺血性静息痛（RC4）伴有一支或两支血管IP疾病（提供直接血流供应至足弓，并以两根血管尽可能增加足部血流量） • 轻微的组织损失（RC5）伴有单支血管IP疾病（提供直接血流供应至足弓，并尽可能增加足部血流量）
极少治疗	• 轻度跛行（RC1）伴一支、两支或三支血管IP疾病 • 中度-重度（RC2～3）跛行综合征伴单支血管IP疾病 • 伴单支血管IP疾病的主要组织损失（RC6）

16.5 小腿疾病的临床治疗方法

有CLI相关病史和体格检查发现的病人都应进行无创检查以确定诊断。然而，用于评估下肢PAD的常规无创检查有几个缺陷，包括：可能是由于传统检查无法检测非常远端的疾病，血管钙化病例的血压假性增高，以及评估足底伤口的方式有限带来的问题。最后一种情况尤其值得强调，因为高达50%的"神经性"足底溃疡可能有潜在的缺血作为愈合不良的病因。"神经缺血性"溃疡这一词由此产生。鉴于存在这些问题，作者认为，首先要详细询问病史，并进行体格检查，无论客观检查结果如何，愈合不良的溃疡都应该怀疑缺血的可能。

踝肱指数（ABI）是一种简单而有力的工具，通常是PAD检查的首选方法。不幸的是，ABI传统上被定义为任一侧胫骨（AT或PT）血管收缩压的最高值与肱动脉收缩压最高值之比（即所谓的ABI-高值）[18]。虽然对严重的PAD的发现很有用，但是在CLI的情况下，应该同时测ABI-高值和ABI-低值（足的血压的低值与肱动脉血压最高值之比）。此外，正常的ABI或不可压缩的ABI并不能排除中膜钙化患者（动脉中层钙化患者）的狭窄，例如CKD或糖尿病患者[19,20]。在适当情况下，其他检测如节段性肢体血压、趾肱指数（TBI）、皮肤灌注压（SPPs）和经皮氧测量（TCOMs），应当作为ABI的补充[21,22]。

趾肱指数通常与ABI测量相结合使用，并且TBI在CLI中十分有用，因为趾动脉不太容易钙化，因此，比值不太容易假性增高[23]。然而，TBI测量也存在局限性，首先它需要专门的设备来进行，其次对于脚趾溃疡或截肢的患者可能很难或不可能进行。它需要在第一或第二足趾上放置一个小的趾袖带，在其一边有个趾流量传感器，袖带通常使用红外光产生光电体积动脉波形，TBIs正是通过这种袖带获得的，正常患者TBI＞0.75[24,25]。TBI＜0.70为异常，TBI＜0.25患者为严重CLI。根据TASC指南，足趾血压＜30mmHg和静息痛，或＜50mmHg和下肢溃疡或坏疽的患者符合严重下肢缺血（CLI）的临床表现。此外，糖尿病患者的足趾血压＞55mmHg提示溃疡愈合更好[7]。

当溃疡的病因不清楚时，TCOMs有助于评估缺血状况，确定血运重建后是否有足够的氧合，评估高压氧治疗的潜在反应，并指导截肢平面。TCOMs是在溃疡周围放置一个铂氧电极，在胸部放置另一个电极。电极的作用是检测氧气从毛细血管向皮肤表面的弥散状况（电极的作用是检测从毛细血管向皮肤表面弥散的氧气）。该技术仅适用于腿部水肿、真皮层厚和足底伤口的病例。为供参考，TCOM为60mmHg或胸/足比为0.9是正常的[26,27]。

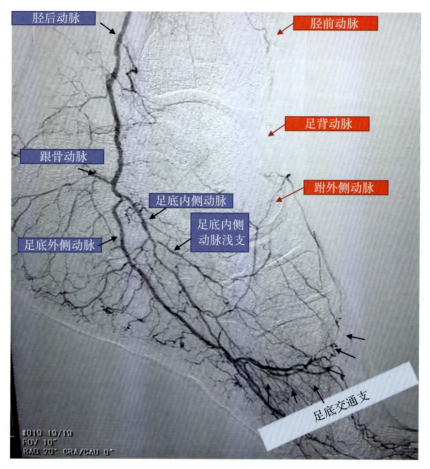

图16.7　前循环闭塞，通过跗外侧动脉从后循环微弱供血。

溃疡清洁且无组织水肿的非糖尿病患者需要TCOM水平≥40mmHg，溃疡才可能愈合。与预期的一样，糖尿病患者TCOM水平越高，溃疡愈合的几率越高[26,27]。重要的是，患者要预先了解到电极会产生一些热量，这可能会导致一些不适[28]。与TCOMs类似，皮肤灌注压（SPP）是另一种评估组织氧合和溃疡愈合可能性的有用工具。SPP是指用激光多普勒测量阻塞微循环的最小外部压力。SPP>40mmHg与溃疡更好的愈合有很强的相关性，并且已被证明能通过血运重建而得到改善[28]。

16.6　用于小腿动脉和足底动脉的腔内介入技术

16.6.1　入路：对侧、顺行和逆行

当患者满足CLI腔内治疗的适应证时，应精心计划手术过程，从入路开始。入路技

术通常将决定可以处理哪些血管，可以使用什么设备。

16.6.2　对侧股动脉入路

对侧股动脉入路一直是治疗腹股沟下外周动脉疾病（PAD）最常用的方法，但是在试图治疗腘下病变时可能有局限性。由于患者的身高和/或鞘用于支撑的血管发生钙化，或许需要55、65甚至＞70cm的更长的鞘。只有在最矮的个体中，对侧入路干预足动脉循环才合适。其他潜在的缺点还有成像质量欠佳和需要额外的对比剂。

16.6.3　同侧股动脉顺行入路

虽然传统上具有挑战性，但对侧入路的限制可以通过顺行入路大大缓解。超声（US）引导的微穿刺插管大大提高了这种入路策略的成功率。患者取反向仰卧位，脚在平板下，头部覆盖着一个高架的吊带（"帐篷状"），以使患者感到舒适。在股总动脉（CFA）部位进入动脉更优，因为能够通过手动压迫或使用闭合装置压迫动脉。此外，在CFA和股浅动脉（SFA）的交界处或SFA近端1cm处入路是可接受的。更远的远端SFA入路增加了四头肌区出血和骨筋膜室综合征的风险，因此应该避免。值得注意的是，股骨头以下7cm处的直接顺行穿刺已有学者进行了描述，但该技术的安全性需要进一步研究[29]。总的来说，由于顺行入路有更多的设备支持，能够进入对侧通路无法进入的远端血管，以及可获得优越的图像质量。CFA或SFA流入道疾病的存在可能会限制顺行鞘的放置，或导致流入道血流减少。一般来说，这种入路模式是作者用于足底动脉重建和治疗小腿远端疾病的方法。

为了更好进入近端SFA（或远端CFA/SFA连接处），微穿刺丝应内侧成角，因为横向有利于股深动脉插管。然而，如果微穿刺丝进入股深动脉，尽管第一根针进入了CEA，也能在股动脉中引入一个小微鞘。然后第二根成角的亲水导丝（如the V18Control Wire，Boston Scientific，Marlborough，MA）可以用来连接SFA，同时将鞘从深动脉拉回分叉的起始部。一旦微鞘置于在SFA中的导丝上，之后即可用0.035英寸的硬导丝（Amplatz，Super Stiff，Boston Scientific）以帮助更大的鞘管放置。手术完成，即使是近端SFA入路，也应该强烈建议使用血管外闭合装置［如Vascade（CardivaMedical，Santa Clara，CA）或Mynx（AccessClosure，Inc，Santa Clara，CA）］。

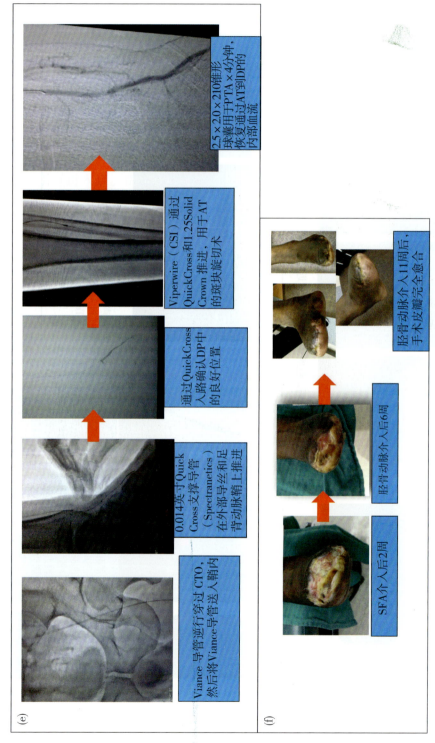

图16.8 （a）至（f）需要分期介入的多级疾病，包括胫骨动脉逆行入路。资料来源：作者的原始图片。

16.6.4.1　跖骨和足动脉环直接入路

足部远端循环可通过同侧顺行通道逆行再通，通过弓/足环血管直接进入，特别是在顺行入路已经失败时。此入路由Palena和他的同事创立，在透视或超声引导和治疗前血管扩张剂的帮助下，可以使用21号微针和微鞘（Cook sheath，Cook Medical，Bloomington，IN）进入第一趾背动脉或足动脉环（图16.9）[31,32]。一旦鞘进入目标血管中几毫米，就用胶带固定。有导管支撑的直径0.014或0.018英寸导丝可用于逆行交换开通。顺行入路可以方便从上述通道进行导丝捕获和治疗。移除鞘后，可通过手法压迫或小球囊填塞（2.0mm球囊）止血。

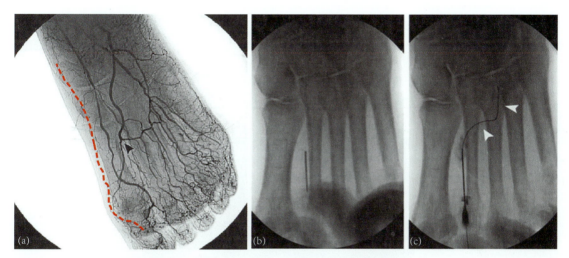

图16.9　（a）顺行血管造影图。红线表示从第一跖动脉进入足部循环（b）和（c）第一跖骨动脉穿刺，第一跖骨动脉和足部动脉逆行再通。资料来源：修改自：Palena等[31]

16.6.4.2　开通小腿动脉慢性完全闭塞

与冠状动脉CTO相比，膝下CTO的血管内治疗仍处于探索阶段[33]。因此，该方法更多取决于操作者经验、可用工具以及特定的患者和病变特征。对于操作者来说，全面了解球囊、支架、斑块切除术导管、EPD大小以及它们与鞘管的兼容性对成功治疗小腿和足部动脉疾病来说是至关重要的。如果一种方法失败，则应预先确定补救策略。一般来说，有两种不同的穿越CTO开通技术，即导丝/支撑导管方法和开通装置技术。虽然可用的注册数据［如来自外周动脉疾病（XLPAD）注册的数据］表明，与导丝/导管技术相比，开通装置技术可能有更高的成功率，但没有随机的对照试验来比较它们的优越性[34]。表16.2列出了可用于小腿血管的不同开通装置及其特点。对于基于导丝的技术，我们建议使用冠脉直径为0.014英寸的导丝（尖端重量为3~12g以上）或更重的外周专用导丝（18~＞20g尖端重量，直径0.014英寸或0.018英寸）。目前尚不清楚是升级的导丝还是最初使用的粗尖导丝更合适。当微通道很容易识别时，亲水性导丝似乎最有用。使用实时超声引导有助于在血管腔内导航导丝并可能避免进入内膜下（图16.10）。

表16.2　可用于胫骨血管的穿越装置

穿越处理装置	制造商	描述
Viance	Covidien/Medtronic	钝性手动剥离/可控的分离，可以逆行使用
WildCat/KittyCat	AVGR	手动或辅助的钝性分离
Ocelot	AVGR	在OCT引导下手动或辅助钝性剥离
Peripheral Crosser	Bard	高频振动，以穿透组织
TruePath	Boston Scientific	金刚石涂层，快速旋转的尖端
Frontrunner XP	Cordis	钝性显微分离

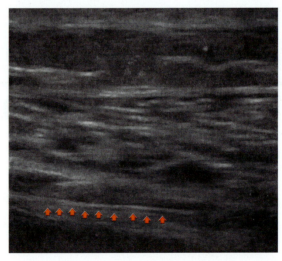

图6.10　通过血管外超声观察穿过小腿血管的导丝。箭头表示导丝的工作路线。资料来源：作者的原创图片。感谢Dr. Fadi Saab.

16.6.4.3　内膜下通道管理

在下肢循环中，真腔通过和内膜下开通远端重返真腔的价值仍然存在争议。真腔通道用于斑块切除术进行积极的减容，并且可以减少支架的需要。来自XLPAD注册中心的438个腹股沟下CTO中，发现27%的介入措施进入内膜下[34]。进入内膜下的预测因素包括较长的病变、具有钝性远端残端的CTO和远端残端的侧支。只有8%的病例尝试重新进入真腔失败，这些通常与膝下疾病和钙化病变相关。长段的内膜下通道区域可导致血流受损，可能进一步需要辅助支架治疗。此外，由于小腿血管的长度和管径较小，支架的选择可能非常有限。血管内超声可用于确定内膜下通道的范围，真腔出口位置，以及可通过旋切术治疗的节段。一些研究表明，膝下内膜下血管成形术确实有足够的临床结果，但与股腘段相比数据仍较少[35]。

当导丝在内膜下通道时，一般的方法是重新进入或使用相反方向进入，并尝试反向控制顺行和逆行的跟踪和剥离（CART）操作。虽然重新进入可能具有挑战性，但它可以用坚硬的成角导丝和导管、needle-based导管（例如outback导管系统，Cordis，弗里蒙特，CA），或以球囊为导向/穿透导丝组合［例如Enteer系统美敦力公司（明尼阿波利斯，明尼苏达州）］[36]。球囊定向/穿透导线联合装置在小腿远端血管返回真腔中特别有用。熟悉返回真腔装置可能有所帮助，可提高技术成功率。根据Setacci等人[37]的说法，标准导丝返回真腔的成功率为83.5%。在16.5%不成功的尝试中，当使用返回真腔装置时，再入成功率为79%。总的来说，临时返回真腔装置的总成功率为96.5%[37]。

如果没有尝试返回真腔或返回失败，则第二根导丝可以尝试反方向通过。如果第二根导丝在真腔通过不成功，CART（反向控制性正向和逆向内膜下寻径技术）和SAFARI（双向内膜下血管成形术）两种内膜下策略可以用来重建真腔导丝位置[38,39]。在CART技术中，当内膜下顺行导丝进入远端真腔时，一个小直径的球囊（2.0mm）在逆向导丝的指引下扩张。反向CART是一个类似的过程，除了顺行导丝的球囊充气扩张和逆行导丝进入真腔。随着真腔重建装置和再入装置的改进，SAFARI现在已不太常用，但有85%~100%的技术成功率[38]。这种方法是通过在导丝上形成一个环状的尖端，然后穿过闭塞进入内膜下通道并连接另一根相反的导丝来完成的。在进行血管成形术前，应由球囊扩张内膜下间隙的两端。

16.6.5　开通病变后介入治疗

16.6.5.1　经皮腔内斑块旋切术

在过去的十年中，经皮腔内斑块旋切术的数量有所增加，包括旋转、轨道、定向和激光。然而，目前还缺乏数据表明哪些特定的设备在血管造影或临床治疗CLI上具有优越性。与单独的PTA相比，经皮腔内斑块旋切术的作用仍存在争议。对于既往PTA失败的病变（图16.11），严重钙化的病变，或者解剖部位狭窄不适合进行支架置入术时，经皮腔内斑

16.6.5.2　血管成形术

经皮腔内血管成形术（PTA）是膝下CTO病变介入治疗的基石。虽然PTA术后1年的通畅率低至60%，但PTA的保肢率可达90%[41]。已经开发出新的球囊技术来改善交叉剖面，提供更长的轴和球囊长度，并提供锥形球囊来模拟小腿血管大小改变。冠状动脉球囊甚至可以用来代替专用的外周球囊，由于冠状动脉球囊的可输送性，特别适用于远端血管。外周球囊扩张的最佳技术与原来支架时代前的冠状动脉"球囊扩张术"或POBA方法相似。球囊应以1∶1的血管球囊比逐渐充气3～5分钟，然后慢慢放气。纤维化或钙化的区域可能需要局部PTA，然后才能通过较长的外周球囊，这些球囊有锥形尺寸可供选择。虽然夹层并不少见，但只要技术得当，很少有血流受限的情况。考虑到夹层的风险和膝关节以下斑块的纤维钙化性质，已经有专门的球囊可以对斑块进行蚀刻并防止斑块大范围的剥离。其中一些球囊包括（ⅰ）Flextome切割球囊（波士顿科学公司，Marlborough，MA），它是一个带有刀片的非顺应性球囊，用于蚀刻斑块；（ⅱ）the Angiosculpt球囊（Spectranetics，Colorado Springs，CO），这是一个带有螺旋镍钛合金蚀刻元件的球囊；（ⅲ）Chocolate（TriReme，Pleasanton，CA）球囊，这是一个半顺应性的球囊，沿着球囊长轴分布膨胀力。虽然这些特殊的球囊可能可以带来更少的夹层损伤，但与以受控方式进行的标准PTA充气相比，这一说法的还缺乏支持证据。由弹性回缩和新内膜增生引起的再狭窄是PTA的另一个局限性。BASIL试验的经验提醒我们，尽管仅使用PTA的方法有再狭窄的风险，但伤口愈合率可与手术旁路相当。然而，就算有足够的辅助护理，如果伤口愈合停止，应怀疑再狭窄，患者可能需要重复血管造影和进一步干预。

16.6.5.3　金属裸支架

为了解决PTA的局限性，支架植入术已被用于治疗限流性夹层或持续性再狭窄。金属裸支架（BMS）可选择冠状动脉直径球囊扩张支架或≤4.0镍钛合金自扩张支架，主要在美国以外地区应用。据报道，小腿动脉循环中使用的裸金属冠状动脉支架初期通畅率和无靶病变血管重建（TLR）率为50%～70%[43]。镍钛合金自膨式支架也可能发生再狭窄，6个月的二次再狭窄率接近70%[44]。因此，这些发现表明，金属裸支架植入术仅略优于单独使用PTA。如前所述，支架植入术目标是为血管成形术后的血流受限夹层提供机械支撑。在这种情况下，一种来自Intact Vascular（Wayne，PA）的新技术已经被开发出来，该技术允许放置TACK来支撑血管腔[45]。TACK由长度为6mm的自膨胀镍钛合金支架制成。根据需要放置几个TACK，以治疗血管成形术后的动脉夹层，有时需要放置长支架。为评估通畅性和耐久性，该设备系统的临床研究目前正在进行。

16.6.5.4 药物洗脱技术

为了进一步降低再狭窄的风险，已经进行了药物洗脱支架（DESs）和药物洗脱球囊（DEBs）的抗增殖治疗研究。药物洗脱支架具有良好的初期通畅率，单中心研究和单中心登记报告的通畅率平均约为90%[46]。当靶病变长度<3cm时，YUKON-BTK试验、ACHILLES试验和DESTINY试验均报道通畅率为80%～85%，而PTA和/或BMSs的初期通畅率仅为54%～60%[43,47,48]。一项仅针对小腿血运重建结果的随机对照试验的meta分析发现，与PTA和BMS植入相比，随访1年使用DES显著降低了TLR、再狭窄和截肢的风险[49]。尽管DES的通畅率良好，但在治疗CLI时使用受限，原因如下：可用的DESs长度相对较短（目前<40mm）、病变长度长、放置多个DES的成本高、支架内血栓形成的风险和长期抗血小板治疗的潜在需要，担心未来在治疗处形成潜在旁路、在小直径弥漫性病变血管中使用支架以及在踝关节和胫骨平台附近无支架区的疗效存在怀疑。

由于DES治疗的多种缺点，使人们对DEB的使用的兴趣日渐增加。DEBATE-BTK试验提供了球囊传递药物治疗可能对小腿疾病有益处的理论证据[50]。本研究是一项针对糖尿病CLI患者的随机对照试验，比较了IN.PACT Amphirion DCB（Medtronic, Minneapolis, MN）与传统PTA（1：1随机）的疗效。总计158例伴有新生病变的糖尿病患者，其中膝关节以下CTOs占78%。1年内DCB组的二次再狭窄发生率（27% *vs* 74%；*P*<0.001）和TLR（18% *vs* 43%；*P*=0.01）较低。DCB组的截肢率没有增加。The IN.PACT DEEP试验是随后一项更大的核心实验室裁决研究，旨在评估CLI患者的DCB治疗[51]。DCB和PTA在主要疗效终点（CD-TLR分别为9.2% *vs* 13.1%；*P*=0.291）和晚期管腔损失（LLL）（0.61±0.78mm *vs* 0.62±0.78mm，*P*=0.950）没有差异。在DCB组和PTA组中，12个月时的无截肢生存率分别为81.1%和89.2%（*P*=0.057）。由于DCB疗效不佳且截肢率较高，使其在膝关节以下血管疾病的应用受到限制。值得注意的是，该研究样本量仍然相对小，血管造影的随访数据缺失率高。许多其他的研究也在评估DCB在膝下疾病治疗中的应用。如正在进行的Lutonix药物涂层球囊与标准球囊血管成形术（Lutonix BTK, NCT01870401）试验将招募480名CLI患者，研究DCB对膝下疾病的治疗作用，而正在进行的经皮腔内斑块旋切术和药物涂层球囊血管成形术治疗膝下动脉长病变（ADCAT, NCT017634763476）研究将探讨经皮腔内斑块旋切术作为

DCB治疗膝下疾病的辅助作用。

16.6.3　足底动脉环介入治疗的考虑

虽然有许多相似的技术和方法，但对足底动脉环的介入仍需要具体考虑。足弓对伤口愈合的重要性仍未得到充分的研究。相对老旧的手术数据表明，在股腘动脉旁路移植术中，足弓血管通畅可进一步改善小腿近端血管移植物的寿命[52]。近年来对远端旁路通畅的情况下完全流至足部的观念进行了一系列评估，但好坏参半。Rashid等人[53]研究了足弓（完全足弓、不完全足弓或无足弓）的血管造影特征与远端旁路通畅的关系，发现足弓循环的通畅程度并不影响足弓通畅率或无截肢生存率。然而，足弓通畅程度与治愈率直接相关。这种关联比血管体定向搭桥术与伤口愈合之间的关联更强。

新的注册数据表明，采用足部血管内治疗也能改善伤口愈合[54]。尽管这方面数据仍缺乏，但CTO导丝和低剖面（Low-profile）球囊的进展使血管介入专家能够解决足弓闭塞问题。如上所述，从手术的角度来看，血管内重建足跖弓需要大量的支撑物，因此顺行同侧入路是最理想的。在足弓血管狭窄但未闭塞的情况下，可以尝试用亲水性的"重型导丝"来引导。在此过程中，导丝所致的血管痉挛很常见，建议使用大剂量硝酸甘油解决该问题。对于CTO，可行钝性显微剥离（使用Viance导管）或使用带有low-profile支撑导管的CTO线（0.014英寸）。一旦穿过病灶，首先用一个短的（直径≤1.5mm）冠状动脉球囊进行扩张，然后增加球囊长度。据我们的经验，足跖弓可以容纳直径为2~2.5mm的球囊。最后，为获得满意的血管造影结果，通常需要长时间（约5分钟）充盈的长球囊（图16.12）。

16.6.4　并发症

与手术相同，行周围血管造影和介入治疗的患者也可能会发生并发症。尤其是首次进行保肢手术的患者群体。患者的多器官功能障碍和手术并发症会导致发病率和死亡率增加。

远端栓塞是血管内介入治疗过程中可能发生的主要的潜在并发症，可以是亚临床事件，也可以临床相关事件（表16.4）。作者提出了一个分类方案分析整理此类事件[56]。在介入治疗过程中，高强度信号超声（HITSs）可以检测到亚临床栓塞事件。血管造影的表现为小血管切断或侧支丢失。因为大多数亚临床栓塞并不会立即产生临床影响，也无法进一步的治疗，因此其对大血管通畅和保肢的长期影响仍不清楚。临床相关的远端栓塞可导致疼痛和组织缺损，甚至有1%～4%的病例出现大血管血流阻塞[56]。如果是单个可见大血管栓塞，可通过抽吸取栓导管取出[57,58]。然而，如果栓塞广泛，溶栓灌注或许有所帮助。辅助应用糖蛋白Ⅱb/Ⅲa抗血小板药物也有报道[59]。

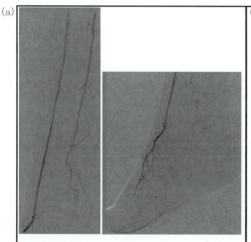
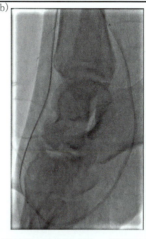
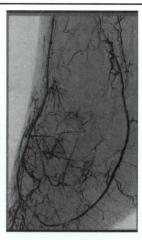

(a) 足底溃疡患者胫前和腓动脉未闭，胫后动脉闭塞

(b) 导丝经过胫前动脉→足背→导丝穿过足底外侧动脉→导丝进入胫后动脉。然后采用2.0mm直径球囊经足动脉环进入胫后动脉。血管成形术重建足底循环。

图16.12　从胫前动脉至胫后动脉重建足底循环。资料来源：作者的原始图片

表16.4　远端栓塞事件的分类建议[55]

远端栓塞的类型	表现	注释
Ⅰ型	亚临床：超声检测到栓塞性高强度信号	意义未知：通常发生在大多数血管内手术中
Ⅱ型	亚临床：小的远端血管切断，或微血管红色丧失	不产生即刻的临床影响，但长期临床影响尚不清楚
Ⅲ型	临床：大血管血流缓慢，无可见血栓	切除术后可见，通常对血管扩张剂（钙通道阻滞剂或腺苷）有反应
Ⅳ型	临床：大血管血流缓慢或无血流，有可见栓塞	大栓塞与血栓或动脉粥样硬化碎片有关，对抽吸血栓切除术、使用血管内糖蛋白Ⅱb/Ⅲa抑制剂或溶栓治疗有反应
		可能是由于弥漫性栓塞导致的广泛的微血管充血，可能对血管扩张剂或溶栓有反应
Ⅴ型	临床：大血管无血流，无可见栓塞	血管内超声可能有助于区分解剖性因素还是无再流

积极使用血管扩张剂，限制轨道斑块切除术或旋磨术的手术时间，足够的抗凝血酶和抗血小板治疗可以预防远端栓塞。当靶血管大小适当时，应考虑用滤器栓塞保护装置，防止大血管栓塞。使用具有轨道或特定旋切功能的装置的远端过滤器需要过滤设备具有兼容性，在实践中，我们很少发现有必要在轨道旋磨术中使用栓塞保护装置（Nav-6，Abbott Vascular，Santa Clara，CA）。我们通常使用小尺寸的过滤器（3～4mm），如Spider（Medtronic，Minneapolis，MN）过滤器，并根据血管大小进行定向旋切。过滤器的大小应为血管远端直径的1.5～2.0倍。为防止滤器内的物质在取出过程中栓塞，我们建议进行捕获，以避免材料通过孔隙形成"奶酪状光栅"。动脉内注射硝酸甘油可缓解滤器部位周围的血管痉挛。栓塞保护装置会显著增加成本（500～1000美元）。此外，目前缺乏关于其疗效的随机对照实验数据。栓塞保护装置的使用应具体情况具体分析，需要考虑临床表现、病损和远端血管特征。

穿孔是一种严重的并发症，必须及时发现和治疗。远端足动脉穿孔可直接通过手动按压进行处理（图16.13），而小腿近端动脉穿孔时，由于前间室容量减少，骨筋膜室综合征的风险增加。由于腓动脉血管较深，其穿孔必须迅速处理。一旦发生穿孔，处理渗血的手段包括每隔5分钟将血压袖带充气到小腿周围血压的三分之二。也可以将血管内球囊充气至低气压并持续3～5分钟，以防止持续流入。最后，在处理大穿孔时，应给予鱼精蛋白进行反向抗凝，并考虑进行更积极的血管内治疗，如覆膜支架和侧支或主血管释放钢圈。对于持续出血，外科医生应介入，因为在难治性病例中，骨筋膜室综合征的发生率很高。

16.7　小结

随着血管内工具的广泛应用和技术的不断创新，为更复杂的小腿和远端足底介入治疗打开了大门。腔内介入的临床疗效似乎更有利于CLI患者的伤口愈合。理想的工具、方法和病变亚群仍然不确定。成本的考虑、相对于手术搭桥的后果和长期通畅性是接下来的研究热门领域。

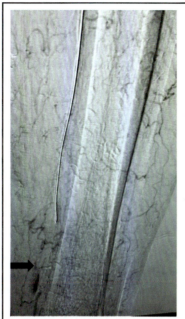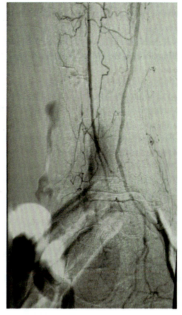

胫前动脉再通尝试失败，
远端血管（箭头）穿孔

手动按压可以很容易地
控制穿孔处血流

图16.13　人工压迫治疗胫前动脉远端小穿孔

参考文献

（关键引用文献，以粗体显示）

1 Criqui, M.H. and Aboyans, V. (2015). Epidemiology of peripheral artery disease. *Circ. Res.* 116: 1509–1526.

2 Goodney, P.P., Travis, L.L., Nallamothu, B.K. et al. (2012). Variation in the use of lower extremity vascular procedures for critical limb ischemia. *Circ. Cardiovasc. Qual. Outcomes* 5: 94–102.

3 Varu, V.N., Hogg, M.E., and Kibbe, M.R. (2010). Critical limb ischemia. *J. Vasc. Surg.* 51: 230–241.

4 Agarwal, S., Sud, K., and Shishehbor, M.H. (2016). Nationwide trends of hospital admission and outcomes among critical limb ischemia patients: from 2003–2011. *J. Am. Coll. Cardiol.* 67: 1901–1913.

5 Adam, D.J., Beard, J.D., Cleveland, T. et al. (2005). Bypass versus angioplasty in severe ischaemia of the leg (BASIL): multicentre, randomised controlled trial. *Lancet* 366: 1925–1934.

6 Menard, M.T., Farber, A., Assmann, S.F. et al. (2016). Design and rationale of the Best Endovascular versus Best Surgical Therapy for patients with Critical Limb Ischemia (BEST-CLI) trial. *J. Am. Heart Assoc.* 5 (7): doi: 10.1161/JAHA.116.003219.

7 Noregen, L., Hiatt, W.R., Dormandy, J.A. et al. (2007). Inter-society consensus for the management of peripheral arterial disease (TASC II). *J. Vasc. Surg.* 45 (Suppl): S5–S67.

8 Aboyans, V., Desormais, I., Lacroix, P. et al. (2010). The general prognosis of patients with peripheral arterial disease differs according to the disease location. *J. Am. Coll. Cardiol.* 55: 898–903.

9 Faglia, E., Favales, F., Quarantiello, A. et al. (1998). Angiographic evaluation of peripheral arterial occlusive disease and its role as a prognositic determinant for major amputation in diabetic subjects with foot ulcers. *Diabetes Care* 21: 625–630.

10 G.B.H., Grant, A.A., Kalbaugh, C.A. et al. (2010). The impact of isolated tibial disease on outcomes in critical limb ischemic population. *Ann. Vasc. Surg.* 24: 349–359.

11 Iida, O., Nanto, S., Uematsu, M. et al. (2010). Importance of the angiosome concept for endovascular therapy in patients with critical limb ischemia. *Catheter. Cardiovasc. Interv.* 75: 830–836.

12 Iida, O., Soga, Y., Hirano, K. et al. (2012). Long-term results of direct and indirect endovascular revascularization based on the angiosome concept in patients with critical limb ischemia with isolated below-the-knee lesions. *J. Vasc. Surg.* 55: 363–370.

第17章

急性肢体缺血的诊断、评价及最新治疗

Michael N. Young[1]and Douglas E. Drachman[2]

[1]Section of Cardiovascular Medicine, Dartmouth–Hitchcock Medical Center, Geisel School of Medicine at Dartmouth, Lebanon, NH, USA

[2]Cardiology Division, Massachusetts General Hospital, Harvard Medical School, Boston, MA, USA

17.1 引言

17.1.1 背景

急性肢体缺血（acute limb ischemia，ALI）是一种危及生命的疾病，需要及时识别和治疗。ALI定义为上肢或下肢血流的突然减少，在临床症状出现2周内会面临肢体截肢的风险[1]。ALI的诊断需要一个全面的病史和身体检查，之后进行非侵入性或侵入性影像学检查。虽然确认ALI的潜在病因学对有效和持久的治疗至关重要，但注意不应延迟有效性与恢复性的治疗，以减少截肢和死亡的风险[2]。

ALI的治疗方案包括全身抗凝、手术血栓切除术、开放旁路或截肢。近几十年来随着导管技术和微创技术的发展和改进，提升了治疗这种危及生命的疾病的设备[3,4]。在目前临床中，许多临床医生使用复合的治疗方式，即同时使用手术和基于导管的介入疗法（例如栓塞切除术加动脉内溶栓）[5,6]。此外，在诊断时聘请多学科团队可能会优化诊疗，为每个患者制定最佳的方案。理想情况下，这种多学科团队需要包括来自血管医学和外科、介入心血管科或放射学和影像学专家。

在本章中，我们将回顾ALI的流行病学、病因学、临床表现和治疗方法，将在该领域现有最佳证据的背景下，介绍诊断和治疗方式。

17.1.2 流行病学

因为急性肢体缺血和慢性肢体缺血存在重叠的部分，文献中估计的ALI发生率也有所不同，因此该疾病在现代流行病学中尚未得到明确定义[7]。在最近一项来自美国医疗保险数据库（1998—2009）的人口研究中，ALI住院人数从1998年每10万人中45.7人减少到2009年每10万人中26.0人。从1998年到2009年，30天和1年的截肢率都有所改善（30天：10.4%～8.1%，$P<0.001$；1年：14.8%～11.0%，$P<0.001$）。虽然在研究期间住院死亡率下降（1998年为12.1%，至2009年为9.0%，$P<0.001$），但ALI的30天和1年死亡率随着时间的推移没有显著变化。在2008年，30天死亡率为19.2%，1年死亡率为42.0%，表明尽管当代治疗有所改善，但这一高危患者人群的预后仍异常差[8]。

最近，von Allmen等人发表了一项流行病学研究报告，评估了2000—2011年英国ALI住院的发展趋势。但与上述医疗保险数据库中的研究相反，英国60岁以上患者的入院人数从1999年的60.3人/10万人增加到2011年的94.3人/10万人。作者发现从2003年左右开始，入院人数每年增加6.2%。当根据60～74岁和≥75岁进行分层时，ALI在老年人群中的每年上升住院人数被放大了。此外，研究人员发现，在这一英国人群中，ALI的年死亡率相对较低（每年95～150人死亡）[9]。正如其他大型基于人群的研究中所述，这些发现表明，与ALI相关的死亡率可能与患者所存在的合并症相关，如糖尿病、高血压、冠状动脉粥样硬化和肥胖[10]。

17.1.3　病因学

ALI的主要原因可分为两大类：栓塞性和血栓性（图17.1）。

导致栓塞性ALI的常见机制包括心房颤动时左心耳有组织凝块脱位和全身栓塞、出现在前壁心肌梗死晚期并发症中的左心室动脉瘤内所形成的血栓栓塞或者来自远端腘动脉栓塞[2, 11]。在缺乏充分的全身抗凝的情况下，机械性心脏瓣膜血栓的形成和裂解可能是远端栓塞的另一个潜在来源。原位血栓形成的发展可能发生在不稳定的动脉粥样硬化斑块破裂的背景下，这可能由于已存在的外周动脉疾病（PAD）通常作为叠加ALI的基础，故常急性加重慢性下肢灌注不足。遗传性或获得性高凝状态，如蛋白C或S缺乏或抗磷脂抗体综合征，也可能使个体容易发展为自发性血栓形成和接下来的ALI表现[2]。

除ALI的栓塞性或血栓性的形成机制外，各种其他临床情况也可能导致急性外周动脉闭塞。钝性创伤可导致形成主动脉或髂血管夹层，造成腿部远端血管的损伤[12,13]。各种休克状态可能导致远端肢体和终末器官灌注不足；相关的血管加压素治疗可能会进一步引起手指坏死。在这些特殊情况下，ALI代表了上述过程的次要结果。其中，治疗潜在疾病和"近因"可能为挽救受损肢体提供最佳机会。这些例子反映出评估和护理的复杂性，说明需要对ALI患者初始临床评估具有敏锐度和深度。

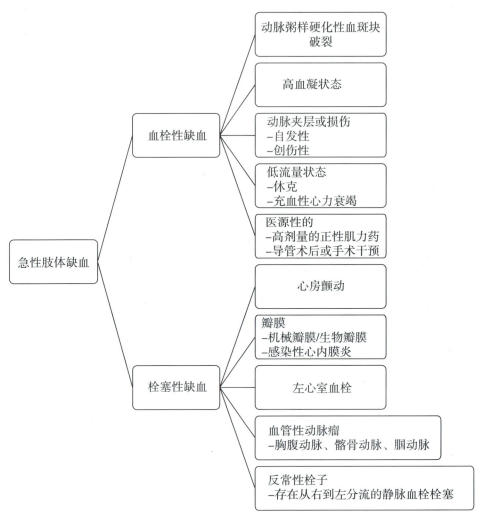

图17.1　急性肢体缺血的病因

17.2　临床表现和评估

17.2.1　病史采集和体格检查

在对受损肢体治疗前，要进行一个全面的病史询问和体格检查。首先，必须仔细关注症状的首发和持续时间，因为当前疾病的病史时间轴可能决定了经皮、手术或混合血运重建的紧急程度[1,2]。此外，了解患者症状的性质可能为描述导致远端肢体缺血的潜在病因提供重要线索。先前无PAD的肢体急性动脉闭塞可导致出现突然缺血性疼痛和相应的体格检查结果。相比之下，慢性肢体缺血患者在侧支良好的周围血管系统下经常出现间歇性跛行。因此，慢性患者急性发作的临床表现与先前存在动脉粥样硬化[2]的急性肢体缺血程度可能一致或不一致。

在医学教学中所提到的6P征——疼痛、苍白、无脉、感觉异常、麻痹和皮温改变——是ALI的累及特征（图17.2）[1]。然而，实际上ALI病人通常只出现一种或几种症状，通常开始为肢体静息疼痛。因此，即使在没有急性缺血的典型症状的情况下，也应该保持对急性缺血的高度怀疑，以减少最终治疗的延迟。ALI的所有6P征都存在可能代表了一个不好的情况，表明肢体已经错过了最佳治疗点。尽管如此，熟悉ALI的这些主要体征及对其敏锐的识别或许可以尽快采取措施挽救肢体和生命，如治疗性抗凝、血管疾病专家会诊，并在必要时转移到有设施能够进行明确的保肢治疗的机构。

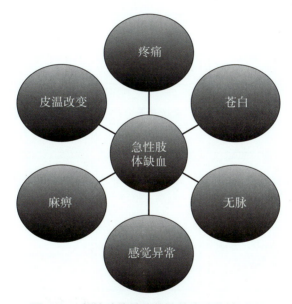

图17.2　急性肢体缺血体格检查症状的6P征

对怀疑有缺血的肢体检查应集中在动脉闭塞点远端未灌注的皮肤、软组织、肌肉组织和神经纤维，它们会导致相应的运动和感觉障碍，以及覆盖的肤色、颜色和纹理的改变。对肢体的仔细检查可证实临床医生的目测评估，因为脚部皮温较低、花斑，无脉、感觉感知减退和局灶性麻痹可能使组织活力下降。此外，采用多普勒超声检查患肢的动脉和静脉的信号，可能可以证实缺乏血液灌注并明确相应的风险分级（Rutherford分级系统）[14,15]。最后，这些发现应该与同时评估心脏、肺或其他生理系统的任何异常联系起来。例如，存在房颤、收缩期杂音、Janeway病变或机械性心音可能为潜在的疾病病理提供线索。

17.2.2 急性肢体缺血的分级

ALI的Rutherford分级模式提供了一个系统性、基于临床的计量方式来描述下一个适当的诊断检测或治疗方法（图17.3）。Rutherford等人于1997年首先提出了这一方法，并后来在2007年的跨大西洋社会间共识指南中得到支持[16,17]。仅根据床边检查结果和多普勒评估，Rutherford分级将缺血肢体分为如下：Ⅰ级（可存活）、Ⅱa级（轻微受到威胁）、Ⅱb级（立即受到威胁）或Ⅲ级（不可逆）。

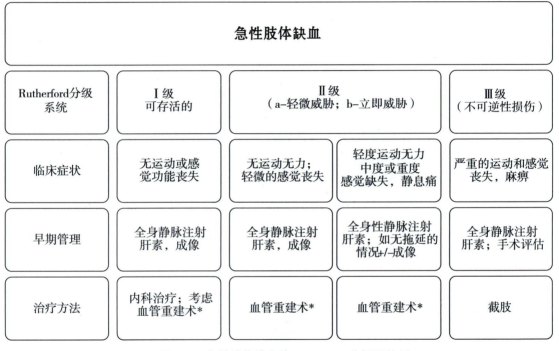

图17.3 急性肢体缺血的Rutherford分级及处理

*由多学科团队选择血管内、开放手术或杂交血管重建方法，并以临床表现、Rutherford分级和无创成像（视情况）为指导[16]

将ALI大致分类为可存活、受威胁和不可逆三类，代表着一个疾病严重程度的范围。一方面，一个有"可存活"肢体的患者没有持续的缺血性疼痛，没有运动或感觉障碍，有足够的皮肤灌注并保留了多普勒信号。另一方面，有"不可逆"肢体的个体有严重的运动和感觉障碍，且未检测到多普勒信号，这表明可能不可避免或者已经发生了永久性组织和神经损伤。区分Ⅱa级（轻微威胁）和Ⅱb级（立即受到威胁）的肢体可能有些难度，但治疗的时间点和方式有比较大的差别。对于这两类分级，采用多普勒成像往很难区分，而且症状程度通常是不同的。在"轻微威胁"的肢体，感觉感知的障碍是最小的或短暂的，但运动功能是完整的。但在"立即受到威胁"的肢体中，除了感觉丧失外，还可能出现运动麻痹以及提示严重缺血的持续静息性疼痛。

一旦确定了ALI的适当分类分型，临床医生必须立即决定是否需要进一步的成像，或者患者是否应该直接进行血运重建。表现为Ⅰ级或Ⅱa级的ALI患者，疾病呈现相对亚急性状况，可以通过非侵入性或侵入性的评估进行更详细的研究。在这种情况下，进行额外的诊断检测（例如双功超声检查或计算机断层血管造影）以确定疾病的血管解剖致病因素有时候是合理的。值得注意的是，Ⅱa级缺血表明肢体可以及时进行血管重建，因此应以及时有效的方式进行评估。如果通过非侵入性或侵入性造影发现急性病变，应尽快进行治疗。对于Ⅱb级缺血，应不惜一切代价避免拖延治疗时间，把这些患者应立即转诊进行血运重建。虽然一小部分出现较早的Ⅲ级肢体可以成功治疗，但肢体通常已错过了救治时点，这时就不需要成像和再灌注疗法了，这种"不可逆的"类别的肢体通常需要截肢。

17.2.3　实验室和影像学检查

对疑似ALI患者的指标评估应包括全血计数、完整的生化检查、心脏生物标志物谱、肌酸激酶水平、尿液分析和心电图。有无肾功能不全或贫血将决定最佳诊断检测手段。例如，计算机断层血管造影需要静脉造影，这可能会加剧肾功能不全；导管介导下的溶栓治疗（CDT）对于有贫血或出血风险的患者可能不太理想，因为溶栓药物的全身作用可能会恶化这些问题。肌酸激酶水平显著升高、肌红蛋白尿和血清乳酸脱氢酶升高支持横纹肌溶解的诊断，并可能影响外科医生对筋膜室综合征的诊断和进行筋膜切开术指征的判断。

多种成像方式的选择可用于确定非高危患者肢体的ALI诊断（如可存活的或轻微威胁）[14]。多普勒超声检查是一种常见的、价廉的检查，可以由熟练的技术人员在床边快速进行。基线超声评估至少应考虑可存活（Ⅰ类）肢体，如果时间允许[1]，也应考虑受威胁（Ⅱa类）肢体。计算机断层血管造影术（CTA）是一种在影像学检查中能迅速进行的非侵入性检查，更重要的是，它可以提供关于病变的位置、PAD的范围以及血管周围组织结构特征的重要解剖细节。在一项评估CTA在PAD检测中的诊断准确性的系统评价中，识别大于50%的狭窄或闭塞的敏感性和特异性分别为95%和96%[18]。

CTA的使用确实会产生一定程度的风险，它会使患者暴露于辐射和碘造影剂中。使用钆增强剂的磁共振血管造影（MRA）是另一种选择，适用于那些需要比超声更明确的成像的患者。然而在临床中，MRA对ALI患者的诊断评估中可能不太可行，因为进行MRA检查所需的时间较长，且在急性情况下这种成像模式的可行性会受限。在非工作时间段进行MRA检查，肾功能受损的患者有钆相关的肾源性系统性纤维化的潜在风险，以及患者不适（即幽闭恐惧症）是这种检查的其他限制，因此应慎重考虑[14,19]。

诊断ALI的金标准是通过直接动脉通路（通常是股动脉顺行或对侧逆行穿刺）、经导管造影剂注射和数字减影图像采集。使用血管造影来确定ALI诊断的一个主要优势是可以在技术支持下，在诊断性血管造影后立即直接进行导管或杂交手术血运重建。侵入性血管造影会有昏迷、出血、心肌梗死或其他血管和脑血管不良事件的相关围手术期风险。

17.2.4　预后

由于疾病和患者体质的差异，很难将预后与ALI的任何特定表现联系起来。在一项为期两年的前瞻性研究中，39名因ALI住院的患者，入院时血清心脏肌钙蛋白T（cTnT）阳性与28天死亡率增加相关[20]。在发表于2012年的一个更大规模的回顾性研究（n=254）中，Linnemann及其同事发现，28.0%的ALI患者在入院时cTnT升高水平＞0.01。与cTnT水平正常的患者相比，cTnT升高≥0.01的患者累积住院死亡率或截肢率更高（16.9% *vs* 6.0%；*P*=0.01）。当按cTnT升高的程度进一步分层时，较高程度的生物标志物异常与较差的结果相关（21.5% *vs* 6.9% ；cTnT≥0.03 *vs* ＜0.03，*P*=0.009）。此外，cTnT水平较高的患者更常有糖尿病、冠状动脉疾病、房颤、肾功能受损和脑梗死病史。经多变量调整后，cTnT水平异常者的截肢或死亡风险仍有统计学意义（cTnT＞0.01：HR3.4,95%CI 1.3～8.5，*P*=0.01 ；cTnT≥0.03：HR4.5,95%CI 1.7～11.9，*P*=0.033）[21]。到目前为止，我们期待一种能够通过检验的临床仪器的设计和使用，高置信度地预测ALI患者的短期和长期预后。

17.3　治疗方式

17.3.1　全身抗凝

对肢体温度较低且高度怀疑ALI的患者的初始治疗应静脉注射普通肝素[17]。全身抗凝可能有助于防止病变肢体的进一步血栓形成；普通肝素是在发生大出血时快速逆转药物的代表。美国胸科医师学会在发表的实践指南中将其推荐的ALI应用全身肝素的分级评为2C级[22]。该指南的编委会表示，尽管抗凝被广泛接受并在实践中使用，但缺乏可靠的临床试验数据显示改善结果。最近，美国心脏病学会/美国心脏协会（ACC/AHA）在2016年下肢PAD指南出版物中发布了IC-CEO级（共识专家意见）ALI全身抗凝建议[23]。

假设没有药物过敏或出血体质，在大多数ALI患者中可以考虑服用阿司匹林，虽然通常推荐用于一级或二级预防。没有正式的建议提倡使用其他抗血小板药物，如P2Y12拮抗剂或糖蛋白Ⅱb/Ⅲa抑制剂，因为这些药物在ALI中缺乏证据基础，尽管它们已被证明对急性冠状动脉综合征有效。同样，新型抗凝血药物如利伐沙班、阿哌沙班和达比加群的作用尚未在ALI中明确，因此也不推荐使用，除非针对同时存在的疾病，如在心房颤动中。沃拉帕沙是一种蛋白酶激活的受体1拮抗剂，最近被发现可以减少当前有症状的PAD人群中的主要不良肢体事件[24]。然而，该药物尚未被专门研究用于治疗急性或严重肢体缺血。

17.3.2　开放式手术重建

传统的手术干预包括血栓栓塞切除术、补片血管成形术和手术旁路术一直是ALI保肢的常规治疗方式。对于肢体不可逆损伤的患者，截肢对清除和防止肢体坏疽的扩展起着核心作用，否则可能出现组织坏死、脓毒症和死亡。1961年，美国医学博士Thomas Fogarty推出了球囊栓塞切除装置，现在通常被称为"Fogarty导管"，旨在通过手术动脉切开术取出嵌在远端动脉床的新鲜血栓[25]。该仪器由一个可膨胀的气囊组成，安装在一个柔性、全管结构的末端，目前有各种设计、直径和长度可供选择。手术暴露后，将Fogarty导管直接插入血管。一旦装置穿过病变区域，远端球囊充气，直到与血管壁贴合。然后将装置从动脉切口收回，从而回收球囊近端捕获的血栓，并使闭塞段再通。

从20世纪80年代和90年代的ALI手术血运重建的研究显示，围手术期死亡率和截肢率可能相当高（30天分别高达22%和16%）。当前的数据表明，ALI的手术的结局仍然具有挑战性的。Kempe和同事的一项单中心研究报告了2002—2012年的手术结果（n=170），90天截肢率为16%，30天或住院死亡率为18%，估计总体5年生存率为41%。其中52%为RutherfordⅡb级，29%为Ⅱa级，18%为Ⅲ级。采取股动脉和腘动脉栓塞切除术的患者分别为86%和9%。16%的患者采用术中辅助溶栓，39%的患者采用筋膜切开术，8%的患者采用旁路术。常见的并发症包括非计划返回手术室（24%，通常用于血肿清除）、伤口问题（21%）和感染（18%）。中位住院时间为8天（IQR 4～16），36%的患者出院转到专业的护理机构。在这一人群中，估计5年截肢率和生存率分别为80%和41%。

此外，在一项多中心回顾性分析（2003-2011年）中，接受ALI下肢旁路搭桥的患者存在较高的住院重大不良事件发生率（19.8%）、1年重大截肢（22.4%）和1年死亡率（20.9%）[27]。这些发现说明了与ALI相关的术后极高的发病率和死亡率，也强调了还需进一步改善治疗方法，以改善ALI患者的预后（图17.4）。

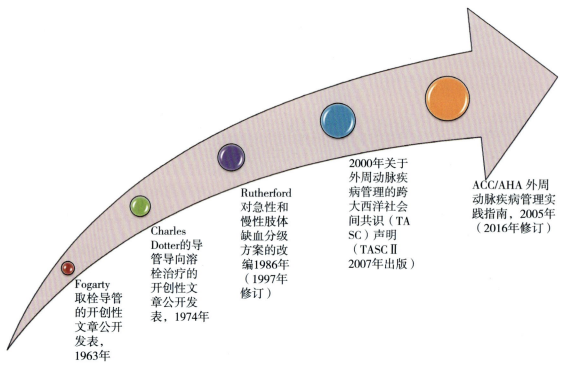

图17.4　摘自：当代急性肢体缺血治疗的关键发展

17.3.3　血管内介入

导管技术的创新为ALI的治疗提供了更多的血管内治疗的方法和机会。其中，CDT已成为传统开放血栓栓塞切除术的有效替代方案[1,4,28]。首先，在透视或超声引导下，使用Seldinger技术将导管鞘置入外周动脉中。然后，进行诊断性血管造影，检查受损的血管分布。根据病变和血管的解剖特征，临床医生可从多种治疗性微创技术中选择，包括导管内输注溶栓药物、机械或抽吸取栓术、带或不带支架插入导丝的腔内血管成形术、杂交血运重建、转为单纯手术栓塞切除术或者旁路术。

Charles Dotter博士在1974年率先尝试将CDT和链激酶直接注射到闭塞性血栓中。从那时起，该领域不断发展，现在市售的纤溶酶原激活剂溶栓剂包括阿替普酶、瑞替普酶和替奈普酶。随着时间的推移，几种类型的输液导管经历了迭代调整，以增强药物输送。Cragg-McNamara®带瓣溶栓导管（美敦力，明尼阿波利斯，明尼苏达州）是单腔导管中流行的一种，其设计特点为沿导管长度带有多个侧孔，并在其远端尖端有微阀。导管大的内径在透视引导下，可以在导丝上通过导入鞘推进到所需的血管中。当导丝被移除时，末端微阀使导管的端孔闭塞，并且可以通过导管侧孔向目标病灶输液来提高溶栓均匀度。连续将普通肝素与纤溶酶原激活剂一起通过装置的侧孔，控制目标部分促凝血酶原激酶时间（PTT）1.5～2.0倍。图17.5和图17.6描述了一例血栓性下肢旁路搭桥术的ALI患者，使用Cragg-McNamara导管成功接受CDT治疗。

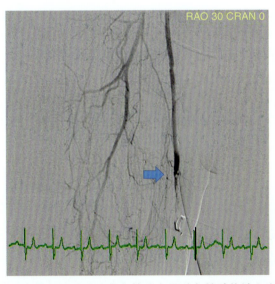

图17.5　右股腘窝隐静脉搭桥术因血栓形成（蓝色箭头）导致急性肢体缺血患者的数字减影血管造影。资料来源：图片由罗伯特·谢恩菲尔德和迈克尔·杨提供

关于溶栓输注，临床上有几种常用的药物递送方案，包括持续输注、分级输注、逐步输注或脉冲喷雾，每种方案都有技术上的优缺点。在ALI中使用CDT的禁忌证与现在通常考虑全身溶栓在其他临床情况中的禁忌证基本相似，如急性栓塞性卒中、大量肺栓塞或ST段抬高型心肌梗死。在这些情况下使用溶栓治疗的禁忌证包括近期行神经外科手

术、危及生命的出血倾向和正进行的心肺复苏。

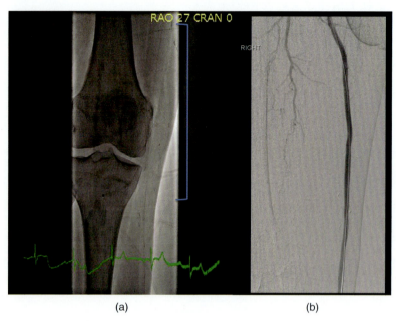

(a)　　　　　　　　　　　　(b)

图17.6　（a）使用Cragg–McNamara 50cm溶栓导管对血栓形成的下肢隐静脉搭桥术进行导管定向溶栓。该导管允许在中至远端静脉移植物（蓝色支架）中局部输送药物。（b）血栓溶解后的血管造影显示顺行血流恢复。资料来源：图片由医学博士罗伯特谢恩菲尔德和迈克尔肠（经授权许可）。

随着工业技术的进步，又出现了促进血栓溶解的替代方法。例如，超声加速溶栓已广泛用于治疗血栓后综合征和部分肺栓塞，也可能为ALI的治疗提供希望。EkoSonic®Endovascular System（EKOS公司，博塞尔，华盛顿州）包括一个溶栓控制台和小型孔（5.4Fr）导管。当导管位于目标位置，导管内部超声导线被放置在导管的中心腔内。这根导线由许多传感器珠组成，沿其长度间隔1cm。传感器发出高频超声波，可以机械地破坏血栓，增加其孔隙率，并可以增强纤溶酶原受体部位的暴露，以增强同时注入的溶栓治疗的效果。与传统CDT技术相比，该技术的支持者认为其有理论的优势，即减少所需药物治疗的剂量和持续时间、加速起效、减少潜在远端栓塞以及降低相关出血风险。

另一种血管内治疗血管血栓形成的技术是"药物机械"溶栓。Trellis™导管（美敦力，明尼阿波利斯，明尼苏达州）采用了这一技术，它已被推广为动脉或静脉血栓形成患者的血管内抢救选择。这种杂交技术的方法为，将穿越导丝的导管通过安装在6Fr导管上的两个充气球囊来分隔血栓病变。在去除导丝且进行球囊扩张后，将正弦镍钛诺导丝插入穿过跨越凝块的导管部分，并在近端和远端球囊之间隔开。电池驱动的驱动单元使导丝以高速（高达每分钟3000转）振荡，破坏因注入溶栓剂于暴露的受限血栓。然后，当近端球囊排气时，通过一个特定的端口从外部吸出溶解的颗粒物；远端球囊仍然膨胀，以保护远端血管免受远端栓塞，直到抽吸和血栓清除完成。

Angiojet®设备（波士顿科学公司，马萨诸塞州马尔堡）由一个导管系统组成，可以进行溶栓抽吸血栓清除术。导管的远端部分采用加压盐水射流，在血管中产生文丘里样效应，导管在受累血管区域推进和回收时破坏和裂解血凝块，同时将凝块拉到导管远端的回收腔内。Penumbra Indigo® 系统（Penumbra Inc，Alameda，CA）由三个组件组成：大直径吸入导管、分离器和真空泵。该装置的主要功能是机械式去除，因此它可能在不适合手术或CDT的ALI患者中发挥作用。上述多种血管内技术说明了血管研究领域和工业行业都在努力设计新方法来解决治疗ALI的临床复杂的技术要求（图17.7）。

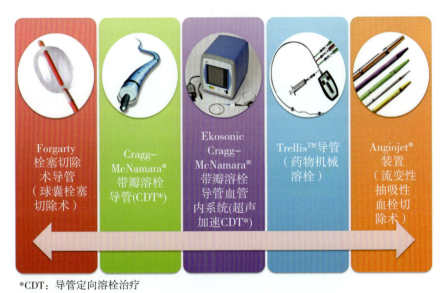

*CDT：导管定向溶栓治疗

图17.7　治疗急性肢体缺血的血管内技术

与开放手术相比，血管内血运重建方法可能具有以下优点：减少对全身麻醉的需求，减少伤口并发症，降低出血风险，恢复时间快。在ACC/AHA2016年下肢PAD指南声明中，编写委员会推荐导管介导的的溶栓作为ⅠA级ALI和可挽救肢体患者血运重建的有效手段；将溶栓的辅助治疗经皮机械血栓切除术推荐作为Ⅱa级ALI患者的救治手段。无论选择何种再灌注方式，编写委员会都强调了对轻微或立即受到威胁的肢体（6小时内）和可存活的肢体（6～24小时内）及时进行血运重建的重要性。血运重建可以是以导管或手术为基础的，治疗方案应取决于当地资源的可用性、临床专业人员的能力和患者特异性因素（ⅠC类–LD，有限的数据）[23]。

17.3.4　手术与腔内血运重建的比较

关于决定何时进行经皮和手术干预治疗ALI仍然是该领域的一个有争议的问题。标志性的比较手术与CDT有效性的试验是罗切斯特试验、下肢缺血手术与溶栓（STILE）试验、溶栓或动脉周围手术（TOPAS）临床试验[29-32]。这些研究是在20世纪90年代进行的，都是现在经皮和手术血运重建的基础。罗切斯特研究是一项相对较小的试验，试验包括约114名ALI持续时间＜7天的患者，他们随机接受尿激酶溶栓或接受手术血运重建。在本研究中，两组患者一年内截肢的累积风险约为18%。然而，与手术相比，溶栓治疗组无截肢生存率更高（分别为75%和52%）。相比之下，STILE和TOPAS试验研究规模较大，而且随着时间的推移，它们的结果不尽相同。

STILE试验包括393名年龄在18～90岁的患者，这些患者6个月内出现肢体缺血迹象或症状，受试者被随机分配接受最佳手术或使用重组组织纤溶酶原激活剂或尿激酶的CDT。本试验的主要终点是治疗后的30天内死亡、持续/复发性缺血、大截肢或主要发病率（如危及生命的出血，围手术期/麻醉并发症，需要透析的肾功能衰竭）。由于1个月的主要结局发生率手术组明显低于药物溶栓组（36.1% vs 61.7%，$P<0.001$；意向治疗分析），试验提前停止。这在很大程度上是由于两组间持续/复发性缺血的差异（手术治疗组与溶栓治疗组分别为25.7%和54.0%，$P<0.001$）。手术组危及生命的出血（0.7% vs 5.6%；$P=0.014$）和血管并发症（3.5% vs 9.7%；$P=0.024$）比溶栓治疗组发生率低。当根据缺血持续时间对结果进行分层时，如果缺血时间＜14天，则各组间的主要结果无差异。事实上，在这一特定分层（缺血时间＜14天）CDT组的6个月无截肢生存率低于手术组[29]。

Ouriel及其同事在1998年的《新英格兰医学杂志》上发表了TOPAS试验的研究结果。这项多中心临床试验招募了113个北美和欧洲中心的患者，受试者随机接受手术（n=272）或CDT（n=272）使用动脉内重组尿激酶。17岁以上符合条件的患者在随机分组前14天内出现过自身动脉急性血栓或栓塞闭塞或搭桥移植。主要的结果指标是6个月时的无截肢生存率。与手术组相比，尿激酶组在这个终点结果上没有显著差异（尿激酶组与手术组分别为71.8% 和74.8%，$P=0.43$）。各组之间1年的无截肢生存率差异不明显（尿激酶组与手术组分别为65.0%和69.9%，$P=0.23$）。此外，患者住院期间的死亡率（8.8% *vs* 5.9%；*P*=0.19）、6个月期间的死亡率（16.0% *vs* 12.3%；*P*=0.22）或1年死亡率（20.0% *vs* 17.0%；*P*=0.39）（所有尿激酶组与手术组）没有统计学显著差异。在6个月和1年时，接受溶栓治疗的受试者中需要开放外科手术者比最初随机接受手术治疗的受试者少。然而，接受溶栓治疗组中大出血发生率更高（12.5% *vs* 5.5%；*P*=0.005），包括四次颅内出血[32]。

这些不一致的研究结果可归因于患者的基线特征、缺血持续时间和溶栓方案的差异。STILE试验的一个主要不足在于它纳入了入组前长达6个月的肢体缺血患者。如前所述，在后来的分析表明，症状持续时间较短（缺血时间<14天）可能是治疗方式之间的一个平衡因素。Berridge等人在2013年进行的Cochrane评价中，对五项随机试验（n=1283）进行了集体评估，以确定ALI的首选初始治疗方式——手术或溶栓。1年时的保肢率或死亡率未观察到显著差异（OR为0.87，95% CI 0.61~1.25；溶栓 *vs* 手术）。然而，接受溶栓治疗的患者与接受手术血运重建者相比，30天的卒中（OR 6.41，95% CI 1.57~26.22）、大出血（OR 2.80，95% CI 1.70~4.60）和远端栓塞（OR 8.35，95% CI 4.47~15.58）发生率明显更高[33]。

最近，Wang等人对1990—2014年的大量临床试验和回顾性数据进行了系统评价。将接受血管内治疗的ALI患者与接受手术治疗的患者进行比较，研究人员发现短期保肢率、无截肢生存率和总体生存率相似。在这份2016年的手稿中，鉴于当前证据的短期结果的等效性，作者建议考虑将血管内治疗作为初始治疗方法。但他们还强调，对于ALI来说，血管内治疗和手术干预应被视为互补而非相互竞争的治疗方式。他们最后呼吁提供更多的高质量临床试验数据，以进一步验证长期的与每种治疗方法相关的早期结局[34]。

虽然这些临床试验和meta分析有助于描述CDT与手术治疗ALI的特征，但缺乏将手术与其他血管内技术（如经皮机械取栓术）进行比较的相应数据。一个结合外科和血管内技术来恢复肢体灌注的概念——杂交血运重建最近在血管医学和外科界获得了关注。杂交手术室的出现为传统手术室配备了透视和导管等设备，这使得血管外科医生和介入医生之间的进一步合作成为可能。然后可以在手术时均衡每种术式的优势。出于对延长手术时间或住院时间、资源利用和成本效益的考虑，现在对将该方法普遍应用于所有ALI病例仍持保留意见[6]。

到目前为止，在治疗ALI时使用杂交手术技术的探索性研究已经产生了可接受的短期临床结果。在一项研究中，将手术和血管内技术杂交方法与Fogarty导管单独血栓切除术进行比较，在早期并发症方面没有统计学差异。1年、2年和5年的随访结果显示，杂交手术组受损血管的初期通畅率优于Fogarty导管组（HR 3.1，95%CI 1.78~5.41，*P* <0.01）。同样，杂交血运重建在保肢（HR 2.1，95% CI 1.01~4.34，*P*=0.03）1年及5年随访中无需再次干预方面表现良好[5]。这一创新治疗领域的研究将在未来几年提供更明确的指导方向。

17.4　小结

ALI是一种可怕且严重的疾病，会带来截肢、功能障碍和死亡的风险。在评估ALI患者时，临床医生应重点考虑可能导致血管损害的血栓和栓塞病因。外在因素如外伤和血管加压药使用等，以及不太常见的疾病如血管炎和腘动脉瘤等也可能导致肢体突然和严重的低灌注。在处理时完成全面的病史采集和体格检查对于进行快速诊断至关重要。ALI的Rutherford分级系统的使用促进了治疗方法的逐步计量化，特别强调应确定组织活力和避免肢体再灌注的任何时间的延迟。对于ALI的肢体再灌注，可以考虑使用多种导管和手术治疗。在评价不同治疗方式或组合哪种更有效时，应明确治疗方式最终取决于缺血症状的特征和缺血时间。治疗的选择应根据患者的合并症、估计的出血风险和围手术期风险、溶栓的禁忌证以及经皮干预与手术干预的个体化等情况进行调整。最终多学科团队的参与可以为复杂的ALI患者群体提供最佳的个体化治疗。

复习题（答案参见本章末尾）

1. ALI的定义

2. 能单独或组合提示急性肢体缺血的体格检查的经典6P症状是什么？

3. 根据Rutherford分级系统，ALI分为几级？

4. 基于Rutherford分级系统，如何为各分级ALI的检查、管理和治疗时间提供指导？

5. 在具有标志性的ALI临床试验（如STILE，TOPAS）中，血管内CDT与手术干预的比较结果如何？这些研究的主要局限性是什么？

6. 总结AHA/ACC 2016年关于ALI血运重建的指南建议。对ALI可挽救肢体的导管溶栓的建议是什么？

参考文献

（关键引用文献，以粗体显示）

1 **Creager, M.A., Kaufman, J.A., and Conte, M.S. (2012). Clinical practice. Acute limb ischemia. *N. Engl. J. Med.* 366 (23): 2198–2206.**

2 O'Connell, J.B. and Quiñones-Baldrich, W.J. (2009). Proper evaluation and management of acute embolic versus thrombotic limb ischemia. *Semin. Vasc. Surg.* 22 (1): 10–16.

3 Henke, P.K. (2009). Contemporary management of acute limb ischemia: factors associated with amputation and in-hospital mortality. *Semin. Vasc. Surg.* 22 (1): 34–40.

4 Hynes, B.G., Margey, R.J., Ruggiero, N. II et al. (2012). Endovascular management of acute limb ischemia . General Review. *Ann. Vasc. Surg.* 26 (1): 110–124.

5 de Donato, G., Setacci, F., Sirignano, P. et al. (2014). The combination of surgical embolectomy and endovascular techniques may improve outcomes of patients with acute lower limb ischemia. *J. Vasc. Surg.* 59 (3): 729–736.

6 Argyriou, C., Georgakarakos, E., Georgiadis, G.S. et al. (2014). Hybrid revascularization procedures in acute limb ischemia. *Ann. Vasc. Surg.* 28 (6): 1456–1462.

7 **Korabathina, R., Weintraub, A.R., Price, L.L. et al. (2013). Twenty-year analysis of trends in the incidence and in-hospital mortality for lower-extremity arterial thromboembolism. *Circulation* 128 (2): 115–121.**

8 Baril, D.T., Ghosh, K., and Rosen, A.B. (2014). Trends in the incidence, treatment, and outcomes of acute lower extremity ischemia in the United States Medicare population. *J. Vasc. Surg.* 60 (3):669–677.e2.

9 **von Allmen, R.S., Anjum, A., Powell, J.T., and Earnshaw, J.J. (2015). Hospital trends of admissions and procedures for acute leg ischaemia in England, 2000–2011. *Ann. R. Coll. Surg. Engl.* 97 (1): 59–62.**

10 **Howard, D.P.J., Banerjee, A., Fairhead, J.F. et al. (2015). Population-based study of incidence, risk factors, outcome, and prognosis of ischemic peripheral arterial events: implications for prevention. *Circulation* 132 (19): 1805–1815.**

11 Kropman, R.H.J., Schrijver, A.M., Kelder, J.C. et al. (2010). Clinical outcome of acute leg ischaemia due to thrombosed popliteal artery aneurysm: systematic review of 895 cases. *Eur. J. Vasc. Endovasc. Surg.* 39 (4): 452–457.

12 Henke, P.K., Williams, D.M., Upchurch, G.R. Jr. et al. (2006). Acute limb ischemia associated with type B aortic dissection: clinical relevance and therapy. *Surgery* 140 (4): 532–540.

13 Charlton-Ouw, K.M., Sritharan, K., Leake, S.S. et al. (2013). Management of limb ischemia in acute proximal aortic dissection. *J. Vasc. Surg.* 57 (4): 1023–1029.

14 Cronenwett, J.L. and Johnston, K.W. *Rutherford's Vascular Surgery*, 8e, vol. 2. Elsevier Inc.

15 Rutherford, R.B. (2009). Clinical staging of acute limb ischemia as the basis for choice of revascularization method: when and how to intervene. *Semin. Vasc. Surg.* 22 (1): 5–9.

16 Rutherford, R.B., Baker, J.D., Ernst, C. et al. (1997). Recommended standards for reports dealing with lower extremity ischemia: revised version. *J. Vasc. Surg.* 26 (3): 517–538.

17 Norgren, L., Hiatt, W.R., Dormandy, J.A. et al. (2007). Intersociety consensus for the management of peripheral arterial disease (TASC II). *J. Vasc. Surg.* 45 (Suppl S): S5–S67.

18 **Met, R., Bipat, S., Legemate, D.A. et al. (2009). Diagnostic performance of computed tomography angiography in peripheral arterial disease: a systematic review and meta-analysis. *JAMA* 301 (4): 415–424.**

19 Grobner, T. (2006). Gadolinium – a specific trigger for the development of nephrogenic fibrosing dermopathy and nephrogenic systemic fibrosis? *Nephrol. Dial. Transplant.* 21 (4): 1104–1108.

20 Rittoo, D., Stahnke, M., Lindesay, C. et al. (2006). Prognostic significance of raised cardiac troponin T in patients presenting with acute limb ischaemia. *Eur. J. Vasc. Endovasc. Surg.* 32 (5): 500–503.

21 Linnemann, B., Sutter, T., Sixt, S. et al. (2012). Elevated cardiac troponin T contributes to prediction of worse in-hospital outcomes after endovascular therapy for acute limb ischemia. *J. Vasc. Surg.* 55 (3): 721–729.

22 **Alonso-Coello, P., Bellmunt, S., McGorrian, C. et al. (2012). Antithrombotic therapy in peripheral artery disease: antithrombotic therapy and prevention of thrombosis, 9th ed: American College of Chest Physicians evidence-based clinical practice guidelines. *Chest* 141: e669S–e690S.**

23 **Gerhard-Herman, M.D., Gornik, H.L., Barrett, C. et al. (2017). 2016 AHA/ACC guideline on the management of patients with lower extremity peripheral artery disease: a report of the American College of Cardiology/American Heart Association task force on clinical practice guidelines. *J. Am. Coll. Cardiol.* 69 (11): 1465–1508.**

24 **Bonaca, M.P., Gutierrez, J.A., Creager, M.A. et al. (2016). Acute limb ischemia and outcomes with vorapaxar in patients with peripheral artery disease: results from the trial to assess the effects of vorapaxar in preventing heart attack and stroke in patients with atherosclerosis-thrombolysis in myocardial infarction 50 (TRA2 P-TIMI 50). *Circulation* 133 (10): 997–1005.**

25 Fogarty, T. (2009). Historical reflections on the management of acute limb ischemia. *Semin. Vasc. Surg.* 22 (1): 3–4.

26 Kempe, K., Starr, B., Stafford, J.M. et al. (2014). Results of surgical management of acute thromboembolic lower extremity ischemia. *J. Vasc. Surg.* 60 (3): 702–707.

27 Baril, D.T., Patel, V.I., Judelson, D.R. et al. (2013). Outcomes of lower extremity bypass performed for acute limb ischemia. *J. Vasc. Surg.* 58 (4): 949–956.

28 Morrison, H. III (2006). Catheter-directed thrombolysis for acute limb ischemia. *Semin. Intervent. Radiol.* 23 (3): 258–269.

29 **The STILE Investigators (1994). Results of a prospective randomized trial evaluating surgery versus thrombolysis for ischemia of the lower extremity. The STILE trial. *Ann. Surg.* 220 (3): 251–266; discussion 266–268.**

30 **Weaver, F.A., Comerota, A.J., Youngblood, M. et al. (1996).**

Surgical revascularization versus thrombolysis for nonembolic lower extremity native artery occlusions: results of a prospective randomized trial. The STILE Investigators. Surgery versus thrombolysis for ischemia of the lower extremity. *J. Vasc. Surg.* 24 (4): 513–521; discussion 521–523.

31 Ouriel, K., Veith, F.J., and Sasahara, A.A. (1996). Thrombolysis or peripheral arterial surgery: phase I results. TOPAS Investigators. *J. Vasc. Surg.* 23 (1): 64–73; discussion 74–75.

32 Ouriel, K., Veith, F.J., and Sasahara, A.A. (1998). A comparison of recombinant urokinase with vascular surgery as initial treatment for acute arterial occlusion of the legs. Thrombolysis or Peripheral Arterial Surgery (TOPAS) Investigators. *N. Engl. J. Med.* 338 (16): 1105–1111.

33 Berridge, D.C., Kessel, D.O., and Robertson, I. (2013). Surgery versus thrombolysis for initial management of acute limb ischaemia. *Cochrane Database Syst. Rev.* (6): CD002784. doi: 10.1016/j.jvs.2015.09.055.

34 Wang, J.C., Kim, A.H., and Kashyap, V.S. (2016). Open surgical or endovascular revascularization for acute limb ischemia. *J. Vasc. Surg.* 63 (1): 270–278.

复习题答案

1. ALI定义为上肢或下肢血流的突然减少，使该肢体面临截肢的风险，并在两周内出现临床症状。

2. 疼痛、苍白、无脉搏、感觉异常、瘫痪和体温。

3. 根据床边检查结果和多普勒评估，Rutherford分级对缺血肢体分为以下几级：Ⅰ级（可存活的）、Ⅱa级（轻微受到威胁）、Ⅱb级（立即受到威胁）或Ⅲ级（不可逆转）。

4. 对于出现Ⅰ级或Ⅱa级ALI的患者，由于该疾病的相对亚急性性质，可以通过非侵入性或侵袭性评估提供更详细的检查。Ⅱa类缺血表明肢体应及时进行血运重建。对于Ⅱb类缺血，应不惜一切代价避免任何的时间延迟。对于Ⅲ级肢体缺血，如果发现时间较早，可进行血管重建。

5. STILE试验显示，手术组1个月的主要结局发生率明显低于溶栓治疗组（36.1% *vs* 61.7%，*P*<0.001；意向治疗分析）。当根据缺血持续时间对结果进行分层时，各组间的主要结果没有差异（缺血时间<14天）。事实上，CDT组的6个月无截肢生存率低于该特定分层的手术组（缺血时间<14天）。TOPAS试验显示，作为试验的主要终点，手术组和尿激酶组6个月时无截肢生存率无显著差异(71.8% *vs* 74.8%，*P*=0.43)。STILE试验的一个主要不足在于，它纳入了在入组前长达6个月的肢体缺血患者。

6. 在ACC/AHA 2016年下肢PAD指南声明中，编写委员会推荐导管介导的的溶栓可作为ⅠA级ALI和可挽救肢体患者血运重建的有效手段；将溶栓的辅助治疗经皮机械血栓切除术推荐作为Ⅱa级ALI患者的救治手段。无论选择何种再灌注方式，编写委员会都强调了对轻微或立即受到威胁的肢体（6小时内）和可存活的肢体（6~24小时内）及时进行血运重建的重要性。血运重建可以是以导管或手术为基础的，治疗方案应取决于当地资源的可用性、临床专业人员的能力和患者特异性因素（Ⅰ C类–LD，有限的数据）。

第 18 章
危重下肢缺血的足底血运重建

Amjad AlMahameed[1]and Craig Walker[2,3]

[1]Cardiovascular Institute of the South, Houma, LA, USA
[2]Louisiana School of Medicine, New Orleans, LA, USA
[3]Tulane University School of Medicine, New Orleans, LA, USA

摘要

危重下肢缺血（CLI）比较常见，有高比率的肢体损失和早期死亡率。这些患者的胫骨和足底血管通常存在闭塞。足底通路和足底血供环路血运重建术已是一种成熟的技术，即使对于那些因为流出道不良而不适合手术的患者，也可以成功进行CLI干预。这些技术可用于顺行交叉不成功的手术或预先计划的手术。在许多患者没有其他治疗选择的情况下，采用足底血供环路血运重建成功地实现了血管重建术和肢体挽救。介入成功的重要变量包括：严谨的程序规划、纯熟的技术技能、适当的工具使用和患者的选择。

慢性危重肢体缺血（CLI）是外周动脉疾病（PAD）最早的临床表现。CLI患者表现为Fontaine Ⅲ期和Ⅳ期（Rutherford 4、5和6级，分别对应缺血性静息痛、伤口未愈合或组织丢失）。一旦怀疑CLI，就需要进行无创的确认性检查。由于血管钙化，足底压力检查往往不可靠。尽管如此，足部和足趾的绝对收缩压仍然是缺血最好的客观生物标记物，它们与心肌缺血和血容量的关系密切[1]。CLI患者每年截肢的比例为14%～45%，而跛行患者每年截肢的比例为1%[2-5]。此外，1%～3%有症状的PAD患者在首次调查时有CLI的证据[6,7]。如果CLI患者能得到及时的早期诊断和适当的多学科治疗，结局明显会更好。

学习要点：

- CLI患者每年失去肢体的风险非常高（每年14%～45%）。
- CLI早期转诊到专科治疗可改善预后。

18.1 足部解剖和闭塞性外周动脉疾病的分布

当我们通过血管造影评估踝关节以下（BTA）动脉时，应考虑两组不同的血管：足部流入血管和足弓系统。足部流入血管包括：胫前动脉（ATA）、足背动脉（DP）、胫后踝动脉（PDA）、足底内侧动脉（MPA）和足底外侧动脉（LPA）。足底血供环路是一个双拱形回路，作为足部的中央动脉线，在挽救肢体和愈合伤口中起着重要作用。

PDA在踝关节水平分为MPA和LPA。较大的LPA向前外侧走行，然后在近跗骨下从外侧到内侧穿过足部，形成足底深弓，DPA末端（足底）分支在跗骨I和II之间连接。因此，足底深弓连接背侧动脉供应（ATA分支）和足底动脉供应（PTA分支）。足底深弓支配着足底和足趾，因为它形成了足底跗动脉和三条穿通动脉，这三条穿通动脉与源自弓状动脉的跗背动脉相连。

弓状动脉代表另一血管弓，它位于足背中部，起源于足背动脉。弓状动脉从足内侧向外侧跨过足部，在与ATA跗骨外侧支连接之前，在第2、3、4跗间隙发出跗背动脉，完成足背弓，穿支把跗背动脉和足底跗动脉连接起来。

膝下（BTK）弥漫性多支血管和BTA病变是CLI患者的常见疾病。Ferraresi等人[8]评估了1915例PAD患者阻塞性疾病的分布，并对BTA血管进行了完整的血管造影研究。在1624例溃疡或坏疽（Rutherford 5～6级）患者中，5%的患者表现为腹股沟以上病变，55%的患者有股腘病变，93%的患者有BTK病变，71%的患者有BTA病变。重要的是这项血管造影研究显示，踝关节以上疾病与CLI之间的相关性较弱（OR 1.20；P <0.05）；足底弓和小血管疾病与CLI的相关性最强（OR 7.83；$P<0.01$）；足血管疾病（足弓除外）与CLI中度相关（OR 1.58；$P<0.05$）。值得注意的是，77%的患者有2～3支BTK病变，50%的患者有2～3支BTA病变。因此，对于严重缺血的肢体，成功的血管重建必须考虑足部血管的治疗。

学习要点：

- 足底弓是一个真正的吻合弓。

- 前足和足趾有双重血液供应，足背和足底动脉通过穿支相互连接。

- BTK和BTA闭塞性疾病在CLI中很常见（与足弓和小血管病变的相关性最强，OR 7.83；$P < 0.01$）。

18.2 CLI中足底血运重建的原则

小腿及足部疾病的血运重建术几乎只用于有CLI患者。通常情况下，根据伤口位置、闭塞病变的血管分布（基于血管体区的直接血运重建）以及在不破坏侧支血管的情况下开通闭塞血管的技术能力，只有在有明确适应证的情况下血管内介入才会延及BTK和BTA。血管体区（angiosome）是由源动脉供应的三维血管区域。足可分为5个血管体区：足跟内侧血管体区、足底内侧血管体区和源于胫后动脉的足底外侧血管体区、源于胫前动脉的足背血管体区和腓动脉供应的足跟外侧血管体区[9-11]。直接血运重建术指的是供应伤口区域的动脉或血管体的血运重建术。在缺血性足溃疡中，约70%的伤口位于主要的血管体区（表18.1）[12,13]。多项研究表明，直接对受影响的血管体区进行血运重建术的结果优于间接血运重建术[14-16]。与直接血运重建术相比，间接血运重建术向伤口区域输送的血液要少得多（<40%）[17-21]。BTK闭塞治疗失败与大截肢（HR 5.79；95% CI 1.89～17.7）和严重截肢或死亡（HR 2.69；95% CI 1.09～6.63）风险增加相关[22]。尽管腘下动脉解剖结构存在差异，但通常可以确定导致组织丢失的血管体区（表18.1）[12]。有时在有明显的侧支循环的情况下，了解小腿动脉和足动脉的解剖结构并准确定义目标血管体区是一项挑战。在这种情况下，比较双侧血管造影可能是有帮助的，因为对侧健康肢体的动脉供应可以作为患肢血供的参照对比。

在某些情况下，对于有Rutherford 4级（无组织损失的静息痛）伴有小面积或浅表溃疡的踝以上血管疾病病人，当足底弓完整时，血管体区导向的血管重建策略可能不那么重要。此外，对于Rutherford 6级患者和涉及多个血管体区的深部感染患者，以及计划行前足（经跖骨）截肢的患者，我们认为全血管重建策略比血管体区导向的血管重建更有效[23]。糖尿病患者出现CLI（Rutherford 5和6级）时需要额外考虑更多的问题。在这一人群中，原生吻合动脉（足底动脉弓）往往会变成了功能性末端动脉，因为这些人可能无法募集足够的侧支。考虑到许多患者没有手术选择，足底动脉环血运重建可能是糖尿病足患者治疗的关键步骤。

表18.1　组织丢失位置和相应的血管体区

足部伤口位置	一线血管体区	二线血管体区
前脚	PTA ± ATA	ATA
足底	PTA	ATA
脚跟	PT ± 腓侧	腓侧
背部	ATA	腓侧

来源：根据参考文献[12]修改

学习要点：

- BTK和BTA血管重建术对于CLI患者的肢体挽救是非常必要的。

- 先治疗小腿血管，尽可能采用顺行入路，然后移至BTA。

- 糖尿病晚期患者（Rutherford 5和6级），原生吻合动脉（足底弓）经常已变成功能性末端动脉，因此必须进行血管重建。

18.3　CLI中胫、足血运重建技术

我们认为手术前进行细致的规划是成功的关键，应进行无创成像（CTA，MRA，双功超声）和腘下动脉病变的分级，以便预先确定主要和替代的入路和开通策略，并将治疗方案传达给介入小组，以便合理分配时间和选择设备。

当方案可行时，同侧顺行CFA介入是首选的介入策略，因为它可为BTK和BTA介入提供了最好的支持和帮助。当顺行CFA穿刺不可行时，股浅动脉近端可作为首选入路，不会显著增加并发症发病率[24]。与对侧入路（上升并穿越）相比，顺行入路具有更好的导丝导向性、设备可输送性、更低的辐射剂量和造影剂用量。使用编织鞘有助于避免鞘扭折和进入部位血肿的风险。在特殊情况下，腘动脉可作为顺行通道。对于病态肥

胖患者，当需要进行髂动脉、股动脉或近端股浅动脉血管重建术时，可以考虑采用对侧入路，因为在这种情况下，实现顺行穿刺止血可能具有挑战性。采用对侧入路的限制性因素为导丝扭矩、推送力和延伸情况。可在透视（AP方向）或超声引导下，有选择地穿刺可受手动压迫的相邻动脉段（腹股沟韧带下方、股骨头上方）。通过透视确定不良钙化有助于确定通路。一旦通过搏动的动脉血流确认进入动脉通路，在透视下推进成角导丝（25°～30°）打开CFA分叉并有选择地插入SFA。随后使用短的小口径鞘，并进行探索性血管造影。如果SFA和腘动脉均可开通，则将小鞘置换为5或6Fr、45cm长的编织鞘，向腘动脉远端推进，以提供更好的支持和成像。通过远端放置的鞘可获得小腿下血管的选择性数字减影成像或胫骨和足动脉的超选择性成像以指导治疗。这些高清图像可描绘动脉解剖，识别异常变异，并显示血管的三维关系，这有助于BTK和BTA介入。血管扩张剂，如动脉内硝酸甘油、罂粟碱或钙通道阻滞剂可减轻痉挛，可招募侧支血管，并可以加速对比剂的冲洗[25-27]。对侧斜视图（第5跖骨基底从脚底向外凸出）对观察远端跖后总动脉及其分叉至MPA和LPA，以及DPA及其连接深足底弓往往是有帮助的。在同侧顶视图上，将图像增强器平行于足背，让脚趾尽可能靠近图像顶部，并且可以看到第1跖骨间隙，从而更好地理解远端足动脉和足弓状态。

一旦解剖结构被确定，就可以尝试使用高度可操纵的亲水性0.014英寸的导丝穿越狭窄和闭塞性胫动脉病变，或使用0.018英寸的由穿越导管或球囊支撑的导丝。我们的首选方法是尝试腔内穿越以保存侧支。如果做不到，则尝试利用线圈进行内膜下穿越。一旦完成穿越即可行血管造影确认远端腔内的位置。偶尔可能需要超小尺寸的支撑导管。在靠近导丝尖端处置入支撑导管可以改善导丝的扭矩和外显率，尤其是在闭塞和钙化的动脉中。如果直接顺行导丝穿越不成功，当下肢有广泛的血管钙化、感染或瘢痕时，经侧支穿越尤其有用，当跨越多条血管时它也很有用。另一种选择是逆行真腔穿越[26, 27]，可通过外双功超声引导或反向CART-SAFARI技术实现内膜下穿越，然后再透视显影导丝，通过透视下的导丝顺行穿越病灶，随后完成治疗计划。

对于伴有足底和足跟溃疡未愈合及足底弓中断的CLI患者，以及在顺行及踝上经侧支穿越胫骨血管不成功的情况下，可以采用Fusaro等人[28]及其同事所描述的足底环重建，用一个导管将血液输送到受阻的足底血管。在该技术中，使用的是具有高导向性和亲水性的0.014英寸导丝，由微导管或低顺应性OTW（over-the-wire）球囊支撑的导丝小心地从ATA进入足背动脉，穿过足底动脉弓进入外侧足底动脉，然后进入PTA。相反，也可以从PTA进入足底回路，并以相反的方式进入ATA（图18.1和18.2），顺行股动脉入路可能操作更方便。在合作的患者中，路图引导和交替的足部放大视图（AP头位和侧位）对成功的导丝穿越非常有帮助[29]。导丝的形态非常重要，通常需要呈双曲线形状来穿过曲折的足弓。采用具有较高可推送性和可追踪的低顺应性微型2.0和3.0mm球囊，可进行足部祥血管成形术，必要时重建足部循环可以为胫骨远端动脉逆行再通提供机会。有时对于血管内局灶性钙化病变，可能需要使用非常规的冠状动脉球囊（1.5～3.0mm）。使用超长球囊有助于减少限流夹层的发生，这些球囊即使使用高压充气，也要进行长时间充气（3～5分钟）[30]。足底环血运重建是治疗踝关节以下动脉粥样硬化性关节炎的一种高效、安全的方法，尤其适用于糖尿病患者[31]。

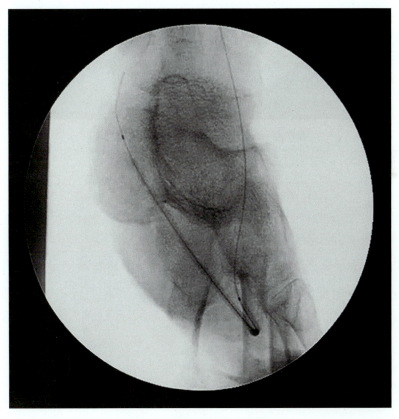

图18.1　足底环重建：导丝。

大量使用血管扩张剂可以避免血管痉挛，还需进行抗凝监测以维持ACT在250～300秒之间。选择性的足部血管造影和确认性斜位视图经常被用来评估导丝的位置和进一步推进的方向。逐渐扩大球囊，开始时进行低压长时间充气，并有选择地应用高压球囊治疗顽固性病变，有助于避免严重的血流限制夹层，建立足够的血供。

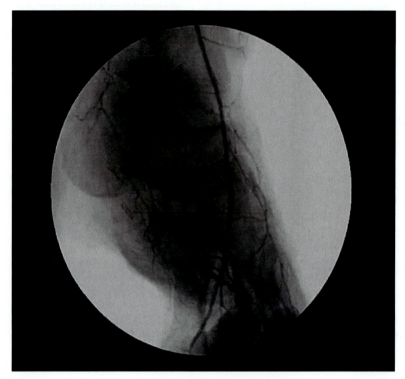

图18.2　足底环重建：足底环血管造影。

学习要点：

- 同侧顺行CFA或近端SFA通路优先。

- 直接（基于血管体区）血管重建术是伤口愈合的首选。

- 使用适当的工具和技术对手术的成功很重要。

参考文献

（关键引用文献，以粗体显示）

1　**Hirsch, A.T. and Duval, S. (2013). Effective vascular therapeutics for critical limb ischemia: a role for registry-based clinical investigation. *Circ. Cardiovasc. Interv.* 6: 8–11.**

2　Krishnamurthy, V., Munir, K., Rectenwald, J.E. et al. (2014). Contemporary outcomes with percutaneous vascular interventions for peripheral critical limb ischemia in those with and without poly-vascular disease. *Vasc. Med.* 19 (6): 491–499.

3　**Iida, O., Nakamura, M., Yamauchi, Y. et al. (2013). Endovascular treatment for infrainguinal vessels in patients with critical limb ischemia: OLIVE registry, a prospective, multicenter**

study in Japan with 12-month follow-up. *Circ. Cardiovasc. Interv.* **6** (1): 68–76.

4 Lepantalo, M. and Matzke, S. (1996). Outcome of unreconstructed chronic critical leg ischaemia. *Eur. J. Vasc. Endovasc. Surg.* 11 (2): 153–157.

5 Schanzer, A., Hevelone, N., Owens, C.D. et al. (2008). Statins are independently associated with reduced mortality in patients undergoing infrainguinal bypass graft surgery for critical limb ischemia. *J. Vasc. Surg.* 47 (4): 774–781.

6 **Norgren, L., Hiatt, W.R., Dormandy, J.A. et al. (2007). Inter-society consensus for the Management of Peripheral Arterial Disease (TASC II).** *Eur. J. Vasc. Endovasc. Surg.* **33 (Suppl 1): S1–S75.**

7 Jorneskog, G. (2012). Why critical limb ischemia criteria are not applicable to diabetic foot and what the consequences are. *Scand. J. Surg.* 101 (2): 114–118.

8 **Ferraresi, R., Palena, L.M., Mauri, G., and Manzi, M. (2015). Interventional treatment of the below the ankle peripheral artery disease. In:** *PanVascular Medicine*, **2e (ed. P. Lanzer). New York, NY: Springer-Verlag.**

9 Taylor, G.I. and Pan, W.R. (1998). Angiosomes of the leg: anatomic study and clinical implications. *Plast. Reconstr. Surg.* 102 (3): 599–616.

10 **Attinger, C.E., Evans, K.K., Bulan, E. et al. (2006). Angiosomes of the foot and ankle and clinical implications for limb salvage: reconstruction, incisions and revascularization.** *Plast. Reconstr. Surg.* **117 (Suppl 7): 261S–293S.**

11 Alexandrescu, V., Hubermont, G., Philips, Y. et al. (2008). Selective primary angioplasty following an angiosome model of reperfusion in the treatment of Wagner 1–4 diabetic foot lesions: practice in a multidisciplinary diabetic limb service. *J. Endovasc. Ther.* 15 (5): 580–593.

12 Alexandrescu, V. (2013). What do we know about the angiosomes usefulness in current CLI treatment. In: *Angiosomes Applications in Critical Limb Ischemia: In Search for Relevance* (ed. V. Alexandrescu), 71–87. Turin: Edizioni Minerva Medica.

13 Neville, R.F., Attinger, C.E., Bulan, E.J. et al. (2009). Revascularization of a specific angiosome for limb salvage: does the target artery matter? *Ann. Vasc. Surg.* 23 (3): 367–373.

14 **Iida, O., Nanto, S., Uematsu, M. et al. (2010). Importance of the angiosome concept for endovascular therapy in patients with critical limb ischemia.** *Catheter Cardiovasc. Interv.* **75 (6): 830–836.**

15 Varela, C., Aci, N.F., de Haro, J.D. et al. (2010). The role of foot collateral vessels on ulcer healing and limb salvage after successful endovascular and surgical distal procedures according to an angiosome model. *Vasc. Endovasc. Surg.* 44 (8): 654–660.

16 **Alexandrescu, V., Vincent, G., Azdad, K. et al. (2011). A reliable approach to diabetic neuroischemic foot wounds: below-the-knee angiosome-oriented angioplasty.** *J. Endovasc. Ther.* **18 (3): 376–387.**

17 Ziegler, M.A., Distasi, M.R., Bills, R.G. et al. (2010). Marvels, mysteries and misconceptions of vascular compensation to peripheral artery occlusion. *Microcirculation* 17 (1): 3–20.

18 Macchi, C., Catini, C., Giannelli, F. et al. (1996). Collateral circulation in distal occlusion of lower limb arteries: an anatomical study and statistical research in 40 elderly subjects by echo-color-Doppler method. *Ital. J. Anat. Embryol.* 101 (4): 221–227.

19 Alexandrescu, V. (2013). The angiosomic concept: anatomical background and physiopathological landmarks in CLI. In: *Angiosomes Application in Critical Limb Ischemia: In Search for Relevance* (ed. V. Alexandrescu), 1–10. Turin: Edizioni Minerva Medica.

20 **Singh, G.D., Armstrong, E.J., Yeo, K.K. et al. (2014). Endovascular recanalization of infrapopliteal occlusions in patients with critical limb ischemia.** *J. Vasc. Surg.* **59 (5): 1300–1307.**

21 Shimada, Y. (2014). Another back door to the endovascular future: an antegrade pedal approach for retrograde revascularization. *J. Endovasc. Ther.* 21 (6): 779–782.

22 Kweon, M., Bhamidipaty, V., Holden, A., and Hill, A.A. (2012). Antegrade superficial femoral artery versus common femoral artery punctures for infrainguinal occlusive disease. *J. Vasc. Interv. Radiol.* 23 (9): 1160–1164.

23 Lee, A.C. and Khuddus, M.A. (2014). Pedal arch revascularization. The rationale behind this procedure and tips from preprocedure planning to intervention. *Endovasc. Today* 13 (5): 77–82.

24 **Walker, C. (2014). Pedal access in critical limb ischemia.** *J. Cardiovasc. Surg. (Torino)* **55: 225–227.**

25 Walker, C.M. (2014). Pedal access in critical limb ischemia. In: *Endovascular Interventions* (ed. R.S. Dieter, R.A. Dieter and D.R.A. JR III), 367–372. New York: Springer.

26 Graziani, L. and Silvestro, A. (2006). Alternative approaches in critical limb ischemia. *Clin. Vision* 17: 2–7.

27 Manzi, M., Cester, G., Palena, L.M. et al. (2011). Vascular imaging of the foot: the first step toward endovascular recanalization. *RSNA* 31 (6): 1623–1637.

28 **Fusaro, M., Dalla Paola, L., and Biondi-Zoccai, G. (2007). Pedal-plantar loop technique for a challenging below-the-knee chronic total occlusion: a novel approach to percutaneous revascularization in critical lower limb ischemia.** *J. Invasive Cardiol.* **19 (2): E34–E37.**

29 Manzi, M., Fusaro, M., Ceccaci, T. et al. (2009). Clinical results of below-the-knee interventions using pedal-plantar loop technique. *J. Cardiovasc. Surg (Torino)* 50: 331–337.

30 Lyden, S.P. (2009). Techniques and outcomes for endovascular treatment in the tibial arteries. *J. Vasc. Surg.* 50 (5): 1219–1223.

31 Manzi, M. and Palena, L.M. (2014). Treating calf and pedal disease: the extremes of intervention. *Semin. Intervent. Radiol.* 31 (4): 313–319.

第 19 章
通路部位的并发症

Miguel Alvarez Villela[1], Fernando D. Pastor[2] and Robert T. Pyo[1]

[1]Division of Cardiology, Montefiore Medical Center, Albert Einstein College of Medicine, Bronx, NY, USA

[2]Instituto Cardiovascular Cuyo, Clínica Aconcagua, Villa Mercedes, San Luis, Argentina

摘要

血管并发症在经皮冠状动脉介入或周围血管介入等血管内手术后较为常见。随着更高复杂性手术的出现（包括临时心室支持装置的使用），要求心脏病介入专家熟悉这些并发症及其治疗方案。

许多并发症可以用非侵入性技术来处理，然而，有急性血管阻塞或持续出血的并发症可能需要及时进行干预。经皮治疗有多种选择，但治疗策略应与血管外科团队一起确定，以避免非必要的过度经皮处理取代了更合理的手术选择。

在经股动脉入路中，动脉切开术中的某些技术已被证明可以提高正确放置鞘的比率，但尚未表明能显著降低主要并发症的发生率。血管闭合装置（VCD）通常比手动按压更受患者的青睐，在大口径血管通路的手术中VCD越来越受欢迎，与手动按压相比，VCD的好处可能是指数级的。VCD在这些高风险手术中的研究还不充分。

大多数系列手术研究发现，经桡动脉入路的并发症风险最低，但受限于血管尺寸较小，无法使用大口径设备。且桡动脉相关并发症很少需要经皮或手术治疗。

当其他通路选择受限时，可以较安全地使用肱动脉入路。最近的报道表明，在当今时代，肱动脉相关并发症的发生率比传统认为的更低。对于肱动脉相关并发症的经皮处理方法的报告还比较有限。

19.1　引言

　　心导管术后，动脉通路位置的并发症较为常见，其发生率与手术的复杂性和血管通路的孔径大小有关[1,2]。近年来，随着手术技术和设备的进步，需要大口径血管通路的高风险手术越来越多。在这种情况下，熟悉血管并发症及其处理方法对心血管介入科医生来说越来越重要。本章将重点讨论经皮冠状动脉介入治疗（PCIs）和其他血管介入治疗后的股动脉、肱动脉和桡动脉并发症的诊断、预后和处理。表19.1列出了动脉通路部位最常见的并发症。

表19.1　按血管通路类型分组的常见血管并发症

股动脉通路	桡动脉通路	肱动脉通路
腹膜后血肿	桡动脉痉挛	动脉血栓形成
股动脉假性动脉瘤（FAP）	桡动脉闭塞	出血
动静脉瘘（AVF）形成	血肿形成	假性动脉瘤形成
股动脉闭塞	桡动脉穿孔	臂丛神经受压

19.2　常见的股动脉相关并发症

　　与股总动脉（CFA）通路相关的最常见的并发症包括局部出血、股动脉假性动脉瘤（FAP）形成、腹膜后血肿（RPH）、动静脉瘘（AVF）形成以及动脉血栓所致的下肢缺血。尽管几乎所有与手术相关的股动脉损伤都有成功地使用手术矫正的可能，但在以前的报道中，手术与25%的术后发病率和3.5%的术后死亡率相关。

　　这种风险主要是由该患者群体的高度共病状态所导致的[3]。不同的药物和经皮介入治疗可作为替代治疗策略。下面将详细描述这些内容。表19.2列出了特定并发症的具体经皮介入治疗方案。

表19.2　股动脉通路常见血管并发症以及建议的经皮介入治疗方案

并发症的类型	PCI术后的总发生率	直接的非侵入性干预措施	侵入性经皮介入治疗
腹膜后血肿	0.4%～0.74%	N/A	外渗部位长期球囊充气止血 覆膜支架置入术
股骨动脉假性动脉瘤（FAP）	2%～6%	超声引导下压迫修复	经皮凝血酶注射

续表

并发症的类型	PCI术后的总发生率	直接的非侵入性干预措施	侵入性经皮介入治疗
			可生物降解的胶原蛋白注射
			覆膜支架置入术
			弹簧圈栓塞术
动静脉瘘形成（AVF）	0.4%	超声引导下压迫	动脉侧覆膜支架置入术
股动脉闭塞	<0.5%	N/A	球囊血管成形术
			导管定向溶栓治疗
			导管取栓术
			覆膜支架置入术

19.2.1　通道部位的出血

需要输血的通路部位出血与急性冠状动脉综合征（ACS）患者PCI术后30天和1年死亡率的增加相关[4]。PCI（经皮冠状动脉介入术）术后发生血管并发症的患者的相关风险因素包括女性、年龄>70岁、体表面积小（<1.6m^2）、心力衰竭病史、慢性阻塞性肺疾病（COPD）、外周血管疾病、冠状动脉疾病（CAD）、现有的出血性疾病、伴随的休克和肾功能衰竭（Cr>2mg/dl）[5, 6]。手术相关因素包括大动脉鞘管尺寸（7～8Fr *vs* 6 Fr, 23.5% *vs* 13.8%；*P*<0.01）[2]、PCI（经皮冠状动脉介入术）术后肝素输注时间延长、鞘管移除延迟[8]、紧急手术，以及围术期GPⅡb/Ⅲa抑制剂的使用[6,8]，特别是当同时给药的肝素剂量没有减少时[5, 9]。周围血管介入相关并发症的发生也有类似的危险因素[10]。

局部出血可能被周围组织包裹，从而形成血肿。在可触及的穿刺部位有硬结或肿块时，必须怀疑这一点。肥胖患者的血肿可能很难识别，他们可能在没有明显的早期体征的情况下发生出血。

通路部位出血的处理取决于其严重程度和血流动力学的结果。在大多数情况下，可以通过局部的人工或机械压迫以及逆转抗凝过程来控制出血源。在GPⅡb/Ⅲa抑制剂活性存在的情况下，当使用阿昔单抗（Reopro, Eli Lilly, Indianapolis, IN）时，可以通过输注血小板轻松实现逆转，因为该药物与循环血小板紧密结合，不会影响正常功能的输血血小板的活性。小分子血小板膜糖蛋白Ⅱb/Ⅲa抑制剂，如依替非他特（Integrilin,

Cor Therapeutics, South San Francisco, CA）和替罗非班（Aggrastat, Merck, West Point, PA）可能更难逆转，因为它们作为竞争性的、可逆的受体抑制剂，残留了过量的游离循环药物，可能影响新的输血血小板。另一方面，它们较短的半衰期将使抗血小板作用在几个小时后消失。

如果局部压迫和逆转抗凝过程不能控制出血，可以采用类似下面描述的手术或经皮介入手段来治疗RPHs或FAPs。

19.2.2 股动脉假性动脉瘤（FAPs）

FAPs是心导管术后最困难的血管并发症之一。当三层血管壁都破裂后，血肿持续地与动脉腔相通时，就会形成FAPs。与血肿一样，出血被周围组织所包裹，但与血肿不同的是，血液在收缩期时持续地从动脉流入FAP囊腔内，而在舒张期时回流。

表19.3 股动脉通路相关出血并发症的危险因素
女性
年龄＞70岁
体表面积＜1.6m²
肾功能衰竭时血清Cr＞2mg/dl
延长鞘管的留置时间
使用更大直径的鞘管
紧急手术
增加肝素剂量和延长肝素输注时间
使用GPⅡb/Ⅲa抑制剂

经皮冠状动脉或外周介入治疗后，临床发现的FAPs的发生率为2%～6%。有症状的FAPs患者通常在手术后几天出现通路部位疼痛和伴有收缩杂音的搏动性肿块。无症状的FAPs也会经常发生，7.7%的PCI术后患者可通过超声可检测到FAPs[11]。

FAPs的形成与更高的手术复杂性、更有效的抗凝或抗血小板治疗的使用以及更可能导致在股浅动脉分支插管的较低位置穿刺有关[12]。FAPs在女性、70岁以上、糖尿病和肥胖的患者中也更为常见[13]。

对FAP的处理取决于其大小。一般认为测量值＜2cm为较小的FAP，其有自发性血栓形成倾向或者自行消退。较大的FAP通常需要介入治疗以防止其扩张或破裂。有以下几种非手术治疗方法：

- 超声引导下压迫修复（UGCR）。FAP的可视化压迫会导致病变瘤颈部的淤血和血栓形成，随后造成闭塞。在不同的系列研究中，成功率从56%～90%不等[14-17]。这个过程可能会是耗时耗力的。虽然平均压迫时间为30分钟，但也可能需要高达300分钟的压迫时间。为了提高患者的耐受性，可能需要进行镇痛或镇静。与UGCR失败相关的因素包括：肥胖、较大的假性动脉瘤、伴随的抗凝治疗和因阻碍压迫导致的腹股沟不适[16-18]。如果加压后需要恢复使用抗凝剂，则需要对患者进行仔细的随访，因为这类患者发生假性动脉瘤破裂或复发的风险很高[16]。

- 经皮凝血酶注射。超声引导下将凝血酶注射到FAP囊腔中可导致假性动脉瘤血栓形成和闭合，其成功率为86%～97%。凝血酶的平均有效剂量是将1000单位凝血酶溶解在生理盐水中，以产生1000U/ml的浓度[19,20]。远端凝血酶栓塞是这种介入治疗的主要风险，但可以通过在注射过程中引导针头远离假性动脉瘤颈部并使用较小的注射量来预防[19]。在注射过程中，通过从对侧股动脉放入充气血管成形球囊至FAP口上方，可以防止远端凝血酶栓塞以及通过造成淤血从而促进血栓形成。然而，这项技术并不常规使用，仅用于远端栓塞风险高的病例，如狭部相对较宽、较大的FAPs[21]。

  在接受牛凝血酶注射的患者中已经被报告出现过免疫交叉反应。这可能表现为低血压、心动过缓或对凝血因子产生抗体[22]。在文献[23]中发现一篇关于反复注射凝血酶后出现过敏反应的报道。在反复给予牛凝血酶之前，应考虑做皮肤试验来检测可能的过敏反应。

- 经皮注射生物可降解胶原蛋白。给FAP直接注射胶原蛋白是一种替代方法。这项技术包括经皮将胶原糊或胶原蛋白栓塞物输送到FAP囊腔中。胶原糊的注射是使用9Fr穿刺针进行的，而胶原栓塞物的输送需要将11Fr鞘插入FAP囊内。在注射前，必须通过对侧股动脉进行有创血管造影术来定位FAP。这往往是通过使用4Fr系统来完成的。

- 胶原蛋白会产生血栓并闭合FAP囊，总体成功率为98%。与凝血酶相比，这种方法注射的物质迁移到血循环中的风险更低，且无过敏反应的报道[24]。

- 覆膜支架置入术。可使用覆膜支架将FAP排除在循环之外。Waigand等[25]和Thalhammer等[26]报道了分别在32例和16例患者中以较高的成功率使用覆膜支架进行FAP治疗。

- 必须注意不要在股总动脉（CFA）分叉处放置支架，因为这可能会导致股动脉浅支或深支闭塞。血流不畅的股动脉可能发生亚急性支架血栓形成和晚期支架闭塞。此外，在CFA放置覆膜支架可能会阻碍该部位未来的血管通路。

- 弹簧圈栓塞术。在FAP瘤颈部放置弹簧圈，通过闭塞假性动脉瘤和动脉之间的血流，从而导致假性动脉瘤闭合。可根据FAP的大小来选择弹簧圈的尺寸。较小的弹簧圈（0.014英寸,3mm×40～100mm）可以通过3Fr Tracker（Target Therapeutics,Freemont,CA）导管输送，而较大的弹簧圈（0.35英寸,6mm×30mm）需要使用5Fr冠状动脉造影导管。如果弹簧圈放置松散，FAP瘤颈部的血流可能会持续存在[25, 27, 28]。

- 使用血管闭合装置。一个小病例系列报告描述了使用Angio-Seal（血管闭合装置）（St Jude Medical, St Paul, MN）闭塞FAP[29]。这种技术涉及将0.014英寸的Whisper导丝（Abbott, Abbott Park, IL）从对侧股动脉介入到FAP瘤颈部。然后以导丝为标记，以45°角将微型穿刺针插入假性动脉瘤。进入后，通过0.034英寸的Wholey导丝（Covidien, Minneapolis, MN）将微穿刺导管（Merit Medical Systems, South Jordan, UT）交换为5Fr动脉鞘，该动脉鞘将被推进到同侧髂外动脉。再将该动脉鞘替换为8Fr Angio-Seal，该装置与放在FAP瘤颈部动脉侧的共聚锚定物和FAP囊腔内的胶原海绵一起放置。

19.2.3　腹膜后血肿（RPHs）

PCI术后RPHs的发生率为0.4%～0.74%。它们与较高的发病率和死亡率有关。除了已知的出血危险因素外，CFA高位穿刺或血管后壁穿刺也可增加RPH的风险。在大多数情况下，RPH将在经皮介入治疗后的前5个小时内出现[30-32]。在动脉切开术时，确保CFA入路部位位于股骨头中1/3处，有助于避免高位穿刺，如果出血时压迫血管有助于止血以及减少RPH的机会。

早期识别RPH需要关注一些特殊的体征。RPH通常没有腹股沟外血肿的迹象，最常见的早期体征包括低血压、出汗、腹胀或饱腹感和疼痛[32]。与非医源性RPH一样，腹部和骨盆的计算机断层扫描或超声成像可以确诊[33,34]。

大多数RPH患者仅对药物治疗有反应[30-32]。治疗的第一步是逆转所有的抗凝过程和停止进一步使用抗凝药物。早期出现灌注不足或全身性低血压时，给予血液制品和容量复苏治疗是至关重要的。

如果出现明显的血流动力学障碍，应将患者送回心导管实验室，经对侧股动脉对原始入路部位进行侵入性血管造影，以确定出血部位并进行纠正（图19.1）。血管外科团队应尽早参与病例的治疗，并应采用团队方法设计治疗策略。

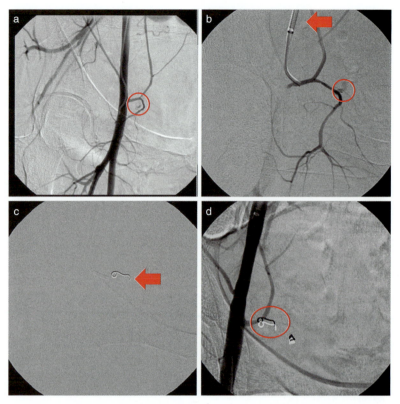

图19.1 （a）由于低血压和腰痛，通过对侧通路进行的血管造影显示造影剂从腹壁下动脉的下支（圆圈）外渗。（b）通过从对侧推进的鞘（红色箭头），选择性血管造影更清楚地显示下腹壁动脉（圆圈）的穿孔。（c）在穿孔部位应用单个弹簧圈（红色箭头）。（d）放置弹簧圈后血管造影显示造影剂外渗消失（圆圈）。在数字减影血管造影术中，由于运动伪影造成了剪辑的阴影。

识别后，可以通过在该区域上使用充气血管成形术球囊来封闭外渗点。为了有效填塞，球囊的尺寸应与血管1∶1大小并膨胀到足以阻止所有造影剂外渗。这可以通过在对侧鞘注射造影剂来确认。球囊充气压力过高会对动脉壁造成不必要的损伤，而球囊充气不足将无法达到有效的止血效果。充气时间可能需要长达5～10分钟。如果长期球囊扩张无效，可以在外渗部位放置覆膜支架（Wallgraft，BSC，Watertown，MA）。支架的输送是通过放置在对侧股动脉中的导引鞘并推进到患侧来完成的。如果经皮介入方法失败或被认为不可行时，手术修复血管仍然是一种有效的选择。

19.2.4 动静脉瘘形成

当经皮动脉穿刺针不小心穿过相邻的静脉，并将导管鞘插入动静脉两根血管之间时，可能会形成动静脉瘘（AVF）。就是在拔鞘时造成的静脉和动脉之间的异常沟通。

心导管术后股动静脉瘘的发生率接近0.86%[35, 36]。在手术过程中，穿刺部位较低、反复穿刺和凝血时间延长都会使风险增加[13]。AVF也可能与FAP同时发生。

临床表现通常包括通路部位的往返性杂音，偶尔因静脉充血而导致患侧腿部疼痛和肿胀。当AVF较大时，盗血现象可导致远端动脉供血不足以及高输出量心衰。彩色多普勒超声可明确诊断。大多数AVF体积较小，且趋向于自行闭合[37]。

当缺损较大并引起症状时，需要进行手术或经皮缝合以防止进一步的并发症，例如扩张导致的分流增加。大多数病例对超声引导下的压迫都有反应。经皮矫正可以通过在动静脉瘘的动脉侧放置覆膜支架来完成，且成功率很高；至少在两个小系列研究中接近90%[25, 26]。然而，使用覆膜支架似乎有很高的支架闭塞风险，在随访系列中研究发生率高达17%[26]。与其他血管损伤一样，手术修复主要是在微创技术失败的情况下进行的。

19.2.5　下肢缺血

心导管术后肢体缺血比较很罕见，据报道其发生率为0.18%。虽然下肢缺血并不总是危及肢体，但可能导致严重的功能障碍[38]。缺血通常由内膜瓣剥离、局部痉挛或血管血栓形成引起。危险因素包括在相对较小的动脉中使用较大的导管或鞘（导管与动脉不匹配）、存在外周血管疾病、高龄、心肌病和存在高凝状态[39]。血管闭合装置（VCD）可因血管损伤导致急性血管闭合，从而致使血栓形成或机械性血管阻塞[40]。

急性肢体缺血的典型临床表现包括受累肢体苍白、疼痛、感觉异常、脉搏消失和皮温低。当怀疑动脉闭塞时，可通过双功超声确诊。然后应进行血管造影，以建立缺血的解剖基础，并计划治疗策略。经皮治疗方案包括球囊血管成形术（伴或不伴导管定向溶栓）、支架放置或经导管血栓切除。如果经皮治疗方法失败，可能需要进行手术修复[38]。

19.2.6　感染

PCI术后菌血症发生率约为0.64%。分离出的最常见病原菌是金黄色葡萄球菌、凝固酶阴性葡萄球菌和B组链球菌。菌血症的发生率与难以进入、反复在同一部位置管和延迟拔除鞘管（＞24小时）有关。

与菌血症相关的脓毒性并发症在金黄色葡萄球菌感染中更为常见，包括CFA真菌性动脉瘤、脓毒性关节炎和脓毒性血栓[41]。

19.2.7 预防血管并发症的股动脉通路技术

预防血管并发症是至关重要的。用于纠正并发症的通路技术虽然有效，但可能会导致新的并发症，或使原来的问题恶化。标准的最佳实践指南包括：确保股动脉穿刺时只进行前穿刺，推进鞘管导丝时注意遇到的阻力，常规血管造影术后在不使用抗凝剂的情况下早期鞘管取出策略，以及介入术后延迟鞘管取出策略。除了这些一般操作指南外，下面还描述了可能与较低的并发症发生率相关的具体技术（表19.4）。

表19.4 预防股动脉入路并发症的技术和支持证据

技术	有效性证据
常规透视定位股骨头入路	随机研究：更高的正确放置鞘管成功率
	观察性研究：PCI术后血管损伤风险降低
超声引导下穿刺	随机研究：CFA分叉点高的患者正确放置鞘管的成功率更高，PCI术后血肿形成的总体风险更低
微穿刺术	观察性研究：在预防血管并发症方面没有优势，腹膜后血肿的发生率可能更高

- 常规透视检查定位股骨头入路。在一项对接受诊断性导管术的患者进行的单中心随机研究中，在股动脉穿刺前使用成像技术定位股骨头，可使在CFA中鞘的最佳放置成功率更高。透视检查对肥胖患者尤其有益。然而，与单独使用触诊的"盲"穿刺相比，使用透视并不能降低出血或血肿形成的风险，并且近一半的纳入患者接受了全身抗凝治疗[42]。一项对接受PCI治疗的患者进行的更大规模的回顾性观察研究发现，在透视引导下入路可降低假性动脉瘤形成和整体血管损伤的风险，出血和血肿形成的风险没有变化。有48%的病例采用了透视引导下入路[43]。

- 超声引导。在一项随机多中心股动脉超声通路试验（FAUST）中，研究了实时超声（US）引导在股动脉穿刺中的应用。在总体人群或预先指定的PVD或肥胖患者（BMI>30kg/m²）亚组中，成功的CFA插管与透视引导下进入的主要结果没有差异。在分叉点高的患者中观察到CFA插管的成功率明显更高。在超声引导组中，被定义为次要结局的血管并发症的相对风险降低了59%。这种差异是由于小血肿的发生率较低导致的[44]。在使用大口径套管的股动脉入路手术中，回顾性数据表明，在使用>20Fr鞘的病例中，超声引导可提高经皮入路的闭合成功率。

- 微穿刺术。该技术包括使用21G穿刺针进行CFA穿刺，然后在0.018英寸的导丝上插入带有3Fr内扩张器的4Fr短导管。再通过使用0.035英寸的导丝扩大到所需的鞘管尺寸。

在一项对3243例接受PCI治疗的患者的回顾性研究中，将微穿刺动脉切开术与标准穿刺针技术进行了比较。接受微穿刺术的患者中PVD的患病率显著较高，体型较小、基线年龄较大，这些都是众所周知的出血并发症的危险因素。

两组总体并发症的发生率没有差异 [7（1.3%）*vs* 27（1.0%）；*P*=0.54]。RPH的总体发生率较低（＜1%），但在微穿刺术组明显较高。这可能与基线特征的差异有关。在对这些变量进行调整后，未发现微穿刺技术是血管并发症的独立预测因素[46]。在需要较大动脉鞘管尺寸的病例中，微穿刺技术的使用可能比常规PCI（即＞8Fr）更有益，因为在使用大口径鞘管扩张之前确认足够尺寸的CFA插管可以提高使用血管闭合装置（VCD）的可行性。

19.3 用于股动脉通路的血管闭合装置

自20世纪90年代以来，VCD已经成为血管内手术后封闭CFA通路的一种可行的替代手动按压的方法。VCD主要依据其作用机制特征进行分类。

主动式VCD包括缝合型装置（Perclose, Abbot V ascular, Redwood City, CA）、血管外胶原植入（Angioseal, St Jude Medical, St Paul, MN；Mynx AccessClosure, Inc., Mountain View, CA）和外科钉/夹技术（Starclose, Abbot V ascular, Redwood City, CA）；被动式VCD包括补丁和压迫装置。后一种装置不能促进立即止血，通常与手动加压一起使用，以随着时间的推移实现血管闭合（表19.5）。

表19.5 常用的血管闭合装置及作用机制

设备	作用机制	鞘管尺寸
Perclose	用血管内成分缝合	5～8Fr；预缝合技术可提供更大的尺寸
Angio-Seal	胶原蛋白和血管内成分缝合	6和8Fr
Starclose	血管外镍夹	5和6Fr
Mynx	血管外PEG水凝胶塞	5～7Fr

19.3.1　血管闭合装置的疗效

包括观察性研究和小规模随机对照试验在内的Meta分析数据显示，与人工或机械压迫相比，VCD使得PCI术后的患者止血和下地活动的时间缩短。因此，在拔除鞘管后，与手动按压相比，患者更倾向于使用VCD。

然而，关于VCD在降低通路部位并发症发生率方面的益处，数据不一，且尚未确定有明显的益处[47-51]。虽然至少有一项大型回顾性研究表明，VCD可以降低后一种手术中并发症的风险，但在周围血管介入领域的发现也类似。

但是有几个问题限制了现有的证据。首先，血管并发症是罕见的，尤其是在低风险的手术中，VCDs可能的有益效果不太可能在包括大多数临床试验的样本量中被检测到。其次，在这些meta分析包含的研究中，记录的事件和手术细节存在着显著的异质性。美国心脏协会（AHA）最近的一项科学声明认为，中高风险的手术是动脉切开术闭合装置的一个尚未充分研究的适应证[52]。

19.3.2　使用大口径鞘管手术中的血管闭合装置

尽管目前缺乏支持VCDs广泛使用的数据，但我们认为闭合装置在预防血管并发症方面的好处与鞘管的大小直接相关（图19.2）。超过一定的鞘管尺寸后，与手动加压相比，其益处可能会呈指数级增长。

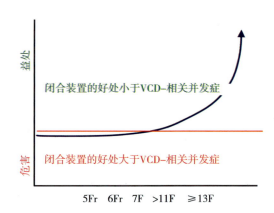

图19.2　随着鞘管尺寸的增大，血管闭合装置（VCD）的相对益处大于VCD相关并发症造成的危害。当鞘管尺寸较小时，其危害则大于益处。存在一个"拐点"，当超过这个拐点时收益就会趋于"无限"。换句话说，与好处相比，使用VCD的相对潜在危害非常小。我们认为这个"拐点"口径尺寸大约在10～11Fr左右。

随着诸如Impella（Abiomed，Danvers，MA）的经皮放置心室辅助装置和经导管主动脉瓣置换术（TAVR）等需要较大尺寸股动脉鞘管的手术的出现，VCD在介入心脏病学领域的使用范围正在扩大。例如，Impella 2.5和CP分别需要使用13Fr和14Fr的鞘管。目前可供使用的TAVR瓣膜Sapien XT和Edwards CoreValve需要18～20Fr的鞘管，而血管内主动脉修复移植物需要使用12～24Fr的鞘管[53]。

大口径动脉切开部位的闭合最常见的是使用著名的"预闭合"技术的缝合介导式VCDs[53]。这涉及将两个6 Fr Perclose Proglide设备（Abbot Vascular，Redwood City，CA）放置到股动脉中，并相对于中线以彼此相反的30°角旋转。然后将每个系统的缝合线留在体外并用小夹子标记。再在硬导丝系统上连续扩张该部位，以插入大口径鞘管。手术完成后，移除导管鞘，同时用0.035英寸的导丝维持通路。每个Perclose系统的缝合线都被收紧在导丝上，在充分止血后取出。在移除导丝后，需要再次也是最后一次收紧Perclose缝线，以确保最佳止血效果。

在进行大口径入路术后，使用Perclose Proglide装置（Abbot Vascular，Redwood City，CA）的闭合后技术也被提及过，包括体外膜肺氧合（ECMO）插管 [54]。

19.3.3 与血管闭合装置相关的并发症

虽然罕见，但与VCD使用相关的最常见并发症包括感染、栓塞事件或急性血管闭塞，以及由于闭合装置放置失败而导致的出血。

急性血管闭塞是这些并发症中最严重的，因为它可能导致肢体受到威胁，通常需要紧急干预。

美国的一些中心已经为VCD引起的急性股动脉闭合开发了血管内抢救手术[特别是Angio-Seal（StJude Medical，St Paul，MN）和Perlose（Redwood City，CA）装置]，并取得了令人鼓舞的结果。

这些手术是通过对侧股动脉进行的。通过导引鞘翻越患肢，通常使用0.035英寸的亲水导丝穿过梗阻部位。如果有血栓的迹象，可以在导丝上推进0.035英寸的交换导管，以交换滤网。

通常情况下，球囊血管成形术就足够了。为了获得最佳效果，应注意球囊与血管腔的比例为1∶1（图19.3），可以用较小的球囊进行初始扩张。但支架很少用于CFA损伤的病例。

早期转诊进行血管手术评估是必要的。在大多数情况下，出现动脉通路并发症的位置很容易通过手术找到，并且修复往往相对简单。虽然血管内修复可能是成功的，但激进的、无端的"升级"经皮抢救尝试可能会导致进一步的并发症发生，如用导丝扩张解剖平面或VCD碎片及血栓的远端栓塞，这可能会使相对简单的手术修复变得异常复杂化。在治疗VCD相关并发症的计划过程中应尽早进行外科会诊，这样可以确定是否有必要进行"激进的"血管内介入方法，并提醒外科团队为可能的抢救手术做准备。

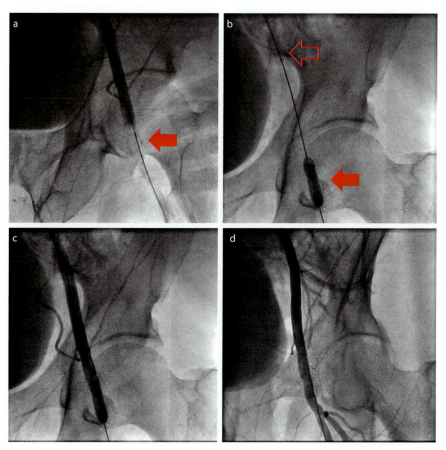

图19.3 （a）由于放置血管闭合装置（VCD）后搏动消失，通过对侧通道进行的血管造影术显示股总动脉闭塞（红色箭头）。（b）通过从对侧推进的鞘（空心箭头），血管成形术球囊穿过导丝到达梗阻部位并充气（红色箭头）。（c）球囊充气后血管造影显示球囊与血管1∶1大小。（d）末次血管造影显示由VCD引起的梗阻已消除。

19.4　桡动脉相关并发症

用于经皮介入治疗的经桡动脉通路（TRA）在过去十年中发展迅速。国家心血管数据注册中心（NCDR）的数据显示，在全美范围内，通过桡动脉进行PCI的数量已经从2007年的1.2%增加到2012年的16.1%。然而，各医疗机构使用TRA的数量存在很大差异，多达13%的医院报告没有使用TRA[55]。TRA也正在成为外周血管介入治疗的一种替代方案。多项观察性和可行性研究已证实其在颈动脉、肾动脉、锁骨下动脉、股总动脉和髂动脉手术中的安全性和有效性[56-60]。

TRA受到越来越多的青睐是因为它有许多优点，包括在手术成功率相似的情况下通路部位的并发症发生率较低，由于动脉走行较浅而更容易止血，来自尺动脉的伴行血流可以减少缺血性并发症，以及术后早期下床活动可获得更大的患者满意度。

经皮冠状动脉腔内血管成形术（PTCA）入路的桡动脉插管成功率为93%，与经肱动脉和股动脉插管的成功率相当：在随机研究中分别为95.7%和99.7%[61]。在更现代化的国家心血管数据注册中心（NCDR）登记数据（OR，1.13；95%CI 1.06～1.20）中，经桡动脉入路的PCI成功率与股动脉入路相当，甚至更好[55]。表19.6列出了常见的TRA并发症。

19.4.1　桡动脉痉挛

桡动脉作为一种具有丰富α受体的肌性动脉，当循环中的儿茶酚胺增加或局部创伤时容易发生痉挛。

桡动脉痉挛（RAS）可导致患者严重的不适和手术失败，从而导致入路部位闭塞。

表19.6　经皮冠状动脉介入治疗后各种血管并发症的发生率

并发症	PTCA后的发生率
桡动脉痉挛	10%
桡动脉闭塞	3%～10%
血肿	10%
桡动脉穿孔	1%
大出血（REPLACE-2标准）[a]	1.4%

a：与通路位置无关。

据报道，使用目前的通路技术和使用亲水性鞘管的RAS发生率接近10%[62]。

减少痉挛风险的预防措施包括使用解痉的混合药物和适当的可耐受的镇静及止痛治疗。使用亲水鞘也被证明可以减少RAS的发生率[63, 64]。在过去，长动脉鞘被用作预防RAS的措施，在导丝和导管的交换过程中可能保护桡动脉免受损伤[65]。支持其使用的证据尚不确凿且大部分已被放弃，因为人们担心如果发生痉挛，较长的鞘可能更难移除[66]。此外，一项研究发现，使用长（23cm）桡动脉鞘比使用短（13cm）桡动脉鞘出现桡动脉闭塞（RAO）的发生率更高[67]。

一旦发生痉挛，可采用动脉内给予血管扩张剂、局麻药、增加可耐受的镇静镇痛等有效治疗。在某些情况下，更换更小的鞘管（即4Fr）可能会有效。也有文献报道可使用罂粟碱等直接肌肉松弛剂[68]。手术人员需要保持耐心，因为在不使用器械操作的一段时间后，痉挛可能会得到改善。在存在RAS的情况下，应注意不要过度用力移除鞘管，因为这可能会导致桡动脉横断或动脉内膜脱落外翻[66]。在严重的情况下，可能需要进行腋神经阻滞、深度镇静甚至全身麻醉来移除鞘管[69,70]。

19.4.2　桡动脉闭塞

桡动脉闭塞（RAO）是一种众所周知的经桡动脉通路（TRA）并发症。当尺动脉和掌弓侧支供血充足时，由于临床上无症状，它通常会被漏诊。尺动脉侧支供血不足可通过Barbeau试验的异常结果进行判定。存在尺动脉搏动并不能排除RAO，因为它可能是由侧支循环产生的。

报道的RAO发生率因诊断方法的不同而不同，最高可达10%[67]。在一系列使用6Fr导管进行血管造影的563例患者中，首次手术后使用超声评估桡动脉的开放情况：出院时RAO发生率为5.3%，随访1个月时为2.8%。所有观察到的病例均无症状[71]。

预防RAO的重点是抗凝治疗，因为无论是静脉内注射还是动脉内注射，肝素已被证明以剂量依赖的方式降低RAO发生率[72]。在我们实验室，普通肝素的剂量通常为50U/kg，在鞘管置入后进行动脉内给药。比伐卢定和低分子肝素也可以使用[73]。在持续使用华法林进行全身抗凝的患者中，大多数手术人员选择同时给予肝素以阻断华法林未阻断的凝血途径。

预防RAO的另一个重要措施是在拔除鞘管后对尺动脉进行短暂的压迫。体积描记法显示，当伴行尺动脉受压时桡动脉的血流顺行证实了这一点[74]。容易诱发RAO的危险因素包括年龄较大、女性、体型较小、导管或鞘管与动脉错配[75]。

进行动脉再通的尝试并不受青睐，因为尺动脉未闭的临床后果很小，且自发再通率被认为很高[71]。对尺动脉进行短暂的压迫被描述为是一种非侵入性、非药物治疗的再通RAO的方法。

19.4.3　出血并发症

根据REPLACE-2标准定义，非通路部位大出血相关事件发生在约1.4%的TRA PCI

中，包括眼内、颅内或腹膜后出血，血红蛋白浓度下降≥30g/L的显性出血或血红蛋白浓度下降≥40g/L的隐性出血，以及需要输血超过≥2个单位血制品的情况。这些出血事件的预测因素与股动脉入路相关的病例相似（表19.2）[77]。

据报道，在随机研究中，PTCA术后主要血管并发症的发生率低至0%，而在肱动脉入路和股动脉入路中分别为2.3%和2.0%[61]。经桡动脉入路与经股动脉入路相比，PTCA术后使用阿昔单抗的主要并发症的发生率也显著降低（0% vs 7.4%，P=0.04）[78]。这一趋势也出现在2007-2012年NCDR登记数据中，在使用经桡动脉入路的病例中，血管并发症（OR，0.39；95%CI，0.31～0.50）和出血并发症（OR，0.51；95%CI，0.49～0.54）显著减少[55]。

与动脉切开术相关的出血并发症大多局限于血肿的形成，且女性更常见。可根据桡动脉相关的血肿的范围和严重程度对其进行分类（图19.4）。

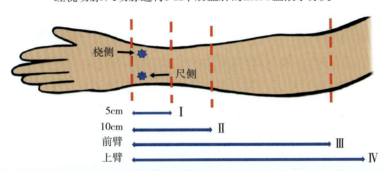

经桡动脉/尺动脉进行PCI术后血肿的EASY血液学分类

等级	Ⅰ级	Ⅱ级	Ⅲ级	Ⅳ级	Ⅴ级
发生率	<5%	<3%	<2%	<0.1%	<0.01%
定义	表浅的局部血肿	伴有中度肌肉浸润的血肿	前臂血肿，肘部以下肌肉浸润	肘关节以上肌肉浸润	有筋膜室综合征的证据
治疗方法	镇痛 弹力绷带 局部冰敷	镇痛 弹力绷带 局部冰敷	镇痛 弹力绷带 局部冰敷	镇痛 弹力绷带 局部冰敷	外科会诊
说明	通知医生	通知医生	通知医生	通知医生	记录数据并呼叫医生

附注：-根据前臂直径来决定是否需要额外弹力绷带。
　　　-可以沿着动脉解剖位置放置额外弹力绷带。
　　　-考虑撤除抗血小板或抗凝治疗。

图19.4　与经皮桡动脉入路相关的血肿的分类及治疗建议

Ⅰ级（＜5cm）和Ⅱ级（＜10cm）血肿通常与穿刺部位出血有关，而Ⅲ级（肘部以下

＞10cm）和Ⅳ级（肘部以上）血肿通常是由于导丝意外穿破更近端的血管导致的[77]。

Ⅰ级和Ⅱ级血肿通常很容易通过手动压迫或使用外部压迫装置来控制。大血肿（Ⅲ级和Ⅳ级）可导致筋膜室综合征（一种威胁肢体的并发症）。为防止这种情况发生，应及早采取停止抗凝、控制血压、外部压迫等措施来避免血肿扩大。

在术中可根据导丝推进的阻力大小或患者抱怨疼痛来怀疑是否有桡动脉穿孔，注射造影剂有助于确诊并定位渗出部位。处理方法包括插入长鞘管以封闭该区域[79]或长期充气球囊以填塞该部位。

有报道表明，在PCI过程中，即使使用了GPⅡb/Ⅲa抑制剂，导管本身也能有效地闭塞穿孔部位[79]。

当怀疑筋膜室综合征时，应评估肌内压力以指导进一步治疗。如果通过实验检测前臂肌内压已达到30mmHg的临界点，则作为开放性筋膜切开术的指征，因为长时间暴露于该压力会导致不可逆转的肢体损伤，包括Volkmann挛缩[81]。

19.5　肱动脉相关并发症

肱动脉通路通常被用作对患有严重动脉疾病或其他禁止CFA入路的疾病患者进行冠状动脉和外周血管内介入治疗的替代方法。

经皮穿刺肱动脉插管具有很高的成功率，并在很大程度上取代了手术切开术[82]。通过该入路，PTCA和血管内介入的手术成功率很高，与经股动脉入路和桡动脉入路的手术成功率相当[61]。

与肱动脉入路相关的主要并发症包括血栓形成、出血、假性动脉瘤形成和臂丛神经受压。据报道，这些与冠状动脉介入治疗相关的并发症的发生率在1.6%～2.8%[61, 83]。在外周诊断性血管造影和介入治疗的病例中，经肱动脉入路相关并发症的发生率更高，从7%～11%[84-86]。然而，更新的系列报道显示，并发症的总发生率低至1.28%，尽管只有0.45%的患者通过这种方法接受外周血管介入治疗。所有的肱动脉相关并发症在女性中更为常见[87]。

当有缺血或远端脉搏消失的迹象出现时，应怀疑是否有血栓形成。这比肱动脉出血更常见。心脏血管造影和介入学会（SCAIs）登记数据显示，经肱动脉通路相关的血栓并发症的风险比经股动脉通路高出4倍（0.96% *vs* 0.22%；*P*＜0.001）。

出现并发症的病例的治疗方案包括局部溶栓治疗或在导管引导下取栓。如果动脉闭塞的原因是与血管夹层有关的内膜瓣，则可能需要进行血管成形术（伴或不伴支架）以恢复其通畅性和血流。对于经皮穿刺术不成功的病例，外科修复仍然是一种选择。

参考文献

（关键引用文献，以粗体显示）

1 **Muller, D.W. et al. (1992). Peripheral vascular complications after conventional and complex percutaneous coronary interventional procedures. *Am. J. Cardiol.* 69 (1): 63–68.**

2 **Metz, D. et al. (1997). Comparison of 6F with 7F and 8F guiding catheters for elective coronary angioplasty: results of a prospective, multicenter, randomized trial. *Am. Heart J.* 134 (1): 131–137.**

3 Franco, C., Goldsmith, J., Veith, F. et al. (1993). Management of arterial injuries produced by percutaneous femoral procedures. *Surgery* 113 (4): 419–425.

4 **Chase, A.J. et al. (2008). Association of the arterial access site at angioplasty with transfusion and mortality: the MORTAL study (Mortality benefit Of Reduced Transfusion after percutaneous coronary intervention via the Arm or Leg). *Heart* 94 (8): 1019–1025.**

5 Piper, W.D. et al. (2003). Predicting vascular complications in percutaneous coronary interventions. *Am. Heart J.* 145 (6): 1022–1029.

6 Aguirre, F.V. et al. (1995). Bleeding complications with the chimeric antibody to platelet glycoprotein IIb/IIIa integrin in patients undergoing percutaneous coronary intervention. *Circulation* 91 (12): 2882–2890.

7 Friedman, H.Z. et al. (1994). Randomized prospective evaluation of prolonged versus abbreviated intravenous heparin therapy after coronary angioplasty. *J. Am. Coll. Cardiol.* 24 (5): 1214–1219.

8 **Mandak, J.S. et al. (1998). Modifiable risk factors for vascular access site complications in the IMPACT II trial of angioplasty with versus without eptifibatide. *J. Am. Coll. Cardiol.* 31 (7): 1518–1524.**

9 Lincoff, A.M. et al. (1997). Standard versus low-dose weight-adjusted heparin in patients treated with the platelet glycoprotein IIb/IIIa receptor antibody fragment abciximab (c7E3 Fab) during percutaneous coronary revascularization. *Am. J. Cardiol.* 79 (3): 286–291.

10 Ortiz, D. et al. (2014). Access site complications after peripheral vascular interventions. *Circ. Cardiovasc. Interv.* 7 (6): 821–828.

11 Katzenschlager, R. et al. (1995). Incidence of pseudoaneurysm after diagnostic and therapeutic angiography. *Radiology* 195 (2): 463–466.

12 Kim, D. et al. (1992). Role of superficial femoral artery puncture in the development of pseudoaneurysm and arteriovenous fistula complicating percutaneous transfemoral cardiac catheterization. *Catheter. Cardio. Diag.* 25 (2): 91–97.

13 Waksman, R. et al. (1995). Predictors of groin complications after balloon and new-device coronary intervention. *Am. J. Cardiol.* 75 (14): 886–889.

14 Feld, R. et al. (1992). Treatment of iatrogenic femoral artery injuries with ultrasound-guided compression. *J. Vasc. Surg.* 16 (6): 832–840.

15 Hajarizadeh, H. et al. (1995). Ultrasound-guided compression of iatrogenic femoral pseudoaneurysm failure, recurrence, and long-term results. *J. Vasc. Surg.* 22 (4): 425–433.

16 **Dean, S.M. et al. (1996). Ultrasound-guided compression closure of postcatheterization pseudoaneurysms during concurrent anticoagulation: a review of seventy-seven patients. *J. Vasc. Surg.* 23 (1): 28–35.**

17 Chatterjee, T. et al. (1996). Ultrasound-guided compression repair for treatment of femoral artery pseudoaneurysm: acute and follow-up results. *Catheter. Cardio. Diag.* 38 (4): 335–340.

18 **Schaub, F. et al. (1997). Management of 219 consecutive cases of postcatheterization pseudoaneurysm. *J. Am. Coll. Cardiol.* 30 (3): 670–675.**

19 Kang, S.S. et al. (2000). Expanded indications for ultrasound-guided thrombin injection of pseudoaneurysms. *J. Vasc. Surg.* 31 (2): 289–298.

20 La Perna, L. et al. (2000). Ultrasound-guided thrombin injection for the treatment of postcatheterization pseudoaneurysms. *Circulation* 102 (19): 2391–2395.

21 Samal, A.K. et al. (2001). Treatment of femoral artery pseudoaneurysm with percutaneous thrombin injection. *Catheter. Cardiovasc. Interv.* 53 (2): 259–263.

22 Dorion, R.P. et al. (1998). Risk and clinical significance of developing antibodies induced by topical thrombin preparations. *Arch Pathol. Lab. Med.* 122 (10): 887.

23 Pope, M. and Johnston, K. (2000). Anaphylaxis after thrombin injection of a femoral pseudoaneurysm: recommendations for prevention. *J. Vasc. Surg.* 32 (1): 190–191.

24 Hamraoui, K. et al. (2002). Efficacy and safety of percutaneous treatment of iatrogenic femoral artery pseudoaneurysm by biodegradable collagen injection. *J. Am. Coll. Cardiol.* 39 (8): 1297–1304.

25 Waigand, J. et al. (1999). Percutaneous treatment of pseudoaneurysms and arteriovenous fistulas after invasive vascular procedures. *Catheter. Cardiovasc. Interv.* 47 (2): 157–164.

26 Thalhammer, C. et al. (2000). Postcatheterization pseudoaneurysms and arteriovenous fistulas: repair with percutaneous implantation of endovascular covered stents 1. *Radiology* 214 (1): 127–131.

27 Murray, A. (1994). Direct puncture coil embolization of iatrogenic pseudoaneurysms. *J. Interv. Radiol.* 9 (4): 183–186.

28 Lemaire, J.-M. and Dondelinger, R. (1994). Percutaneous coil embolization of iatrogenic femoral arteriovenous fistula or pseudo-aneurysm. *Eur. J. Radiol.* 18 (2): 96–100.

29 Robken, J. and Shammas, N.W. (2016). Novel technique to treat common femoral artery pseudoaneurysm using Angio-seal closure device. *Int. J. Angiol.* 5 (4): 266–270.

30 Kent, K.C. et al. (1994). Retroperitoneal hematoma after cardiac catheterization: prevalence, risk factors, and optimal management. *J. Vasc. Surg.* 20 (6): 905–913.

31 **Trimarchi, S. et al. (2010). Retroperitoneal hematoma after percutaneous coronary intervention: prevalence, risk factors, management, outcomes, and predictors of mortality: a report from the BMC2 (Blue Cross Blue Shield of Michigan Cardiovascular Consortium) registry. *JACC: Cardiovasc. Interv.* 3 (8): 845–850.**

32 **Farouque, H.O. et al. (2005). Risk factors for the development of retroperitoneal hematoma after percutaneous coronary intervention in the era of glycoprotein IIb/IIIa inhibitors and vascular closure devices. *J. Am. Coll. Cardiol.* 45 (3): 363–368.**

33 Shih, H.-C. et al. (1999). Noninvasive evaluation of blunt abdominal trauma: prospective study using diagnostic algorithms to minimize nontherapeutic laparotomy. *World J. Surg.* 23 (3): 265–270.

34 Röthlin, M.A. et al. (1993). Ultrasound in blunt abdominal and thoracic trauma. *J. Trauma Acute Care Surg.* 34 (4): 488–495.

35 Kelm, M. et al. (2002). Incidence and clinical outcome of iatrogenic femoral arteriovenous fistulas: implications for risk stratification and treatment. *J. Am. Coll. Cardiol.* 40 (2): 291–297.

36 Perings, S.M. et al. (2003). A prospective study on incidence and risk factors of arteriovenous fistulae following transfemoral cardiac catheterization. *Int. J. Cardiol.* 88 (2): 223–228.

37 Toursarkissian, B. et al. (1997). Spontaneous closure of selected iatrogenic pseudoaneurysms and arteriovenous fistulae. *J. Vasc. Surg.* 25 (5): 803–809.

38 Dacie, J. and Goldin, J. (1994). The value of interventional techniques in the management of symptomatic leg ischaemia complicating transfemoral cardiac procedures. *Clin. Radiol.* 49 (11): 779–783.

39 McCann, R.L., Schwartz, L.B., and Pieper, K.S. (1991). Vascular complications of cardiac catheterization. *J. Vasc. Surg.* 14 (3): 375–381.

40 Wille, J. et al. (2006). Acute leg ischemia: the dark side of a percutaneous femoral artery closure device. *Ann. Vasc. Surg.* 20 (2): 278–281.

41 Samore, M.H. et al. (1997). Frequency, risk factors, and outcome for bacteremia after percutaneous transluminal coronary angioplasty. *Am. J. Cardiol.* 79 (7): 873–877.

42 Jacobi, J.A., Schussler, J.M., and Johnson, K.B. (2009). Routine femoral head fluoroscopy to reduce complications in coronary catheterization. In: Baylor University Medical Center. Proceedings. Baylor University Medical Center.

43 Fitts, J. et al. (2008). Fluoroscopy-guided femoral artery puncture reduces the risk of PCI-related vascular complications. *J. Interv. Cardiol.* 21 (3): 273–278.

44 **Seto, A.H. et al. (2010). Real-time ultrasound guidance facilitates femoral arterial access and reduces vascular com-plications: FAUST (Femoral Arterial Access With Ultrasound Trial). *JACC: Cardiovasc. Interv.* 3 (7): 751–758.**

45 Arthurs, Z.M. et al. (2008). Ultrasound-guided access improves rate of access-related complications for totally percutaneous aortic aneurysm repair. *Ann. Vasc. Surg.* 22 (6): 736–741.

46 Ben-Dor, I. et al. (2012). A novel, minimally invasive access technique versus standard 18-gauge needle set for femoral access. *Catheter. Cardiovasc. Interv.* 79 (7): 1180–1185.

47 Nikolsky, E. et al. (2004). Vascular complications associated with arteriotomy closure devices in patients undergoing percutaneous coronary procedures: a meta-analysis. *J. Am. Coll. Cardiol.* 44 (6): 1200–1209.

48 **Koreny, M. et al. (2004). Arterial puncture closing devices compared with standard manual compression after cardiac catheterization: systematic review and meta-analysis. *JAMA* 291 (3): 350–357.**

49 Vaitkus, P.T. (2004). A meta-analysis of percutaneous vascular closure devices after diagnostic catheterization and percutaneous coronary intervention. *J. Invasive. Cardiol.* 16 (5): 243–246.

50 **Schulz-Schüpke, S. et al. (2014). Comparison of vascular closure devices vs manual compression after femoral artery puncture: the ISAR-CLOSURE randomized clinical trial. *JAMA* 312 (19): 1981–1987.**

51 Cox, T. et al. (2015). Systematic review of randomized controlled trials comparing manual compression to vascular closure devices for diagnostic and therapeutic arterial procedures. *Surg. Technol. Int.* 27: 32–44.

52 Patel, M.R. et al. (2010). Arteriotomy closure devices for cardiovascular procedures: a scientific statement from the American Heart Association. *Circulation* 122 (18): 1882–1893.

53 Lee, W.A. et al. (2007). Total percutaneous access for endovascular aortic aneurysm repair ("Preclose" technique). *J. Vasc. Surg.* 45 (6): 1095–1101.

54 Hwang, J.-w. et al. (2016). Percutaneous removal using Perclose ProGlide closure devices versus surgical removal for weaning after percutaneous cannulation for venoarterial extracorporeal membrane oxygenation. *J. Vasc. Surg.* 63 (4): 998–1003.e1.

55 Feldman, D.N. et al. (2013). Adoption of radial access and comparison of outcomes to femoral access in percutaneous coronary intervention an updated report from the National Cardiovascular Data Registry (2007–2012). *Circulation* 127 (23): 2295–2306.

56 Patel, T. et al. (2010). Contralateral transradial approach for carotid artery stenting: a feasibility study. *Catheter. Cardiovasc. Interv.* 75 (2): 268–275.

57 Folmar, J., Sachar, R., and Mann, T. (2007). Transradial approach for carotid artery stenting: a feasibility study. *Catheter. Cardiovasc. Interv.* 69 (3): 355–361.

58 Trani, C. et al. (2009). Transradial approach to treat superficial femoral artery in-stent restenosis. *Catheter. Cardiovasc. Interv.* 74 (3): 494–498.

59 Sanghvi, K., Kurian, D., and Coppola, J. (2008). Transradial intervention of iliac and superficial femoral artery disease is feasible. *J. Interv. Cardiol.* 21 (5): 385–387.

60 Trani, C., Tommasino, A., and Burzotta, F. (2009). Transradial renal stenting: why and how. *Catheter. Cardiovasc. Interv.* 74 (6): 951–956.

61 Kiemeneij, F. et al. (1997). A randomized comparison of percu-

taneous transluminal coronary angioplasty by the radial, brachial and femoral approaches: the access study. *J. Am. Coll. Cardiol.* 29 (6): 1269–1275.

62 Goldberg, S.L. et al. (1998). Learning curve in the use of the radial artery as vascular access in the performance of percutaneous transluminal coronary angioplasty. *Catheter. Cardiovasc. Diag.* 44 (2): 147–152.

63 Caputo, R.P. et al. (2011). Transradial arterial access for coronary and peripheral procedures: executive summary by the Transradial committee of the SCAI. *Catheter. Cardiovasc. Interv.* 78 (6): 823–839.

64 Kiemeneij, F. et al. (2003). Hydrophilic coating aids radial sheath withdrawal and reduces patient discomfort following transradial coronary intervention: a randomized double-blind comparison of coated and uncoated sheaths. *Catheter. Cardiovasc. Interv.* 59 (2): 161–164.

65 Caussin, C. et al. (2010). Reduction in spasm with a long hydrophylic transradial sheath. *Catheter. Cardiovasc. Interv.* 76 (5): 668–672.

66 Dieter, R.S., Akef, A., and Wolff, M. (2003). Eversion endarterectomy complicating radial artery access for left heart catheterization. *Catheter. Cardiovasc. Interv.* 58 (4): 478–480.

67 Rathore, S. et al. (2010). Impact of length and hydrophilic coating of the introducer sheath on radial artery spasm during transradial coronary intervention: a randomized study. *JACC: Cardiovasc. Interv.* 3 (5): 475–483.

68 Osman, F., Buller, N., and Steeds, R. (2008). Case Report: Use of intra-arterial Papaverine for severe arterial spasm during radial cardiac catheterization. *J. Invasive Cardiol.* 20 (10): 553.

69 Eltahawy, E.A. and Cooper, C.J. (2010). Managing radial access vascular complications. *Cardiac Interv. Today* 4: 46–49.

70 Pullakhandam, N.S. et al. (2006). Unusual complication of transradial catheterization. *Anesth. Analg.* 103 (3): 794–795.

71 Stella, P. et al. (1997). Incidence and outcome of radial artery occlusion following transradial artery coronary angioplasty. *Catheter. Cardiovasc. Diag.* 40 (2): 156–158.

72 Pancholy, S.B. (2009). Comparison of the effect of intra-arterial versus intravenous heparin on radial artery occlusion after transradial catheterization. *Am. J. Cardiol.* 104 (8): 1083–1085.

73 Plante, S. et al. (2010). Comparison of bivalirudin versus heparin on radial artery occlusion after transradial catheterization. *Catheter. Cardiovasc. Interv.* 76 (5): 654–658.

74 Pancholy, S. et al. (2008). Prevention of radial artery occlusion—patent hemostasis evaluation trial (PROPHET study): a randomized comparison of traditional versus patency documented hemostasis after transradial catheterization. *Catheter. Cardiovasc. Interv.* 72 (3): 335–340.

75 Rathore, S. et al. (2010). A randomized comparison of TR band and radistop hemostatic compression devices after transradial coronary intervention. *Catheter. Cardiovasc. Interv.* 76 (5): 660–667.

76 Bernat, I. et al. (2011). Efficacy and safety of transient ulnar artery compression to recanalize acute radial artery occlusion after transradial catheterization. *Am. J. Cardiol.* 107 (11): 1698–1701.

77 Bertrand, O.F. et al. (2009). Incidence, predictors, and clinical impact of bleeding after transradial coronary stenting and maximal antiplatelet therapy. *Am. Heart J.* 157 (1): 164–169.

78 Choussat, R. et al. (2000). Vascular complications and clinical outcome after coronary angioplasty with platelet IIb/IIIa receptor blockade. Comparison of transradial vs transfemoral arterial access. *Eur. Heart J.* 21 (8): 662–667.

79 Gunasekaran, S. and Cherukupalli, R. (2009). Radial artery perforation and its management during PCI. *J. Invasive Cardiol.* 21 (2): E24.

80 Lotan, C. et al. (1997). The radial artery: an applicable approach to complex coronary angioplasty. *J. Invasive Cardiol.* 9 (8): 518–522.

81 Bertrand, O.F. (2010). Acute forearm muscle swelling post transradial catheterization and compartment syndrome: prevention is better than treatment! *Catheter. Cardiovasc. Interv.* 75 (3): 366–368.

82 Alvarez-Tostado, J.A. et al. (2009). The brachial artery: a critical access for endovascular procedures. *J. Vasc. Surg.* 49 (2): 378–385.

83 Johnson, L.W. et al. (1994). Peripheral vascular complications of coronary angioplasty by the femoral and brachial techniques. *Catheter. Cardiovasc. Diag.* 31 (3): 165–172.

84 Grollman, J.H. Jr. and Marcus, R. (1988). Transbrachial arteriography: Techiques and complications. *Cardiovasc. Interv. Radiol.* 11 (1): 32–35.

85 Watkinson, A. and Hartnell, G. (1991). Complications of direct brachial artery puncture for arteriography: a comparison of techniques. *Clin. Radiol.* 44 (3): 189–191.

86 Heenan, S. et al. (1996). Transbrachial arteriography: indications and complications. *Clin. Radiol.* 51 (3): 205–209.

87 Armstrong, P.J. et al. (2003). Complication rates of percutaneous brachial artery access in peripheral vascular angiography. *Ann. Vasc. Surg.* 17 (1): 107–110.

第 20 章
急性深静脉血栓形成

Ian Del Conde[1,2a]nd James F. Benenati[2]
[1]Morsani College of Medicine, University of South Florida
[2]Miami Cardiac & Vascular Institute, Miami, FL, USA

摘要

　　深静脉血栓形成的严重程度不一。髂股段深静脉血栓往往会引起严重的症状，甚至偶尔会出现危及肢体和生命的表现，称为股青肿，而且还与潜在的致残性血栓后综合征的风险增加有关。迄今为止的数据指向一种"开放静脉"假说，该假说认为静脉流出道通畅对于预防血栓后综合征和减少静脉功能不全的症状至关重要。基于导管治疗的深静脉血栓形成（DVT）的短期结果提示对患者有益，尤其是髂股段深静脉血栓（相对于股腘段深静脉血栓）患者。然而，长期的获益仍需通过现代的、不断进行的随机对照试验来确定。虽然目前还没有专门为静脉系统设计的支架，但快速发展的深静脉血栓介入治疗领域有望推出一系列新的设备和技术。

　　下肢深静脉血栓很常见。仅在美国，每年就有10万至30万深静脉血栓的病例[1, 2]。下肢深静脉血栓的治疗在很大程度上取决于其表现。深静脉血栓形成的严重程度从可能不需要抗凝治疗的无症状、孤立的小腿静脉血栓形成，到通常需要紧急溶栓或血栓切除的导致严重的静脉流出道梗阻，同时伴有股青肿和静脉坏疽的髂股深静脉血栓形成。虽然大多数近端下肢深静脉血栓形成的患者仅使用抗凝治疗即效果良好，但更严重的深静脉血栓形成患者可能需要更积极的治疗。

　　虽然目前已进行了对外科血栓切除术的研究，但结果总体上并不乐观。这些次优的结果，以及不断发展的血管内设备和技术，为急性深静脉血栓形成的导管治疗创造了一个快速增长的空间。

20.1　急性深静脉血栓形成

在选择那些可能从血管内治疗中获益的急性下肢深静脉血栓形成患者时，必须回答两个问题：（i）如果不进行静脉血运重建（导管或外科手术），发生静脉坏疽（或股青肿）和截肢的风险有多少；（ii）如果患者仅用抗凝进行保守治疗，发生严重的血栓后综合征的风险有多少？

20.1.1　股青肿

股青肿是急性深静脉血栓形成的一种危及生命的并发症。临床表现为深静脉血栓，可导致整个下肢严重肿胀、发紫和极度疼痛，并可能导致动脉供血不足、骨筋膜室综合征、静脉坏疽和截肢。该综合征需要紧急评估、诊断和治疗，以防止肢体功能丧失。目前建议的治疗方法包括抬高患肢并抗凝、筋膜切开术、外科血栓切除和溶栓。基于导管的治疗通常包括机械血栓切除和导管定向溶栓相结合。在目前的实践中，大多数股青肿患者采用血栓切除术（通常是采用血栓抽吸术或血管成形术以溶解血栓），然后是导管定向溶栓和静脉支架[3, 4]。

20.1.2　血栓后综合征

除了急性症状外，深静脉血栓形成还具有与血栓后综合征（PTS）发展风险相关的长期血管影响。该组疾病以慢性静脉功能不全的症状为特征，包括腿部肿胀、沉重、疼痛、色素沉着和静脉淤积性溃疡的发生。血栓后综合征可能会使人非常虚弱，并导致生活质量下降。2008年的一项研究表明，有中度或重度血栓后综合征症状的患者报道的生活质量评分低于先前报道的关节炎、慢性肺部疾病、慢性心绞痛和充血性心力衰竭患者[5]。

虽然其机制尚不完全清楚，但血栓后综合征的潜在机制被认为是由血栓残余梗阻引起的静脉高压以及瓣膜功能不全导致的静脉反流[6]。据报道，多达50%～60%的深静脉血栓形成患者或仅接受抗凝治疗的患者会出现血栓后综合征[7]。虽然之前有人认为使用30～40mmHg医用级弹力长袜可以降低发生血栓后综合征的风险，但最近的一项随机对照试验对这一概念提出了质疑[7]。快速清除血栓已被证明可以降低静脉反流的风险，并改善静脉流出[8]。一项对急性髂股深静脉血栓形成患者进行的前瞻性随机研究显示，与仅接受抗凝治疗的患者相比，接受手术血栓切除和抗凝治疗的患者静脉通畅性改善，血栓后综合征降低。

虽然全身溶栓已被研究用于治疗急性深静脉血栓形成，但由于主要出血并发症风险过高，导致这一方法被放弃。目前的美国胸科医师学会（ACCP）指南建议不要对下肢深静脉血栓形成的患者使用全身溶栓治疗[10]。

20.2　急性深静脉血栓形成的导管治疗

随着导管导向治疗方法的发展，开放静脉假说变得越来越重要。这一假说假设，立即和有效地清除急性静脉血栓可降低PTS的风险。一些试验已经测试了导管定向溶栓治疗下肢深静脉血栓和预防PTS。Mewissen等人在1999年的一项研究中首次提出了导管定向溶栓的有效性和安全性[11]。在这项多中心登记中，473例有症状的下肢深静脉血栓患者接受了导管输送的尿激酶输注治疗。约70%的患者患有髂股深静脉血栓，而25%患有股腘深静脉血栓。术后即刻的结果可预测1年通畅率，在完全溶解的患者中，1年通畅率为79%。与股腘深静脉血栓患者相比，髂股深静脉血栓患者的血管通畅率更高。但该研究因出血并发症增加而受到限制，11%的患者发生了大出血事件，其中1例是由于颅内出血[11]。

ElSharawy等人进行的第一个随机对照试验表明，导管定向溶栓可能优于单独抗凝[12]。研究人员将35例髂股深静脉血栓患者随机分为导管定向溶栓加抗凝和单独抗凝治疗[12]。使用小剂量链激酶以每小时10万单位的速度进行溶栓。如有必要，患者每隔12小时返回造影室一次进行静脉造影和导管推进。如果溶栓完成，溶栓12小时后没有进展的证据，或者如果发生任何重大并发症，则终止溶栓。在6个月的随访中，接受单独抗凝治疗的患者中有47%的患者出现静脉反流，而接受导管引导治疗的患者中仅有11%出现静脉反流（P=0.04）。

另一项单中心前瞻性研究涉及101例髂股深静脉血栓患者。研究人员观察了导管定向溶栓对PTS发展的影响。患者先静脉注射重组组织型纤溶酶原激活剂（tPA）10mg，然后每小时输注1～2mg。如果发现残余狭窄，则采用静脉支架植入术。6年后，86%接受治疗的静脉瓣膜不全患者静脉通畅，无任何静脉迂曲等皮肤表现。6年后，14%的患者发生了PTS，与历史上50%～60%的发生率相比，这是一个显著的改善[13]。

Comerota于2012年研究了髂股深静脉血栓患者导管定向溶栓后残留血栓与PTS之间的相关性[14]。代表PTS严重程度的Villalta评分与残留血栓之间存在显著相关性。在接受导管溶栓治疗的髂股深静脉血栓患者中，血栓后并发症与残余血栓有关。如果血栓清除完成，就可避免PTS[14]。

　　研究导管定向溶栓的最大多中心随机对照试验是2012年的CAVENT试验[15]。209例患者随机分为单独抗凝或导管定向溶栓两组。导管导向溶栓方案包括每小时0.01mg/（h·kg）的tPA，最长持续96小时；最大允许剂量为20mg/d。同时给予普通肝素，以实现比正常水平高1.2～1.7倍的aPTT目标。两个共同的主要终点是24个月时PTS的发展和6个月时的髂股静脉通畅情况。与单独抗凝治疗组相比，接受导管定向溶栓治疗的患者24个月后PTS的发生率较低，分别为41%和56%（*P*=0.047）。绝对风险降低率为14.4%，需要治疗的人数为7人。与导管定向溶栓有关的出血并发症有20例，其中3例为严重并发症。没有出现与导管定向溶解相关的死亡或颅内出血。这是第二项研究表明导管定向溶栓可能优于单独的抗凝治疗。PTS的绝对风险降低和PTS进展似乎随着时间的推移而增加。两年时，导管定向溶栓组的绝对风险降低至40%，5年后增加到28%。需要治疗的数量从7个减少到4个。在5年中，43%的导管定向溶栓组患者发生了PTS，而对照组为71%，绝对风险降低了20%（25%CI 14～42）[15]。

　　对CAVENT的批评之一是辅助静脉支架植入术的使用率很低，这被认为降低了导管定向溶栓的总体益处。只有15%的患者接受了辅助血管内治疗，而现在更多的患者接受了这种治疗。2016年最新的ACCP指南建议单独使用抗凝治疗，而不是使用导管定向溶栓治疗，推荐等级为2C[10, 16]。然而，有一项声明表明，最有可能从导管定向溶栓中获益的是那些高度重视预防PTS，并接受与手术相关的风险的患者。

　　与2016年ACCP指南一致，在常规实践中，最有可能受益于导管定向溶栓的患者是那些髂股深静脉血栓、症状持续时间小于14天、功能状态良好、预期寿命大于1年、出血风险低的患者。CATRACT试验有望进一步阐明导管引导下的溶栓治疗急性DVT的价值[17]。

20.2.1　技术

　　当代基于导管的急性深静脉血栓的治疗提供了很多种治疗选择，这对于为个别患者量身定制治疗方案是有利的。虽然大多数患者接受导管定向溶栓治疗，但对于不符合溶栓条件的患者，可选择主要基于血栓机械清除的技术。当考虑是否应对急性DVT患者进行血管内介入治疗时，有以下几个因素需要考虑。一些因素与血栓有关，另一些因素与患者的体质有关。

20.2.1.1　血栓老化

　　随着血栓的老化，纤维蛋白变得交联化，不太容易溶解。一般来说，血栓不足4周时被认为是急性或亚急性的，超过4周以上时被认为是慢性的。急性期或亚急性期血栓可考虑采用"快速溶栓"和药物机械血栓切除术。对于慢性血栓，这些方法的成功率预计会较低。

20.2.1.2　血栓负荷

在制定溶栓策略时，确定血栓负荷是很重要的。几乎所有患者都进行了完整的下肢静脉双功超声检查。在我们的实践中，几乎所有髂股深静脉血栓患者都采用计算机断层扫描（CT）或磁共振（MR）静脉成像，以评估盆腔静脉和下腔静脉（IVC）的受累情况。静脉压迫综合征，如May-Thurner综合征，必须进行评估。同样，确定患者是否接受过下腔静脉滤器也很重要。

20.2.1.3　患者合并症

有几种合并症可能会影响急性DVT的介入治疗。首先也是最重要的是出血风险。活动性出血是溶栓的主要禁忌证。所有其他情况都是相对禁忌证，严重出血的风险必须与手术的预期益处仔细权衡。溶栓的常见禁忌证包括过去3个月内的卒中或严重的头部创伤、过去14天内的大手术、1周内不可压缩部位的动脉穿刺、过去14天内的椎管内麻醉、自发性颅内出血史、易出血的脑内病变（例如动静脉畸形或肿瘤）、血小板减少症（血小板低于$10 \times 10^9/L$）、未控制的高血压（收缩压$>180\sim246mmHg$）、高龄（一般大于75岁）和怀孕。其他必须考虑的合并症包括肾功能不全。

20.2.2　设备

20.2.2.1　流变血栓清除术（AngioJet）

AngioJet设备（Medrad Intervantation，PAv）由一个双腔导管组成，在导管尖端产生高压生理盐水喷射，产生一个真空，利于血栓吸出。AngioJet系统通过8Fr引导导管共同输送。最常用的溶栓稀释液是在1000ml生理盐水中加入25mg的tPA。引导导管和AngioJet被输送到血栓的中心。一旦系统被激活，导管就会慢慢地吸收处理静脉段中连续的回缩凝固的血栓，然后进行静脉造影。如果有明显的残留血栓，可以进行额外的治疗或延长导管引导的溶栓治疗。关于AngioJet的使用有两个具体的问题，第一个是由于系统产生的高压射流中红细胞的破坏而导致的严重溶血，游离血红蛋白可引起色素诱导的肾病和急性肾功能衰竭。第二个问题是出现严重的快速心律失常（包括重度房室传导阻滞和停搏）。据报道，这种并发症主要发生在正在接受急性肺栓塞治疗的患者。如果该装置穿过右心房（即用于下肢静脉溶解的右颈内静脉通路），一些介入者宁愿不使用AngioJet。

20.2.2.2 导管定向溶栓术

虽然没有标准化的溶栓输注方案，但常见的方案包括以0.5～1.0mg/h的速度持续输注tPA超过12～24小时。在输注纤溶剂的过程中是否应继续抗凝是有一些争议的。大多数操作者在纤维蛋白溶解过程中不保持全剂量的抗凝，而是通过通路鞘管的侧边注射低剂量的肝素（例如：300～500U/h，通常被称为"迷你肝素"）。对于其他被认为出血风险非常低且血栓负荷显著的年轻健康患者，在输注纤溶剂期间可以继续使用短效药物（例如普通肝素）进行全剂量抗凝。一些操作者在输注纤溶剂的过程中监测纤维蛋白原水平，因为已经有人认为（尽管没有确凿证据）纤维蛋白原水平的显著下降可以预测出血并发症。测定纤维蛋白原基线水平，然后每隔4～6小时测定一次。如果纤维蛋白原水平下降到基线水平的30%～40%（或绝对水平<100～150mg/dl），则可以降低纤溶酶药物输注的剂量。患者通常被送回内镜一体化手术室用同一通路鞘管进行重复静脉造影。如果显示出明显的静脉再通，可以采用其他技术（例如静脉支架或球囊血管成形术）来最大限度地提高静脉通畅率。静脉支架几乎不会延伸到腹股沟韧带以下，因为这是一个屈曲点，支架很有可能断裂（见下文）。如果在接受了最初的治疗后仍没有发生显著的静脉再通，则在考虑其他辅助治疗之前，可继续输注tPA 18～24小时。

20.2.2.3 超声辅助的溶栓治疗

EkoSonic血管内系统（EKOS公司，Bothwell，华盛顿州）已被美国食品和药物管理局批准用于治疗急性肺栓塞患者。该设备由两个血管内设备组成：一个智能药物递送导管（IDDC），即5.2Fr多腔输注导管，和一个微超声装置（MSD），包含沿治疗区放置的多个均匀分布的超声换能器。EkoSonic设备能够同时在肺动脉内注入纤溶药物，并发射低功率、高频（2.2MHz）超声，"松动"血栓，增加纤溶药物对血栓的渗透，并（理论上）加速溶栓。最近纳入的ACCESS PTS试验（一家BTG国际集团旗下的EKOS公司）[18]着眼于研究EkoSonic血管内系统对有PTS的患者进行血管内干预以及病变静脉段的再通及减少PTS后遗症的疗效。

20.2.2.4 抽吸血栓切开术（Penumbra，Inc.，Indigo System）

急性深静脉血栓抽吸术可迅速恢复血流（图20.1a～e）。在溶栓治疗或有手术禁忌的情况下可以使用，也可与导管溶栓输送联合使用，以缩短溶栓时间和住院时间。Penumbra的Indigo系统可从大口径大血管中抽吸血栓。该系统可以与专用泵一起工作，该泵最大限度地提高了抽吸能力，允许系统连续抽吸，而不会堵塞导管。目前可用于

Penumbra导管的尺寸为3.4～8Fr，长度为85～150cm。几个病例系列记录了使用Indigo系统进行血栓抽吸术以快速改善血流和急性DVT的阳性结果[19]。

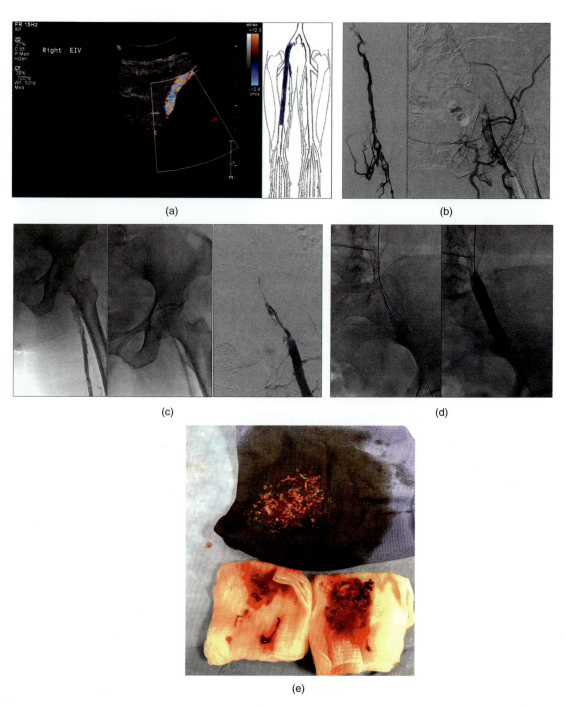

(a)

(b)

(c)

(d)

(e)

图20.1　恶性盆腔肿块压迫右髂总静脉继发的急性右髂股静脉深静脉血栓。该患者不适合进行溶栓治疗，选择开放腘静脉通路。（a）初始静脉造影显示右侧髂总静脉闭塞。（b）Penumbra导管进入血栓，进行抽吸血栓切除。（c）在右侧髂总静脉内放置14mm的SMART支架。（d）介入治疗后静脉流出量有明显改善。（e）血栓抽吸切除术中回收的血栓碎片。

20.2.2.5   入路

当确定急性深静脉血栓的治疗途径时，通常选择一个方便进行整个受累深静脉治疗的结构部位。例如，如果患者患有深静脉血栓，累及髂股段，且腘动脉未闭，则选择腘动脉通路。如果腘动脉也有血栓形成，可以通过同侧胫后静脉进入。另一种选择是通过右颈内静脉进入。对侧股总静脉也可以考虑。

20.2.2.6   静脉支架植入术

急性深静脉支架的静脉血栓植入术通常用于IVC血栓形成或髂静脉深静脉血栓。当单纯的静脉成形术不能充分实现静脉通畅时，就需要使用支架，这些静脉血栓通常是由静脉压迫综合征或慢性血栓形成引起的。静脉支架通常放置在下腔静脉、髂总静脉、髂外静脉，偶尔也会放置在股总静脉。由于髋关节屈曲有导致支架破裂的风险，几乎不应该在腹股沟韧带远端放置支架。当考虑到为患者行静脉支架植入术时，了解接受治疗的静脉段的静脉流入量和静脉流出量是至关重要的。对于髂静脉，了解股总静脉、股深静脉和股静脉的解剖和功能尤为重要。为了制定计划，大多数患者需要良好的CT静脉成像或MR静脉成像（图20.2a）。下肢静脉双功超声检查可提供有关血流的重要信息。右侧颈内静脉是髂静脉支架植入术的常用入路，因为如果发现股总静脉、股深静脉和股静脉也同时受累，经右侧颈静脉入路可以一并解决。如果选择同侧腘静脉入路，就要复杂得多。颈内静脉入路还可以更精确地放置支架的远端边缘。有时，对于更复杂的手术，需要准备两侧腹股沟和右内颈静脉入路。

目前，尚无经美国食品药品监督管理局批准的静脉专用支架。大多数介入者通常使用为动脉系统设计和批准的支架。然而，与动脉疾病不同的是，髂静脉通常需要更大更长的支架。静脉支架的重要特征包括大直径（通常 > 14mm，因为支架的大小通常应与天然静脉的直径相匹配），以及适当的径向力以避免支架破裂。

20.2.2.7   May-Thurner综合征

May-Thurner综合征是一种解剖变异，即右髂总动脉压迫左髂总静脉（图20.2a-e）。尽管这是May-Thurner综合征最常见的变异，但还有其他的解剖异常，即左髂总动脉压迫左髂总静脉。该综合征的病理生理学影响远远不止静脉的外部压迫这么简单。自May和Thurner的最初报道以来，人们已经认识到，外源性压迫在左髂总静脉上可引起炎症和纤维化反应，导致血管管腔内网的形成，阻碍左髂总静脉的血流[20]。正是这些内网导致腿部肿胀，最终导致深静脉血栓形成。

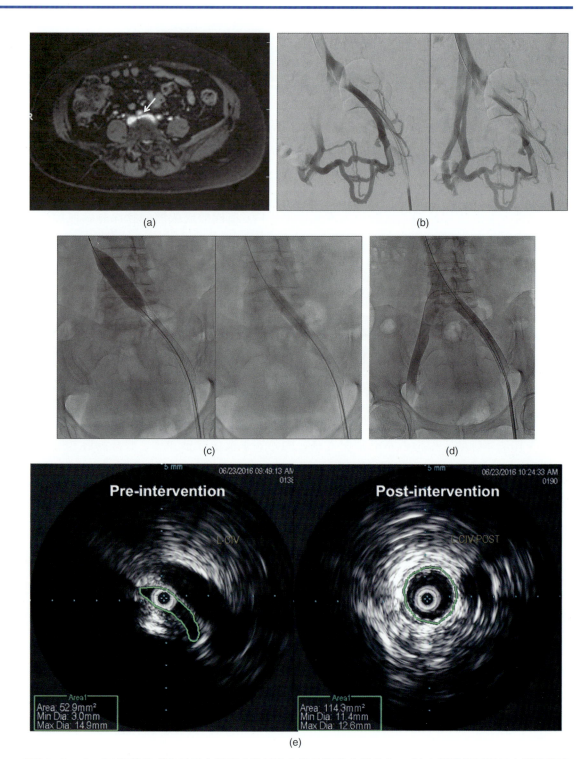

图20.2 （a）MR静脉成像显示右髂总动脉压迫左髂总静脉（箭头）。（b）静脉造影显示左髂总静脉局限性压迫，静脉远端通畅。逆行血流通过左髂内静脉，供应从左到右的盆腔侧支，最终流入下腔静脉。（c）使用16mm×90mm的Wallstent支架对左髂总静脉和左髂外静脉狭窄进行支架置入，然后将Wallstent支架近端扩张至16mm，远端扩张至12mm。（d）介入后静脉造影显示管腔直径明显改善和先前所见侧支静脉未见显影。（e）经血管内超声检查，左髂总静脉管腔面积明显改善（介入前53mm²，介入后114.3mm²）

在髂股深静脉血栓患者成功溶栓后，发现潜在的慢性静脉阻塞并不少见。

梗阻可能是由于外部压迫，或腔内梗阻，或两者兼有。在存在潜在的静脉阻塞的情况下，由于血管壁反冲，单独的球囊血管成形术通常不能很好地发挥作用。因此，支架置入术已成为标准疗法。在决定是否进行静脉支架置入术时，关键是要确定溶栓后静脉流出道梗阻的程度。这可以通过多平面静脉造影或血管内超声（IVUS）来完成。对于具有血流动力学意义的静脉狭窄，尚无标准有效的血流动力学测量方法，因此评估主要是基于解剖学标准。静脉病变导致至少50%的静脉直径减少通常被认为是重要的、可能需要干预的提示。May-Thurner静脉支架植入术后的长期通畅率非常良好，6年的一次和二次通畅率分别约为57%和86%[21,22]。尽管还没有前瞻性随机对照试验来观察静脉支架植入术后抗凝的最佳持续时间，由于主要异常与静脉流出的机械性阻塞有关，一般认为静脉支架植入术后3个月的抗凝治疗效果最好。

静脉内超声（IVUS）已被证明在确定显著的静脉狭窄方面优于静脉造影。

IVUS可以准确测量直径缩小情况，并识别外加压区域和管腔内网状物的存在。此外，IVUS可用于准确确定所使用的静脉支架的大小（图20.2e）。

参考文献

（关键引用文献，以粗体显示）

1 Spencer, F.A., Emery, C., Lessard, D. et al. (2006). The Worcester Venous Thromboembolism study: a population-based study of the clinical epidemiology of venous thromboembolism. *J. Gen. Intern. Med.* 21: 722–727.

2 White, R.H. (2003). The epidemiology of venous thromboembolism. *Circulation* 107: I4–I18.

3 Oguzkurt, L., Ozkan, U., Demirturk, O.S., and Gur, S. (2011). Endovascular treatment of phlegmasia cerulea dolens with impending venous gangrene: manual aspiration thrombectomy as the first-line thrombus removal method. *Cardiovasc. Interv. Radiol.* 34: 1214–1221.

4 Oguzkurt, L., Tercan, F., and Ozkan, U. (2008). Manual aspiration thrombectomy with stent placement: rapid and effective treatment for phlegmasia cerulea dolens with impending venous gangrene. *Cardiovasc. Interv. Radiol.* 31: 205–208.

5 Kahn, S.R., Shbaklo, H., Lamping, D.L. et al. (2008). Determinants of health-related quality of life during the 2 years following deep vein thrombosis. *J. Thromb. Haemostasis* 6: 1105–1112.

6 Prandoni, P., Lensing, A.W., Prins, M.H. et al. (2004). Below-knee elastic compression stockings to prevent the post-thrombotic syndrome: a randomized, controlled trial. *Ann. Intern. Med.* 141: 249–256.

7 Kahn, S.R., Shapiro, S., Ducruet, T. et al. (2014). Graduated compression stockings to treat acute leg pain associated with proximal DVT. A randomised controlled trial. *Thrombosis and Haemostasis* 112: 1137–1141.

8 Meissner, M.H., Manzo, R.A., Bergelin, R.O. et al. (1993). Deep venous insufficiency: the relationship between lysis and subsequent reflux. *J. Vasc. Surg.* 18: 596–605, discussion 6–8.

9 Delis, K.T., Bountouroglou, D., and Mansfield, A.O. (2004). Venous claudication in iliofemoral thrombosis: long-term effects on venous hemodynamics, clinical status, and quality of life. *Ann. Surg.* 239: 118–126.

10 Kearon, C., Akl, E.A., Ornelas, J. et al. (2016). Antithrombotic therapy for VTE disease: CHEST Guideline and Expert Panel Report. *Chest* 149: 315–352.

11 Mewissen, M.W., Seabrook, G.R., Meissner, M.H. et al. (1999). Catheter-directed thrombolysis for lower extremity deep venous thrombosis: report of a national multicenter registry. *Radiology* 211: 39–49.

12 Elsharawy, M. and Elzayat, E. (2002). Early results of thrombolysis vs anticoagulation in iliofemoral venous thrombosis. A randomised clinical trial. *Eur. J. Vasc. Endovasc. Surg.* 24: 209–214.

13 Baekgaard, N., Broholm, R., Just, S. et al. (2010). Long-term

results using catheter-directed thrombolysis in 103 lower limbs with acute iliofemoral venous thrombosis. *Eur. J. Vasc. Endovasc. Surg.* 39: 112–117.

14 **Comerota, A.J., Grewal, N., Martinez, J.T. et al. (2012). Postthrombotic morbidity correlates with residual thrombus following catheter-directed thrombolysis for iliofemoral deep vein thrombosis. *J. Vasc. Surg.* 55: 768–773.**

15 **Enden, T., Haig, Y., Klow, N.E. et al. (2012). Long-term outcome after additional catheter-directed thrombolysis versus standard treatment for acute iliofemoral deep vein thrombosis (the CaVenT study): a randomised controlled trial. *Lancet* 379: 31–38.**

16 **Kearon, C., Akl, E.A., Comerota, A.J. et al. (2012). Antithrombotic therapy for VTE disease: antithrombotic therapy and prevention of thrombosis, 9th ed: American College of Chest Physicians Evidence-Based Clinical Practice Guidelines. *Chest* 141: e419S–e494S.**

17 Vedantham, S., Goldhaber, S.Z., Julian, J.A. et al. (2017). Pharmacomechanical catheter-directed thrombolysis for deep vein thrombosis. *N. Engl. J. Med.* 377: 2240–2252.

18 ACCESS PTS trial. Presented at the Society for Vascular Medicine's 28th Annual Scientific Sessions, New Orleans, LA. June 14–17, 2017.

19 **Kohi, M.P., Kohlbrenner, R., Kolli, K.P. et al. (2016). Catheter directed interventions for acute deep vein thrombosis. *Cardiovasc. Diag. Therapy* 6: 599–611.**

20 May, R. and Thurner, J. (1957). The cause of the predominantly sinistral occurrence of thrombosis of the pelvic veins. *Angiology* 8: 419–427.

21 Mousa, A.Y. and AbuRahma, A.F. (2013). May–Thurner syndrome: update and review. *Ann. Vasc. Surg.* 27: 984–995.

22 Neglen, P., Hollis, K.C., Olivier, J., and Raju, S. (2007). Stenting of the venous outflow in chronic venous disease: long-term stent-related outcome, clinical, and hemodynamic result. *J. Vasc. Surg.* 46: 979–990.

第 21 章

慢性静脉疾病

Brett J. Carroll[1], Duane S. Pinto[1]and Cristina Sanina[2]

[1]Cardiovascular Division, Beth Israel Deaconess Medical Center, Harvard Medical School, Boston, MA, USA

[2]Department of Internal Medicine, Montefiore Medical Center, Albert Einstein College of Medicine, Bronx, NY, USA

21.1 引言

慢性静脉疾病（CVD）是指持续时间较长的静脉系统异常，需要进一步检查或护理的症状和/或体征。CVD包括静脉曲张和慢性静脉功能不全（CVI）。CVI是CVD的晚期形式，表现为慢性动态静脉压升高，包括中度至重度水肿、皮肤改变或静脉溃疡[1]。据报道，静脉曲张（女性<1%～73%,男性<2%～56%）和CVI（女性<1%～40%,男性<1%～17%）的患病率不一，可能代表了不同评估人群的发病率差异[2]。2012年，全科医生以对成年人进行的任何原因造成的CVD的发病情况全球调查结果表明，具有临床意义的CVD的总患病率约为64%[3]。在美国，静脉曲张影响了2500多万成年人，其中近25%的患者受到更严重的静脉疾病的影响[2]。CVI最重要的表现形式是溃疡，在西方国家估计有0.3%的成年人受此影响，1.0%的人患有活动性或可治愈的静脉性溃疡[4]。静脉疾病给患者和医疗保健系统都带来了巨大的负担。鉴于CVD的严重性和高患病率，生活质量显著降低以及工作日缺勤，其导致的医疗费用支出估计占发达国家医疗保健预算总额的1%～2.5%[5, 6]。

CVD进展的危险因素包括年龄、家族史、女性、高雌激素状态、多胎、既往创伤、长时间站立、肥胖、吸烟、既往静脉血栓形成和静脉流出道梗阻（如May-Thurner综合征）[7-9]。发展中国家的总体患病率似乎较低，而发达国家的人群由于坐姿和长时间站立导致总体患病率较高。包括静脉曲张在内的CVD在女性中的患病率较高，但严重的CVD在男性中的患病率较高[7, 10]。

与CVD相关的临床症状相似，CVD的可能的治疗方式选择范围也很广。下面将总结静脉疾病患者的病理生理学、症状和体征、分类和诊断评估。利用CVD临床表现的分类对指导适当的治疗至关重要。对于轻度CVD的患者来说，保守治疗是主要的治疗方法；而对于较晚期的患者，则应采取介入措施。

21.2　CVD的病理生理学

外周静脉系统是一个复杂的管道网络，由浅静脉、深静脉和穿支静脉组成，依靠单向瓣膜和外部肌肉泵使血液回流到心脏[11]。浅静脉是指深筋膜浅层的静脉，而深静脉是位于肌肉筋膜深处的静脉，可以是肌肉内的，也可以是肌肉之间的[12]。穿支静脉横穿肌肉筋膜层，连接浅、深静脉系统（图21.1）。

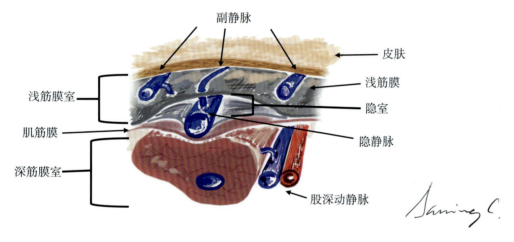

图21.1　下肢静脉解剖的横断面。

单向瓣膜贯穿于整个静脉系统中，静脉越远，出现的频率越高。瓣膜的功能是允许血液流向心脏，同时限制深静脉远端的反流或在穿支静脉内从深静脉向浅静脉的反流[13]。站立时肌肉泵送机制对静脉血液的流动至关重要。小腿肌肉主要行使肌肉泵的作用，可以使血液逆重力流动。当这些过程发生中断导致静脉高压时，就会发生静脉疾病。

CVD发展的主要机制是通过功能不全的瓣膜反流。一项对1000多例静脉溃疡患者的回顾性研究发现，45%的患者只有浅静脉反流，12%的患者只有深静脉反流，43%的患者有两种系统的反流[14]。其他机制包括静脉流出道阻塞和肌肉泵功能障碍，通常继发于肥胖或腿部不活动，而不是原发性的神经肌肉病变过程。据分析估计，70%~80%的CVD继发于原发性瓣膜功能不全，1%~3%继发于先天畸形，18%~25%继发于创伤或深静脉血栓形成[15,16]。在静脉瓣膜正常和异常的患者中，足部静脉压约为90mmHg。行走可引起静脉压短暂升高；然而，如果瓣膜功能正常，随着静脉内血流量的减少，静脉压会下降到30mmHg以下。相比之下，当瓣膜功能不全时，肌肉活动导致的静脉压下降就会变得迟缓[17,18]。

有研究表明，CVD时的瓣膜形态是异常的，瓣膜的光纤导管切面图可以发现瓣叶撕裂、变薄和粘连等变化[19]。在CVD患者的静脉标本中发现瓣叶和静脉壁上有单核细胞和巨噬细胞渗出，而在对照标本中并不存在这种情况[20]。

CVI患者每单位静脉长度的瓣膜数也比对照组少[21]。此外，静脉壁有结构性变化，Ⅰ型胶原增加，Ⅲ型胶原合成减少，这可能会增加静脉的脆弱性，降低弹性[22]。转化生长因子和成纤维细胞生长因子的水平也显著升高，这可能是发生静脉壁肥厚的潜在机制[23]。

无论CVD的潜在机制是原发性瓣膜/静脉壁改变、流出道梗阻、肌肉泵功能障碍还是某种组合，都会发生大静脉高压。静脉高压可导致静脉扩张和瓣膜功能恶化，导致压力升高和进一步扩张的恶性循环。血流动力学的这些变化会传导到微循环，导致静脉微血管病、毛细血管床扩张和迂曲、胶原沉积增加，内皮损伤和内皮间隙增宽，进而引起毛细血管周围水肿。在静脉压升高的基础上再叠加通透性增高，就会导致液体和红细胞聚集到间质间隙[24]。

21.3 临床表现

21.3.1 症状

CVI的临床表现因严重程度不同而不同。最初，它可能表现为毛细血管扩张或网状静脉曲张，并进展到更复杂的阶段，如皮肤纤维化和静脉溃疡。CVI的主要临床特征是腿痛、腿部水肿、静脉曲张和皮肤变化。不同的发病机制会产生不同的临床表现，包括瓣膜功能不全导致的静脉曲张，静脉阻塞引起的腿部水肿，以及泵功能障碍的症状。静脉曲张是扩张的浅静脉逐渐变得更加迂曲和庞大。他们容易发生浅表血栓性静脉炎。浮肿开始于踝关节周围区域，随后波及范围逐步上升，导致腿部浮肿并伴有液体的依赖性积聚。腿部的疼痛或不适表现为在长期站立后出现沉重感或疼痛，抬高腿部可缓解。随着关节内和皮下水肿程度及压力的增加而产生疼痛。静脉肿胀导致沿曲张静脉的触痛。

深静脉系统阻塞可能导致静脉性跛行或步行时腿部剧烈痉挛。皮肤变化包括皮肤色素沉着伴含铁血黄素沉积和湿疹性皮炎。真皮和皮下组织也会发生纤维化（脂肪性皮肤硬化），发生蜂窝织炎、腿部溃疡和伤口愈合延迟的风险增加。长期存在的CVI也可能导致淋巴水肿的进展，这是一个综合的疾病过程[25]。

21.3.2　体格检查

体格检查包括检查皮肤是否有CVI的迹象。皮肤常见的变化包括色素沉着、淤积性皮炎、萎缩性白斑（以前溃疡部位有白色瘢痕，毛细血管稀少）或脂肪性皮肤硬化。静脉曲张首先会引起浅静脉功能不全[25]。沿着静脉曲张几乎总是可以检查到压痛。皮肤水肿通常是凹陷性的，除非慢性水肿导致皮肤变得粗糙而难以检查。静脉性溃疡最常见的部位是内踝上区，它是位于高静水压的主要穿支静脉部位。经典束臂试验或Trendelenburg试验可在床边进行，以帮助区分深层和浅层静脉反流。这项测试是在患者平躺排空下肢静脉血液的情况下进行的，然后在使用止血带或使用不同水平的手动按压后恢复直立姿势。在存在浅表静脉疾病的情况下，如果压迫反流点的远端，静脉曲张仍会塌陷。对于深静脉（或合并）静脉功能不全，尽管使用了止血带或手动按压，依然出现静脉曲张。

尽管这项测试有助于确定静脉功能不全的分布情况，但它无助于确定疾病的严重程度，也无助于提供有关病因的信息[26]。

21.3.3　CEAP临床分类

CEAP（临床、病因学、解剖学、病理生理学）分类是由美国静脉论坛国际专家特别委员会提出的，已为世界各国学者广泛接受，旨在为CVI的定义、诊断和治疗提供统一的分级标准（表21.1）。2004年，CEAP修订了共识，完善了类别定义并改进了关于复发静脉曲张的分级法（表21.1）[1, 27, 28]。由于CEAP临床分类仍存在一定的局限性，我们制定了静脉严重程度评分来补充CEAP分类。静脉临床严重程度评分包括10个表现（疼痛、静脉曲张、静脉水肿、皮肤色素沉着、炎症、硬结、溃疡数量、溃疡持续时间、溃疡大小和加压治疗情况），4个等级（无、轻度、中度、重度）。静脉解剖节段评分是指根据病变涉及的下肢静脉系统的节段进行评分，以说明反流和阻塞的情况[29, 30]。

表21.1 慢性静脉疾病的CEAP临床分类

类别		严重程度
临床表现 （C）	C_0：	没有CVD的体检证据
	C_1：	毛细血管扩张，网状静脉曲张，皮下静脉扩张（直径≤3mm）
	C_2：	静脉曲张（直径＞3mm）
	C_3：	无皮肤变化的水肿
	C_4：	继发于静脉疾病（静脉湿疹、色素沉着、脂肪性皮肤硬化、白色萎缩）的皮肤改变
	C_5：	溃疡愈合后的皮肤变化
	C_6：	皮肤变化伴有活动性溃疡
病因（E）	E_c：	先天的
	E_p：	原发的
	E_S：	继发的
解剖（A）	A_s：	浅静脉
	A_D：	深静脉
	A_P：	穿支静脉
病理生理 （P）	P_R：	反流
	P_O：	阻塞

21.4 诊断和评估

21.4.1 鉴别诊断

　　CVD和慢性腿部溃疡的鉴别诊断包括许多疾病过程。水肿的病因广泛，超出了本章的范围，因为很多疾病包括系统性疾病，如充血性心力衰竭、肾病综合征和肝硬化，都会导致双侧腿部水肿。单侧或双侧水肿可由淋巴水肿、急性深静脉血栓形成（DVT）和蜂窝织炎等引起。慢性腿部溃疡的病因可分为血管性和非血管性两类。大多数慢性腿部溃疡发生在小腿或足部。而非静脉溃疡在足部更为常见。静脉疾病是腿部溃疡的主要原因。在354例腿部溃疡中，Koerber等人发现了75.25%的静脉性腿部溃疡，3.66%的动脉性腿部溃疡，14.66%为动静脉瘘和13.5%的血管性溃疡[31]。由感染、药物、混合性冷球蛋白血症、自身免疫性疾病（如系统性红斑狼疮、类风湿性关节炎、Sjögren综合征、慢性溶血性贫血）、恶性肿瘤（尤其是血液系统恶性肿瘤，罕见上皮瘤）或特发性血管炎引起的中小型皮肤血管炎可能与CVD相似。其他血管疾病，如青斑血管病、血栓闭塞性脉管炎、镰状细胞病、钙疏松症、伴胆固醇或草酸沉着微血管阻塞，也可能导致腿部慢性溃疡[32]。非血管性慢性腿部溃疡的病因包括糖尿病神经病变、药物（华法林、肝素）、坏疽脓皮病、脂膜炎、常见皮肤感染（如葡萄球菌、链球菌或铜绿假单胞菌），以及非典型病原体，如分枝杆菌感染、晚期梅毒（树胶样肿）、深部真菌感染（如球孢子菌病、芽孢子菌病、组织胞浆病）和原虫感染（如利什曼病）。

21.4.2　非侵入性检测

21.4.2.1　双功超声

多普勒是诊断CVI和疗效监测的重要工具。双功成像的目的是识别深静脉中的任何阻塞或反流，检查是否存在深静脉血栓，诊断浅静脉（大隐静脉、交通静脉和小隐静脉）的反流情况，并定位分支曲张静脉和交通静脉。低频探头（2~3MHz）最常用于评估髂静脉以及下腔静脉（IVC），而高频探头（5~10MHz）则多用于下肢静脉。深静脉的反流阈值>1秒，浅静脉的反流阈值>0.5秒，交通支静脉的反流阈值>350毫秒[33, 34]。最常见的反流部位是大隐静脉（GSV）和股总静脉的汇合处，该部位在一项纳入2036例反流患者的回顾性研究中占所有病例的65%[35]。然而，双功成像与疾病的严重程度的相关性较弱。静脉可压缩性和血流通畅是排除血栓形成的关键因素。最好使用袖带充气放气的方法，并在站立姿势下快速放气，以诱导反流[36]。

21.4.2.2　体积描记法

光体积描记术（PPG）可用于确定CVI的诊断[35]。肢体真皮中血容量的相对变化可以通过测量带有光电传感器的二极管发出的光的反向散射来确定。静脉充盈时间是指在小腿收缩停止后，PPG示踪恢复到基线水平的90%所需的时间。根据研究期间患者的体位，静脉再灌注时间少于18~20秒表明为CVI。静脉充盈时间大于20秒表明静脉充盈正常。使用止血带或低压袖带可以区分浅静脉疾病和深静脉疾病。再灌注时间取决于几个因素，包括反流程度和血管直径。这项技术已被用于评估小腿肌肉收缩和静脉流出期间静脉系统的排空情况。PPG可以评估静脉系统的整体生理功能，但在确定是否存在疾病时最有效[37, 38]。

空气体积描记术（APG）能够测量CVI病理生理机制的每一个潜在组成部分：反流、阻塞和肌肉泵功能障碍。在抬高的肢体上使用近端静脉闭塞袖带，在快速袖带放气期间，评估静脉流出。1秒的流出分数（或1秒的静脉流出以总静脉容量的百分比表示）是用于评估流出充分性的主要参数。正常静脉充盈指数小于2ml/s，而高水平的静脉充盈指数（>4~7ml/s）与CVI的严重程度相关。CVI的并发症如溃疡，已被证明与静脉充盈指数和射血能力评估的反流严重程度相关[39,40]。

21.4.2.3　计算机断层扫描（CT）和磁共振静脉成像（MRI）

这项技术用于确定更罕见和更复杂的CVI病因。CT是识别近端静脉血栓栓塞性疾病的重要工具，而MRI在确定血栓时间方面起着重要作用。通过这些先进的成像技术，可以有效地鉴别诊断May-Thurner综合征、Paget-Schroetter综合征、胡桃夹子综合征、盆腔充血综合征、静脉畸形和房室畸形等CVI综合征。

21.4.3　侵入性检测

21.4.3.1　对比静脉造影术

对比静脉造影术或静脉造影术是一种基于经皮血管内导管的方法，用于评估静脉或静脉系统的状态。目前，它是诊断DVT的金标准[43]。常规的静脉造影术通常被用来评估几种病理情况，包括术前静脉曲张、慢性深静脉功能不全、上/下腔静脉狭窄或闭锁、大块肺栓塞、髂静脉狭窄/压迫、慢性腋下-锁骨下静脉血栓形成、胡桃夹综合征的肾静脉受压、动静脉瘘、先天性畸形和下腔静脉滤器植入状态。同样，它也可用于识别供体外循环手术或透析使用的移植静脉。对比静脉造影的局限性包括对血管通路的要求、辐射、通路部位并发症、造影剂引起的急性肾损伤、造影剂过敏反应和费用。无论如何，血管内介入治疗如导管定向溶栓、抽吸取栓术、静脉支架置入术、IVC过滤器放置、静脉栓塞术或弹簧圈栓塞等都需要对比静脉造影[44]。

21.4.3.2　血管内超声

血管内超声（IVUS）提供了一种对静脉腔和静脉壁结构精确的成像方式。IVUS导管有两种类型，机械导管和电子导管，可产生360°超声成像。机械IVUS由于换能器略微倾斜，可以对导管远端平面进行成像。一旦进入导管，换能器可以向近端和远端移动，以查看指定长度的静脉。电子IVUS系统由64个换能器元件组成，形成圆形的导管，产生完整的IVUS图像。IVUS常用于主要的管腔静脉病变的检查，包括静脉外部受压、急性血栓、慢性血栓、纤维化、网状物、骨刺、小梁、瓣膜功能不全和壁增厚。有趣的是，IVUS可以在再通的DVT中检测到静脉造影无法显示的纤维带、网状物、骨刺和小梁。在静脉的外部压迫中，IVUS不仅可以显示管腔轮廓和静脉形状，还可以显示邻近的结构，如肿瘤、动脉瘤和韧带。May-Thurner综合征，即左髂总静脉被右髂动脉压迫到骶岬导致DVT，可通过静脉内超声诊断[3]。最近的一项静脉造影与血管内超声（IVUS）诊断髂静脉阻塞相比较的临床试验（VIDIO）（NCT02142062）结果表明，与传统的静脉造影相比，IVUS在检测髂静脉/股总静脉病变方面具有88%以上的优势。下腔静脉滤器的放置可通过仅使用床旁IVUS来进行，特别是对于肾功能衰竭或危重患者来说，避免了辐射和造影剂带来的影响[45,46]。

21.4.3.3　动态静脉压

动态静脉压是测量背侧肌肉静脉泵功效和静脉循环压力的金标准血流动力学测试方法。由于该方法的侵入性，它主要限于研究应用。动态静脉压测试仅用于有CVI临床证据的患者（CEAP 3~6）。值得一提的是，由于静脉疾病的进展或皮肤变化，有时压力针/导管不能经皮插入，因此需要进行手术。该方法通常被用于提供每个病人相关的信息：小腿肌肉泵、射血、静脉回流的程度和定位，以及评估静脉瓣重建手术前后的静脉压力。将针头/导管放入其中一条小腿静脉并连接到血压测量机，可获得三个测量值：站立静脉压、动态静脉压（10个脚跟抬高练习）和再充盈时间，即从动态压力恢复到站立压力所需的时间。正常站立静脉压约为90mmHg，在走动时静脉压应降至30mmHg，并在站立位30~60秒内恢复到90mmHg。如果在行走时压力没有正常下降，表明肌肉泵不能有效地工作。运动时压力升高表明深静脉阻塞。最后，如果动态压力恢复到站立压力时间太短（＜30秒），这表明由于瓣膜缺失或受损导致深静脉或浅静脉反流。根据动脉流入量、顺应性、瓣膜状态和静脉段射血分数的局部变化，肢体静脉血管系统不同区域的压力和恢复时间会有所不同[47,48]。

21.5　治疗

21.5.1　保守治疗

保守治疗对于减轻CVI引起的症状、预防继发性并发症和疾病进展至关重要。应提倡采取如抬高患肢以减少水肿和降低腹内压力等措施。使用弹力袜是保守治疗的重要组成部分。Bisgaard方案已被提出用于治疗静脉溃疡，该方案包括四个组成部分：患者教育、足部抬高、穿弹性紧身衣以及随后的CEAP分类评估。非弹性动态膝下加压可以有效对抗静脉泵故障引起的反流影响。

加压疗法用于治疗静脉性腿部溃疡，可减小血管直径和压力，降低反流的严重程度[49,50]。加压还能减少炎性细胞因子的释放，减少毛细血管渗漏，防止肿胀，并通过减少凝血酶的活化和增加纤溶酶的活化来延迟凝血。还可以使用弹力绷带或专门为此目的设计的靴子进行加压。压迫时应用的敷料类型对加压效果似乎没有显著改变，而且水胶体也没有被证明优于简单的低黏附敷料。使用分级弹性弹力袜（张力为20～50mmHg）在CVI治疗中的效果广受好评。只要达到70%～80%的依从性，使用30～40mmHg的弹力袜治疗可显著改善疼痛、肿胀、皮肤色素沉着、活动和整体健康状况[51]。对于患有静脉性溃疡的患者，分级弹力袜和其他弹性绷带可有效治愈和预防溃疡复发。经采用合理的加压治疗方案，93%的静脉溃疡患者平均在5.3个月后就能痊愈。

已经证明弹力袜可以减少残余体积分数（小腿肌肉泵功能改善的指标），而且可以减少静脉段的反流[52]。

21.5.1.1 保守治疗失败

保守治疗失败的有症状患者应密切随访。进一步的治疗是基于非侵入性研究的结果和疾病的严重程度，CEAP临床4～6级通常需要侵入性治疗。对于CEAP 4～6级的患者和可能伴有广泛水肿的CEAP 3级的患者，应转诊至血管专家。未经治疗的晚期CVI患者有溃疡、复发性溃疡和无法愈合的静脉溃疡进展为感染和淋巴水肿的风险。

21.5.1.2 伤口和皮肤护理

对于那些接受了保守治疗但病情仍在进展的患者，皮肤完整性会受到损害，感染和溃疡的风险增加（通常是在CEAP 4级或更高级别的疾病中）。因此，细致的皮肤护理和伤口护理在更晚期的疾病过程中至关重要。局部应定期用温和的肥皂进行清洗。最初的皮肤变化通常包括皮肤干燥，可以使用局部保湿霜（包括使用矿物油或凡士林）来改善，以减少进一步破裂的风险并保持完整的皮肤屏障。皮肤保护制剂如凡士林或氧化锌有助于进一步保持皮肤湿润。如果瘙痒变得严重，可能偶尔需要使用局部皮质类固醇治疗淤滞性皮炎。

如果确实已发生溃疡，则需要进行局部治疗和压迫，以促进愈合。溃疡清创对于促进健康肉芽组织的形成至关重要。局部使用局部麻醉剂共晶混合物（EMLA）可以改善不适感[53]。没有足够的证据明确支持传统使用的磺胺嘧啶银[54]。尽管敷料仍然是溃疡护理的重要组成部分，但与其他材料相比，没有任何特定材料或特定的联合疗法（如水胶体、泡沫、藻酸盐或水凝胶）被证明优于另一种[55, 56]。生物皮肤替代物和生长因子显示出相互矛盾的结果，其中一些通过加压改善了愈合效果，但一年内复发性溃疡发生率没有变化[57, 58]。经验性抗生素不起作用，其使用应仅限于那些表现有新感染迹象和症状的溃疡。

21.5.1.3　锻炼

小腿肌肉泵功能障碍在CVI的发展中起着重要作用，因此有人推测运动可以改善肌肉泵功能和静脉功能不全。CVI患者缺乏活动的比例很高[59]。定期行走甚至是简单的小腿屈曲运动，都可以改善小腿肌肉功能。多项小型研究评估了合理的运动计划对CEAP 4～6级CVI患者的影响，发现6个月后肌肉力量有所改善；然而，反流的严重程度或CVI等级没有变化[60, 61]。这些研究受到样本量小的限制，但考虑到理论上的益处，建议每天步行锻炼并结合适当的药物和手术治疗。

21.5.2　介入治疗

21.5.2.1　静脉硬化疗法

静脉硬化疗法用于闭塞毛细血管扩张、静脉曲张和有反流的静脉段。硬化疗法可用作主要治疗方法或与外科手术联合使用以矫正CVI。

硬化疗法适用于多种情况，包括蜘蛛网状静脉（<1mm）、静脉湖、直径1～4mm的静脉曲张、静脉曲张出血和小海绵状血管瘤（血管畸形）。末端阻断反流源技术包括在超声引导下使用Sotradecol（十四烷基硫酸钠，STS）或聚多卡醇泡沫阻断溃疡床的引流静脉（图21.2）[62]。如果CVI患者的溃疡无法治愈，且无法接受保守和微创治疗导致溃疡愈合延迟、静脉曲张复发、CVI伴有致残症状，对其他治疗有难以忍受的持续不适以及对保守治疗依从性差的患者，则需要对其进行外科治疗评估，并采用保守措施补充治疗。

21.5.2.2　冷触激光消融

第一个替代结扎和剥离大隐静脉（GSV）的手术是射频热消融术（图21.3）。静脉内冷触激光消融（EVLA）的长期实验表明，静脉壁内的组织水有一个1320nm激光的特定靶发色团，血管内的红细胞存在与否并不重要。水是静脉壁的主要成分，1.32mm或1320nm波长激光的发色团是水。这种波长可以穿透到500mm深的组织中，并通过降低激光能量穿透到静脉壁之外的风险来提供安全边际。为了更好地控制能量分布，可以将1320nm的CTEV与自动回拉设备相结合，该设备可以以0.5、1或2mm/s的速度收缩光纤[63]。810、940和980nm的静脉内激光治疗旨在通过非特异性加热血管来产生内皮和静脉壁收缩[64]。这种非特异性加热是通过在光纤尖端产生过热凝固物或通过加热红细胞内的血红蛋白在极高温度下产生蒸汽泡来实现的。在静脉中没有血液存在的情况下，如在静脉充满生理盐水的实验情况下，激光诱导的血管壁损伤仅限于激光直接冲击的部位。

相比之下，充血的静脉显示出广泛的热损伤，即使在远离激光光纤的区域，其中包括了与激光冲击方向相反的静脉壁。

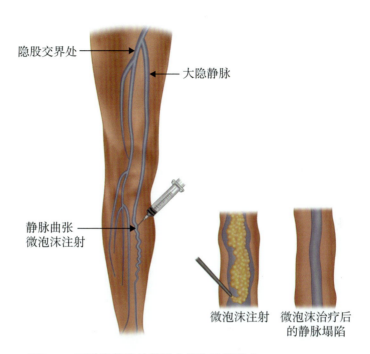

图21.2　下肢浅静脉的静脉内微泡沫消融术

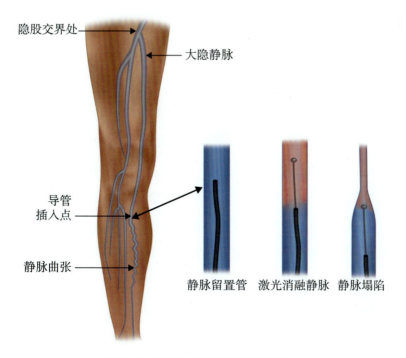

图21.3　下肢浅静脉腔内激光消融术

在没有血液的情况下，静脉壁损伤或烧伤区域会导致术后强烈的疼痛和治疗后静脉的早期再通。更重要的是，血红蛋白过热会导致高温（通常高于1200℃），从而导致静脉穿孔、血肿和术后疼痛[65]。

21.5.2.3 射频消融术

少数研究表明，射频消融术（RFA）在改善疼痛、瘀斑和术后恢复方面比EVLA更具优越性，在改善GSV闭塞率方面与EVCA相当。激光和射频消融术（LARA）研究是一项随机对照试验，比较了87例腿部GSV干预措施中RFA和EVLA的疗效[66]。在双侧病变组中，RFA组在术后第2～11天的疼痛程度明显低于EVLA组。RFA组在第3～9天的瘀斑也显著少于EVLA组。单侧病变组的术后疼痛、瘀伤和活动度评分无显著差异。术后10天RFA组和EVLA组的闭塞率均为95%[67]。RECOVERY研究随机选择了69名患者的87条静脉进行股动脉支架的闭合性试验（FAST组）或980nm的EVLA治疗GSV。在48小时、1周和2周时，所有与疼痛、瘀斑和压痛有关的评分在FAST组中都有显著性的降低。在EVLA组中，轻微并发症更为常见，无严重并发症。在48小时、1周和2周时，FAST组的静脉临床严重程度评分和生活质量（QOL）参数显著性降低。综合术后恢复和生活质量参数的测量，射频热消融术明显优于EVLA组[68]。EVOLVeS试验研究了接受射频消融、结扎或静脉剥脱术患者的静脉曲张复发率、新生血管、GSV超声改变和生活质量变化的临床结果。两年后的临床结果显示，高位结扎、剥脱GSV与射频闭塞术相似[69]。

21.5.2.4 非热消融术

大多数静脉内消融技术都是通过加热静脉壁而起作用的，需要肿胀麻醉，并且存在与热相关的并发症的风险，包括长期疼痛和皮肤烧伤。最近开发了一种不需要肿胀麻醉的替代技术，即使用ClariVenue Capeter®（Vescular Insights，Madison，CT）的机械化学消融（MOCA）。MOCA由一根2.6Fr单腔导管组成，用于注入液体硬化剂，主要是聚多卡醇。此外，还有一根带小球穿过导管的金属导丝，以大约每分钟3000转的速度旋转，可以消融内膜[70]。操作时，将18号或3Fr套管插入受影响静脉的最远端，导丝放置在距离隐股静脉交界处2cm处，启动电机让金属导丝旋转，以1.5mm/s的回拉速度进行旋转、回拉和输送硬化剂的循环。完成后，患者进行几分钟的足部背屈以清除深静脉的硬化剂，然后在超声引导下进行静脉栓塞。术后应穿弹力袜48小时，然后在接下来的2周内白天穿。

初步研究结果显示，早期技术成功率极高，不适感极小，1年后的随访也有合理的成功率[71]。36个月时的再通率为15%，临床成功率为83%[72]。然而，在12~36个月的随访期间，发现静脉临床严重程度评分显著下降。目前还没有长期疗效数据可用。一项比较不同剂量的聚烷醇与MOCA合用的中期研究结果发现，与2%或3%的液体相比，1%的微泡沫对大隐静脉的闭塞率明显较低[73]。

正在进行的随机试验将MOCA与EVLA（LAMA试验）[74]和MOCA与射频消融（MARODONA试验）[75]进行比较，评估初始和1年时的疗效。这些试验以及长期随访对于充分评估MOCA的效用是必要的。关于膝下小隐静脉或大隐静脉使用的数据目前仅限于这次的病例系列。

另一种最近开发的不需要肿胀麻醉的手段是氰基丙烯酸酯胶栓塞术（CAE）。氰基丙烯酸酯是一种栓塞聚合物，以前用于治疗肝硬化时的动静脉畸形或静脉曲张，可在超声引导下输送到隐静脉或穿支静脉。靶静脉的最远端位置是通过引入5Fr鞘和导管进入隐股交界处来识别的。按顺序注射氰基丙烯酸酯胶并加压，然后将导管向后拉3cm，重复注射和加压，直到整个静脉被处理完毕。术后不需要穿弹力袜。食品和药物管理局（FDA）尚未批准其用于治疗交通静脉，但一项小型研究已经证明其有效性[76]。

在一项前瞻性试验中，将使用Variclose®（Biolas Health Inc., Ankara, Turkey）的CAE与EVLA进行了比较。在310名成人中，CAE组手术时间缩短了50%，围手术期疼痛减轻。CAE组随访1个月、3个月和12个月后显示，有提高闭合率的趋势，在所有时间点的闭合率都是95%[77]。在另一项对222名患者进行的试验中，将CAE（VenaSeal Sapheon Closure System, Sapheon, Inc., Morrisville, NC）与射频消融（RFA）进行了比较，临床随访评估得分和闭合率也相似，CAE组的闭合率有提高的趋势，3个月时闭合率为99%[78]。CAE组有1例手术性不良事件。在3个月内报告有34个不良事件，但大多数被认为是轻微的，其中静脉炎最常见，而RFA组的不良事件发生率与之相似。

聚烷醇静脉腔内可注射泡沫（PEM）（Biocompatibles, Inc., West Conshohocken, PA）是一种低氮微泡沫，它可以形成中值直径<100nm的气泡，产生具有粘聚力的微泡沫而从罐系统中发出。泡沫特性是为了完全填充静脉的管腔，通过聚多糖醇置换受影响静脉中的血液，从而破坏内皮细胞。利用超声引导，在静脉最近端获得静脉通路。当患者处于Trendelenburg位时，激活药筒并进行注射。如果需要多次注

射才能充分治疗静脉的全长，则需获取静脉更远端的入路部位。加压绷带连续佩戴48小时，然后穿弹力袜，每天24小时，持续14天。患者4周内应避免长时间久坐。最终，随着低氮含量的释放，溶液被稀释并失活，CO_2进入溶液，残留的O_2与血红蛋白结合，这表明使用室内空气的泡沫制剂出现近端栓塞的可能性较低。初始注射后静脉发生炎症反应，导致成纤维细胞浸润，目的是闭塞未闭静脉。

在随机试验中，将PEM与安慰剂进行了比较，在8周随访中，患者的症状和医生评估的临床静脉严重程度评分均有所改善[79,80]。在58例接受1%聚多卡醇泡沫治疗并随访1年的患者中，临床改善似乎是持久性的[80]。在VANISH-1研究中，215名接受不同浓度PEM治疗的患者中有9.8%出现了深静脉血栓。没有关于栓塞事件的进一步报道。目前还没有关于聚多卡醇可注射泡沫与消融治疗的比较。117名有大隐静脉功能不全患者被随机分为静脉内热消融加PEM组和不加PEM组，结果显示热消融+PEM组经医生评估外观得到改善，同时减少了额外治疗的需求[79]。PEM在治疗皮肤脂肪硬化症下方的静脉、静脉溃疡或泡沫超出注射部位时难以确定静脉的位置时可能最有用。

V-block（VVT Medical LTd, Kfar Saba, Israel）是一种闭塞装置，放置在隐股交界处，通过双注射器系统进行注射，可同时吸入血液和硬化剂。堵塞装置是一种镍钛合金过滤器状结构，由聚四氟乙烯膜覆盖，该膜用于防止泡沫迁移。尽管2013年的一份摘要报告在平均4.6个月的随访中闭塞率为100%，但目前的数据有限。需要进一步研究以评估将异物留在大隐静脉内的有效性和安全性。

21.5.2.5 静脉内深静脉系统治疗

血管内治疗CVI在恢复静脉系统流出和缓解梗阻方面变得越来越重要。约10%～30%的重度CVI患者可被诊断为髂静脉段静脉流出道显著异常，导致持续症状。血管内治疗前，对引起CVI的髂静脉狭窄和梗阻采用经股静脉搭桥术或使用假体材料重建髂静脉。下腔静脉也可能是梗阻的来源，需要与髂静脉一起进行评估。由于静脉支架植入术的成功，外科静脉搭桥现在很少进行。一旦梗阻被定位，通常在血管内超声的帮助下，通过球囊血管成形术进行预扩张，根据梗阻的慢性程度和潜在病理情况，可能需要连续扩张，然后放置支架以提高长期通畅率。

在429名患有CVI和流出道梗阻的大型单中心系列研究中，髂静脉支架植入术带来了显著的临床改善：50%的患者疼痛完全缓解，33%的患者水肿完全缓解。此外，55%的静脉溃疡患者的溃疡完全愈合。髂静脉支架的通畅性良好，3年后一期通畅率为75%。对于静脉跛行患者，下腔静脉和髂静脉支架植入可显著改善症状，但必须密切随访，以确保支架通畅。此外，对于复发症状表明支架内再狭窄的患者，早期干预也是必要的，支架内再狭窄的发生率约为23%[81,82]。

21.5.2.6　慢性腋静脉-锁骨下静脉血栓形成或Paget-Schroetter综合征

慢性腋静脉-锁骨下静脉血栓形成的发病机制与胸廓出口的解剖异常（颈肋、先天性肌束、斜角肌腱肥大和肋锁韧带异常插入）和上肢活动期间锁骨下静脉内皮的反复损伤有关。狭窄的肋锁间隙导致静脉受压和活动受限，进而出现静脉停滞。重复性内皮损伤导致内膜增生、炎症和纤维化，静脉网、广泛侧支循环形成，静脉周围纤维化加重淤血和肋锁腔拥挤。

临床上，腋静脉-锁骨下静脉血栓形成常累及优势臂一侧，表现为手臂肿胀和不适。其他症状包括手臂沉重和发红，肩部和上臂出现发绀、扩张和静脉明显暴露。发病通常为急性或亚急性，但很少出现慢性症状。并发症包括肺栓塞、血栓形成后综合征和反复血栓形成。尽管有典型的临床表现，但腋静脉-锁骨下静脉血栓形成的诊断应首先通过加压双功超声进行确认，也可以使用更特异和敏感的检测，如放射性核素显像、磁共振、计算机断层静脉造影或侵入性对比静脉造影。腋静脉锁骨下静脉血栓的治疗主要包括急性期DVT的导管定向溶栓治疗和胸廓出口减压术（切除第一根肋骨、斜角肌和肋锁韧带），或采用静脉成形术/静脉转流术。早期和积极的治疗包括最佳的手术策略，以防止血栓复发和患者残疾。对于易血栓形成和手术效果不佳的患者，建议长期抗凝[83]。

21.5.3　外科治疗

21.5.3.1　外科结扎术

手术结扎GSV可以改善CEAP 2～6级患者的症状。长期以来，高位结扎隐股交界处的GSV去除一直被认为是严重静脉回流、溃疡不愈合和伴有深静脉回流症状患者的标准治疗方法[84]。透照下动力静脉切除术（或TriVex）是一种新的手术技术，使用肿胀剥离、透照和动力静脉切除术。一项对141名患者进行的前瞻性随机对照试验比较了传统静脉切除术和动力静脉切除术的疗效，结果显示，动力静脉切除术组切除广泛静脉曲张的手术时间缩短，切口明显减小。随访期间，两组神经损伤、瘀伤和美容评分方面没有差异[85]。ESCHAR研究评估了500名静脉性溃疡和浅、深静脉系统反流的患者，并将他们随机分为传统大隐静脉加压手术组和单纯加压组。研究显示，与单纯加压组相比，传统大隐静脉加压手术组12个月后溃疡复发率显著降低（12% *vs* 28%）[86]。

一项观察交通静脉功能不全改善情况的随访研究包括来自ESCHAR试验的261名患者。手术矫正浅表反流可以消除一些小腿穿支功能不全，但也可以通过防止新的穿支功能不全的发生，从而促进伤口愈合和缓解反流症状[87]。

21.5.3.2 瓣膜重建术

深静脉瓣膜重建术是在选定的晚期CVI患者中进行的，这些患者有复发的溃疡和严重的致残症状[16]。最初进行了开放式瓣膜手术来修复股静脉瓣膜，但随后开发了瓣膜成形术，用于静脉修复。静脉瓣膜成形术被证明在30个月内功能恢复率为59%，63%的患者无溃疡复发。瓣膜成形术的并发症包括出血（因为患者需要长期抗凝）、深静脉血栓、肺栓塞、溃疡复发和伤口感染[88]。此手术仅适用于对其他治疗无效的患者。当天然瓣膜在血栓性瓣膜破坏后不能进行瓣膜成形术时，也可以尝试瓣膜置换术和转位手术。采用腋静脉瓣、股深静脉瓣或冷冻同种异体瓣膜进行瓣膜置换。冷冻保存的同种异体静脉瓣膜已被证明存在早期血栓形成、通畅性差和功能不良，以及较高的患者发病率，因此无法将其用作主要干预措施[89]。

21.5.3.3 内镜穿支手术

建议用于治疗功能不全的穿支手术选择包括筋膜下内窥镜穿支手术（SEPS）。该手术包括从远离治疗区域且无脂肪性皮肤硬化或溃疡的腿部远端进入，结扎功能不全的穿支静脉。北美研究组对146名患者进行了研究，显示1年内溃疡累计愈合率为88%（中位愈合时间为54天）。浅静脉反流消失，同时深静脉无明显阻塞，即可预测溃疡愈合（P<0.05）。最后一次随访时，临床评分从8.93分改善为3.98分（P<0.0001）。1年和2年的累积溃疡复发率分别为16%和28%（标准差<10%）。血栓后肢体的两年累积复发率（46%）高于原发性瓣膜功能不全肢体（20%；P<0.05）[90]。浅静脉反流消融可结扎功能不全的穿支静脉，能有效缓解CVI症状和促进溃疡早期愈合。

SEPS联合静脉消融术显示溃疡愈合效果更好，临床严重程度评分有所改善[91]。

21.6 小结

CVD是一种常见的临床疾病，其发病率和医疗费用都很高。对潜在病因的评估和可疑疾病过程的确认需要根据临床表现和影像评估。CVD的治疗方案多种多样，既有加压的非侵入性保守治疗，也有经过适当选择的患者的各种侵入性治疗。由于有越来越多的介入方法可供我们灵活选择，应根据患者特定的静脉疾病选择最佳的治疗方法。

参考文献

（关键引用文献，以粗体显示）

1 **Eklof, B., Rutherford, R.B., Bergan, J.J. et al., American Venous Forum International Ad Hoc Committee for Revision of the CC (2004). Revision of the CEAP classification for chronic venous disorders: consensus statement. *J. Vasc. Surg.* 40: 1248–1252.**

2 Beebe-Dimmer, J.L., Pfeifer, J.R., Engle, J.S., and Schottenfeld, D. (2005). The epidemiology of chronic venous insufficiency and varicose veins. *Ann. Epidemiol.* 15: 175–184.

3 McLafferty, R.B. (2012). The role of intravascular ultrasound in venous thromboembolism. *Sem. Interv. Radiol.* 29: 10–15.

4 Fowkes, F.G., Lee, A.J., Evans, C.J. et al. (2001). Lifestyle risk factors for lower limb venous reflux in the general population: Edinburgh vein study. *Int. J. Epidemiol.* 30: 846–852.

5 Ruckley, C.V., Evans, C.J., Allan, P.L. et al. (2002). Chronic venous insufficiency: clinical and duplex correlations. The Edinburgh vein study of venous disorders in the general population. *J. Vasc. Surg.* 36: 520–525.

6 Van den Oever, R., Hepp, B., Debbaut, B., and Simon, I. (1998). Socio-economic impact of chronic venous insufficiency. An underestimated public health problem. *Int. Angiol.: J. Int. Union Angiol.* 17: 161–167.

7 Vlajinac, H.D., Radak, D.J., Marinkovic, J.M., and Maksimovic, M.Z. (2012). Risk factors for chronic venous disease. *Phlebol./Venous Forum Roy. Soc. Med.* 27: 416–422.

8 Jawien, A. (2003). The influence of environmental factors in chronic venous insufficiency. *Angiology* 54 (Suppl 1): S19–S31.

9 Scott, T.E., LaMorte, W.W., Gorin, D.R., and Menzoian, J.O. (1995). Risk factors for chronic venous insufficiency: a dual case-control study. *J. Vasc. Surg.* 22: 622–628.

10 Makivaara, L.A., Jukkola, T.M., Sisto, T. et al. (2004). Incidence of varicose veins in Finland. *VASA. Zeitschrift fur Gefasskrankheiten* 33: 159–163.

11 Caggiati, A., Bergan, J.J., Gloviczki, P. et al. (2002). International interdisciplinary consensus committee Venous Anatomical Terminology. Nomenclature of the veins of the lower limbs: an international interdisciplinary consensus statement. *J. Vasc. Surg.* 36: 416–422.

12 Tretbar, L.L. (1995). Deep veins. *Dermatologic. Surg.* 21: 47–51.

13 Lurie, F., Kistner, R.L., Eklof, B., and Kessler, D. (2003). Mechanism of venous valve closure and role of the valve in circulation: a new concept. *J. Vasc. Surg.* 38: 955–961.

14 Tassiopoulos, A.K., Golts, E., Oh, D.S., and Labropoulos, N. (2000). Current concepts in chronic venous ulceration. *Eur. J. Vasc. Endovasc. Surg.* 20: 227–232.

15 **Labropoulos, N., Leon, M., Nicolaides, A.N. et al. (1994). Superficial venous insufficiency: correlation of anatomic extent of reflux with clinical symptoms and signs. *J. Vasc. Surg.* 20: 953–958.**

16 Kistner, R.L., Eklof, B., and Masuda, E.M. (1995). Deep venous valve reconstruction. *Cardiovasc. Surg.* 3: 129–140.

17 Bergan, J.J., Schmid-Schonbein, G.W., Smith, P.D. et al. (2006). Chronic venous disease. *N. Engl. J. Med.* 355: 488–498.

18 Coleridge Smith, P.D. (1997). The microcirculation in venous hypertension. *Vasc. Med.* 2: 203–213.

19 Van Cleef, J.F. (1993). A vein has a preferential axis of flattening. *J. Dermatol. Surg. Oncol.* 19: 468–470.

20 Ono, T., Bergan, J.J., Schmid-Schonbein, G.W., and Takase, S. (1998). Monocyte infiltration into venous valves. *J. Vasc. Surg.* 27: 158–166.

21 Sales, C.M., Rosenthal, D., Petrillo, K.A. et al. (1998). The valvular apparatus in venous insufficiency: a problem of quantity? *Ann. Vasc. Surg.* 12: 153–155.

22 Sansilvestri-Morel, P., Rupin, A., Badier-Commander, C. et al. (2001). Imbalance in the synthesis of collagen type I and collagen type III in smooth muscle cells derived from human varicose veins. *J. Vasc. Res.* 38: 560–568.

23 Badier-Commander, C., Verbeuren, T., Lebard, C. et al. (2000). Increased TIMP/MMP ratio in varicose veins: a possible explanation for extracellular matrix accumulation. *J. Pathol.* 192: 105–112.

24 Pappas, P.J., DeFouw, D.O., Venezio, L.M. et al. (1997). Morphometric assessment of the dermal microcirculation in patients with chronic venous insufficiency. *J. Vasc. Surg.* 26: 784–795.

25 Eberhardt, R.T. and Raffetto, J.D. (2005). Chronic venous insufficiency. *Circulation* 111: 2398–2409.

26 Adam, D.J., Evans, S.M., Webb, D.J., and Bradbury, A.W. (2001). Plasma endothelin levels and outcome in patients undergoing repair of ruptured infrarenal abdominal aortic aneurysm. *J. Vasc. Surg.* 33: 1242–1246.

27 Porter, J.M. and Moneta, G.L. (1995). Reporting standards in venous disease: an update. International consensus committee on chronic venous disease. *J. Vasc. Surg.* 21: 635–645.

28 Carpentier, P.H., Cornu-Thenard, A., Uhl, J.F. et al., Societe Francaise de Medecine V, European Working Group on the Clinical Characterization of Venous Disorders (2003). Appraisal of the information content of the C classes of CEAP clinical classification of chronic venous disorders: a multicenter evaluation of 872 patients. *J. Vasc. Surg.* 37: 827–833.

29 Rutherford, R.B., Padberg, F.T. Jr., Comerota, A.J. et al. (2000). Venous severity scoring: an adjunct to venous outcome assessment. *J. Vasc. Surg.* 31: 1307–1312.

30 **Vasquez, M.A., Rabe, E., McLafferty, R.B. et al., American Venous Forum Ad Hoc Outcomes Working Group (2010). Revision of the venous clinical severity score: venous outcomes**

consensus statement: special communication of the American Venous Forum Ad Hoc Outcomes Working Group. *J. Vasc. Surg.* **52**: 1387–1396.

31 Pannier, F. and Rabe, E. (2013). Differential diagnosis of leg ulcers. *Phlebol./Venous Forum Roy. Soc. Med.* 28 (Suppl 1): 55–60.

32 Hines, E.A. Jr. (1963). The differential diagnosis of chronic ulcer of the leg. *Circulation* 27: 989–996.

33 van Bemmelen, P.S., Bedford, G., Beach, K., and Strandness, D.E. (1989). Quantitative segmental evaluation of venous valvular reflux with duplex ultrasound scanning. *J. Vasc. Surg.* 10: 425–431.

34 **Malgor, R.D. and Labropoulos, N. (2013). Diagnosis of venous disease with duplex ultrasound.** *Phlebol./Venous Forum Roy. Soc. Med.* **28 (Suppl 1): 158–161.**

35 Garcia-Gimeno, M., Rodriguez-Camarero, S., Tagarro-Villalba, S. et al. (2009). Duplex mapping of 2036 primary varicose veins. *J. Vasc. Surg.* 49: 681–689.

36 Markel, A., Meissner, M.H., Manzo, R.A. et al. (1994). A comparison of the cuff deflation method with valsalva's maneuver and limb compression in detecting venous valvular reflux. *Arch. Surg.* 129: 701–705.

37 Nicolaides, A.N., Cardiovascular Disease Educational and Research Trust, European Society of Vascular Surgery, The International Angiology Scientific Activity Congress Organization, International Union of Angiology, Union Internationale de Phlebologie at the Abbaye des Vaux de Cernay (2000). Investigation of chronic venous insufficiency: a consensus statement (France, March 5–9, 1997). *Circulation* 102: E126–E163.

38 Abramowitz, H.B., Queral, L.A., Finn, W.R. et al. (1979). The use of photoplethysmography in the assessment of venous insufficiency: a comparison to venous pressure measurements. *Surgery* 86: 434–441.

39 Owens, L.V., Farber, M.A., Young, M.L. et al. (2000). The value of air plethysmography in predicting clinical outcome after surgical treatment of chronic venous insufficiency. *J. Vasc. Surg.* 32: 961–968.

40 Gillespie, D.L., Cordts, P.R., Hartono, C. et al. (1992). The role of air plethysmography in monitoring results of venous surgery. *J. Vasc. Surg.* 16: 674–678.

41 Meissner, M.H., Moneta, G., Burnand, K. et al. (2007). The hemodynamics and diagnosis of venous disease. *J. Vasc. Surg.* 46 (Suppl S): 4S–24S.

42 Davies, M.G. and Lumsden, A.B. (eds.) (2011). *Chronic Venous Insufficiency*. Cardiotext.

43 Alhassan, S., Leap, J., Popuri, A. et al. (2017). Diagnostic considerations of venous thromboembolic disease. *Crit. Care Nurs. Quart.* 40: 210–218.

44 Loud, P.A., Katz, D.S., Belfi, L., and Grossman, Z.D. (2005). Imaging of deep venous thrombosis in suspected pulmonary embolism. *Sem. Roentgenol.* 40: 33–40.

45 Wellons, E.D., Matsuura, J.H., Shuler, F.W. et al. (2003). Bedside intravascular ultrasound-guided vena cava filter placement. *J. Vasc. Surg.* 38: 455–457; discussion 457–458.

46 Abusedera, M.A., Cho, K., and Williams, D.M. (2015). Bedside interavascular ultrasound-guided inferior vena cava filter placement in medical-surgical intensive care critically-ill patients. *Egypt. J. Radiol. Nucl. Med.* 46: 659–664.

47 Neglen, P. and Raju, S. (2000). Ambulatory venous pressure revisited. *J. Vasc. Surg.* 31: 1206–1213.

48 Hosoi, Y., Zukowski, A., Kakkos, S.K., and Nicolaides, A.N. (2002). Ambulatory venous pressure measurements: new parameters derived from a mathematic hemodynamic model. *J. Vasc. Surg.* 36: 137–142.

49 van Gent, W.B., Wilschut, E.D., and Wittens, C. (2010). Management of venous ulcer disease. *BMJ* 341: c6045.

50 Motykie, G.D., Caprini, J.A., Arcelus, J.I. et al. (1999). Evaluation of therapeutic compression stockings in the treatment of chronic venous insufficiency. *Dermatol. Surg.* 25: 116–120.

51 Mayberry, J.C., Moneta, G.L., Taylor, L.M. Jr., and Porter, J.M. (1991). Fifteen-year results of ambulatory compression therapy for chronic venous ulcers. *Surgery* 109: 575–581.

52 Ibegbuna, V., Delis, K.T., Nicolaides, A.N., and Aina, O. (2003). Effect of elastic compression stockings on venous hemodynamics during walking. *J. Vasc. Surg.* 37: 420–425.

53 Briggs, M., Nelson, E.A., and Martyn-St James, M. (2012). Topical agents or dressings for pain in venous leg ulcers. *Cochrane Database of Systematic Reviews* 11: CD001177.

54 Miller, A.C., Rashid, R.M., Falzon, L. et al. (2012). Silver sulfadiazine for the treatment of partial-thickness burns and venous stasis ulcers. *J. Am. Acad. Dermatol.* 66: e159–e165.

55 **O'Donnell, T.F. Jr., Passman, M.A., Marston, W.A. et al., Society for Vascular Surgery (R), American Venous Forum (2014). Management of venous leg ulcers: clinical practice guidelines of the Society for Vascular Surgery (R) and the American Venous Forum.** *J. Vasc. Surg.* **60: 3S–59S.**

56 O'Meara, S., Cullum, N., Nelson, E.A., and Dumville, J.C. (2012). Compression for venous leg ulcers. *Cochrane Database of Systematic Reviews* 11: CD000265.

57 Falanga, V., Eaglstein, W.H., Bucalo, B. et al. (1992). Topical use of human recombinant epidermal growth factor (h-EGF) in venous ulcers. *J. Dermatol. Surg. Oncol.* 18: 604–606.

58 Mostow, E.N., Haraway, G.D., Dalsing, M. et al., Group OVUS (2005). Effectiveness of an extracellular matrix graft (oasis wound matrix) in the treatment of chronic leg ulcers: a randomized clinical trial. *J. Vasc. Surg.* 41: 837–843.

59 Heinen, M.M., van der Vleuten, C., de Rooij, M.J. et al. (2007). Physical activity and adherence to compression therapy in patients with venous leg ulcers. *Arch. Dermatol.* 143: 1283–1288.

60 Padberg, F.T. Jr., Johnston, M.V., and Sisto, S.A. (2004). Structured exercise improves calf muscle pump function in chronic venous insufficiency: a randomized trial. *J. Vasc. Surg.* 39: 79–87.

61 Kan, Y.M. and Delis, K.T. (2001). Hemodynamic effects of supervised calf muscle exercise in patients with venous leg ulceration: a prospective controlled study. *Arch. Surg.* 136: 1364–1369.

62 Bush, R.G. (2010). New technique to heal venous ulcers: terminal interruption of the reflux source (TIRS). *Persp. Vasc. Surg. Endovasc. Ther.* 22: 194–199.

63 Goldman, M.P., Mauricio, M., and Rao, J. (2004). Intravascular 1320-nm laser closure of the great saphenous vein: a 6- to 12-month follow-up study. *Dermatol. Surg.* 30: 1380–1385.

64 Weiss, R.A. (2002). Comparison of endovenous radiofrequency versus 810 nm diode laser occlusion of large veins in an animal model. *Dermatol. Surg.* 28: 56–61.

65 Proebstle, T.M., Sandhofer, M., Kargl, A. et al. (2002). Thermal damage of the inner vein wall during endovenous laser treatment:

key role of energy absorption by intravascular blood. *Dermatol. Surg.* 28: 596–600.

66 Goode, S.D., Chowdhury, A., Crockett, M. et al. (2010). Laser and radiofrequency ablation study (LARA study): a randomised study comparing radiofrequency ablation and endovenous laser ablation (810 nm). *Eur. J. Vasc. Endovasc. Surg.* 40: 246–253.

67 Nordon, I.M., Hinchliffe, R.J., Brar, R. et al. (2011). A prospective double-blind randomized controlled trial of radiofrequency versus laser treatment of the great saphenous vein in patients with varicose veins. *Ann. Surg.* 254: 876–881.

68 Lurie, F., Creton, D., Eklof, B. et al. (2003). Prospective randomized study of endovenous radiofrequency obliteration (closure procedure) versus ligation and stripping in a selected patient population (EVOLVeS study). *J. Vasc. Surg.* 38: 207–214.

69 Almeida, J.I., Kaufman, J., Gockeritz, O. et al. (2009). Radiofrequency endovenous closurefast versus laser ablation for the treatment of great saphenous reflux: a multicenter, single-blinded, randomized study (recovery study). *J. Vasc. Interv. Radiol.* 20: 752–759.

70 Boersma, D., van Eekeren, R.R., Werson, D.A. et al. (2013). Mechanochemical endovenous ablation of small saphenous vein insufficiency using the ClariVein® device: one-year results of a prospective series. *Eur. J. Vasc. Endovasc. Surg.* 45: 299–303.

71 Tang, T.Y., Kam, J.W., and Gaunt, M.E. (2017). ClariVein® – early results from a large single-centre series of mechanochemical endovenous ablation for varicose veins. *Phlebol./Venous Forum Roy. Soc. Med.* 32: 6–12.

72 Witte, M.E., Zeebregts, C.J., de Borst, G.J. et al. (2017). Mechanochemical endovenous ablation of saphenous veins using the ClariVein: a systematic review. *Phlebol./Venous Forum Roy. Soc. Med.* 268355517702068.

73 Lam, Y.L., Toonder, I.M., and Wittens, C.H. (2016). ClariVein(®) mechano-chemical ablation: an interim analysis of a randomized controlled trial dose-finding study. *Phlebol./Venous Forum Roy. Soc. Med.* 31: 170–176.

74 Leung, C.C., Carradice, D., Wallace, T., and Chetter, I.C. (2016). Endovenous laser ablation versus mechanochemical ablation with ClariVein(®) in the management of superficial venous insufficiency (LAMA trial): study protocol for a randomised controlled trial. *Trials* 17: 421.

75 van Eekeren, R.R., Boersma, D., Holewijn, S. et al. (2014). Mechanochemical endovenous ablation versus radiofrequency ablation in the treatment of primary great saphenous vein incompetence (MARADONA): study protocol for a randomized controlled trial. *Trials* 15: 121.

76 Toonder, I.M., Lam, Y.L., Lawson, J., and Wittens, C.H. (2014). Cyanoacrylate adhesive perforator embolization (CAPE) of incompetent perforating veins of the leg, a feasibility study. *Phlebol./Venous Forum Roy. Soc. Med.* 29: 49–54.

77 Bozkurt, A.K. and Yilmaz, M.F. (2016). A prospective comparison of a new cyanoacrylate glue and laser ablation for the treatment

of venous insufficiency. *Phlebol./Venous Forum Roy. Soc. Med.* 31: 106–113.

78 Morrison, N., Gibson, K., McEnroe, S. et al. (2015). Randomized trial comparing cyanoacrylate embolization and radiofrequency ablation for incompetent great saphenous veins (VECLOSE). *J. Vasc. Surg.* 61: 985–994.

79 King, J.T., O'Byrne, M., Vasquez, M., and Wright, D., VANISH-I Investigator Group (2015). Treatment of truncal incompetence and varicose veins with a single administration of a new polidocanol endovenous microfoam preparation improves symptoms and appearance. *Eur. J. Vasc. Endovasc. Surg.* 50: 784–793.

80 Todd, K.L. 3rd and Wright, D.I., VANISH-I Investigator Group (2015). Durability of treatment effect with polidocanol endovenous microfoam on varicose vein symptoms and appearance (VANISH-2). *J. Vasc. Surg. Venous Lymphatic Disorders* 3: 258–264. e251.

81 Danza, R., Navarro, T., and Baldizan, J. (1991). Reconstructive surgery in chronic venous obstruction of the lower limbs. *J. Cardiovasc. Surg.* 32: 98–103.

82 Neglen, P. and Raju, S. (2002). Intravascular ultrasound scan evaluation of the obstructed vein. *J. Vasc. Surg.* 35: 694–700.

83 Alla, V.M., Natarajan, N., Kaushik, M. et al. (2010). Paget-Schroetter syndrome: review of pathogenesis and treatment of effort thrombosis. *Western J. Emerg. Med.* 11: 358–362.

84 Sarin, S., Scurr, J.H., and Coleridge Smith, P.D. (1994). Stripping of the long saphenous vein in the treatment of primary varicose veins. *Br. J. Surg.* 81: 1455–1458.

85 Aremu, M.A., Mahendran, B., Butcher, W. et al. (2004). Prospective randomized controlled trial: conventional versus powered phlebectomy. *J. Vasc. Surg.* 39: 88–94.

86 Barwell, J.R., Davies, C.E., Deacon, J. et al. (2004). Comparison of surgery and compression with compression alone in chronic venous ulceration (ESCHAR study): randomised controlled trial. *Lancet* 363: 1854–1859.

87 Gohel, M.S., Barwell, J.R., Wakely, C. et al. (2005). The influence of superficial venous surgery and compression on incompetent calf perforators in chronic venous leg ulceration. *Eur. J. Vasc. Endovasc. Surg.* 29: 78–82.

88 Raju, S., Berry, M.A., and Neglen, P. (2000). Transcommissural valvuloplasty: technique and results. *J. Vasc. Surg.* 32: 969–976.

89 Neglen, P. and Raju, S. (2003). Venous reflux repair with cryopreserved vein valves. *J. Vasc. Surg.* 37: 552–557.

90 Gloviczki, P., Bergan, J.J., Rhodes, J.M. et al. (1999). Mid-term results of endoscopic perforator vein interruption for chronic venous insufficiency: lessons learned from the North American subfascial endoscopic perforator surgery registry. The North American Study Group. *J. Vasc. Surg.* 29: 489–502.

91 Bianchi, C., Ballard, J.L., Abou-Zamzam, A.M., and Teruya, T.H. (2003). Subfascial endoscopic perforator vein surgery combined with saphenous vein ablation: results and critical analysis. *J. Vasc. Surg.* 38: 67–71.

第 22 章

肺栓塞的血管腔内治疗

Ian Del Conde[1,2] and Barry T. Katzen[2]

[1]Morsani College of Medicine, University of South Florida
[2]Miami Cardiac & Vascular Institute, Miami, FL, USA

22.1　引言

　　肺栓塞（PE）表现为一个连续的加重过程，从偶然发现的亚节段性肺栓塞到导致心源性休克和猝死的中央性或鞍状肺栓塞。急性肺栓塞患者的死亡原因是右心室（RV）衰竭和心源性休克。因此，不稳定性肺栓塞患者的治疗目标是肺动脉快速再通。在确定急性肺栓塞患者是否可从血管再通中获益时，必须从两方面考虑：（i）不进行溶栓治疗死亡风险增加的患者；（ii）不及时进行血管再通，发展为慢性血栓性肺动脉高压（CTEPH）风险增加的患者。虽然在急性肺栓塞患者的早期风险分层方面已经有了明显的进展，但目前还没有一个完善的标准来识别有发展为CTEPH风险的患者。

　　尽管全身溶栓治疗一直是急性高危肺栓塞的主要治疗策略，但它也有明显的缺点。唯一经美国食品和药物管理局（FDA）批准的治疗肺栓塞的溶栓方案包括2小时输注重组组织凝血酶原激活剂（r-tPA；alteplase），这对血流动力学不稳定的病人来说可能等待时间太长。此外，纤维蛋白溶解药物对血栓的酶解作用可能需要数小时才能使血栓负荷有意义的减少。最后，溶栓治疗的禁忌证很常见（表22.1）。在一个超过1000名肺栓塞患者的真实世界记录中，高达50%的患者至少有一个溶栓治疗的禁忌证[1]。对于有不良后果风险的高危肺栓塞患者来说，导管给药疗法已成为有吸引力的选择。

表22.1　全身溶栓的禁忌证

绝对禁忌证	相对禁忌证
任何颅内出血	6个月前有短暂性脑缺血发作（TIA）
易导致出血的已知颅内病变（例如恶性肿瘤、动脉瘤或动静脉畸形）	口服抗凝剂
	妊娠或产后第1周
3个月前发生缺血性卒中	穿刺部位不可压缩
3周前发生重大创伤或手术	创伤复苏
活动性出血	未控制的高血压（SBP＞180mmHg）
	晚期肝病
	年龄＞75岁
	感染性心内膜炎
	活动性消化性溃疡

22.2　患者的选择

22.2.1　定义

对急性肺栓塞患者进行风险分层是非常重要的，因为它有助于指导哪些患者可能从血管重建中获益，不管是通过全身溶栓的药物治疗，还是通过介入治疗，甚至是通过手术取栓。大面积肺栓塞是指导致持续低血压［通常收缩压（SBP）＜90mmHg，持续15分钟以上］、需要使用血管收缩剂或严重心动过缓（心率＜40次/分）的肺栓塞（PE）[2]。这些患者的短期死亡率可高达50%～65%。唯一一项尝试针对大面积肺栓塞的溶栓治疗的随机对照试验研究招募了伴有低血压或急性心衰的急性肺栓塞患者，随机分为抗凝或溶栓加抗凝两组。试验在前8名患者入组后停止：单纯抗凝组的4名患者全部死亡，而溶栓组的4名患者全部存活[3]。随后，一项对5项试验的荟萃分析表明，与单纯肝素治疗相比，大面积肺栓塞患者全身溶栓治疗的死亡或复发肺栓塞的风险降低55%（9.4% *vs* 19.0%；OR比为0.45）[4]。这些结果与肺动脉再通的前提是一致的，即肺动脉再通对大面积急性肺栓塞患者来说至关重要。

次大面积肺栓塞（PE）是指血压正常但有房室功能障碍证据的急性肺栓塞，通常由以下因素决定：（i）超声心动图显示房室扩张和运动功能减退；（ii）计算机断层扫描（CT）成像显示右心室（RV）直径/左心室（LV）直径之比＞0.9；或（iii）血浆脑钠肽（BNP）或N端前脑钠肽（NT-ProBNP）水平升高（图22.1）。心肌坏死生物标志物（肌钙蛋白T和I）显著升高的急性肺栓塞患者也被认为存在次大面积肺栓塞[5]（表22.2）。与大面积肺栓塞相比，次大面积肺栓塞患者的死亡率要低得多（2%~3%）[5,6]。尽管如此，与低风险肺栓塞患者相比，次大面积肺栓塞患者的不良临床结局的风险明显增加。在次大面积肺栓塞患者中，与单纯肝素治疗相比，全身溶栓治疗降低了因临床恶化而导致的病情进展速度[6]，改善了肺动脉高压[7]，并使任何原因或循环衰竭导致的死亡事件复合终点降低了56%[8]。然而，全身溶栓的代价是危及生命的出血率增加，特别是在75岁以上的患者中。PEITHO试验进一步证实了这一观点，即在存在次大面积肺栓塞的患者中进行肺动脉血运重建可以改善结局。在标准抗凝治疗的基础上，将次大面积PE患者随机分为接受奈替普酶全身溶栓治疗组或安慰剂组。接受溶栓治疗的患者7天内死亡或血流动力学失代偿的风险降低了66%[9]。

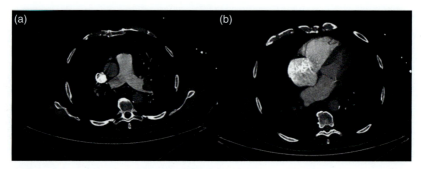

图22.1　肺栓塞胸部CTA显示（a）主肺动脉的双侧大栓子和（b）右室扩张，表现为右室/左室比值增加。

表22.2　确定右心室（RV）功能障碍的标准

超声心动图上的RV扩张（心尖四腔切面RV直径/LV直径＞0.9）或RV收缩功能障碍
CT上的RV扩张（四腔切面RV直径/LV直径＞0.9）。
BNP升高（＞90pg/ml）。
N端前脑钠肽升高（＞500pg/ml）；或心电图改变（新出现的完全或不完全右束支传导阻滞、前间壁ST抬高或压低，或前间壁T波倒置）
心肌坏死是指以下任何一种情况：肌钙蛋白I升高（＞0.4ng/ml）或肌钙蛋白T升高（＞0.1ng/ml）

22.3　基于导管的干预措施

迄今为止，导管介入治疗肺栓塞的推广还比较有限，部分原因是缺乏前瞻性随机对照临床试验来证明其有效性和安全性。虽然目前已有几种基于导管的技术用于急性高危肺栓塞患者的治疗，但目前唯一被美国食品和药物管理局（FDA）批准用于该适应证的设备是EkoSonic血管内系统（EKOS）导管（见下文）。

大多数关于导管给药治疗肺栓塞的现有数据来自于小规模的病例系列。基于数据的质量较低，目前美国胸科医师协会（ACCPs）[10]和美国心脏协会（AHA）[11]指南对急性肺栓塞的介入治疗给出了微弱的建议（表22.3）。一般来说，这些指南支持对全身性溶栓禁忌或失败的大量急性肺栓塞或高危亚急性肺栓塞患者的介入治疗。

表22.3　ACCP和AHA对基于导管的干预措施的建议[a]

美国胸科医师学会（ACCP）	美国心脏协会（AHA）
有下列情况的急性大面积肺栓塞患者： • 全身溶栓治疗的禁忌证 • 溶栓治疗失败 • 在全身性溶栓治疗生效前（如数小时内）可能导致死亡的休克 推荐级别：2C级	有下列情况的急性大面积肺栓塞患者： • 全身溶栓治疗的禁忌证 • 溶栓治疗失败 • 在全身性溶栓治疗生效前（如数小时内）可能导致死亡的休克 推荐级别：Ⅱa级，证据级别C • 被判断为具有不良预后的临床证据的次大面积急性肺栓塞患者（如呼吸状态恶化、血流动力学不稳定、严重的右心室功能障碍或主要的心肌坏死）。 推荐级别：Ⅱb级，证据级别C

在ACCP分级系统中，2级代表弱推荐；C级意味着低水平的证据。在AHA系统中，Ⅱa级建议意味着干预措施的益处明显大于其相关风险。Ⅱb级建议意味着收益等于或略大于相关风险。证据等级C意味着推荐等级较弱（如专家的共识意见，而不是来自随机对照试验）。

[a]已有适当的专业知识和资源。

当代基于导管的急性肺栓塞治疗提供了显著的多样性，有利于为个别患者量身定制治疗。该技术主要基于对血栓的机械清除、抽吸或碎裂，或将机械治疗与局部溶栓相结合的混合方法（称为药物机械联合治疗）。机械治疗可以使肺动脉迅速再通，并增加血栓暴露于纤溶剂的面积。药物治疗可以通过较长时间的导管输注纤维蛋白溶解剂来稳定地减少血栓负荷，并且其剂量通常低于全身溶栓治疗。一个重要的原则是，与其他血管区域（如冠状动脉、下肢动脉或血管移植物）的导管导向血栓切除术相比，肺栓塞的介入治疗应以改善血流动力学状态为目的，而不是获得最佳的血管造影结果。

22.3.1　超声辅助下的溶栓术

EKOS（EKOS公司，博斯韦尔，WA）（图22.2）是唯一经美国食品和药物管理局（FDA）批准用于治疗急性肺栓塞患者的设备。该设备由两个血管内装置组成：一个是智能给药导管（IDDC），这是一个5.2 Fr的多腔输注导管和一个是微声装置（MSD），包含多个沿治疗区均匀分布的超声探头。Ekosonic装置能够同时在肺动脉内注入纤维蛋白溶解药物，并发射低功率、高频（2.2MHz）的超声波，使血栓 "松动"，增加纤维蛋白溶解药物对血栓的渗透，并加速溶栓。目前该设备的大部分可用数据来自于小规模的病例系列，表明该设备具有安全性和有效性。在Engerlhardt及其同事的一项早期研究中，24名急性肺栓塞患者接受了EKOS和两种不同剂量的组织蛋白酶原激活剂（tPA）治疗。一组病人接受较高剂量的tPA（平均tPA剂量为45mg），第二组接受较低剂量的tPA（平均tPA剂量为20mg）。研究人员发现右心室/左心室比值（RV/LV）以及血栓程度都有明显下降。出血并发症在高剂量组更常见，但两组的手术效果相似。

ULTIMA试验是一项随机前瞻性研究，比较了单纯抗凝治疗（n=29）和EKOS溶栓治疗（n=30）在次大面积肺栓塞（PE）患者中的应用。这两组患者的匹配情况良好。EKOS治疗的患者使用单侧导管tPA的剂量约为12mg，使用双侧导管tPA的剂量约为20mg。在这项研究中，与单纯抗凝治疗的患者相比，EKOS组在24小时内的右心室/左心室比值（RV/LV）和肺动脉压都有较明显的下降。没有发生颅内出血，出血并发症与单纯抗凝治疗的患者相当。

SEATTLE II研究是一项前瞻性的单臂试验。150名次大面积（120/180名患者）或大面积（30/150名患者）的肺栓塞（PE）患者参加了研究。本研究中使用的tPA剂量是固定的：无论单侧或双侧EKOS导管，均为1mg/h。然而，如果使用单侧导管，tPA的输注时间限制为12小时，而如果使用双侧导管，输注时间为24小时。因此，在使用单侧或双侧导管治疗的患者中，所施用的tPA剂量是相当的。与ULTIMA的情况类似，使用EKOS治疗的患者在48小时后，右心室/左心室比值（RV/LV）（术前RV/LV=1.55 *vs* 1.13；$P < 0.0001$）和肺动脉压（术前PA平均收缩压=51 *vs* 37mmHg；$P < 0.0001$）都有明显下降。主要并发症出血的发生率非常低（<1%），没有颅内出血的病例。

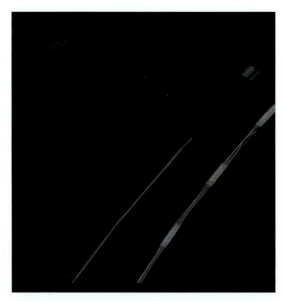

图22.2　EkoSonic血管内系统。microsonic装置（右）被插入多腔智能给药导管（左）中。通过这个系统，在输注r-tPA的同时发射超声能量。

22.3.2　导管定向溶栓

导管定向溶栓（CDT）在目前的实践中很少使用，因为它似乎并没有给全身溶栓带来任何有意义的优势[12]。相反，CDT通常与血栓机械切除术相结合。在CDT中，溶栓剂通过多孔输注导管直接送入血栓或受影响的肺动脉。r-tPA是以栓剂方式给药（通常是10～25mg），然后持续输液。虽然没有标准化的输注方案，但一些研究人员在使用的有高剂量输液方案（例如2小时内每小时20mg）和低剂量方案（12～18小时内每小时1～2mg）两种。治疗性抗凝治疗通常在溶栓期间进行，以避免增加出血并发症的风险。在溶栓过程中，可通过鞘侧臂注射肝素（每小时300～500U，有时被称为"迷你肝素"）。全剂量抗凝通常在溶栓治疗结束后1小时内恢复。

22.3.3　流变血栓切除术（AngioJet）

AngioJet设备（Medrad Interventional, PA）由一根双腔导管组成，在导管顶端产生高压盐水射流，形成真空，可以吸出血栓。有许多报告称，在启动该系统的几秒钟内会出现严重的心律失常［包括高度动静脉（AV）阻滞和停搏］和死亡[13, 14]。这些担忧促使美国食品和药物管理局对使用AngioJet系统进行肺内血栓干预发出了黑框警告。

22.3.4 可旋转猪尾导管

在这项技术中，一个高扭矩的5 Fr猪尾导管经导丝楔入血栓内。导管有一个不透光的尖端，10个侧孔，在环形的外切面上有一个椭圆形的侧孔，允许导丝直接通过（图22.3）。一旦在血栓内定位，环形结构就会围绕导管和导丝形成的轴线快速旋转，将血栓击碎。辅以药物溶栓治疗可提高该技术的疗效。在一个18名患者的系列研究中，该技术（在11名患者中结合血栓抽吸）的临床成功率约为90%，且无直接的手术并发症[15]。在一个25人的大面积急性肺栓塞患者系列研究中，猪尾巴导管血栓碎裂术可使平均肺动脉压力显著下降，从34mmHg降至30mmHg；在使用导管定向溶栓（CDT）和手动抽吸血栓后，进一步降至24mmHg[16]。这些发现与Schmitz-Rode及其同事的报告相似，在20例大面积肺栓塞患者中，通过猪尾巴导管旋转17±8分钟进行血栓破碎是安全的，并可使血液动力学改善[17]。

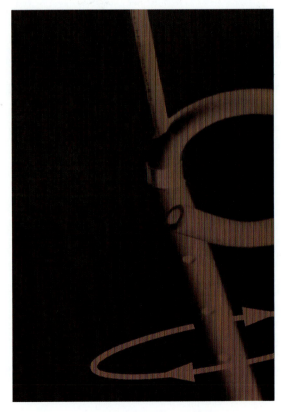

图22.3 可旋转猪尾导管。详情见正文。

22.3.5 抽吸系统

相当多的高危肺栓塞患者可能不适合进行纤维蛋白溶解术（全身或导管给药）。这些患者可考虑采用单纯机械血栓切除术（或取栓术）。在这种情况下，目前正在积极研究几种抽吸系统。

22.3.6　抽吸或真空辅助取栓术

Penumbra Indigo系统被美国食品和药物管理局（FDA）批准用于清除周围血管中的血栓或栓子。虽然它的使用主要集中在急性缺血性卒中的病例上，但也有许多关于用真空辅助取栓术成功治疗高危肺栓塞患者的报道（图22.4）。

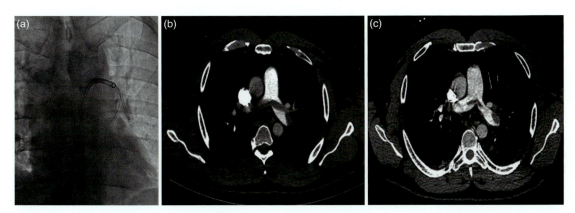

图22.4　（a）使用Indigo Penumbra设备进行真空辅助血栓切除术。（b）介入前胸部CTA显示一个大的鞍状栓子。（c）手术后血栓负荷明显减少。

22.3.7　AngioVac抽吸系统

AngioVac系统（AngioVac，Vortex Medical，MA）是一种抽吸装置，可以在保持体外循环的同时清除血管内物质（例如血栓、肌瘤和赘生物）。该系统由两部分组成：AngioVac套管导管和AngioVac回路（图22.5）。25Fr的导管在顶端有一个球囊自膨式漏斗，作为套管使用。该导管可以经皮或通过手术切口推进。可在套管处施加可调节的吸力（最高达80mmHg），以吸出不需要的物质；血液被过滤，然后通过另一个鞘返回到对侧的大周围静脉中。因该循环系统具有心肺旁路的特点，需要一个训练有素的体外循环治疗师来操作。该系统已成功用于经皮抽取右心房血栓[18]和心内赘生物[19]，但是，目前还没有关于该系统治疗急性肺栓塞的公开案例报告。

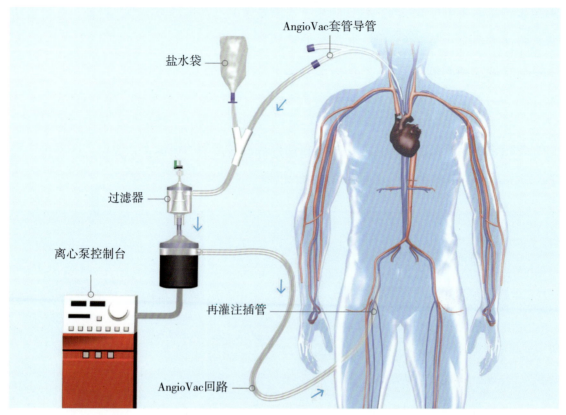

图22.5 AngioVac系统。用AngioVac套管吸出不需要的血管内物质。血液被过滤，然后重新注入一个大的外周静脉中。资料来源：图片由AngioDynamics公司提供。

22.3.8 右心室辅助装置

虽然使用右心室辅助装置（RVADs）治疗大面积肺栓塞的经验极为有限，但有病例报告表明，在谨慎选择的病例中，它们可以成为一种挽救生命的干预措施[20, 21]。与体外膜肺氧合（ECMO）不同的是，ECMO绕过了整个肺循环，而RVAD只绕过了右心室。RVADs可以通过手术或经皮方式植入。至少在最近一个48岁的急性大面积肺栓塞和持续心源性休克患者的病例报告中，用经皮右心室辅助装置绕过急性衰竭的RV，而不是肺循环，使患者病情稳定并完全康复[20]。

22.4 下腔静脉滤器

下腔静脉（IVC）滤器适用于有抗凝禁忌证的急性肺栓塞患者（Ⅰ类推荐），以及心肺功能储备差、如果再次发生肺栓塞被认为有高死亡风险的急性肺栓塞患者（Ⅱb类推荐，证据级别C）。大多数高风险的次大面积和大面积肺栓塞患者属于后一类。这些患者应考虑放置可移动的IVF滤器，而不管是否同时存在下肢深静脉血栓（DVT）。在国际合作肺栓塞登记处（ICOPER）的登记中，IVC滤器与90天死亡率的降低相关（危险比，0.12；95%CI，0.02~0.85）[22]。在Stein和同事最近的一项分析中，与没有接受IVC滤器的类似患者相比，接受过IVC滤器的急性肺栓塞的不稳定患者的院内死亡率较低[23]。接受可拆卸式IVC滤器的病人应定期进行重新评估，以便在认为安全的情况下取回滤器。虽然IVC滤器降低了肺栓塞的风险，但却增加了深静脉血栓形成（DVT）的风险[24]。

22.5　导管治疗的并发症

基于导管的介入治疗急性肺栓塞有几种潜在的并发症，其中一些并发症是由于右心结构和肺动脉的损伤造成的，并不具有设备的特异性，例如心包填塞、肺动脉穿孔伴急性血胸或肺出血，以及一般介入并发症（特别是在治疗性抗凝和使用纤维蛋白溶解药物的情况下）。其他的并发症是设备特异性的，例如，如上所述，AngioJet设备与致命的高度房室传导阻滞和停搏有关；破碎血栓的设备（如可旋转猪尾巴导管）可能会引起远端栓塞，使通气/血流比（V/Q）失调、低氧血症和肺动脉高压恶化。由于急性大面积/次大面积肺栓塞患者往往病情危重，因此进行导管介入治疗的介入医生必须熟练掌握对心源性休克和心律失常的处理以及使用血管升压药和进行心包穿刺。

22.6　小结

应迅速对急性肺栓塞患者进行风险分层。有次大面积肺栓塞和明显的右心室功能障碍或肌坏死的证据，以及那些有大面积肺栓塞的患者应考虑全身溶栓治疗。对于有全身溶栓治疗禁忌证的患者，或被认为血栓不够稳定，可从肺动脉的快速再通中获益的患者，应考虑采用导管治疗。目前，没有关于导管治疗肺栓塞（PE）的标准方案，对这一策略的推荐力度也很弱。所用的导管或设备通常根据医疗机构的经验和资源决定。一般来说，机械破碎或抽吸血栓和药物溶栓组合是首选的方法。对于高危患者，应考虑使用可回收的IVC滤器，以防止急性复发性肺栓塞；然后定期对这些患者进行重新评估，以决定是否拆除滤器。

参考文献

（关键引用文献，以粗体显示）

1 Kasper, W., Konstantinides, S., Geibel, A. et al. (1997). Management strategies and determinants of outcome in acute major pulmonary embolism: results of a multicenter registry. *J. Am. Coll. Cardiol.* 30: 1165–1171.

2 Kucher, N. and Goldhaber, S.Z. (2005). Management of massive pulmonary embolism. *Circulation* 112: e28–32.

3 Jerjes-Sanchez, C., Ramirez-Rivera, A., de Lourdes Garcia, M. et al. (1995). Streptokinase and heparin versus heparin alone in massive pulmonary embolism: a randomized controlled trial. *J. Thromb. Thrombolysis* 2: 227–229.

4 Wan, S., Quinlan, D.J., Agnelli, G., and Eikelboom, J.W. (2004). Thrombolysis compared with heparin for the initial treatment of pulmonary embolism: a meta-analysis of the randomized controlled trials. *Circulation* 110: 744–749.

5 Piazza, G. (2013). Submassive pulmonary embolism. *JAMA* 309: 171–180.

6 **Konstantinides, S., Geibel, A., Heusel, G. et al. (2002). Heparin plus alteplase compared with heparin alone in patients with submassive pulmonary embolism. *N. Engl. J. Med.* 347: 1143–1150.**

7 **Kline, J.A., Steuerwald, M.T., Marchick, M.R. et al. (2009). Prospective evaluation of right ventricular function and functional status 6 months after acute submassive pulmonary embolism: frequency of persistent or subsequent elevation in estimated pulmonary artery pressure. *Chest* 136: 1202–1210.**

8 PEITHO: Persuasive for thrombolysis in PE? 2013. Available at http://www.theheart.org/article/1517447.do.

9 **Meyer, G., Vicaut, E., Danays, T. et al. (2014). Fibrinolysis for patients with intermediate-risk pulmonary embolism. *N. Engl. J. Med.* 370: 1402–1411.**

10 Guyatt, G.H., Akl, E.A., Crowther, M. et al. (2012). Executive summary: antithrombotic therapy and prevention of thrombosis, 9th ed: American College of Chest Physicians Evidence-Based Clinical Practice Guidelines. *Chest* 141: 7S–47S.

11 **Jaff, M.R., McMurtry, M.S., Archer, S.L. et al. (2011). Management of massive and submassive pulmonary embolism, iliofemoral deep vein thrombosis, and chronic thromboembolic pulmonary hypertension: a scientific statement from the American Heart Association. *Circulation* 123: 1788–1830.**

12 Verstraete, M., Miller, G.A., Bounameaux, H. et al. (1988). Intravenous and intrapulmonary recombinant tissue-type plasminogen activator in the treatment of acute massive pulmonary embolism. *Circulation* 77: 353–360.

13 Bonvini, R.F., Righini, M., and Roffi, M. (2010). Angiojet rheolytic thrombectomy in massive pulmonary embolism: locally efficacious but systemically deleterious? *J. Vasc. Interv. Radiol.* 21: 1774–1776; author reply 6–7.

14 Karnabatidis, D., Katsanos, K., Kagadis, G.C., and Siablis, D. (2007). Re: Bradyarrhythmias during use of the angiojet system. *J. Vasc. Interv. Radiol.* 18: 937; author reply 8.

15 Eid-Lidt, G., Gaspar, J., Sandoval, J. et al. (2008). Combined clot fragmentation and aspiration in patients with acute pulmonary embolism. *Chest* 134: 54–60.

16 Nakazawa, K., Tajima, H., Murata, S. et al. (2008). Catheter fragmentation of acute massive pulmonary thromboembolism: distal embolisation and pulmonary arterial pressure elevation. *Br. J. Radiol.* 81: 848–854.

17 Schmitz-Rode, T., Janssens, U., Duda, S.H. et al. (2000). Massive pulmonary embolism: percutaneous emergency treatment by pigtail rotation catheter. *J. Am. Coll. Cardiol.* 36: 375–380.

18 Dudiy, Y., Kronzon, I., Cohen, H.A., and Ruiz, C.E. (2012). Vacuum thrombectomy of large right atrial thrombus. *Catheterization Cardiovasc. Interv.* 79: 344–347.

19 Divekar, A.A., Scholz, T., and Fernandez, J.D. (2013). Novel percutaneous transcatheter intervention for refractory active endocarditis as a bridge to surgery-angiovac aspiration system. *Catheterization Cardiovasc. Interv.* 81: 1008–1012.

20 Geller, B.J., Morrow, D.A., and Sobieszczyk, P. (2012). Percutaneous right ventricular assist device for massive pulmonary embolism. *Circulation Cardiovasc. Interv.* 5: e74–e75.

21 Kaltenbock, F., Gombotz, H., Tscheliessnigg, K.H. et al. (1993). Right ventricular assist device (RVAD) in septic, fulminating pulmonary artery embolism. *Der Anaesthesist* 42: 807–810.

22 Kucher, N., Rossi, E., De Rosa, M., and Goldhaber, S.Z. (2006). Massive pulmonary embolism. *Circulation* 113: 577–582.

23 **Stein, P.D., Matta, F., Keyes, D.C., and Willyerd, G.L. (2012). Impact of vena cava filters on in-hospital case fatality rate from pulmonary embolism. *Am. J. Med.* 125: 478–484.**

24 PREPIC Study Group (2005). **Eight-year follow-up of patients with permanent vena cava filters in the prevention of pulmonary embolism: the PREPIC (Prevention du Risque d'Embolie Pulmonaire par Interruption Cave) randomized study. *Circulation* 112: 416–422.**

第 23 章

下腔静脉滤器

Merrill H. Stewart and James S. Jenkins

Department of Cardiovascular Diseases, John Ochsner Heart and Vascular Institute, The Ochsner Clinical School, University of Queensland School of Medicine, NewOrleans, LA, USA

23.1 引言

静脉血栓栓塞（venous thromboembolism，VTE）是一种复杂的疾病，是由环境诱因和血栓性易感性引起的。它占美国每年入院人数的1%，达548 000例。VTE在10年内有30%的复发率。40%未经治疗的深静脉血栓形成（deep vein thrombosis，DVT）患者出现肺栓塞（pulmonary embolism，PE），25%的PE患者出现猝死[2,3]。诊断为VTE的患者的住院费用平均比无VTE的患者高2.5倍（62 838美元 vs 24 464美元）[1]。

VTE的主要治疗方式是药物抗凝治疗。尽管已经研究了许多治疗这种疾病的药物，包括维生素K拮抗剂（VKAs）、普通肝素（UFH）、低分子量肝素（LMWH）和新型口服抗凝药物（NOAC），但由于伦理原因，很少有药物与安慰剂进行比较。药物抗凝的缺点是其固有的出血风险、使用禁忌证和抗凝时复发的VTE。

23.2 历史

作为抗凝的辅助或替代措施，预防肺栓塞的物理阻断的概念在1868年由Trousseau[4]首次提出。它于1893年首次实施，但直到20世纪40~60年代[5]才逐渐普及。由于手术本身和静脉阻塞的后遗症，这种治疗方式发病率和死亡率相当高。20世纪60年代的短期死亡率为4%~20%，超过30%的人出现持续性水肿[6]。

在20世纪60年代末，人们开发了一些技术用以在不增加手术死亡率的情况下防止血栓扩散。1969年首次发布的Mobin-Uddin滤器由扩张的金属支杆支撑硅橡胶穿孔网组成，通过手术切开静脉送入肾下腔静脉。这种最初设计的缺点是50%以上的患者血栓过滤器完全闭塞率很高[7]。1973年，一名俄克拉荷马州的油田工程师和一名心胸外科医生合作，推出了KimRay-Greenfield滤器。这种过滤器呈锥形，模仿石油管道污泥过滤器，它使碎片聚集在过滤器的中心以保持周围的通畅。结果，Greenfield滤器显示出更好的通畅率，并成为当时的主要过滤器[8]。

在接下来的30年里，这种最初设计的许多后续变体陆续被推出（图23.1）。1984年，第一个经皮滤器问世，扩大了该技术的普及范围，避免了手术切开的后遗症[10]。可回收下腔静脉（inferior vena cava，IVC）滤器的概念最初是在20世纪80年代末提出的，但直到2003年才开始商业化应用。这便是Gunther-Tulipp（Cook Inc.，Bloomington，IN）和Opt-Ease（Cordis，Fremont，CA）滤器。其理念是在短期内降低肺动脉栓塞，而没有滤器血栓形成和IVC阻塞的长期副作用。

23.3　主要适应证

自IVC滤器问世以来，对其放置的适应证一直存在争议。目前的共识建议一致认为，IVC滤器适用于有急性VTE及有抗凝禁忌证或接受治疗性抗凝的复发性VTE患者[11,12]。这些适应证与20世纪60年代用于静脉结扎的适应证相似，并在很少的科学审查下演变为IVC滤器的适应证。因此，关于IVC滤器相对于安慰剂提供的治疗效果的数据相对较少。从来没有一个安慰剂对照试验来研究传统适应证，涉及IVC滤器的随机试验也相对较少。

2016年，White等人[13]试图通过回顾性分析2005—2010年期间从加州医院出院并诊断为急性VTE的85 159名患者来分析IVC滤器的有效性。患者被分为被诊断为大手术、活动性出血或两者都没有的患者。假设那些有活动性出血或大手术的患者与没有活动性出血或大手术的患者相比有相对的抗凝禁忌证。使用倾向匹配来校正接受IVC滤器和未接受IVC滤器的人之间的基线特征。在没有抗凝禁忌证的组别和手术组别中，1年后的死亡率、PE或DVT的发生率均无差异。但是，在被诊断为活动性出血的组别中，30天和90天的死亡率有所下降［危险比（HR）0.68和0.73］，12个月时的深静脉血栓栓塞率有所上升（HR 2.35），这与IVC滤器的放置有关（图23.2）[13]。

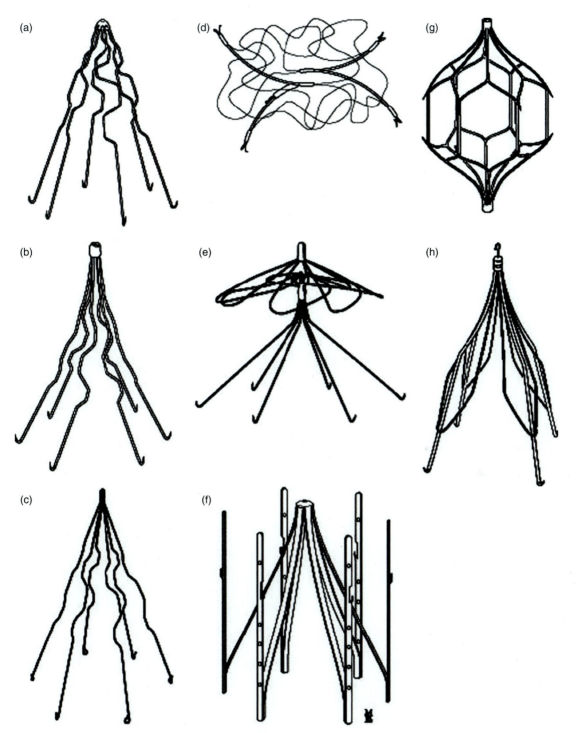

图23.1　IVC滤器种类：（a）不锈钢Greenfield滤器；（b）经皮不锈钢Greenfield滤器；（c）钛Greenfield滤器；（d）鸟巢式滤器；（e）西蒙镍钛诺滤器；（f）Vena Tech滤器；（g）镍钛诺TrapEase滤器；（h）Gunther Tulip滤器。资料来源：经授权转载[9]。

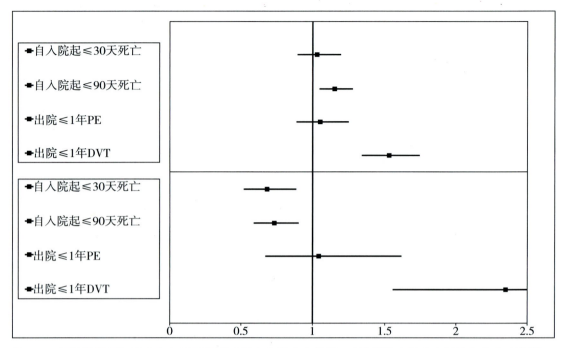

图23.2　无抗凝禁忌证的患者与诊断为活动性出血的患者使用IVC滤器治疗静脉血栓栓塞的危险比[13]。

2014年，Muriel等人[14]回顾了来自静脉血栓栓塞患者计算机登记处（RIETE）的数据，试图确定IVC滤器对有出血风险的VTE患者的生存影响。有40 142例患者被确诊为急性症状性VTE，其中371例因抗凝禁忌证而接受了IVC滤器。由于两组之间的基线特征差异很大，因此在非IVC滤器组中建立了一个相似规模的队列，其中有相似的变量，如活动性出血、癌症、血流动力学不稳定和肾功能不全。30天的结果显示，IVC滤器组的生存趋势无显著变化（6.6% *vs* 10.2%；*P*=0.12），PE相关的死亡明显减少（1.7% *vs* 4.9%；*P*=0.03），复发性VTE增加（6.1% *vs* 0.6%；*P*<0.001）[14]。

这两项研究都表明，对于有出血和VTE高风险的患者，IVC滤器可降低患者死亡率，这支持了当前的指南。值得注意的是，这两项研究都是观察性和回顾性的，因此容易产生偏倚，尤其是选择偏倚。尽管该设备已获得美国食品和药物管理局（FDA）批准30多年，但目前仍相对缺乏循证支持。

23.4　扩大的适应证

静脉结扎的发病率和死亡率导致其使用范围仅限于那些具有较强的传统适应证的患者，即有血栓抗凝禁忌证的患者才能使用静脉结扎。随着经皮输送装置的出现，IVC滤器的使用范围已经扩大到理论上有好处的适应证。这些适应证包括心肺功能储备不足、接受血栓切除术的患者、大型自由漂浮的近端血栓，以及高风险患者的预防措施：创伤、恶性肿瘤、减肥手术和怀孕。这些适应证可以归纳为三个相互重叠的类别：（i）在已知VTE的情况下，IVC滤器作为抗凝的辅助措施；（ii）在没有抗凝的情况下，IVC滤器用于初级预防；以及（iii）IVC滤器用于初级预防和抗凝。以下临床情况体现了这三种"扩大适应证"中的一种或多种。

23.4.1 IVC滤器作为已知VTE抗凝的辅助措施

1998年发表的预防肺栓塞风险研究（PREPIC）是IVC滤器历史上的第一个大型随机对照试验。它试图解决IVC滤器作为已知VTE的抗凝剂的辅助手段的作用。

1991—1995年间，全法国44个中心有400名因DVT±PE住院的患者被随机分配到抗凝组或IVC滤器抗凝组（VenaTech LGM，Braun，Bethlehem，PA；Greenfield，Boston Scientific，Marlborough，MA；Bird's Nest，Cook Medical，Bloomington，IN）。在随机分组后的12天内，与对照组相比，使用IVC滤器的患者发生PE的次数较少（1% *vs* 5%；*P*=0.03），但死亡率无差异。这种短期的好处在2年后消失，在症状性PE和死亡率方面无显著差异。此外，IVC滤器组深静脉血栓复发率较高（21% *vs* 12%；*P*=0.02）（表23.1）[15]。

表23.1 预防PE的风险（PREPIC）研究比较了IVC滤器放置+抗凝组与单独抗凝组12天和2年的治疗效果[15]

	滤器 （ *n*=200 ）	无滤器 （ *n*=200 ）	*P*值
随机分组后12天			
症状性PE	2（1.1%）	9（4.8%）	0.03
大出血	9（4.5%）	6（3.0%）	0.44
死亡	5（2.5%）	5（2.5%）	0.99
随机分组后2年			
症状性PE	6（3.4%）	12（6.3%）	0.16
大出血	17（8.8%）	22（11.8%）	0.41
复发性DVT	37（20.8%）	21（11.6%）	0.02
死亡	43（21.6%）	40（20.1%）	0.65

在8年的随访中，仍未观察到IVC滤器组的死亡率改善情况。虽然各组的总死亡率和血栓形成后综合征的发生率相似，但IVC滤器组的PE症状较少（6% *vs* 15%；P=0.008），而深静脉血栓复发频率较高（35% *vs* 27%；P=0.042）[16]。

对本研究的主要批评之一是患者群体相对健康，高危患者比例较小，如术后、活动性恶性肿瘤、心肺储备差、创伤等[17]。

23.4.2 创伤患者的IVC滤器疗效分析

许多特定人群由于同时具有Virchow三要素（内皮损伤、血流淤滞和高凝状态）的特征而被认为是VTE的高危人群。在这些人群中，IVC滤器常常被用作抗凝的辅助措施，与PREPIC研究相似，但在置入前没有实际记录的VTE。

最近对创伤患者使用IVC滤器的荟萃分析发现，在目前已发表的文献中只有8项对照研究：1项34人的随机研究和7项观察性研究（5项回顾性研究和2项前瞻性研究）。在其他58项研究中，有50项没有对照人群。在8项对照研究中，IVC组的PE明显减少［RR=0.20（95%CI，0.06～0.70）］。4项研究能够证明致死性PE的减少［RR=0.09（95%CI，0.01～0.81）］。没有研究表明总死亡率或深静脉血栓形成的发生率有变化[18]。值得注意的是，这项荟萃分析将大多数被回顾的研究评为具有很高的潜在偏倚。另一点是，IVC滤器组的大多数患者也接受了抗凝治疗，因此这些结果不适用于那些因损伤程度严重而无法接受抗凝治疗作为主要预防措施的患者。这些结果与PREPIC的结果相呼应：IVC滤器在抗凝的基础上降低了PE的发生率，但死亡率没有变化，即使在这个高危人群中也是如此。

另一项荟萃分析回顾了这8项相同的创伤研究，发现了类似的结果，并注意到8项研究中只有2项研究的病人没有接受抗凝治疗作为IVC滤器置入的辅助治疗[19]。这两项结果都与之前对4000名患者进行的创伤荟萃分析不同，后者显示接受IVC滤器治疗的患者和未接受治疗的患者之间的PE发生率没有差异，但这项研究没有对抗凝治疗的相对使用情况进行评论[20]。

在创伤患者等人群中的一个问题是，虽然VTE的发病率高于普通人群，但在药物抗凝的情况下，VTE仍然相对罕见。因此，需要更好的工具来进一步将患者进行分层，使其成为VTE的高危人群，并有可能从IVC滤器的放置中获益。美国外科医师协会（ACS）国家创伤数据库的一项研究从45万名受试者样本中计算出VTE的发生率为

0.36%。在多变量回归中，有6个独立显著的危险因素：年龄＞40岁，下肢骨折，头部损伤，呼吸机使用天数＞3天，静脉损伤和一次重大手术。90%的VTE患者至少有其中一种危险因素，然而，在所有接受IVC过滤器的患者中，有10%的患者没有任何风险因素[21]。

23.4.3　恶性肿瘤患者的IVC滤器疗效分析

另一个理论上可从IVC滤器获益的高风险人群是那些患有活动性恶性肿瘤的患者。虽然由于VTE发病率的增加而成为高风险人群，但该人群的高死亡率使得难以区分与IVC滤器有关的死亡率[22]。

对64例活动性恶性肿瘤患者进行了一项随机对照试验，比较了低分子量肝素（LMWH）与LMWH+IVC滤器（VenaTech LP，B.Braun，Bethlehem，PA）的治疗效果。3年后，每组有1例PE，死亡率和复发性PE无差异。这项研究既表明了抗凝的有效性，也表明了在活动性恶性肿瘤患者中使用IVC滤器必须要有大的样本量才能证明其对降低死亡率的益处（表23.2）[23]。

表23.2　64例活动性恶性肿瘤患者随机接受低分子量肝素（LMWH）与LMWH+IVC滤器[23]治疗的结果

	LMWH（n=33）	LMWH +IVC滤器（n=31）
复发性PE	1（3%）	1（3%）
复发性DVT	0	0
IVC滤器血栓形成	0	1（3%）
大出血	2（6%）	1（3%）
小出血	2（6%）	2（6%）

2005—2009年的一项单臂前瞻性观察研究使用Recovery G2滤器（Bard Peripheral Vascular，Tempe，AZ）加抗凝治疗了107例患有VTE和恶性肿瘤的患者。319天中平均有3例（3%）复发性PE，这与PREPIC试验中IVC组的PE发生率相当[15,24]。另一项分析癌症患者深静脉血栓演变的回顾性研究发现，带IVC滤器的患者复发率为32%，未使用滤器的患者复发率为17%（$P<0.001$）[25]。

这些研究表明，患有恶性肿瘤的IVC滤器接受者的深静脉血栓和PE复发率与普通人群相似。因此，他们的治疗建议应该是相同的。然而，在没有VTE的情况下，对于有抗凝禁忌证的恶性肿瘤患者的IVC滤器置入并没有指南，这是一个潜在的研究领域。

23.4.4 心肺储备不足患者的IVC滤器疗效分析

心肺储备不足已被专业协会教条式地接受为IVC滤器放置的相对适应证，但关于这一主题的文献很少。理论上，一个血流动力学不稳定的初发PE患者将难以忍受随后的PE。虽然这是一个由来已久的适应证，但支持这种做法的证据最近才被收集起来。

在2011年的一项死后研究中，Stein等人证明，与没有接受IVC滤器的患者相比，在大面积PE的情况下接受IVC滤器的患者死亡率较低（25% *vs* 58%；$P<0.0001$）[26]。

同一组研究人员对170万名有VTE、被诊断为血流动力学不稳定或使用过溶栓治疗的患者的IVC滤器使用情况进行了研究。在未接受溶栓治疗的稳定患者中，接受IVC滤器组与未接受滤器组的死亡率只有很小的差异（7.2% *vs* 7.9%；$P<0.0001$），然而，在不稳定患者（33% *vs* 51%；$P<0.001$）和接受溶栓治疗的患者中（6.4% *vs* 15%，$P<0.001$），放置IVC滤器对降低死亡率有很大的好处（图23.3）[27]。

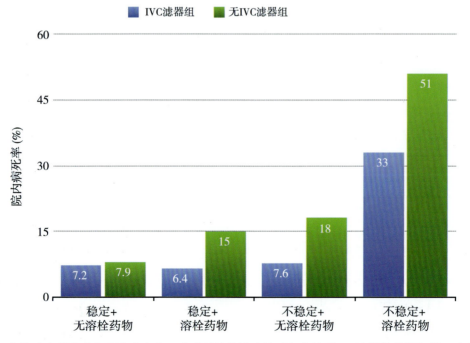

图23.3 血流动力学稳定和不稳定患者，有或无溶栓治疗接受与未接受IVC滤器住院期间的死亡率。

虽然很有希望，但这两项研究都存在选择偏倚的问题。现在只有少量前瞻性数据，包括涉及10～20名患者的小型病例系列[28]。需要随机数据来支持在该人群中放置腔静脉过滤器。

23.4.5 妊娠期的IVC滤器疗效分析

妊娠和围产期是继发于静脉压迫的VTE的既定风险因素。妊娠期间的VTE传统上使用肝素治疗，但通常至少在分娩期间暂时中断治疗以防止出血。这带来了一个独特的挑战性问题，1981年首次使用IVC滤器解决了这一问题[29]。

Harris等人[30]在2016年发布了一篇全面的综述，对迄今为止所有已发表的妊娠期间放置IVC滤器的案例进行了回顾。他们对1981—2014年期间的124例妊娠病例进行了分类，没有随机或对照数据。适应证多种多样，从传统适应证（抗凝失败或无法耐受）到扩大的适应证，如大型游离漂浮血栓。IVC滤器的置入似乎是安全的，只有一名产妇因血管切开导致的空气栓塞而死亡，没有胎儿并发症。IVC滤器放置后只有1例复发性PE证明治疗似乎是有效的[30]。在与单纯的抗凝治疗相比较之前，IVC滤器预防妊娠期PE的能力还不得而知。

23.4.6 减肥手术中的IVC滤器疗效分析

尽管进行了适当的抗凝治疗，但由于PE的发生率很高（1%～4%），因此有人提倡对接受胃旁路手术的患者进行预防性IVC滤器置入[31]。

一项对Hurley减肥中心数据库的回顾性研究发现，那些被认为是低风险并因此没有接受IVC滤器的患者与那些被认为是高风险并因此接受了预防性IVC滤器的患者之间，在VTE的复发率或死亡率方面没有差异[32]。考虑到高危组的PE发生率应该更高，作者得出结论，在肥胖患者的高危组中预防性放置IVC滤器可以降低VTE的风险。

一项对1077名接受IVC滤器的患者与未接受IVC滤器的患者进行的倾向性评分队列研究显示，在接受IVC滤器的患者中，深静脉血栓（1.2% *vs* 0.37%；$P=0.039$）、VTE（1.9% *vs* 0.74%；$P=0.027$）、严重并发症（5.8% *vs* 3.8%；$P=0.031$）和永久性致残并发症（1.2% *vs* 0.37%；$P=0.028$）的发生率在统计学上显著增加（图23.4）[33]。2015年发表的一项荟萃分析回顾了5项对照研究，这些研究表明，在该人群中预防性放置辅助性滤器没有好处[34]。

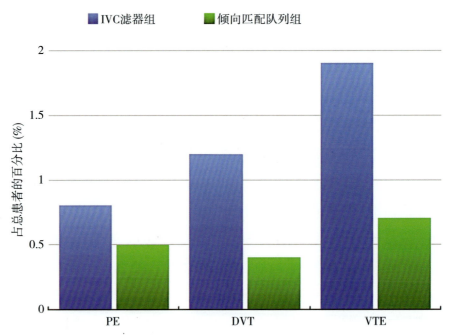

图23.4　1077例接受减肥手术并接受ICV滤器的患者与未接受滤器的对照组患者PE、DVT和VTE的发生率比较[33]

23.4.7　颅内肿瘤患者的IVC滤器疗效分析

传统观念中，由于担心脑肿瘤和VTE患者颅内出血，采用机械治疗而非药物治疗。一项针对脑癌或颅内出血和VTE患者的回顾性研究比较了175例患者的抗凝治疗和预防性IVC滤器放置。在接受IVC滤器的患者中，院内死亡率（8.8% *vs* 12.8%；*P*=0.171）和总生存时间（21周 *vs* 11周；*P*=0.177）都有不明显的下降趋势[35]。

另一项对51例已知脑转移瘤患者的研究表明，接受IVC滤器的患者中有40%（4/10例）出现复发性VTE，而接受抗凝的患者中有5%（2/39例）出现复发性VTE[36]。然而，5%的抗凝患者发生了灾难性的颅内出血，8%出现了瘤内出血。Levin等人[37]回顾性分析了49例颅内肿瘤和VTE患者，证实了IVC滤器并发症的增加。结果显示多于60%的IVC滤器患者出现滤器血栓或复发性深静脉血栓或静脉血栓后综合征等并发症，12%的患者出现了复发性PE。

鉴于该亚组颅内肿瘤患者的并发症发生率增加，需要进一步的研究来证明抗凝治疗相对于IVC滤器的安全性比较。

23.4.8 同时接受血栓切除术或溶栓治疗的患者中的IVC滤器疗效分析

临床医生假设，接受溶栓治疗的近端深静脉血栓患者发生血栓碎裂和随后肺栓塞的风险增加，因此，作为栓塞保护装置，IVC滤器的放置将使其受益。在一个174名近端深静脉血栓患者的病例系列中，Thery等人[38]用导管直接将链激酶送入使用临时IVC滤器的患者的下肢血栓，然后每天进行静脉造影。1/3的患者通过放射线观察到被溶解的血栓碎片聚集在临时滤器中。

Yamagami等人[39]和Kolbel等人[40]对接受机械或药物溶栓和临时IVC滤器保护的患者进行的研究，证实了这些发现。血栓收集率分别为47%和45%。Yamagami等人的病例系列包括17例患者，Kolbel等人的包括40例患者。两组均无手术相关的死亡或PE，也没有与IVC滤器相关的并发症。遗憾的是，没有长期的随访或对照组。

相比之下，Protack等人[41]回顾了69例经皮导管定向溶栓（CDT），其中只有14例接受了预防性的IVC滤器。这个前瞻性的数据库包括预先设定的监测超声和平均2.1年的随访。两组患者均未出现围手术期PE。3例患者在随访中出现PE：IVC滤器组的1例在第33天，非IVC滤器组的2例分别在第345天和461天。

2011年的一项随机试验研究了141例接受经皮血管内介入治疗近端深静脉血栓的患者，随机抽取70例患者使用滤器，71例患者不使用滤器。滤器组的14名患者和对照组的22名患者在手术过程中根据症状用CT血管造影（CTA）或通气/血流比（V/Q）来评估PE情况。滤器组出现1例新的PE，对照组出现8例新的PE（1.4% *vs* 11.3%；*P*=0.048）[42]。

23.4.9 有游离漂浮血栓的IVC滤器疗效分析

历史上接受过IVC滤器的最后一组患者是那些在IVC或髂近端血管中有较大的游离漂浮血栓的患者。虽然目前还没有关于在这一人群中使用IVC滤器的直接研究，但关于其栓塞风险的争论仍在继续。

1985年，Norris等人[43]与Lazar J. Greenfield回顾性分析了78例深静脉血栓患者，旨在寻求导致PE发展的危险因素。5例近端漂浮血栓患者（＞5cm非黏附）中有3例（60%）发生了PE。73例完全附壁血栓的患者中有4例（5.5%）发生了PE。Monreal

等人1989年发现了游离漂浮血栓的支持结果，证明PE患者的复发风险更高（38% *vs* 11%；*P*=0.014）[44]。Pacouret等人[45]前瞻性评估了62例游离漂浮血栓患者，并将他们与27例有黏附血栓的患者进行了比较。他们发现游离漂浮血栓组与黏附血栓组的PE复发率没有差异（3.3% *vs* 3.7%）。由于关于游离漂浮血栓所带来的实际风险的报告相互矛盾，IVC滤器在这一人群中的作用仍不清楚。

23.5　使用趋势

考虑到相对缺乏关于这方面的随机对照试验，以及不同适应证的结果不同，对于IVC滤器的社会指南也有所不同。因此，不同机构、不同专家和不同地域之间的IVC滤器植入率存在很大差异[46, 47]。不过，有一点是肯定的，那就是自可拆卸式IVC滤器问世以来，IVC滤器的使用已经呈指数级增长。

Stein等人[48]在2004年通过回顾全国医院出院调查数据库首次研究了美国的IVC滤器使用趋势，该数据库是由美国疾病控制预防中心发布的，它调查了8%的住院患者和1%的出院患者得出了全国的估计数字。IVC滤器置入从1979年的每年2000例增加到1999年的每年49 000例。这并不仅仅是由于VTE发病率的增加。在1979—1981年，0.7%的被诊断为肺栓塞的患者接受了IVC滤器，而在1997和1998年间，这一比例为11.8%。2011年更新的数据显示了一致的趋势，PE患者IVC滤器放置率在2003—2006年上升到12.8%。在无DVT或PE的患者中，置入IVC滤器（初级预防）的比率也以同样的速度上升。2006年，为初级预防置入了25 000个滤器，为PE置入了31 000个滤器（图23.5）[49]。

Bikdeli等人研究了医疗保险和医疗补助服务中心（CMS）1999—2010年的住院记录。PE患者的IVC滤器放置从1999年的5003个增加到2010年的8928个，即滤器利用率为16.9%。虽然绝对数字增加了，但1999年和2010年间的利用率并没有变化[50]。重要的是，未见IVC滤器置入用于DVT或初级预防的报道。

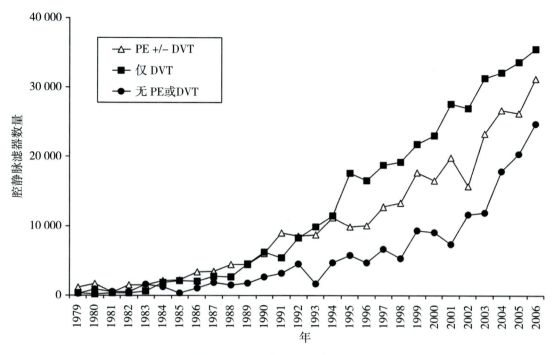

图23.5 根据适应证置入的IVC滤器数量：PE+/−DVT,仅DVT,无DVT/PE（初级预防）。数据来源于全国医院出院调查。资料来源：经授权转载[49]

23.6 可回收滤器

如前所述，1998年的PREPIC试验比较了IVC滤器加抗凝治疗与单独抗凝治疗的疗效，结果显示短期内PE减少，但在长期随访时DVT增加[15]。随着2002年可回收滤器的出现，如果去除滤器，理论上可以实现PE保护的短期效益，而不会产生长期的DVT风险和潜在的并发症。2011年，Angel等人[51]对涉及6834个可回收滤器的37项研究进行了系统性回顾。他们证明，可回收滤器似乎是有效的，PE复发率为1.7%。他们还证明了大多数可回收滤器从未被回收过，回收率仅为12%～45%。可回收的IVC滤器可被移除的设计特性增加了留在原位时发生并发症的可能性[52]。在FDA维护的制造商和用户设施设备体验（MAUDE）数据库报告的842例并发症中，有192例（22%）发生滤器偏移，188例（22%）滤器断裂，174例（20%）下腔静脉穿孔[51]。

2006—2013年在法国进行的PREPIC2试验中，可回收滤器是涉及IVC滤器的第二次大型随机对照研究的对象。400例急性VTE住院患者随机接受可回收IVC滤器加抗凝治疗或单独抗凝治疗。3个月后，180名患者中有164名成功取出了滤器。滤器组有6例复发

PE，对照组有3例，差异无统计学意义。在3个月和6个月的随访中，死亡率和深静脉血栓的发生率也没有差异（表23.3）[53]。PREPIC2的结果与PREPIC试验相似，为滤器在可以耐受抗凝的患者中的使用提供了启示，但不适用于那些由于抗凝禁忌证而接受滤器的患者。

表23.3 PREPIC2试验的结果：随机接受IVC滤器+抗凝与单独抗凝的患者复发性DVT、PE和死亡比较[53]

	IVC滤器（n=200）	无IVC滤器（n=199）	P值
3个月随访			
复发性PE	6（3.0%）	3（1.5%）	0.50
复发性DVT	1（0.5%）	1（0.5%）	0.99
死亡	15（7.5%）	12（6.0%）	0.55
6个月随访			
复发性PE	7（3.5%）	4（2.0%）	0.54
复发性DVT	1（0.5%）	2（1.0%）	0.99
死亡	21（10.6%）	15（7.5%）	0.29

23.7 滤器的改进过程

IVC滤器最初是通过手术切开股总静脉并插入一个外径29Fr的刚性导管导引器来放置[9]。由于其尺寸的原因，出现了大量与进入部位相关的DVT（在一项早期研究中为41%）和一些致命的空气栓塞的病例报告[54,55]。

1984年，对该设计进行了改进，采用经皮入路，但仍需要较大的24Fr鞘[10]。最初的滤器是不锈钢的，这导致了伪影和磁共振成像（MRI）影像迁移的问题。1988年发布的钛Greenfield滤器可以通过12Fr鞘引入，从而解决了尺寸问题，而且由于其钛成分，对MRI的干扰也较少。然而，最初的钛Greenfield滤器在非同轴角度下具有很高的倾斜或释放率，使用不锈钢版本对该点进行了校正，使其可以在导丝上部署以保持合适的方向[9]。在20世纪80年代到21世纪初还开发出了其他几种永久性IVC滤器。这些滤器包括鸟巢式滤器（Cook，Bloomington，IN）、Vane Tech LGM和LP（B. Braun，Bethlehem，PA）、西蒙镍钛诺滤器（Bard，Covington，GA）和TrapEase（Cordis，Fremont，CA）。2003年，第一个可回收滤器发布，随后又发布了许多其他滤器，包括Gunther Tulip（Cook，Bloomington，IN）、Recovery（Bard，Covington，GA），

G2 Recovery（Bard，Covington，GA），OptEase（Bard，Covington，GA）和Celect（Cook，Bloomington，IN）[9,56]（图23.1）。

23.7.1　技术

目前放置IVC滤器的技术包括经皮静脉进入右颈内静脉或右股总静脉，并将所需滤器（6～12Fr）的合适尺寸的鞘管置入静脉。首选右侧，因为这样可以更直接送达下腔静脉而不成角。在透视引导下，将诊断导管置入L1和L5之间的肾下IVC，并进行数字减影腔隙造影。腔隙造影有助于定位滤器的正确位置（理想位置是肾静脉下缘的上尖端），测量下腔静脉的大小以选择合适的滤器，并确认目标区域是否存在血栓和任何其他解剖异常。将滤器放置在肾静脉以下有助于最大限度地减少"死腔"，并且可以更好地降低血栓形成的可能性[9,56]。

23.7.2　解剖

熟悉解剖结构在确定过滤器的类型和放置位置方面起着至关重要的作用。肾下IVC的平均直径为20mm，目前大多数滤器可适用于直径达28或30mm的下腔静脉。然而，有些患者下腔静脉较大，称为"巨大腔静脉"，这就需要放置双侧髂动脉滤器或使用鸟巢式滤器（Cook Medical，Bloomington，IN），它可以适用于直径高达40mm的IVC[56]。

胚胎学上，IVC由三对平行的静脉发展而来，这些静脉在妊娠6～10周期间选择性地退化并合并形成IVC和双侧肾静脉[57]。退化的异常会导致静脉异常且无临床症状，但这在确定IVC滤器的适当位置时可能会有影响。

当肾下IVC出现在靠近主动脉的脊柱左侧时，左侧下腔静脉的患病率为0.2%～0.5%。它连接左肾静脉，然后通常穿过右侧并形成正常的结构。这一点很重要，因为右股静脉或右颈内静脉通路使同轴放置滤器更加困难[57,58]。双下腔静脉的患病率为0.2%～3%，这是一种畸形退化，即每条髂总静脉发育成自己的IVC，连接各自的肾静脉，然后与对侧静脉结合形成右侧肾上IVC。如果将滤器置于通常的肾下位置，对侧的DVT可能会绕过单独的IVC滤器[57,58]。这可以通过在每条肾下IVC放置两个IVC滤器或在肾上IVC中放置滤器来解决。左肾静脉在进入下腔静脉之前通常在主动脉前方走行，但在1.2%～2.4%的病例中左肾静脉在主动脉后走行，在1.5%～8.7%的病例中，它是环绕主动脉的，同时有主动脉后部分支和主动脉前部分支。肾静脉的主动脉后支与主动脉前支下1~2cm处的IVC相连。这些分支必须在滤器放置前得到确认，以确保足够的下行或上行位置，从而避免出现无保护的侧支[57,59]。

23.7.3 超声引导下的放置

20世纪90年代末，使用经腹部和血管内超声（intravascular ultrasonography，IVUS）开发了滤器放置的替代技术。这种方法的优点在于它可以在危重患者的床边进行，使患者不暴露于电离辐射，并且避免了静脉注射造影剂。术前需要进行经腹超声检查以排除IVC或髂静脉血栓。IVUS引导下的置入可以通过双静脉或单静脉通路进行。在双通路技术中，将IVUS导管插入左股总静脉，推进到右心房水平，然后撤出，以确定右肾静脉下水平（通常低于左侧）的所有关键结构（图23.6）。然后插入下腔静脉滤器导管和鞘，直到确认尖端位于肾静脉水平，撤出IVUS导管并展开滤器。在单个静脉通路技术中，将IVUS导管插入右股总静脉，送至右肾静脉水平，并测量导管与皮肤的距离。然后撤出IVUS导管，将滤器输送鞘插入到相同的距离并展开滤器。可以执行这种单次穿刺技术的改进版本，即将IVUS导管插入滤器的鞘以确定适当的位置，将鞘推进至覆盖IVUS导管，然后撤出IVUS导管，并将滤器导管推进鞘内，直到滤器被展开。这些技术的病例系列报告了94%~96%的技术成功率，虽然很高，但仍低于传统的透视引导下的成功率。最常见的失败原因是IVUS的解剖识别错误而导致滤器错误地放置在肾上动脉或髂动脉位置[60,61]。

23.7.4 禁忌证

尽管没有关于放置IVC滤器的绝对和相对禁忌证的循证指南，但目前的实践建议在以下情况下应避免使用IVC滤器：无法进入IVC、菌血症、IVC闭塞、腔静脉直径<15mm、凝血功能障碍/出血综合征。

23.7.5 并发症

在解释IVC滤器的并发症发生率时，需要考虑到不同的滤器具有独特的并发症特征，而且并发症可能发生在插入、保留或取出期间。关于IVC滤器并发症的文献有限，在2000-2010年[62]期间，只有842例与IVC滤器有关的并发症被报告给FDA，其中大多数不良反应发生在置入30天后。在本文发表时，没有文献报道IVC滤器置入的血管通路部位并发症（如血肿）的数据。在置入过程中，3%放置IVC滤器的患者出现了有症状的通路部位DVT[63]。1.5%～3%的患者发生IVC滤器偏移，但数据主要局限于病例系列。与保留的IVC滤器相关的其他并发症包括支架断裂，报告的发生率为10%～40%[64,65]，滤器侵蚀IVC的病例报告（图23.7和23.8）[66-68]以及IVC血栓或阻塞的发生率为0～7%[69]。

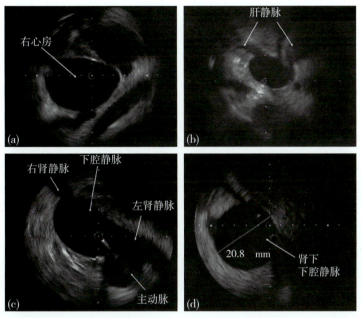

图23.6　滤器置入前下腔静脉血管内超声成像，依次为：（a）右心房；（b）肝静脉；（c）肾静脉和（d）肾下下腔静脉。资料来源：经授权转载[60]

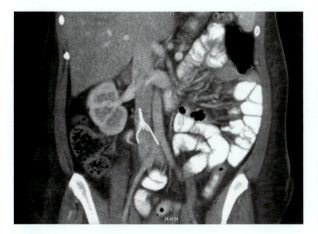

图23.7　腔外穿透腹主动脉和髂总动脉的IVC滤器。

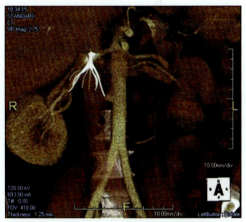

图23.8　伴有主动脉和肾假性动脉瘤的腔外穿透情况。资料来源:经授权转载[66]。

23.8　小结

根据目前的循证文献，IVC滤器的放置目前仅适用于有抗凝绝对禁忌证的急性VTE

患者或抗凝后仍有复发VTE的患者。一旦抗凝禁忌证得到解决，除非滤器被移除，否则应恢复终身抗凝治疗。目前的文献并没有确定一个理想的IVC滤器，也没有进行头对头的随机比较，还需要进行结构化的、方法可靠的试验来确定哪些高危患者能从放置预防性IVC滤器中获得最大的临床益处。尽管经常对药理抗凝进行重新评估，但许多患者由于种种原因没有取出IVC滤器。因此，可回收滤器的未来将取决于系统程序化的实施以确保最终移除滤器。

学习目标：

1. 了解DVT/PE的流行病学情况。

2. 回顾支持使用IVC滤器的数据。

3. 列出IVC滤器的并发症。

4. 回顾放置IVC滤器的适应证。

复习题（答案参见本章末尾）

1. 未经治疗的DVT发展为PE的比例是多少？

   A.10   B.20   C.40   D.50

2. SCD合并PE的发病率是多少？

   A.5%   B.10%   C.25%   D.40%

3. 胃旁路手术患者预防性放置IVC滤器是1类适应证

   A.真   B.假

4. IVC滤器适用于髂股静脉DVT患者的PE一级预防

   A.真   B.假

5. 头对头对照表明，可回收IVC滤器与永久性IVC滤器用于治疗创伤患者时的效果相同

   A.真   B.假

6. IVC滤器的放置避免了口服抗凝剂的需要

   A.真   B.假

参考文献

（关键引用文献，以粗体显示）

1　Heit, J.A., Spencer, F.A., and White, R.H. (2016). The epidemiology of venous thromboembolism. *J. Thromb. Thrombolysis* 41 (1): 3–14.

2　Kakkar, V.V., Howe, C.T., Flanc, C. et al. (1969). Natural history of postoperative deep-vein thrombosis. *Lancet* 2 (7614): 230–232.

3　Heit, J.A., Silverstein, M.D., Mohr, D.N. et al. (1999). Predictors of survival after deep vein thrombosis and pulmonary embolism: a population-based, cohort study. *Arch. Intern. Med.* 159 (5): 445–453.

4　Trousseau, A. (1868). Phlegmatia alba dolens. In: *Clinique édicale de l'Hôtel-Dieu de Paris*, 3e, 652–695.

5　Becker, D.M., Philbrick, J.T., and Selby, J.B. (1992). Inferior vena cava filters. Indications, safety, effectiveness. *Arch. Intern. Med.* 152 (10): 1985–1994.

6　Ochsner, A., Ochsner, J.L., and Sanders, H.S. (1970). Prevention of pulmonary embolism by caval ligation. *Ann. Surg.* 171 (6): 923–938.

7　Mobin-Uddin, K., McLean, R., Bolooki, H. et al. (1969). Caval interruption for prevention of pulmonary embolism. Long-term results of a new method. *Arch. Surg.* 99 (6): 711–715.

8　Greenfield, L.J., McCurdy, J.R., Brown, P.P. et al. (1973). A new intracaval filter permitting continued flow and resolution of emboli. *Surgery* 73 (4): 599–606.

9　Hann, C.L. and Streiff, M.B. (2005). The role of vena caval filters in the management of venous thromboembolism. *Blood Rev.* 19 (4): 179–202.

10　Tadavarthy, S.M., Castaneda-Zuniga, W., Salomonowitz, E. et al. (1984). Kimray-Greenfield vena cava filter: percutaneous introduction. *Radiology* 151 (2): 525–526.

11　Guyatt, G.H., Akl, E.A., Crowther, M. et al. (2012). Executive summary: antithrombotic therapy and prevention of thrombosis, 9th ed: American College of Chest Physicians Evidence-Based Clinical Practice Guidelines. *Chest* 141 (2 Suppl): 7S–47S.

12　Konstantinides, S.V., Torbicki, A., Agnelli, G. et al. (2014). 2014 ESC guidelines on the diagnosis and management of acute pulmonary embolism. *Eur. Heart J.* 35 (43): 3033–3069, 3069a–3069k.

13　**White, R.H., Brunson, A., Romano, P.S. et al. (2016). Outcomes after vena cava filter use in noncancer patients with acute venous thromboembolism: a population-based study. *Circulation* 133 (21): 2018–2029.**

14　Muriel, A., Jimenez, D., Aujesky, D. et al. (2014). Survival effects of inferior vena cava filter in patients with acute symptomatic venous thromboembolism and a significant bleeding risk. *J. Am. Coll. Cardiol.* 63 (16): 1675–1683.

15　**Decousus, H., Leizorovicz, A., Parent, F. et al. (1998). A clinical trial of vena caval filters in the prevention of pulmonary embolism in patients with proximal deep-vein thrombosis. Prevention du Risque d'Embolie Pulmonaire par Interruption Cave Study Group. *N. Engl. J. Med.* 338 (7): 409–415.**

16　**PREPIC Study Group (2005). Eight-year follow-up of patients with permanent vena cava filters in the prevention of pulmonary embolism: the PREPIC (Prevention du Risque d'Embolie Pulmonaire par Interruption Cave) randomized study. *Circulation* 112 (3): 416–422.**

17　Ansell, J. (2005). Vena cava filters: do we know all that we need to know? *Circulation* 112 (3): 298–299.

18　Haut, E.R., Garcia, L.J., Shihab, H.M. et al. (2014). The effectiveness of prophylactic inferior vena cava filters in trauma patients: a systematic review and meta-analysis. *JAMA Surg.* 149 (2): 194–202.

19　Rajasekhar, A., Lottenberg, R., Lottenberg, L. et al. (2011). Pulmonary embolism prophylaxis with inferior vena cava filters in trauma patients: a systematic review using the meta-analysis of observational studies in epidemiology (MOOSE) guidelines. *J. Thromb. Thrombolysis* 32 (1): 40–46.

20　Velmahos, G.C., Kern, J., Chan, L.S. et al. (2000). Prevention of venous thromboembolism after injury: an evidence-based report – part I: analysis of risk factors and evaluation of the role of vena caval filters. *J. Trauma* 49 (1): 132–138; discussion 139.

21　Knudson, M.M., Ikossi, D.G., Khaw, L. et al. (2004). Thromboembolism after trauma: an analysis of 1602 episodes from the American College of Surgeons National Trauma Data Bank. *Ann. Surg.* 240 (3): 490–496; discussion 496–498.

22　Wallace, M.J., Jean, J.L., Gupta, S. et al. (2004). Use of inferior vena caval filters and survival in patients with malignancy. *Cancer* 101 (8): 1902–1907.

23　Barginear, M.F., Gralla, R.J., Bradley, T.P. et al. (2012). Investigating the benefit of adding a vena cava filter to anticoagulation with fondaparinux sodium in patients with cancer and venous thromboembolism in a prospective randomized clinical trial. *Support Care Cancer* 20 (11): 2865–2872.

24　Barginear, M.F., Gralla, R.J., Bradley, T.P. et al. (2011). Use of a retrievable vena cava filter with low-intensity anticoagulation for prevention of pulmonary embolism in patients with cancer: an observational study in 106 cases. *J. Vasc. Interv. Radiol.* 22 (9): 1312–1319.

25　Elting, L.S., Escalante, C.P., Cooksley, C. et al. (2004). Outcomes and cost of deep venous thrombosis among patients with cancer. *Arch. Intern. Med.* 164 (15): 1653–1661.

26　**Stein, P.D. and Matta, F. (2012). Case fatality rate with pulmonary embolectomy for acute pulmonary embolism. *Am. J. Med.* 125 (5): 471–477.**

27　**Stein, P.D., Matta, F., Keyes, D.C. et al. (2012). Impact of vena cava filters on in-hospital case fatality rate from pulmonary embolism. *Am. J. Med.* 125 (5): 478–484.**

28　Bandyopadhyay, T., Martin, I., and Lahiri, B. (2006). Combined thrombolysis and inferior vena caval interruption as a therapeutic approach to massive and submassive pulmonary embolism. *Conn. Med.* 70 (6): 367–370.

29　Scurr, J., Stannard, P., and Wright, J. (1981). Extensive thrombo-embolic disease in pregnancy treated with a Kimray

Greenfield vena cava filter. Case report. *Br. J. Obstet. Gynaecol.* 88 (7): 778–780.

30 Harris, S.A., Velineni, R., and Davies, A.H. (2016). Inferior vena cava filters in pregnancy: a systematic review. *J. Vasc. Interv. Radiol.* 27 (3): 354–360; e8.

31 Sapala, J.A., Wood, M.H., Schuhknecht, M.P. et al. (2003). Fatal pulmonary embolism after bariatric operations for morbid obesity: a 24-year retrospective analysis. *Obes. Surg.* 13 (6): 819–825.

32 Obeid, F.N., Bowling, W.M., Fike, J.S. et al. (2007). Efficacy of prophylactic inferior vena cava filter placement in bariatric surgery. *Surg. Obes. Relat. Dis.* 3 (6): 606–608; discussion 609–610.

33 Birkmeyer, N.J., Finks, J.F., English, W.J. et al. (2013). Risks and benefits of prophylactic inferior vena cava filters in patients undergoing bariatric surgery. *J. Hosp. Med.* 8 (4): 173–177.

34 Rowland, S.P., Dharmarajah, B., Moore, H.M. et al. (2015). Inferior vena cava filters for prevention of venous thromboembolism in obese patients undergoing bariatric surgery: a systematic review. *Ann. Surg.* 261 (1): 35–45.

35 Ghanim, A.J., Daskalakis, C., Eschelman, D.J. et al. (2007). A five-year, retrospective, comparison review of survival in neurosurgical patients diagnosed with venous thromboembolism and treated with either inferior vena cava filters or anticoagulants. *J. Thromb. Thrombolysis* 24 (3): 247–254.

36 Schiff, D. and DeAngelis, L.M. (1994). Therapy of venous thromboembolism in patients with brain metastases. *Cancer* 73 (2): 493–498.

37 Levin, J.M., Schiff, D., Loeffler, J.S. et al. (1993). Complications of therapy for venous thromboembolic disease in patients with brain tumors. *Neurology* 43 (6): 1111–1114.

38 Thery, C., Bauchart, J.J., Lesenne, M. et al. (1992). Predictive factors of effectiveness of streptokinase in deep venous thrombosis. *Am. J. Cardiol.* 69 (1): 117–122.

39 Yamagami, T., Kato, T., Hirota, T. et al. (2006). Prophylactic implantation of inferior vena cava filter during interventional radiological treatment for deep venous thrombosis of the lower extremity. *Br. J. Radiol.* 79 (943): 584–591.

40 Kolbel, T., Alhadad, A., Acosta, S. et al. (2008). Thrombus embolization into IVC filters during catheter-directed thrombolysis for proximal deep venous thrombosis. *J. Endovasc. Ther.* 15 (5): 605–613.

41 Protack, C.D., Bakken, A.M., Patel, N. et al. (2007). Long-term outcomes of catheter directed thrombolysis for lower extremity deep venous thrombosis without prophylactic inferior vena cava filter placement. *J. Vasc. Surg.* 45 (5): 992–997; discussion 997.

42 Sharifi, M., Bay, C., Skrocki, L. et al. (2012). Role of IVC filters in endovenous therapy for deep venous thrombosis: the FILTER-PEVI (filter implantation to lower thromboembolic risk in percutaneous endovenous intervention) trial. *Cardiovasc. Intervent. Radiol.* 35 (6): 1408–1413.

43 Norris, C.S., Greenfield, L.J., and Herrmann, J.B. (1985). Free-floating iliofemoral thrombus. A risk of pulmonary embolism. *Arch. Surg.* 120 (7): 806–808.

44 Monreal, M., Ruiz, J., Salvador, R. et al. (1989). Recurrent pulmonary embolism. A prospective study. *Chest* 95 (5): 976–979.

45 Pacouret, G., Alison, D., Pottier, J.M. et al. (1997). Free-floating thrombus and embolic risk in patients with angiographically confirmed proximal deep venous thrombosis. A prospective study. *Arch. Intern. Med.* 157 (3): 305–308.

46 White, R.H., Geraghty, E.M., Brunson, A. et al. (2013). High vari-

ation between hospitals in vena cava filter use for venous thromboembolism. *JAMA Intern. Med.* 173 (7): 506–512.

47 Hemmila, M.R., Osborne, N.H., Henke, P.K. et al. (2015). Prophylactic inferior vena cava filter placement does not result in a survival benefit for trauma patients. *Ann. Surg.* 262 (4): 577–585.

48 Stein, P.D., Kayali, F., and Olson, R.E. (2004). Twenty-one-year trends in the use of inferior vena cava filters. *Arch. Intern. Med.* 164 (14): 1541–1545.

49 Stein, P.D., Matta, F., and Hull, R.D. (2011). Increasing use of vena cava filters for prevention of pulmonary embolism. *Am. J. Med.* 124 (7): 655–661.

50 Bikdeli, B., Wang, Y., Minges, K.E. et al. (2016). Vena caval filter utilization and outcomes in pulmonary embolism: medicare hospitalizations from 1999 to 2010. *J. Am. Coll. Cardiol.* 67 (9): 1027–1035.

51 Angel, L.F., Tapson, V., Galgon, R.E. et al. (2011). Systematic review of the use of retrievable inferior vena cava filters. *J. Vasc. Interv. Radiol.* 22 (11): 1522–1530; e3.

52 Arous, E.J. and Messina, L.M. (2016). Temporary inferior vena cava filters: how do we move forward? *Chest* 149 (5): 1143–1145.

53 **Mismetti, P., Laporte, S., Pellerin, O. et al. (2015). Effect of a retrievable inferior vena cava filter plus anticoagulation vs anticoagulation alone on risk of recurrent pulmonary embolism: a randomized clinical trial. *JAMA* 313 (16): 1627–1635.**

54 Eagle, C.J. and Davies, J.M. (1990). Lethal air embolism during placement of a Kimray-Greenfield filter. *J. Cardiothorac. Anesth.* 4 (5): 616–620.

55 Kantor, A., Glanz, S., Gordon, D.H. et al. (1987). Percutaneous insertion of the Kimray-Greenfield filter: incidence of femoral vein thrombosis. *Am. J. Roentgenol.* 149 (5): 1065–1066.

56 Martin, M.J., Blair, K.S., Curry, T.K. et al. (2010). Vena cava filters: current concepts and controversies for the surgeon. *Curr. Probl. Surg.* 47 (7): 524–618.

57 Giordano, J.M. and Trout, H.H. 3rd (1986). Anomalies of the inferior vena cava. *J. Vasc. Surg.* 3 (6): 924–928.

58 Bass, J.E., Redwine, M.D., Kramer, L.A. et al. (2000). Spectrum of congenital anomalies of the inferior vena cava: cross-sectional imaging findings. *Radiographics* 20 (3): 639–652.

59 Fang, A.S., Morita, S., Gill, G.S. et al. (2014). Clinical outcomes of inferior vena cava filter placement in patients with renal vein anomalies. *Ann. Vasc. Surg.* 28 (2): 318–323.

60 Passman, M.A., Dattilo, J.B., Guzman, R.J. et al. (2005). Bedside placement of inferior vena cava filters by using transabdominal duplex ultrasonography and intravascular ultrasound imaging. *J. Vasc. Surg.* 42 (5): 1027–1032.

61 Gunn, A.J., Iqbal, S.I., Kalva, S.P. et al. (2013). Intravascular ultrasound-guided inferior vena cava filter placement using a single-puncture technique in 99 patients. *Vasc. Endovasc. Surg.* 47 (2): 97–101.

62 US FDA MAUDE Manufacturer And User Facility Device Experience (2014) [cited 2014 8/30/2014]. Available from: http://www .accessdata.fda.gov/scripts/cdrh/cfdocs/cfmaude/search.cfm.

63 Ray, C.E. Jr. and Kaufman, J.A. (1996). Complications of inferior vena cava filters. *Abdom. Imaging* 21 (4): 368–374.

64 Dinglasan, L.A., Trerotola, S.O., Shlansky-Goldberg, R.D. et al. (2012). Removal of fractured inferior vena cava filters: feasibility and outcomes. *I. Vasc. Interv. Radiol.* 23 (2): 181–187.

65 Tam, M.D., Spain, J., Lieber, M. et al. (2012). Fracture and distant

migration of the Bard Recovery filter: a retrospective review of 363 implantations for potentially life-threatening complications. *J. Vasc. Interv. Radiol.* 23 (2): 199–205; e1.

66 Becher, R.D., Corriere, M.A., Edwards, M.S. et al. (2010). Late erosion of a prophylactic Celect IVC filter into the aorta, right renal artery, and duodenal wall. *J. Vasc. Surg.* 52 (4): 1041–1044.

67 Yeung, L.Y., Hastings, G.S., and Alexander, J.Q. (2010). Endovascular retrieval of inferior vena cava filter penetrating into aorta: an unusual presentation of abdominal pain. *Vasc. Endovasc. Surg.* 44 (8): 683–686.

68 Sparrow, P. (2011). Double whammy: inferior vena cava filter-related perforation and thrombosis of the inferior vena cava and aorta. *Circulation* 123 (7): e245–e246.

69 Usoh, F., Hingorani, A., Ascher, E. et al. (2010). Prospective randomized study comparing the clinical outcomes between inferior vena cava Greenfield and TrapEase filters. *J. Vasc. Surg.* 52 (2): 394–399.

复习题答案

1. C.40

2. C.25

3. B.假

4. B.假

5. B.真

6. B.假

第 24 章

血管损伤的血管内治疗

Hallie E. Baer-Bositis, Georges M. Haidar, Taylor D. Hicks and Mark G. Davies

Division of Vascular and Endovascular Surgery, Department of Surgery, Long School of Medicine, University of Texas Health Science Center at San Antonio, San Antonio, TX, USA

South Texas Center for Vascular Care, San Antonio, TX, USA

摘要

　　随着血管内介入治疗的兴起，出血和大血管损伤的治疗模式已经发生了很大变化。有大约超过2%的创伤患者会出现血管损伤，血管内治疗或开放式干预的治疗决策应由患者的临床状态、损伤的解剖结构和可利用的资源来决定。实质性器官损伤在控制损伤及低血压等因素后，血管内治疗可使死亡风险降低35%。在所有患者中，动脉损伤的性质分别为离断（35%）、闭塞（17%）、部分离断/血流受限（25%）、假性动脉瘤（9.0%）和包括血管内膜损伤（23%）在内的其他损伤。超过一半的患者接受了保守治疗，4%的病人保守治疗失败后转为手术治疗。据初级创伤中心报告，明确采用了血管内修复和开放手术的方法在患者总数的 占比分别＜10%及＜25%。

24.1 引言

　　最近对2002—2010年包含了390万患者的国家创伤数据库（NTDB）回顾分析发现，只有2.2%发生了血管损伤[1]。美国创伤外科协会（AAST）前瞻性血管损伤治疗（PROOVIT）登记处报告了最近关于血管损伤的人口统计学、诊断、治疗和预后数据[2]。在总共记录的542起受伤事件中，有36.5%是贯穿伤。根据PROOVIT报告，动脉损伤的部位分布于头颈部（26.7%）、胸部（10.4%）、腹部/骨盆（7.8%）、上肢（18.4%）和下肢（26.0%）。动脉损伤的性质为离断（24.3%）、闭塞（17.3%）、部分离断/血流受限（24.5%）、假性动脉瘤（9.0%）以及包括内膜损伤在内的其他损伤（22.7%）。超过一半的患者接受了保守治疗，其中4%患者失败后转为手术治疗。采用血管内修复和开放手术的患者分别为7.4%和23.2%。57例（10.5%）采用损伤控制方法，包括结扎（31、5.7%）和分流（14、2.6%）。只有7.7%的患者需要二次干预。

在创伤患者中，早期死亡率远高于晚期死亡率。这些早期住院死亡的患者中大多数是由出血引起的，死亡平均发生在入院后的2.6小时内。在几项军事和民用研究中，出现血流动力学不稳定的受伤患者，死亡率超过50%，出血是军事冲突中死亡的主要原因。随着血管内介入手术的兴起，出血和大血管损伤的治疗模式已经发生了改变。内科治疗和观察已被证实对一系列的动脉和静脉损伤有效，特别是亚厘米级的内膜皮瓣或血管壁内血肿。而血管内治疗或开放式手术的治疗决策应根据患者的临床状态、损伤的解剖结构和可利用的资源来决定。据NTDB的报告分析，在2003年，8.1%的急性动脉损伤患者接受了血管内治疗，而1994年只有2.1%。在同一项研究中，几乎有相同数量的钝性损伤（55%）和穿透性损伤（45%）的患者采用了血管内治疗[3]。通过使用多变量回归来控制创伤和创伤严重程度评分（ISS）之间的差异，评估躯干或头颈动脉损伤中可以接受血管内手术治疗的患者，可使其死亡率显著降低[3]。最近一项也使用了NTDB数据的研究报告称，16%的血管损伤患者接受了血管内治疗，其中20%的患者在干预时处于低血压状态[4]。在本研究中，回归分析显示，在控制了包括损伤和低血压在内的主要干扰因素后，早期血管内手术可降低35%的死亡风险。

24.2 头颈部创伤

为便于创伤管理，将颈部分为三个区域。

1区：从胸廓入口向上延伸至环状软骨的下缘。该区域的主要血管结构包括锁骨下和无名静脉、颈动脉近端和下段椎动脉。

2区：包括从环状软骨向上到下颌角的区域。颈总动脉远端及其分叉和椎动脉都在这个区域内。

3区：从下颌角开始，一直延伸到颅底。该区域包括颈外动脉分支以及颈内动脉和远端椎动脉。

2区内的血管相对容易暴露，不太需要通过血管内技术治疗。对1区和3区内血管的干预相比2区更难以识别和控制，这些区域的血管损伤可以通过动脉造影评估，进而进行血管内干预。

24.2.1　颈动脉

在1%～2.6%的钝性创伤和2.7%的严重多系统创伤患者中观察到钝性颈动脉损伤[5]。钝性颈动脉损伤与高卒中率（高达60%）和高死亡率（19%～43%）相关[6]。最近的数据表明，幸存者的症状平均发生在12.5小时后，而非幸存者的症状平均发生在19.5小时后。AAST对所有脑血管损伤都有一个分级量表（表24.1），但Biffl分级法是评估钝性脑血管损伤的量表，可将解剖结果与治疗和预后联系起来[7]（表24.2）。无论治疗如何，2/3的轻度内膜损伤（Ⅰ级）可自行愈合。夹层或血肿合并管腔狭窄（Ⅱ级）损伤的患者，尽管接受肝素治疗，70%的病例仍会进展。假性动脉瘤（Ⅲ级）只有8%的患者用肝素可以愈合，89%的患者在置入血管内支架放置后缓解。闭塞（Ⅳ级）损伤的患者在损伤后早期血管不会再通。Ⅴ级损伤（血管离断）是致命的，且难以进行干预。卒中的风险随着损伤级别的增加而增加。46%的患者发现严重头部损伤（格拉斯哥昏迷评分≤6），神志模糊。一项Denver的经验性回顾分析发现，支架相关并发症的发生率为17%，闭塞率为45%，这表明血管内介入的风险超过了获益[9]。另一方面，Memphis研究组报告血管内介入的安全性较好且闭塞发生率较低[10]。创伤性颈内动脉（ICA）假性动脉瘤通过每日给予阿司匹林治疗，并通过影像学监测栓塞的情况，具有较好的安全性。若发生急性卒中或出血，或影像学进展，可进行血管内介入或外科治疗。

表24.1　AAST颈部血管器官损伤分级量表

级别[a]	损伤分布区域的描述
Ⅰ	甲状腺静脉
	面总静脉
	颈外静脉
	无名动脉/静脉分支
Ⅱ	颈外动脉分支
	（咽升动脉，甲状腺上动脉，舌动脉，面上颌动脉，枕动脉，耳后动脉）
	甲状颈干或初级分支

续表

级别[a]	损伤分布区域的描述
	颈内静脉
	颈外动脉
III	锁骨下静脉
	椎动脉
	颈总动脉
IV	锁骨下动脉
	颈内动脉（颅外）
V	

[a]累及血管周长50%以上的多发III或IV级损伤，应增加一个级别。IV级或V级血管周长破坏小于25%时，应降低一个级别。
资料来源：来自美国创伤外科协会（2016）[8]。

表24.2 钝性脑血管损伤

钝性脑血管损伤Biffl分级[7]	
I 级	轻度内膜损伤或不规则内膜
II 级	内膜瓣隆起/壁内血肿伴管腔狭窄＞25%/管腔内血栓形成的夹层
III 级	假性动脉瘤
IV 级	血管闭塞/血栓形成
V 级	血管离断
治疗和预后	
I 级	可自行愈合
II 级	70%的夹层或伴有管腔狭窄的血肿在接受肝素治疗时出现进展
III 级	约8%的假性动脉瘤用肝素治疗后愈合，而约90%的假性动脉瘤在支架置入后痊愈
IV 级	闭塞的颈动脉在伤后早期不能再通
V 级	横断是致命的，治疗无效

最近一项关于颈动脉夹层血管内治疗的荟萃分析提出了以下支架置入治疗的标准：（i）接受药物治疗后症状仍会复发的病人；（ii）血流动力学灌注不足（累及多血管或侧支血管不良）的患者；（iii）假性动脉瘤扩张或有症状的假性动脉瘤患者；（iv）因颅内或全身出血而有抗凝禁忌证的患者[11]。

24.2.2 椎动脉

文献中报道的椎动脉损伤发生率差异很大，占所有创伤患者的0.5%～2%[7,9,12]。一些系列研究发现，高达20%的头部损伤患者同时存在椎动脉损伤。外伤性椎动脉损伤如果未被发现和治疗，可能会导致灾难性的后果，其中卒中率高达25%，死亡率高达

31%[10,13]。用明胶海绵、弹簧圈或氰基丙烯酸正丁酯经动脉栓塞是治疗活动性出血的一种快速有效的方法[14]。金属裸支架已被用于治疗药物治疗失败的动脉夹层，支架辅助弹簧圈栓塞已被用于治疗假性动脉瘤。如果患者的临床状况允许，则应在有明显相关损伤的血管坏死之前进行球囊闭塞测试。如果神经功能缺损在短暂性球囊阻塞期间发展或恶化，则会因侧支循环代偿不足而导致血管坏死。事先进行神经系统基线状态评估是制订神经血管创伤患者的治疗策略的关键因素。

一些研究表明，无论是钝性创伤还是穿透性创伤，患者的预后都与治疗时存在的神经功能损伤的严重程度有关[15-17]。

24.3 复苏性主动脉腔内球囊阻断术

复苏性血管内球囊阻断术（REBOA）是一种可行、有效的控制手段。有胸部穿透性损伤或严重骨盆损伤的患者可通过主动脉阻断球囊进行初步复苏[18,19]。据报道，在欧洲已成功将REBOA用于民用[20]。尽管与主动脉交叉夹闭的创伤开胸术相比具有潜在优势，但REBOA治疗创伤尚未被广泛应用。由于其潜在的技术要求，对技能的了解不足，和/或预期的技术无效，该治疗方案的更广泛应用相对滞后。REBOA有五个步骤需要考虑：动脉通路、球囊选择和定位、球囊充气、球囊放气和鞘管撤除。在对严重失血性休克创伤患者进行主动脉夹闭复苏开胸手术（RT；n=72）和REBOA（n=24）的研究中，REBOA组比RT组早期死亡率低，总生存率提高（37.5% vs 9.7%；P=0.003）；两组间胸部和腹部简化损伤量表（AIS）评分无差异[21]。从2013年11月至2015年2月，AAST创伤复苏和急救外科主动脉阻塞登记处前瞻性随访了114例创伤性休克复苏需要主动脉夹闭的患者（REBOA组：46例；开放性主动脉夹闭组：68例）；超过62%遭受钝器伤[22]。主动脉夹闭在急诊室（74%）或手术室（26%）施行。主动脉夹闭后的血流动力学改善率为62%（REBOA组：67%；开放主动脉夹闭组：62%），36%达到稳定［收缩压持续＞90mmHg，＞5分钟，REBOA组22/46（48%），开放主动脉夹闭组19/68（28%）；P=0.014］。REBOA组的并发症发生率较低（假性动脉瘤2.1%，栓塞4.3%，肢体缺血0%）。REBOA组与开放主动脉夹闭组成功阻断主动脉的时间无差异（REBOA组为6.6±5.6分钟，开放主动脉夹闭组为7.2±15.1分钟，P=0.842）。总生存率为21%（114例中24例），REBOA组和开放性主动脉夹闭组在死亡率方面无显著差异［REBOA组死亡率为28%（13/46）；开放性主动脉夹闭组为16%（11/68）；

P=0.120〕。在REBOA治疗创伤性和非创伤性失血性休克的系统综述（1946-2015）中，Morrison等人的结论是：尽管REBOA使平均收缩压增加了53mmHg，但出血相关死亡率却没有明显降低[23]。

24.3.1　胸部外伤

虽然主动脉损伤仅占所有创伤入院病例的0.5%，但它是继颅脑损伤后创伤相关死亡的第二大原因。75%～90%的钝性胸主动脉损伤患者在院前死亡，在被送往医院的幸存者中，只有一半存活24小时以上。早期计算机断层扫描（CT）有助于评估其他危及生命的损伤，对创伤救护进行分类，并进行集中复苏（图24.1）。药物控制血压和心率可使

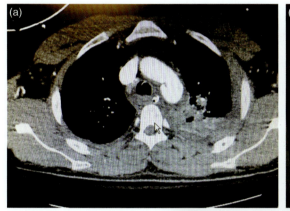
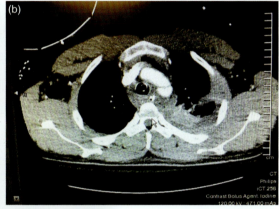
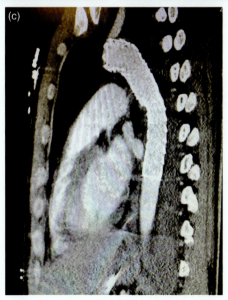

图24.1　TEVAR在创伤治疗中的应用。胸部CT扫描显示4级胸部损伤（a和b）。用具有良好密封性的TEVAR装置进行处理（c）。

得入院患者主动脉破裂的风险显著降低至＜2%[10]。大部分主动脉损伤发生在峡部（70%～90%）；升主动脉/近端弓损伤占10%～15%；中降主动脉损伤占5%～10%。胸主动脉损伤可按Parmley描述的系统（表24.3）进行分类[24]。2008年，

表24.3　胸主动脉损伤病理分级[24]

分级	病理
1	内膜出血
2	内膜出血加内膜撕裂
3	主动脉中膜撕裂
4	主动脉完全撕裂（离断）
5	假性动脉瘤
6	完全性主动脉撕裂伴活动性出血

AAST胸主动脉损伤研究小组报告了自胸主动脉腔内修复术引入以来开放式和腔内修复钝性主动脉损伤的对比结果[25]。研究发现，两种手术方式的全身并发症发生率没有差异，但腔内修复总死亡率与开放式修复相比显著降低（优势比3.97；P=0.001）（图24.1）。然而，18.4%接受胸主动脉腔内修复术（TEVAR）的患者出现了某种形式的支架移植物特异性并发症，最显著的为内漏（13.6%）[25]。

早期预后不良的独立危险因素包括：年龄＞60岁、术前肌酐升高和术后发生脊髓缺血。晚期死亡率增加的独立预测因素包括：年龄＞60岁，肌酐升高，术后脊髓缺血[26]。

24.3.2　腹主动脉

钝性损伤后腹主动脉损伤的发生率远低于胸主动脉损伤，且常与广泛的腹腔内损伤相关[27]，仅占钝性主动脉损伤的5%。腹主动脉损伤按损伤区域进行分类：Ⅰ区损伤发生于膈肌裂孔至肠系膜上动脉（SMA）；Ⅱ区损伤包括SMA和肾动脉；Ⅲ区损伤是从肾动脉下部到主动脉分叉。Ⅲ区损伤可通过标准的植入物进行治疗，而Ⅰ区和Ⅱ区病变则需要辅助治疗（平行移植或去分支移植）或开窗血管内主动脉瘤修复（EVAR）装置。对于小的血栓形成且内膜撕裂较小（≤10mm）的患者，使用β受体阻滞剂联合抗血小板治疗并密切进行血压控制的非手术治疗可以取得成功[27]。简单的大内膜皮瓣撕裂（＞10mm）最初可以通过非手术治疗，≤7天内重复成像，以评估病情是否进展[28]。如有病情进展，应通过血管内修复处理。如果其他相关损伤看起来对生存并不会造成严重影响，假性动脉瘤患者应考虑限期（＜1周）修补。腹主动脉Ⅲ区的假性动脉瘤也可以通过放置支架植入物处理[28]。游离破裂仍然是一种毁灭性的伤害，死亡率接近100%。对于所有其他类别的主动脉损伤，成功-充分的修复与良好的预后相关。在那些被送往医院后

幸存下来的人中，失血性休克是最常见的相关死亡原因，死亡率高达32%～78%。

复苏开胸术病例的结局仍然很差。死亡率因主动脉损伤的类型而异。根据最近的文献，所有患者的总死亡率为11%。在通过血管内修复治疗的病例中，主动脉内移植物对腹主动脉创伤的长期获益尚未证实[28]。

24.4　胸部

24.4.1　心脏

心脏和心包的钝性创伤性破裂，在术前诊断中较少见，死亡率约为80%[29]。胸部钝性外伤伴随的心肌梗死是一种极其罕见的疾病，但当它发生时，需怀疑冠状动脉损伤。冠状动脉造影可最直接地反映冠状动脉病变的情况[30]。胸部钝性外伤后的心肌梗死（MI）很少被诊断出来，因为随之而来的心脏疼痛通常因心肌挫伤或局部胸壁外伤的症状而被掩盖。一些病例报告显示，左前降动脉近端内膜撕裂时，血流正常，但左前降动脉远端几乎完全闭塞，并伴有充盈缺陷，可能是由冠状动脉内血栓引起的；所有患者均接受保守治疗[31,32]，只有少部分患者需要全身或导管定向溶栓治疗[33]。

24.4.2　肺和胸壁

已有报道创伤性肺动脉夹层的病例。其机制和主动脉夹层的机制相似，可能是由剪切力在纵隔和脊柱的不同减速所导致的。创伤性肺动脉夹层通常会自行消退或保持稳定，除非伴有肺动脉高压，在这种情况下，出血风险相当高[34,37]。已有成功植入覆膜支架并附加弹簧圈栓塞治疗创伤性穿透性肺动脉假性动脉瘤[38]的报道。创伤性肺静脉假性动脉瘤可通过经皮经实质通路放置支架来治疗[39]。肋骨骨折是胸廓钝性外伤引起的常见损伤。虽然血胸和气胸是肋骨骨折的延迟并发症，但因胸壁血肿发生在闭合组织中，所以需要有效的栓塞治疗[40-42]。AAST胸廓血管损伤量表见表24.4。

表24.4　胸部血管损伤量表

等级[a]	损伤情况的描述
I	肋间动脉/静脉
	乳内动脉/静脉
	支气管动脉/静脉
	食管动脉/静脉

续表

等级[a]	损伤情况的描述
Ⅱ	半奇静脉
	无名动脉/静脉
	奇静脉
	颈内静脉
	锁骨下静脉
	无名静脉
Ⅲ	颈动脉
	无名动脉
	锁骨下动脉
Ⅳ	胸降主动脉
	下腔静脉（胸段）
	肺动脉，一级实质内分支
	肺静脉，一级实质内分支
Ⅴ	胸主动脉、升主动脉和主动脉弓
	上腔静脉
	肺动脉，主干
	肺静脉，主干
Ⅵ	胸主动脉或肺门非包裹性完全离断

[a]多处Ⅲ级或Ⅳ级损伤，累及血管周径50%以上的评估应增加一级；累及血管周径25%以下的Ⅳ级损伤，评估应降低一级。

24.5 腹盆腔创伤

在20%～30%的多器官损伤患者中发现了腹部器官损伤（表24.5）。与常规血管造影相比，CT似乎可以更好地提示血管损伤和相关的高风险指标，其假阴性率也较低[43]。因此，可以考虑经验性损伤节段栓塞治疗，可能会改善患者预后。经皮经动脉栓塞术已被证明可以有效控制高级别盆腔损伤患者的持续出血，同时可以最大限度地保持器官功能[43]。AAST血管损伤量表见表24.5。

表24.5　腹部血管损伤量表

等级[a]	损伤描述
I	肠系膜上动脉或肠系膜上静脉无名分支
	肠系膜下动脉或肠系膜下静脉无名分支
	膈动脉或膈静脉
	腰动脉或静脉
	生殖腺动脉或静脉
	卵巢动脉或静脉
	其他需要结扎处理的无名小动脉或静脉
II	肝右、肝左或肝总动脉
	脾动脉或静脉
	胃左右动脉
	胃十二指肠动脉
	肠系膜下动脉或肠系膜下静脉主干
	肠系膜动脉（如回结肠动脉）或肠系膜静脉的一级分支
	其他需要结扎或修复的已命名的腹部血管
III	肠系膜上静脉主干
	肾动脉或静脉
	髂动脉或静脉
	胃下动脉或静脉
	肾下下腔静脉
IV	肠系膜上动脉主干
	腹腔动脉干
	肾上、肝下、下腔静脉
	肾下主动脉
V	门静脉–肝实质外肝静脉
	肝后或肝上下腔静脉
	肾上、膈下主动脉

[a]此分类系统适用于实质外血管损伤。如果血管损伤在器官实质2cm以内，参照特定器官损伤分级。对多处III级或IV级损伤，累及血管周径＞50%者应增加一级。IV级或V级血管撕裂伤＜25%周径者应降低一级。

资料来源：来自美国创伤外科协会（2016）[8]。

24.5.1　肝脏

肝脏是最常受伤的腹部器官之一。肝动脉血管栓塞术越来越多地用于治疗CT扫描显示持续出血的肝损伤。在肝创伤中，损伤的肝脏常因动脉栓塞继而引起缺血性损伤，随后出现梗死、胆汁瘤和脓肿形成。必要时，应尽可能有选择性地进行血管栓塞。随后应加强对缺血性肝损伤并发症的监测，如有必要，应考虑及时的治疗干预[43]。肝血管栓塞术的效果普遍良好，成功率高。在最近的一项系统回顾中，血管栓塞的有效率为93%[44]。最常见的并发症包括肝坏死（15%）、脓肿（7.5%）和胆汁漏[44]。据报道，肝动脉血管栓塞术的总死亡率不到20%，但与肝脏相关的发病率约为30%，通常表现为胆囊或肝坏死。若CT表现为4级或5级病变，且维持正常血压所需液体量超过2000ml/h时，表明需要进行手术治疗，而非肝动脉栓塞（此时为肝动脉栓塞的禁忌证）。AAST肝损伤量表见表24.6。

表24.6　肝损伤量表（1994年修订版）

等级[a]	损伤类型	损伤描述
I	血肿	包膜下，<10%表面积
	撕裂	包膜撕裂，实质深度<1cm
II	血肿	包膜下，占肝表面积的10%～50%，在实质内，直径<10cm
	撕裂	包膜撕裂1～3层，长度<10cm
III	血肿	包膜下，>50%表面积的包膜下破裂或实质血肿；
		实质内血肿>10cm或呈扩展性
	撕裂	实质深度>3cm
IV	撕裂	肝实质破裂累及25%～75%的肝叶或1～3个Couinard段
V	撕裂	肝实质破裂累及肝叶>75%或单个肝叶内>3个Couinaud段
	血管	肝旁静脉损伤，如肝后下腔静脉/肝中央主静脉
VI	血管	肝撕脱伤

[a] III级以下多处损伤，级别应增加一级。

资料来源：来自美国创伤外科协会（2016）[8]。

24.5.2　脾脏

脾损伤是腹部钝性创伤中最常见的损伤。外科手术仍然是治疗脾损伤和相关血流动力学不稳定患者的金标准；占文献报道病例的31%～50%[45]。非手术治疗是目前治疗血流动力学稳定的钝性脾损伤患者的标准方法。CT发现脾包膜下血肿是非手术治疗失败相关的独立危险因素。当脾包膜下血肿存在时，即使是低级别脾损伤，也建议预防性干预[43]。在Delphi的一项研究中，基于30名国际专家的意见，79%的专家推荐腹腔出血时予脾动脉栓塞的时间为60分钟，92%的专家推荐时间为30～60分钟[46]。脾栓塞的失败率约为10%。主要并发症（出血、脾梗死、感染）的发生率与保守治疗相比无显著性差异[47]。近端栓塞与远端栓塞后需要脾切除的严重并发症数量相当，而在远端栓塞后不需要脾切除的轻微并发症发生率更高。许多研究试图确定在稳定血流动力学条件下钝性脾脏损伤患者非手术治疗失败的预后因素。脾损伤非手术治疗失败的预测因素包括：年龄在50岁以上，根据AAST量表评估的严重脾损伤，腹膜腔内存在巨大血肿，以及ISS分类的严重损伤。在Olthof等人的系统综述中，年龄≥40岁，ISS≥25的严重损伤和AAST量表≥3的脾脏损伤分级，被列为保守治疗失败的强预测因子[48]。在NTDB中，创伤相关的脾动脉瘤与钝性创伤相关，目前最常通过手术结扎动脉瘤而不是血管内介入来治疗[49]。AAST脾损伤量表见表24.7。

表24.7 脾脏损伤量表（1994年修订版）

分级[a]	损伤类型	损伤情况描述
I	血肿	包膜下，＜10%表面积
	撕裂	包膜撕裂，实质深度＜1cm
II	血肿	包膜下，表面积10%～50%，在实质内，直径＜5cm
	撕裂	包膜撕裂，实质深度1～3cm，未累及小梁血管
III	血肿	包膜下，表面积＞50%或呈扩展性；包膜下或实质内血肿破裂
		实质内血肿＞5cm或呈扩展性
	撕裂	实质深度＞3cm或累及小梁血管
IV	撕裂	撕裂累及节段或脾门血管，导致脾脏严重失血运
		（＞脾脏的25%）
V	撕裂	脾脏完全破碎
	血管	脾门血管损伤导致脾脏完全无血运

[a] III级以下多处损伤，其级别应增加一级。
资料来源：来自美国创伤外科协会（2016）[8]。

24.5.3 肾脏

大多数肾脏损伤（90%）是由于钝器损伤造成的直接损伤（如事故或挤压伤）或间接损伤导致的肾脏瞬时移位（如跌倒）。穿透伤占10%[50]。约40%的患者伴有腹腔内损伤。严重的肾损伤通常伴有多系统损伤，可能需要血管内介入来控制出血和提高肾脏挽救的机会，且非手术治疗失败可能性更大。大多数肾脏损伤的程度较轻，且可成功保守治疗。所有因钝性或穿透性创伤引起的1级或2级肾损伤均可进行非手术治疗。3级损伤的非手术治疗能达到预期治疗效果。大多数4级和5级损伤的患者表现为严重的相关损伤，这些患者经常需要接受腹腔探查；有时肾切除术是首选的治疗方案。AAST分级是描述肾损伤的最广泛使用的系统，并具有评估预后的意义。

CT结合静脉造影是评估肾损伤的首选影像学检查。造影剂外渗提示有活动性出血，预示着非手术治疗的失败[51]。超选择性经导管肾动脉重构是非医源性钝性肾外伤和低级别穿透性肾外伤所致出血的一种治疗选择。动静脉瘘（AVF）通常表现为迟发性明显血尿，最常发生在穿透性创伤后。经皮栓塞术通常对伴有症状的AVF治疗有效[52]。AAST肾损伤量表见表24.8。

表24.8　肾损伤量表

分级[a]	损伤类型	损伤情况描述
I	挫伤	镜下或肉眼血尿，泌尿系统检查正常
	血肿	包膜下，无扩展，无实质撕裂
II	血肿	无扩展的肾周血肿，局限于肾腹膜后
	撕裂	肾皮质，实质深度<1.0cm，无尿外渗
III	撕裂	肾皮质，实质深度<1.0cm，无集合系统破裂或尿外渗
IV	撕裂	实质撕裂伤，累及肾皮质、髓质和集合系统
	血管	主肾动、静脉损伤伴局限性出血
V	撕裂	肾脏完全撕脱
	血管	肾门断裂致肾血流中断

[a] II级以下双侧损伤，其级别增加一级。
资料来源：来自美国创伤外科协会（2016）[8]。

24.5.4　肠系膜

肠系膜出血是一种罕见但可能危及生命的钝性腹部创伤的并发症[53]，它可引起活动性出血和压迫性血肿，导致肠缺血[54]。因此，在肠损伤有限的肠系膜损伤病例中，经导管血管栓塞术（TAE）可能是紧急剖腹手术的合理替代方案[55,56]。虽然可能会出现邻近肠缺血的并发症而需要手术治疗，但其发生率低，导管定向栓塞可以安全地进行[57]。创伤后影响肠系膜上部近端的AVF可以通过经皮弹簧圈栓塞进行治疗[58]。

24.5.5 骨盆

骨盆环断裂占所有骨骼骨折的3%[59]。机动车碰撞是最常见的损伤原因，占骨盆骨折的60%，其次是跌倒（30%）和挤压伤（10%）[60]。骨盆环损伤与并发症发生率和死亡率显著相关。

绝大多数情况下，盆腔出血的来源是静脉源性的，不能通过栓塞来解决[61]。动脉出血是与骨盆骨折相关的最紧迫的问题之一，10%～15%的骨盆环损伤患者可发生失血性休克[62]。动脉损伤中，最常见的是髂内动脉的主要分支的损伤，预后不良，尤其是累及较大的动脉时[63]。骨盆外伤出血合并骨折可导致高达50%的死亡率，立即识别和治疗这种危及生命的情况在紧急病程管理中至关重要[64]。血管造影所需的时间几乎是手术盆腔填塞时间的3倍（分别为130分钟和45分钟）[61]。血管造影的指征是难以复苏的血流动力学不稳定、CT显示造影剂外渗、8小时内血红蛋白水平进行性下降需要≥4单位血细胞治疗的患者[62]。经皮经导管明胶海绵栓塞治疗盆腔出血是安全有效的。栓塞的目的是使动脉造影上远端分支血管达到血流停滞。据报道，血管栓塞术后有可能发生皮肤坏死、脱落、盆腔会阴部感染和神经损伤等并发症[65]。

24.5.6 四肢创伤

下肢动脉和髂动脉损伤的发病率和死亡率明显升高。图24.2显示了基于临床体征和踝肱指数的诊断和干预决策树。最常见的外周动脉损伤是股浅动脉损伤。据报道，髂动脉损伤的死亡率为40%[66]，腘动脉穿透性和钝性损伤的死亡率分别为11%和28%，胫骨动脉损伤的截肢率为38%[67,68]。

在美国创伤外科协会原始登记数据中，18.4%的病例记录为上肢血管损伤，26.0%的病例记录为下肢血管损伤。7.7%的肢体血管损伤进行了大截肢[2]。西方创伤协会和东部创伤外科协会都发布了关于下肢动脉创伤的管理指南[69,70]。损伤的血管内修复的唯一绝对禁忌证是不能用导丝穿过病变部位，在其他损伤情况下，均可用血管内栓塞来控制出血。AAST外周血管损伤量表见表24.9。

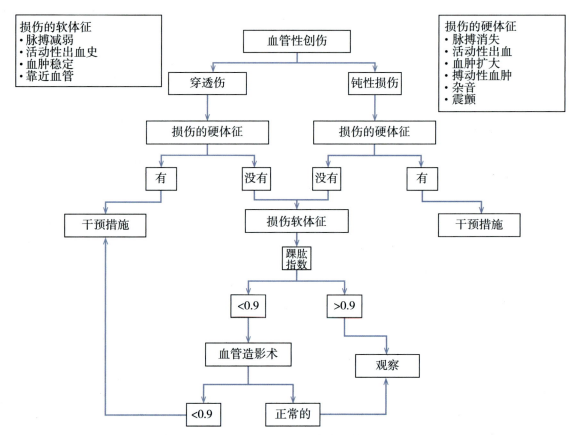

损伤的软体征
・脉搏减弱
・活动性出血史
・血肿稳定
・靠近血管

血管性创伤

穿透伤 　 钝性损伤

损伤的硬体征 　 损伤的硬体征

有 　 没有 　 没有 　 有

干预措施 　 损伤软体征 　 干预措施

踝肱指数

<0.9 　 >0.9

血管造影术 　 观察

<0.9 　 正常的

损伤的硬体征
・脉搏消失
・活动性出血
・血肿扩大
・搏动性血肿
・杂音
・震颤

图24.2 基于损伤的体征情况、踝肱指数（ABI）和血管造影的钝性和穿透性肢体创伤的诊断程序。

　　最近的一项使用NTDB数据的研究[4]报告，髂内动脉的血管内治疗从8%上升到40%，髂外动脉的血管内治疗从0.4%上升到20%。在接受血管内治疗的患者中，大部分患者ISS评分为31～50。接受血管内治疗的患者的住院死亡率为13%，明显低于接受开放性修复治疗的患者的22%[1]。Worni等人进行了一项针对外周动脉创伤（上肢和下肢）的2007—2009年的NTDB数据回顾[71]，他们发现，6%的肢体血管损伤患者接受了血管内修复，与94%的接受开放修复治疗的患者相比，这些患者的ISS评分更高，年龄更大，有更多的伴随疾病，并有下肢动脉损伤。作者发现在相应风险调整后，两组间住院死亡率没有显著差异；然而，接受血管内修复的患者伤口并发症明显较少，住院时间较短[71]。

　　覆膜支架是治疗外周动脉损伤的一个较好的选择，特别是在手术难以暴露的区域。在一系列接受覆膜支架治疗的下肢动脉创伤患者中，髂动脉病变的1年支架脱落率为91%，股动脉病变为62%[72]。相比之下，髂动脉支架治疗1年主要通畅率为76%，而股动脉支架治疗主要通畅率为86%：4.8%出现狭窄，6.5%出现闭塞[72]。15%的患者因各种原因需要在1年内进行搭桥手术[72]。另一项小规模研究比较了16例下肢动脉损伤合并骨损伤患者在骨科固定前使用覆膜支架修复与骨固定后放置分流后开放手术修复治疗的疗效[73]。研究显示，使用覆膜支架显著缩短了缺血时间和手术时间。进一步的病例报告表明，裸金属支架和覆膜支架都可以成功地用于治疗髂动脉、股浅动脉、腘动脉，甚至胫动脉的动脉破裂、夹层和假性动脉瘤。

其他病例研究报告表明，使用弹簧圈或其他材料栓塞也可以成功地治疗股浅动脉或股深动脉以及胫动脉的持续出血或假性动脉瘤，这与已发表的指南一致。也有用支架置入闭塞的胫动脉，实现血管内再通的报道[67]。西方创伤协会和东部创伤外科协会指南均支持在适当的患者中栓塞股动脉分支血管或胫动脉血管[69,70]。

锁骨下动脉和腋动脉损伤相对罕见，在所有血管损伤中占比不到9%[74]。如果锁骨下动脉和腋动脉损伤的同时还伴有邻近结构的其他损伤（臂丛、呼吸道、消化道、骨折、静脉和淋巴系统），可导致较高的发病率和死亡率[75]。超过50%的病例报告了锁骨下动

表24.9　周围血管器官损伤量表

分级[a]	损伤血管类型
I	指动脉/静脉
	掌动脉/静脉
	掌深动脉/静脉
	足背动脉
	足底动脉/静脉
	其他无名动脉/静脉分支
II	贵要/头静脉
	隐静脉
	桡动脉
	尺动脉
III	腋静脉
	股浅、深静脉
	腘静脉
	肱动脉
	胫前动脉
	胫后动脉
	腓动脉
	胫腓干
IV	股浅/深动脉
	腘动脉
V	腋动脉
	股总动脉

[a]对于累及＞50%血管周径的多处III或IV级损伤，评级增加一级。IV或V级血管周径破坏＜25%者，降低一个等级。
来源：来自美国创伤外科协会（2016）[8]。

脉和臂丛联合损伤，并与高发病率和死亡率相关[76,77]。因为钝性胸椎外伤后的腋-锁骨下动脉损伤并不罕见且预后较差，因此应在每个创伤患者中仔细排除。1983年Sturm和Cicero提出，当患者存在以下5种情况时，应该提醒医生钝性胸外伤后锁骨下动脉损伤的可能性：（i）第一肋骨骨折；（ii）桡动脉搏动减弱或消失；（iii）可触及的锁骨上血肿；（iv）胸片显示锁骨下动脉血肿或上纵隔增宽；（v）臂丛麻痹[78]。2012年，DuBose等人回顾了关于锁骨下动脉损伤的文献，发现来自13项研究中的34例患者采用

血管内技术治疗钝性损伤[79]。作者的结论是，血管内技术是治疗紧急情况下钝性腋-锁骨下动脉损伤患者的可靠方法。Sinha等人在对有关胸椎出口血管损伤患者开放手术和血管内治疗的文献的系统分析中，未能显示两种治疗方式的优劣性[80]。但两项文献回顾的证据都很薄弱，研究均有较高的偏倚风险。

24.5.7　下腔静脉滤器

创伤患者有发生静脉血栓栓塞（VTE）的高风险，包括深静脉血栓形成和肺栓塞（PE）。发生肺动脉栓塞被认为是创伤发生后存活超过24小时的患者的第三大主要死亡原因。因此，东部创伤外科协会（EAST）制定了公认的针对已知无深静脉血栓形成（DVT）的创伤患者放置IVC滤器的指南（表24.10）[81]。Angel导管可用于重症监护室的床旁放置临时IVC滤器，且使用时无需透视引导即可直接通过股静脉入路置入[82]。欧洲Angel导管登记中心的结果显示，90%的病例早期床旁放置IVC滤器的平均留置时间为6天（4~8天），没有不良事件发生[83]。

表24.10　东部创伤外科协会（EAST）关于已知无深静脉血栓形成的创伤患者下腔静脉滤器放置的指南[81]

1. 因出血风险增加而不能接受抗凝治疗的患者
2. 损伤类型包括：
   - 严重闭合性头部损伤（格拉斯哥昏迷评分＜8）
   - 不完全性脊髓损伤伴有截瘫或四肢瘫痪
   - 复杂的骨盆骨折伴有长骨骨折
   - 多发性长骨骨折

学习要点：

- 在美国，国家创伤数据库（NTDB）的数据分析表明，只有2.2%的创伤患者会发生血管损伤。

- 在控制了损伤和低血压等因素后，早期血管内手术降低了35%的死亡风险。

- 急性脑卒中或出血，或迟发影像学进展，是头颈部创伤血管内手术治疗的适应证。钝性颈动脉损伤与高卒中率（高达60%）和高死亡率（19%～43%）相关。

- 对于钝性和穿透性损伤休克终末期患者，REBOA是可行且有效的主动脉病变控制手段。

- 经皮经动脉栓塞已被证明是有效的，可以控制高等级腹盆腔损伤患者的持续出血，同时尽可能保留器官功能。

- 血管内技术已成为在紧急情况下治疗钝性腋-锁骨下动脉损伤患者的可靠方法。

- 对于严重闭合性头部损伤（格拉斯哥昏迷评分＜8）、不完全脊髓损伤伴截瘫或四肢瘫痪、复杂骨盆骨折伴长骨骨折、多发长骨骨折以及公认的抗凝禁忌证的创伤患者，建议使用预防性可回收IVC滤器。

复习题（答案请参见本章末尾）

1. 对于颈动脉钝性损伤的患者，颈动脉支架的闭塞率为

   A. 0～10%

   B. 11%～20%

   C. 21%～30%

D. 31%~40%

E. 41%~50%

2. 经皮经动脉栓塞已被证明可以有效控制高级别腹盆腔损伤患者的持续出血。死亡率降低的范围在

A. 0~10%

B. 11%~20%

C. 21%~30%

D. 31%~40%

E. 41%~50%

3. 钝性主动脉损伤，<10mm内膜皮瓣，推荐的治疗方法是

A. 非手术干预

B. 血管内介入

C. 开放性探查

4. 以下哪些患者不需要预防性放置下腔静脉（IVC）滤器？

A. 严重闭合性颅脑损伤（格拉斯哥昏迷评分<8）

B. 脊髓不完全性损伤伴有截瘫或四肢瘫痪

C. 复杂的骨盆骨折伴有长骨骨折

D. 单纯胸主动脉横断性胸外伤

E. 以上均是

5. 以下哪一种不是血管损伤的软体征？

A. 杂音

B. 脉搏减弱

C. 活动性出血史

D. 靠近血管

E. 血肿稳定

参考文献

（关键引用文献，以粗体显示）

1 **Branco, B.C., DuBose, J.J., Zhan, L.X. et al. (2014). Trends and outcomes of endovascular therapy in the management of civilian vascular injuries. *J. Vasc. Surg.* 60 (5): 1297–1307; e1.**

2 **DuBose, J.J., Savage, S.A., Fabian, T.C. et al. (2015). The American Association for the Surgery of Trauma PROspective Observational Vascular Injury Treatment (PROOVIT) registry: multicenter data on modern vascular injury diagnosis, management, and outcomes. *J. Trauma ACS* 78 (2): 215–223.**

3 Reuben, B.C., Whitten, M.G., Sarfati, M., and Kraiss, L.W. (2007). Increasing use of endovascular therapy in acute arterial injuries: analysis of the National Trauma Data Bank. *J. Vasc. Surg.* 46 (6): 1222–1226; e2.

4 Avery, L.E., Stahlfeld, K.R., Corcos, A.C. et al. (2012). Evolving role of endovascular techniques for traumatic vascular injury: a changing landscape? *J. Trauma ACS* 72 (1): 41–47.

5 Seth, R., Obuchowski, A., and Zoarski, G. (2013). Endovascular repair of traumatic cervical internal carotid artery injuries: a safe and effective treatment option. *Am. J. Neuroradiol.* 34 (6): 1219–1226.

6 Lee, T.S., Ducic, Y., Gordin, E., and Stroman, D. (2014). Management of carotid artery trauma. *Craniomaxillofac. Trauma Reconstr.* 7 (03): 175–189.

7 Biffl, W.L., Cothren, C.C., Moore, E.E. et al. (2009). Western Trauma Association critical decisions in trauma: screening for and treatment of blunt cerebrovascular injuries. *J. Trauma ACS* 67 (6): 1150–1153.

8 American Association for the Surgery of Trauma. Injury Scoring Scale – A Resource for Trauma Care Professionals Chicago, IL American Association for the Surgery of Trauma; 2016 Available from: http://www.aast.org/Library/TraumaTools/InjuryScoringScales.

9 Cothren, C.C., Moore, E.E., Ray, C.E. et al. (2005). Carotid artery stents for blunt cerebrovascular injury: risks exceed benefits. *Arch. Surg.* 140 (5): 480–486.

10 Fabian, T.C., Davis, K.A., Gavant, M.L. et al. (1998). Prospective study of blunt aortic injury: helical CT is diagnostic and antihypertensive therapy reduces rupture. *Ann. Surg.* 227 (5): 666.

11 Xianjun, H. and Zhiming, Z. (2013). A systematic review of endovascular management of internal carotid artery dissections. *Intervent. Neurol.* 1 (3–4): 164–170.

12 Fassett, D.R., Dailey, A.T., and Vaccaro, A.R. (2008). Vertebral artery injuries associated with cervical spine injuries: a review of the literature. *J. Spinal Disord. Tech.* 21 (4): 252–258.

13 Biffl, W.L., Ray, C.E., Moore, E.E. et al. (2002). Treatment-related outcomes from blunt cerebrovascular injuries. *Ann. Surg.* 235: 699–707.

14 Radvany, M.G. and Gailloud, P. (2010). Endovascular management of neurovascular arterial injuries in the face and neck. *Semin. Intervent. Radiol.* 27 (01): 044–054.

15 Colella, J.J. and Diamond, D.L. (1996). Blunt carotid injury: reassessing the role of anticoagulation. *Am. Surg.* 62 (3):
212–217.

16 Martin, R.F., Eldrup-Jorgensen, J., Clark, D.E., and Bredenberg, C.E. (1991). Blunt trauma to the carotid arteries. *J. Vasc. Surg.* 14 (6): 789–795.

17 Fabian, T.C., Patton, J.H. Jr., Croce, M.A. et al. (1996). Blunt carotid injury. Importance of early diagnosis and anticoagulant therapy. *Ann. Surg.* 223 (5): 513.

18 White, J.M., Cannon, J.W., Stannard, A. et al. (2011). Endovascular balloon occlusion of the aorta is superior to resuscitative thoracotomy with aortic clamping in a porcine model of hemorrhagic shock. *Surgery* 150 (3): 400–409.

19 **Brenner, M.L., Moore, L.J., DuBose, J.J. et al. (2013). A clinical series of resuscitative endovascular balloon occlusion of the aorta for hemorrhage control and resuscitation. *J. Trauma ACS* 75 (3): 506–511.**

20 **Morrison, J.J., Ross, J.D., Rasmussen, T.E. et al. (2014). Resuscitative endovascular balloon occlusion of the aorta: a gap analysis of severely injured UK combat casualties. *Shock* 41 (5): 388–393.**

21 **Moore, L.J., Brenner, M., Kozar, R.A. et al. (2015). Implementation of resuscitative endovascular balloon occlusion of the aorta as an alternative to resuscitative thoracotomy for noncompressible truncal hemorrhage. *J. Trauma ACS* 79 (4): 523–532.**

22 **DuBose, J.J., Scalea, T.M., Brenner, M. et al. (2016). The AAST Prospective Aortic Occlusion for Resuscitation in Trauma and Acute Care Surgery (AORTA) Registry: data on contemporary utilization and outcomes of aortic occlusion and resuscitative balloon occlusion of the aorta (REBOA). *J. Trauma ACS* 81 (3): 409–419.**

23 Morrison, J.J., Galgon, R.E., Jansen, J.O. et al. (2016). A systematic review of the use of resuscitative endovascular balloon occlusion of the aorta in the management of hemorrhagic shock. *J. Trauma ACS* 80 (2): 324–334.

24 Parmley, L.F., Mattingly, T.W., Manion, W.C., and Jahnke, E.J. (1958). Nonpenetrating traumatic injury of the aorta. *Circulation* 17 (6): 1086–1101.

25 Demetriades, D., Velmahos, G.C., Scalea, T.M. et al. (2008). Operative repair or endovascular stent graft in blunt traumatic thoracic aortic injuries: results of an American Association for the Surgery of Trauma Multicenter Study. *J. Trauma* 64: 561–570.

26 Patel, H.J., Hemmila, M.R., Williams, D.M. et al. (2011). Late outcomes following open and endovascular repair of blunt thoracic aortic injury. *J. Vasc. Surg.* 53 (3): 615–621.

27 Charlton-Ouw, K.M., DuBose, J.J., Leake, S.S. et al. (2016). Observation may be safe in selected cases of blunt traumatic abdominal aortic injury. *Ann. Vasc. Surg.* 30: 34–39.

28 Shalhub, S., Starnes, B.W., Tran, N.T. et al. (2012). Blunt abdominal aortic injury. *J. Vasc. Surg.* 55 (5): 1277–1285.

29 Fulda, G., Rodríguez, A., Turney, S. et al. (1991). Blunt traumatic

rupture of the heart and pericardium: a ten-year experience (1979–1989). *J. Trauma ACS* 31 (2): 167–173.

30 Ginzburg, E., Dygert, J., Parra-Davila, E. et al. (1998). Coronary artery stenting for occlusive dissection after blunt chest trauma. *J. Trauma ACS* 45 (1): 157–161.

31 Fu, M., Wu, C., and Hsieh, M. (1999). Coronary dissection and myocardial infarction following blunt chest trauma. *J. Formosan Med. Assoc.* 98 (2): 136–140.

32 Salmi, A., Blank, M., and Slomski, C. (1996). Left anterior descending artery occlusion after blunt chest trauma. *J. Trauma ACS* 40 (5): 832–834.

33 Calvo Orbe, L., Garcia Gallego, F., Sobrino, N. et al. (1991). Acute myocardial infarction after blunt chest trauma in young people: need for prompt intervention. *Cathet. Cardiovasc. Diag.* 24 (3): 182–185.

34 Almdahl, S.M., Jakobsen, Ø., and Skattør, T.H. (2014). Dissection of the right pulmonary artery after blunt trauma. *Eur. J. Cardiothorac. Surg.* 46 (1): 141–142.

35 Chung, J., Mullins, C., Manchanda, V. et al. (2009). Pulmonary artery intimal injury associated with blunt trauma. *Emerg. Radiol.* 16 (6): 497–499.

36 Lobato, M.N., Reyes, R.M., Lobo, P.L. et al. (2007). Pulmonary artery dissection and conservative medical management. *Int. J. Cardiol.* 119 (1): e25–e26.

37 Abbas, A.E. (2016). Traumatic injury of the pulmonary artery: transection, rupture, pseudoaneurysm, or dissection? Sometimes semantics do matter. *J. Thorac. Cardiovasc. Surg.* 152 (5): 1437–1438.

38 Huet, N., Rodiere, M., Badet, M. et al. (2016). Covered stent and coils embolization of a pulmonary artery pseudoaneurysm after gunshot wound. *Cardiovasc. Intervent. Radiol.* 39 (5): 778–781.

39 Goh, M.H., Teo, L.T., and Pua, U. (2016). Pulmonary vein pseudoaneurysm secondary to blunt trauma: a novel management strategy. *Ann. Thorac. Surg.* 101 (3): 1197–1200.

40 Shorr, R.M., Crittenden, M., Indeck, M. et al. (1987). Blunt thoracic trauma. Analysis of 515 patients. *Ann. Surg.* 206: 200–205.

41 Khalil, M.W., Cleveland, T.J., Sarkar, P.K., and Rao, J. (2009). Successful angiographic embolisation of bleeding into the chest wall after chest drain insertion. *Interact. Cardiovasc. Thorac. Surg.* 8: 166–167.

42 Antevil, J.L., Holmes, J.F., Lewis, D., and Battistella, F. (2006). Successful angiographic embolization of bleeding into the chest wall after blunt thoracic trauma. *J. Trauma* 60: 1117–1118.

43 Ierardi, A.M., Duka, E., Lucchina, N. et al. (2016). The role of interventional radiology in abdominopelvic trauma. *Br. J. Radiol.* 89 (1061): 20150866.

44 **Green, C.S., Bulger, E.M., and Kwan, S.W. (2016). Outcomes and complications of angioembolization for hepatic trauma: a systematic review of the literature. *J. Trauma ACS* 80 (3): 529–537.**

45 Heuer, M., Taeger, G., Kaiser, G. et al. (2010). No further incidence of sepsis after splenectomy for severe trauma: a multi-institutional experience of the trauma registry of the DGU with 1,630 patients. *Eur. J. Med. Res.* 15 (6): 258.

46 Olthof, D.C., van der Vlies, C.H., Joosse, P. et al. (2013). Consensus strategies for the nonoperative management of patients with blunt splenic injury: a Delphi Study. *J. Trauma ACS* 74 (6):

47 Sosada, K., Wiewióra, M., and Piecuch, J. (2014). Literature review of non-operative management of patients with blunt splenic injury: impact of splenic artery embolization. *Videosurg. Miniinv.* 9: 309–314.

48 Olthof, D.C., Joosse, P., van der Vlies, C.H. et al. (2013). Prognostic factors for failure of nonoperative management in adults with blunt splenic injury: a systematic review. *J. Trauma ACS* 74 (2): 546–557.

49 Nembhard, C.E., Hwabejire, J.O., Obirieze, A.C. et al. (2016). Trauma associated splenic artery aneurysms: an analysis of the National Trauma Data Bank. *Am. J. Surg.* 211 (4): 739–743.

50 Santucci, R.A., Wessells, H., Bartsch, G. et al. (2004). Evaluation and management of renal injuries: consensus statement of the renal trauma subcommittee. *BJU Int.* 93 (7): 937–954.

51 Chong, S.T., Cherry-Bukowiec, J.R., Willatt, J.M., and Kielar, A.Z. (2016). Renal trauma: imaging evaluation and implications for clinical management. *Abdomin. Radiol.* 1–15.

52 Celik, H., Camtosun, A., Ediz, C. et al. (2016). Renal trauma management and current approaches. *J. Turgut Ozal MC.* 23 (2): 265–269.

53 Velmahos, G.C., Demetriades, D., Chahwan, S. et al. (1999). Angiographic embolization for arrest of bleeding after penetrating trauma to the abdomen. *Am. J. Surg.* 178 (5): 367–373.

54 Kobayashi, L.M., Costantini, T.W., and Coimbra, R. (2014). Mesenteric vascular injuries. In: *Clinical Review of Vascular Trauma*, 213–224. Springer.

55 Asayama, Y., Matsumoto, S., Isoda, T. et al. (2005). A case of traumatic mesenteric bleeding controlled by only transcatheter arterial embolization. *Cardiovasc. Intervent. Radiol.* 28 (2): 256–258.

56 Hagiwara, A. and Takasu, A. (2009). Transcatheter arterial embolization is effective for mesenteric arterial hemorrhage in trauma. *Emerg. Radiol.* 16 (5): 403–406.

57 Ghelfi, J., Frandon, J., Barbois, S. et al. (2016). Arterial embolization in the Management of Mesenteric Bleeding Secondary to blunt abdominal trauma. *Cardiovasc. Intervent. Radiol.* 39 (5): 683–689.

58 Desai, S.B., Modhe, J.M., Aulakh, B.G. et al. (1987). Percutaneous transcatheter steel-coil embolization of a large proximal post-traumatic superior mesenteric arteriovenous fistula. *J. Trauma ACS* 27 (9): 1091–1094.

59 Papakostidis, C. and Giannoudis, P.V. (2009). Pelvic ring injuries with haemodynamic instability: efficacy of pelvic packing, a systematic review. *Injury* 40: S53–S61.

60 Schmal, H., Markmiller, M., Mehlhorn, A.T., and Sudkamp, N.P. (2005). Epidemiology and outcome of complex pelvic injury. *Acta Orthop. Belg.* 71 (1): 41–47.

61 Osborn, P.M., Smith, W.R., Moore, E.E. et al. (2009). Direct retroperitoneal pelvic packing versus pelvic angiography: a comparison of two management protocols for haemodynamically unstable pelvic fractures. *Injury* 40 (1): 54–60.

62 El-Haj, M., Bloom, A., Mosheiff, R. et al. (2013). Outcome of angiographic embolisation for unstable pelvic ring injuries: factors predicting success. *Injury* 44 (12): 1750–1755.

63 Lindahl, J., Handolin, L., Söderlund, T. et al. (2013). Angiographic embolization in the treatment of arterial pelvic hemorrhage: evaluation of prognostic mortality-related factors. *Eur. J. Trauma*